改訂第2版
神経難病領域のリハビリテーション実践アプローチ

監修 小森哲夫　国立病院機構 箱根病院 神経筋・難病医療センター 院長

編集 田中勇次郎　東京都作業療法士会 会長
　　 南雲浩隆　　埼玉県立大学 保健医療福祉学部 作業療法学科 准教授
　　 望月　久　　文京学院大学 保健医療技術学部 理学療法学科 教授

MEDICAL VIEW

本書では，厳密な指示・副作用・投薬スケジュール等について記載されていますが，これらは変更される可能性があります．本書で言及されている薬品については，製品に添付されている製造者による情報を十分にご参照ください．

Rehabilitation Practice Approach to Intractable Neurological Disease, 2nd editoin
(ISBN 978-4-7583-1938-6 C3047)

Chief Editor : Tetsuo Komori
Editors : Yujiro Tanaka
　　　　　Hirotaka Nagumo
　　　　　Hisashi Mochizuki

2015. 12. 30　1st ed
2019. 2. 10　2nd ed

©MEDICAL VIEW, 2019
Printed and Bound in Japan

Medical View Co., Ltd.
2-30 Ichigayahonmuracho, Shinjyukuku, Tokyo, 162-0845, Japan
E-mail　ed@medicalview.co.jp

改訂第2版 監修の序

ここ数年，難病医療制度が変化してきた。始まりは2015年に施行された「難病の患者に対する医療等の法律」（難病法）であり，その後4年を経てようやく難病医療提供体制が構築されてきた。当然のことながら，実際の医療や患者支援は制度に則って提供されるので，制度をよく知ってよりよい支援を考えることは医療職として欠かせないと思う。われわれの領域である神経難病は，15分野ある難病のなかで医療・介護・障害福祉など多くの制度を利用しながら療養をする必要がある点で，他の分野と違いがみられる。残念ながら治療法が確立されていない現状では，患者支援のキープレイヤーとして看護師・保健師が第一に挙げられ，医師はその活躍を担保するが，リハビリテーション関連職種にも看護職と劣らぬ期待の声が患者から上がっていることを知っておく必要がある。

神経難病ではリハビリテーションの目的として，進行する疾患の病態の結果としてみられる種々の症状を改善させるということに加えて，その時々の患者の状態像に応じた機能維持および療養生活支援と，それによる生活の質（QOL）の維持・向上がかなり大きな割合で加わることが特徴である。従って，疾患の発症当初から継続的に経過を追い終末に至るまで，時期を逸さない評価とそれに基づく無理のない介入を大切にしなければならない。これは，患者の人生の伴走者となって支援し続けるということであり，簡単にできることでない重みとともに医療者である自分の人生にも得がたい経験を与えてくれる。一般に，医療は医師の指示の下ですべてが進み始める構造であるものの，今般の働き方改革の一環としてタスクシフトが取りざたされている看護師のように，リハビリテーション療法士の知識，技能，社会性，命を預かる職としての倫理観の向上など多くのレベルアップの暁に多職種連携の一環として医師から業務にかかわる包括的指示がなされる可能性を含め，療法士自らがよりよい患者支援を演出する重要な役割を担う姿すらぼんやりと透けてみえる気がする。

今後も引き続き，不断の勉強と実践への反映を通じて医療者である自己の向上が求められているということである。

本書は，2015年に初版が出版されたが，わずか3年で今回の改訂に至った。その背景には，患者支援，リハビリテーション技術，利用する制度などの変化および神経難病リハビリテーションへの社会の期待を受け止める必要があったからと考える。本書の利用により，最先端に遅れない神経難病リハビリテーションが広まることを願っている。

2019年　睦月

国立病院機構 箱根病院 神経筋・難病医療センター
院長　小森哲夫

改訂第2版 序文

　地域包括ケアシステムとは，重度の要介護状態になっても住み慣れた地域で自分らしく生きることができるようにするシステムであり，神経難病者患者も含まれます。

　神経難病患者が地域で暮らし続けるためには，在宅生活を支援する多職種の連携が円滑に機能する必要があります。神経難病患者は小児から高齢者までと幅広く，その連携は医療分野だけでなく教育，就労，介護などさまざまな分野にわたります。また，神経難病の多くは進行性であり機能障害も重度化していくため，経時的にさまざまな問題に直面します。その都度，問題解決のために多職種が集まり協議します。生活場面でリハビリテーションを実施するうえで，リハビリテーションスタッフは各専門職の仕事を理解することが大切です。

　理学療法士，作業療法士，言語聴覚士は，その職能団体が地域包括ケアシステム構築に向けた活動を推進しており，訪問リハビリテーションに従事する者も増えてきました。そのなかで，経験の浅いセラピストが神経難病患者の対応を余儀なくされる場面もみられます。このようなときに経験豊富な人から助言をもらえれば，安心して対象者に対応できます。それがセラピスト自身の成長にもつながります。

　改訂版では，地域リハビリテーションについて充実させることを考え，初版の執筆者に加え歯科医師，管理栄養士，介護福祉士の方々が執筆に加わりました。

　章立ても初版の「Ⅰ 神経難病のリハビリテーションの概要」，「Ⅱ 神経難病の障害像」，「Ⅲ 疾患別リハビリテーションの実際」に加え，「Ⅳ 神経難病患者の在宅リハビリテーション」の章を追加し，訪問リハビリテーションスタッフに役立つものとなるよう企画しました。ここには，作業療法士，理学療法士の実践だけでなく，管理栄養士による栄養管理と介護福祉士による介護内容も加えました。

　初版からまだ3年程度の経過ですが，2017年には『多発性硬化症・視神経脊髄炎診療ガイドライン2017』，2018年5月には『パーキンソン病診療ガイドライン2018』や『脊髄小脳変性症/多系統萎縮症診療ガイドライン2018』が発行されましたので，これらの内容も反映させ，「Ⅱ 神経難病の障害像」には歯科医師による歯科診療を加え，「Ⅳ 神経難病患者の在宅リハビリテーション」には小児神経難病の事例も紹介しました。

　本書が神経難病患者の地域リハビリテーションにも役立つものとなることを願っています。

2019年1月

編集者代表　田中勇次郎

序文

　神経難病は多くが進行性で，原因が不明であり，確立した治療法がない神経筋系の疾患です。患者に身体的な不自由や精神的苦痛をもたらすだけでなく，患者の家族や関係する人々にも経済的・身体的・精神的に大きな負担を及ぼします。確立した治療法がないため，神経筋系に起因する機能障害，活動制限，参加制約に対して，それらの維持・改善のためにリハビリテーションに含まれる種々のアプローチが試行錯誤的に行われてきました。しかし，神経難病の有病率はパーキンソン病を除くと人口10万人に対して数名程度であり，リハビリテーションのなかでも特異な領域とされ，リハビリテーションの実践結果の蓄積や体系化が微々として進みにくく，現場のスタッフはどのようなアプローチを行えばよいか，迷うことも多いのではないかと思います。

　本書は，多くの神経難病患者に対してリハビリテーションを実践している病院・施設のリハビリテーション関連の方々により，実際に行っている内容を解説したものです。図や写真などをなるべく多く掲載していただき，読者に具体的なリハビリテーションの内容が伝わることを意図して編集しています。

　「Ⅰ　神経難病のリハビリテーションの概要」では，神経難病のリハビリテーションを行うにあたって必要な疾患自体の特徴とリハビリテーションでの留意点，進行性という疾患の性質から不可欠となる療養生活環境とチームアプローチおよび医療助成制度や福祉制度，神経難病の特殊性を考慮した就職支援について解説しました。

　「Ⅱ　神経難病の障害像」では，神経難病患者に生じやすい運動機能障害，コミュニケーション障害，嚥下障害，呼吸障害について基本的な事項とアプローチを解説し，加えて心理的課題とQOL，歯科・口腔衛生についても具体的な問題点やアプローチについて解説しました。

　本書のメインとなる「Ⅲ　疾患別リハビリテーションの実際」では，代表的な神経難病であるパーキンソン病，脊髄小脳変性症，筋萎縮性側索硬化症，多発性硬化症，筋ジストロフィー症・多発性筋炎について，リハビリテーションの実際をじっくり解説しました。

　項ごとに重複する内容の記載が多いと感じるかもしれませんが，よく読むとそのなかに疾患ごとの特徴が示されています。神経難病は，その症状や経過が多岐にわたり，精神的な問題や社会的な問題も含む大きな広がりをもっているため，整然と体系化することが難しい領域です。本書を通して，神経難病領域の現在の実践内容を知り，臨床の参考となり，今後の神経難病領域のリハビリテーション発展の契機になることを願っています。

　最後に，本書の発刊にあたり，多くのご助言，ご協力をいただきました箱根病院 院長 小森哲夫先生，メジカルビュー社の渡邊未央氏，阿部篤仁氏に心より感謝申し上げます。

2015年12月

田中勇次郎
南雲浩隆
望月　久

執筆者一覧

監修

小森哲夫
国立病院機構 箱根病院
神経筋・難病医療センター 院長
医師

編集

田中勇次郎
東京都作業療法士会 会長
作業療法士

南雲浩隆
埼玉県立大学 保健医療福祉学部
作業療法学科 准教授
作業療法士

望月 久
文京学院大学 保健医療技術学部
理学療法学科 教授
理学療法士

執筆者（掲載順）

中馬孝容
滋賀県立総合病院
リハビリテーション科 科長
医師

小川一枝
前 東京都医学総合研究所 難病ケア看護プロジェクト
元 東京都神経難病医療ネットワーク事業 難病医療専門員
保健師

鈴木康子
埼玉県総合リハビリテーションセンター
リハビリテーション部 作業療法科 副技師長
作業療法士

堀込真理子
社会福祉法人 東京コロニー職能開発室 所長
社会福祉士

望月 久
文京学院大学 保健医療技術学部 理学療法学科 教授
理学療法士

南雲浩隆
埼玉県立大学 保健医療福祉学部 作業療法学科 准教授
作業療法士

秦 若菜
北里大学 医療衛生学部
言語聴覚士

寄本恵輔
国立精神・神経医療研究センター病院
身体リハビリテーション部 理学療法主任
理学療法士

小林庸子
国立精神・神経医療研究センター病院
身体リハビリテーション部 医長
医師

田中勇次郎
東京都作業療法士会 会長
作業療法士

松田千春
東京都医学総合研究所 難病ケア看護プロジェクト
主任研究員
看護師，保健師

横山雄士
横山歯科医院
歯科医師

岡田洋平
畿央大学 健康科学部 理学療法学科
理学療法士

中城雄一
北祐会神経内科病院 リハビリテーション部 部長／
北海道神経難病研究センター 主任研究員
理学療法士

德永典子
札幌パーキンソンMS神経内科クリニック
作業療法士

藤田賢一
北祐会神経内科病院 リハビリテーション部
言語聴覚士

加藤恵子
北祐会神経内科病院 リハビリテーション部
作業療法士

坂野康介
北祐会神経内科病院 リハビリテーション部
理学療法科 科長
理学療法士

笠原良雄
東京都立神経病院 リハビリテーション科 主任
理学療法士

鳴海俊明
東京都立神経病院 リハビリテーション科 主任
作業療法士

本間武蔵
東京都立神経病院 リハビリテーション科 主任技術員
作業療法士

原田明子
東京都立神経病院 リハビリテーション科 主任
言語聴覚士

菊地　豊
脳血管研究所附属 美原記念病院
神経難病リハビリテーション科
理学療法士

粟沢広之
国立精神・神経医療研究センター病院
身体リハビリテーション部 作業療法士長
作業療法士

織田千尋
国立精神・神経医療研究センター病院
身体リハビリテーション部 言語療法主任
言語聴覚士

斉藤紀久代
国立精神・神経医療研究センター病院
身体リハビリテーション部
作業療法士

脇田瑞木
国立精神・神経医療研究センター病院
身体リハビリテーション部
理学療法士

矢島寛之
国立精神・神経医療研究センター病院
身体リハビリテーション部
理学療法士

有明陽佑
国立精神・神経医療研究センター病院
身体リハビリテーション部
理学療法士

板東杏太
国立精神・神経医療研究センター病院
身体リハビリテーション部
理学療法士

村上奈央子
栄養ケア・ステーションeatcoco/
地域栄養サポート自由が丘
管理栄養士

溝呂木大介
株式会社ライフサイクロペディア
ローズ療養通所介護 施設長/
東京都介護福祉士会 副会長
介護福祉士

渋谷亮仁
国立病院機構 西新潟中央病院
リハビリテーション科
作業療法士

目次

I 神経難病リハビリテーションの概要 …………………………………………………… 1

1. 神経難病のリハビリテーション ……………………………………… 中馬孝容　2
- 難病とは何か ………………………………………………………………………… 2
- 神経難病の患者のニーズとは何か ………………………………………………… 4
- リハビリテーションの実態について ……………………………………………… 7
- リハビリテーションの指導時のポイント ………………………………………… 10
- セラピストへの神経難病リハビリテーションに関する教育について ………… 13
- おわりに ……………………………………………………………………………… 14

2. 療養環境整備とチームアプローチ …………………………………… 小川一枝　16
- 神経難病療養者に対する療養環境整備とチームアプローチの意味 …………… 16
- 神経難病療養者の療養環境整備（療養経過と支援課題，ALSを例に） ……… 16
- 多職種によるネットワークづくり ………………………………………………… 25
- 保健所，保健師の役割 ……………………………………………………………… 27

3. 医療費助成制度と福祉制度 …………………………………………… 鈴木康子　28
- はじめに ……………………………………………………………………………… 28
- 難病患者の医療費助成制度について ……………………………………………… 29
- 在宅難病患者一時入院事業について ……………………………………………… 33
- 利用できる制度について（医療費助成制度以外）……………………………… 34
- 在宅生活を送っている難病患者の事例 …………………………………………… 42

4. 就労支援 ………………………………………………………………… 堀込真理子　44
- 就労の現状 …………………………………………………………………………… 44
- 難病をもつ人の働き方 ……………………………………………………………… 46
- 就労者の事例 ………………………………………………………………………… 50
- 難病をもつ人の就労を支えるもの ………………………………………………… 52

II 神経難病の障害像 ……………………………………………………………………… 55

1. 運動機能障害 …………………………………………………………… 望月　久　56
- 随意運動発現の流れ ………………………………………………………………… 56
- 障害部位と一次的運動機能障害との関連性 ……………………………………… 57
- 主な運動機能障害 …………………………………………………………………… 62
- 神経・筋疾患による運動機能障害のとらえ方 …………………………………… 66

2．コミュニケーション障害　　　　　　　　　　　　　　　　　南雲浩隆　68
　神経難病のコミュニケーションの特徴と評価 ……………………………… 68
　コミュニケーションエイドの導入 …………………………………………… 73
　社会福祉制度の活用 …………………………………………………………… 76

3．摂食嚥下障害　　　　　　　　　　　　　　　　　　　　　　秦　若菜　82
　摂食嚥下の流れとその障害 …………………………………………………… 82
　誤嚥とは ………………………………………………………………………… 84
　神経難病と嚥下障害 …………………………………………………………… 85
　嚥下障害の始まり ……………………………………………………………… 86
　摂食嚥下障害への対応 ………………………………………………………… 87
　リスク管理 ……………………………………………………………………… 88
　栄養管理 ………………………………………………………………………… 90
　流涎 ……………………………………………………………………………… 91

4．呼吸障害　　　　　　　　　　　　　　　　　　　　　　　寄本恵輔　92
　神経難病の呼吸障害 …………………………………………………………… 92
　神経難病の呼吸リハビリテーションと呼吸理学療法 ……………………… 94
　神経難病の呼吸障害に影響する因子 ………………………………………… 95
　呼吸障害の評価 ………………………………………………………………… 97
　呼吸障害に対する対症療法 …………………………………………………… 99
　非侵襲的人工呼吸器（NPPV） ……………………………………………… 103
　侵襲的人工呼吸器（TPPV） ………………………………………………… 106
　チーム医療 ……………………………………………………………………… 107
　神経難病患者に対する呼吸理学療法 ………………………………………… 108
　排痰機器 ………………………………………………………………………… 116
　まとめ …………………………………………………………………………… 118

5．心理的課題とQOL　　　　　　　　　　　　　　　小林庸子，田中勇次郎　120
　患者・家族への心理的配慮 …………………………………………………… 120
　用具適用上の心理的な問題と対応 …………………………………………… 127

6．歯科・口腔衛生　　　　　　　　　　　　　　　　　　　　松田千春　136
　口腔のつくりと役割 …………………………………………………………… 136
　口腔ケアの必要性 ……………………………………………………………… 137
　神経難病患者の口腔症状と口腔ケアの課題 ………………………………… 138
　在宅療養している患者の口腔ケアの課題と対応 …………………………… 142
　口腔リハビリテーションを取り入れた口腔ケア …………………………… 144
　多職種連携の必要性 …………………………………………………………… 145

7. 歯科治療 ……………………………………………………………… 横山雄士 147
　　神経難病の症状と口腔ケア …………………………………………………… 147
　　神経難病患者における口腔ケアの実際 ……………………………………… 150

III 疾患別リハビリテーションの実際 153

1. パーキンソン病（関連疾患としてPSPを含む）……………… 岡田洋平 154
　　疾患の概要 ……………………………………………………………………… 154
　　標準的な評価指標とリハビリテーション …………………………………… 160
　　リハビリテーションの実際 …………………………………………………… 163

2. 脊髄小脳変性症（多系統萎縮症を含む）
　　………………………… 中城雄一，徳永典子，藤田賢一，加藤恵子，坂野康介 192
　　疾患の概要 ……………………………………………………………………… 192
　　疾患の徴候 ……………………………………………………………………… 193
　　リハビリテーションの目的 …………………………………………………… 194
　　評価（検査）……………………………………………………………………… 195
　　標準的な理学療法 ……………………………………………………………… 197
　　作業療法 ………………………………………………………………………… 209
　　言語療法 ………………………………………………………………………… 218
　　摂食嚥下障害 …………………………………………………………………… 223
　　高次脳機能障害 ………………………………………………………………… 224
　　リスク管理 ……………………………………………………………………… 228
　　SCD患者のリハビリテーションへのニーズと自主トレについて ………… 230
　　おわりに ………………………………………………………………………… 230

3. 筋萎縮性側索硬化症（ALS）………… 笠原良雄，鳴海俊明，本間武蔵，原田明子 233
　　疾患の概要 ……………………………………………………………………… 233
　　標準的なリハビリテーション ………………………………………………… 234
　　理学療法 ………………………………………………………………………… 234
　　作業療法 ………………………………………………………………………… 247
　　言語療法 ………………………………………………………………………… 256

4. 多発性硬化症 ………………… 菊地　豊，小林庸子，田中勇次郎，望月　久 264
　　疾患の概要 ……………………………………………………………………… 264
　　理学療法 ………………………………………………………………………… 276

作業療法··279
　　言語聴覚療法··286

5．筋強直性ジストロフィー，多発性筋炎などの筋疾患
　　···················国立精神・神経医療研究センター病院 身体リハビリテーション部　290
　筋疾患に対するリハビリテーション·······································290
　筋ジストロフィー··292
　　多発性筋炎··311

IV　神経難病患者の在宅リハビリテーション ································322

1．管理栄養士の立場から······································村上奈央子　322
　はじめに··322
　栄養状態のアセスメント···322
　神経難病患者に必要な栄養···324
　摂食嚥下障害への食事の対応··329
　低栄養(PEM)への食事の対応··332
　訪問栄養食事指導について···333

2．介護福祉士の立場から······································溝呂木大介　334
　神経難病患者と介護福祉士···334
　事例紹介··335
　介護福祉士の視点··345
　おわりに··346

3．作業療法士の立場から··························田中勇次郎，渋谷亮仁　347
　神経難病患者の訪問作業療法··347
　神経難病患者の支援者支援···349
　おわりに··357

4．理学療法士の立場から··笠原良雄　358
　はじめに··358
　在宅診療の紹介··358
　神経難病と嚥下障害···359
　「訪問する」ということ··360
　介入の実際···360

リスク管理	362
スタッフ連携	362
おわりに	363
索引	364

- 本書掲載の患者様の画像は，撮影・掲載にあたりご本人様もしくはご家族様より原則許諾を得ており，患者様が特定できないよう細心の注意を払っております．
- 患者様以外の人物写真につきましては，健常者のモデルで撮影しております．ご協力いただきました皆様のご厚意に，心より深謝申し上げます．

Ⅰ 神経難病リハビリテーションの概要

I 神経難病リハビリテーションの概要

1 神経難病のリハビリテーション

中馬孝容

- 神経難病患者数は毎年増加している。
- 平成27年1月より，難病医療に関する法律が新たに施行されている。
- 神経難病患者では，運動症状と，自律神経症状や神経症状などの非運動症状が合併していることが多い。
- 神経難病患者へのアンケート調査で，リハビリテーションに対する効果を自覚している人は多かった。
- リハビリテーションを始める際，患者のニーズを把握する必要がある。
- 早期より，病期に合わせたリハビリテーションの介入が必要であり，自主練習の習得が重要となる。

難病とは何か

　昭和47年に策定された「難病対策要綱」において，難病とは，「①原因不明，治療方法未確立であり，かつ，後遺症を残すおそれが少なくない疾病」「②経過が慢性にわたり，単に経済的な問題のみならず介護などに著しく人手を要するために家庭の負担が重く，また精神的にも負担の大きい疾病」と定義されている。器官別に難病を挙げると血液系疾患，免疫系疾患，内分泌系疾患，代謝系疾患，神経・筋疾患，視覚系疾患，聴覚・平衡機能系疾患，循環器系疾患，呼吸器系疾患，消化器系疾患，皮膚・結合組織疾患，骨・関節系疾患，腎・泌尿器系疾患，スモン（整腸剤による薬害，現在は新たな患者は発生していない）と多岐にわたっている。

　図1のように年々難病疾患患者数は増加し，神経難病のなかではパーキンソン病が最も多い[1]。わが国の難病対策事業は希少難治性疾患に対する政策で，疾患の原因，病態，治療法の研究や調査，医療や社会保障における患者の救済を目的としてきた。

　国の難病対策の改革における報告書（平成25年12月13日）では，難病の治療研究を進め，疾患の克服を目指すとともに，難病患者の社会参加を支援し，難病にかかっても地域で尊厳を保ちながら生きられる共生社会の実現を目指すという基本理念が掲げられている[2]。これは，地域でその人らしくいきいきと暮らすということがテーマであり，リハビリテーションの役割が重要となる。その方針として，1つめは効果的な治療方法の開発と医療の質の向上，2つめは公平・安定的な医療費助成の仕組みの構築，3つめは国民の理解の促進と社会参加のための施策の充実がある。1つめについては治療方法の開発および研究，難病患者データベースの構築，医療提供体制の確保について検討がなされ，2つめについては，医療費助成の対象疾患の基準は患者数が人口の0.1％程度以下などで，客観的な指標に基づく一定の診断基準が確立しているものとされる。医療費の患者負担については平均して3割から2割に軽減し，所得に応じて負担限度額などを設定するとある。3つめについてはリハビリテーション関係

図1 特定疾患治療研究事業疾患別受給者件数の推移

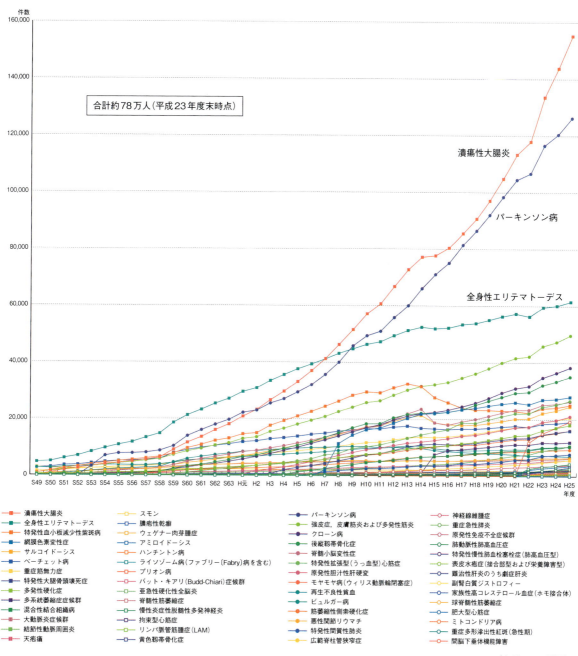

(文献1より引用)

者に最も関係する分野であるが，難病の普及啓発，社会参加のための支援，福祉サービスの充実，就労支援の充実，保健所を中心とした難病対策地域協議会の活用などによる適切な患者支援が掲げられている。

厚生労働省による特定疾患の認定は，かつては56疾病であったが，平成27年7月から306疾病へと拡大され，平成30年4月1日までに331疾病へと拡大され，今後も増加する見込みである。医療費受給者数は平成23年度には約78万人であったが，平成27年度には約150万人になると試算されている。平成23年度の新制度導入による

医療費の自己負担額は，現行制度の1カ月当たりの平均自己負担額は約4,800円であったのが，平成27年度は約3,200円と減額として試算されている。ただし，現行制度での特定疾患の既認定者の自己負担額は約1,300円，新規認定者は約11,900円で，新制度においてはそれぞれが約2,900円，約3,800円に変化するとされている。新制度導入による医療費の自己負担額については，所得額による階層（年収，市町村民税額による基準）を設けている。

表1に「難病の患者に対する医療等に関する法律」の趣旨と概要について記す[1]。

表1　難病の患者に対する医療等に関する法律

趣旨	持続可能な社会保障制度の確立を図るための改革の推進に関する法律に基づく措置として，難病の患者に対する医療費助成＊に関して，法定化によりその費用に消費税の収入を充てることができるようにするなど，公平かつ安定的な制度を確立するほか，基本方針の策定，調査および研究の推進，療養生活環境整備事業の実施などの措置を講ずる	
概要	①基本方針の策定	厚生労働大臣は，難病に係る医療そのほか難病に関する施策の総合的な推進のための基本的な方針を策定
	②難病に係る新たな公平かつ安定的な医療費助成の制度の確立	・都道府県知事は，申請に基づき，医療費助成の対象難病（指定難病）の患者に対して，医療費を支給 ・指定難病に係る医療を実施する医療機関を，都道府県知事が指定 ・支給認定の申請に添付する診断書は，指定医が作成 ・都道府県は，申請があった場合に支給認定をしないときには，指定難病審査会に審査を求めなければならない ・医療費の支給に要する費用は都道府県の支弁とし，国は，その2分の1を負担
	③難病の医療に関する調査および研究の推進	国は，難病の発病の機構，診断および治療方法に関する調査および研究を推進
	④療養生活環境整備事業の実施	都道府県は，難病相談支援センターの設置や訪問看護の拡充実施など，療養生活環境整備事業を実施できる
施行期日	平成27年1月1日＊＊	

＊平成26年度末までは法律に基づかない予算事業（特定疾患治療研究事業）として実施。
＊＊児童福祉法の一部を改正する法律（小児慢性特定疾病の患児に対する医療費助成の法定化）と同日

（文献1より引用）

神経難病の患者のニーズとは何か

神経難病患者自身が，病気のせいで普段困っていることを把握し，そのうえで対策を検討することが重要であり，リハビリテーションを進めるうえで必要な事柄である。筆者はかつて，脊髄小脳変性症（SCD），多系統萎縮症（MSA），パーキンソン病（PD）の患者に対して，普段困っていることやリハビリテーションについてアンケートを行ったことがある。

まず，SCDに関しては，「厚生労働科学研究補助金　難治性疾患克服研究事業　運動失調症の病態解明と治療法開発に関する研究班（佐々木秀直班）」の研究として，SCDおよびMSAを対象とし，リハビリテーションや運動の現状についてアンケート調査を行った。近畿SCD・MSA友の会の会員と滋賀県長浜保健所管轄のSCD患者に，アンケート用紙を郵送もしくは手渡しで渡し，患者の協力が得られる場合は無記名でアンケートに回答してもらった。項目は，性別，年齢，罹病期間，現在の介助状況，歩行状態，患者が困っていること，運動・リハビリテーションの頻度・場所・内容および自覚的な効果などとした。

SCD：spinocerebellar degeneration

MSA：multiple system atrophy

PD：Parkinson's disease

回答者は220名(男性102名,女性118名),平均年齢は61.9±13.7歳,罹病期間はおおよそ10年であった。患者が困っていることについての質問では,「話しづらい」が最も多く,次いで,「1人で歩けない」「歩きにくい」「疲れやすい」「入浴時に介助が必要」「食事中のむせ」「転倒しやすい」や排泄の問題などがあった。介助が必要な者として日常生活活動(ADL)障害の患者が最も多く,次いで歩行障害の患者が多かった(図2)[3]。

ADL：activities of daily living

また,PDにおいても,「厚生労働科学研究補助金　難治性疾患克服研究事業　希少性難治性疾患患者に関する医療の向上および患者支援のあり方に関する研究班(西澤正豊班)」においてSCDに関する研究として,同様のアンケートを実施した[4, 5]。回答者は348名(男性154名,女性194名)で平均年齢は69.7±8.5歳,罹病期間は7.8±5.7年であった。介助が必要ない者は169名,介助が必要な者は175名であった。PD患者が普段より困っていることについては,介助が必要ない者では「手足のふるえ」が最も多かったが,介助が必要になってくると「前傾姿勢」「足のすくみ」「便秘」「疲れやすい」のほうが増えた(図3)。介助が必要となる項目では,「更衣」「歩行」「入浴」の順で多かった(図4)。また,PD患者に対しては転倒に関するアンケート調査も行ったが,介助が必要な者では転倒回数は増え,場所としては居間が最も多く,打撲や骨折を経験した者が多かった(図5)。

このように,患者が困っていることや症状については多岐にわたっていることが理解できる。当初は運動症状の一部に関する項目であるが,進行とともに,自律神経障害や精神症状も含めた非運動症状の合併および進行に伴い,嚥下,言語,呼吸にも症状が拡大し,ADLに影響していくことが推測される。病期に応じての適切な対応が

図2　SCD・MSA患者に対する普段困っていることについてのアンケート調査(複数回答あり)

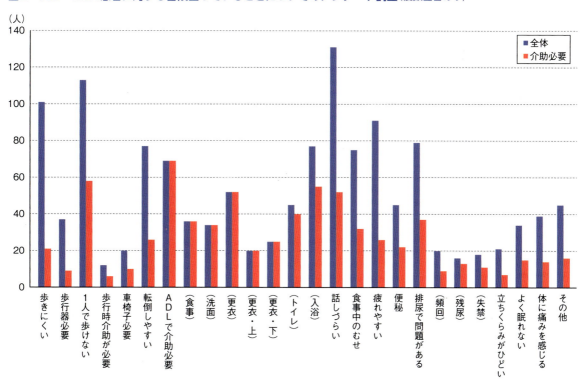

全体の人数と介助が必要な人に分けてグラフ化している。

(文献3より引用)

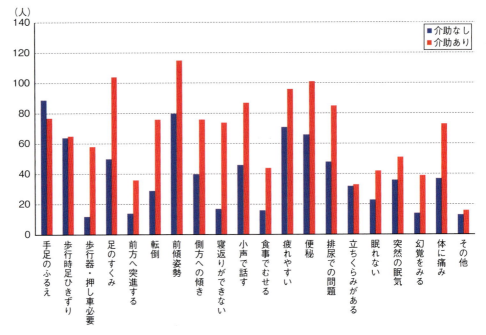

図3 PD患者に対する普段困っていることについてのアンケート調査（複数回答あり）

介助が必要でない人と必要な人に分けてグラフ化した。

（文献4, 5より引用）

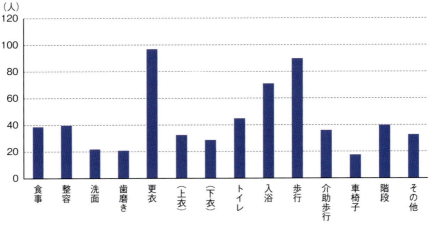

図4 PD患者に対する介助が必要な動作についてのアンケート調査（複数回答あり）

（文献4, 5より引用）

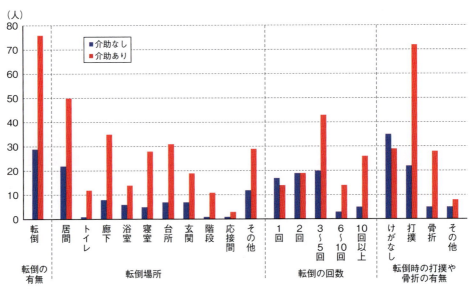

図5 PD患者に対する転倒についてのアンケート調査（複数回答あり）

介助が必要な人では転倒経験は増加し，居間での転倒が多かった．転倒時打撲の既往は多いが，介助が必要な人においては骨折の既往が増えている．

（文献4, 5より引用）

必須となり，課題となることについての評価および検討を行い，動作方法および介助方法の指導や環境調整が必要となる。

リハビリテーションの実態について

SCDとMSAの患者を対象とした同アンケートにより，普段から運動やリハビリテーションを行っていると答えた者は175名(82.5％)であった。運動・リハビリテーションの内容では，多い順から「筋力トレーニング」「歩行練習」「ストレッチ」「言語練習」が挙げられた(図6)。また，運動の頻度は週に1〜2回と答えた人が最も多く，1回の運動時間は30〜40分との回答が多かった。また，運動の機会は，訪問リハビリテーション時が最も多く，次いで，1人で運動を行っているという回答が多かった。自主練習もしているようではあるが，セラピスト(療法士)との通所リハビリテーションや訪問リハビリテーションと答えている者もおり，連日の運動する機会が必要と推測された。

PDでは，普段より運動やリハビリテーションを行っていると答えた人は72％を占めていた。また，介助が不要な人では「毎日運動やリハビリテーションを行っている」と答えた者が最も多かったが，介助が必要となると「週に数回行っている者」が多かった(図7)。トレーニングなどの内容については，SCD・MSAと比較すると，歩行練習がより多いようであったが，言語練習については，SCD・MSAのほうが多かった。また，PD患者においては，普段より体操を行っていると答えた者も多かった(図8)。

図6　SCD・MSA患者に対する運動・リハビリテーションの内容についてのアンケート調査(複数回答あり)

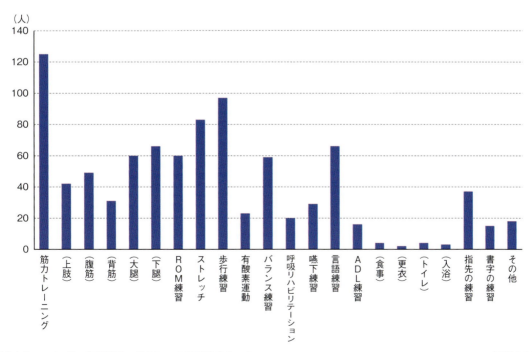

筋力トレーニング・歩行練習・ストレッチの順に多かった。

(文献3より引用)

図7　PD患者に対する運動・リハビリテーションについてのアンケート調査(複数回答あり)

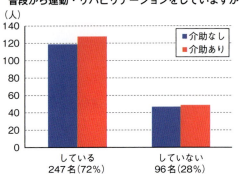
普段から運動・リハビリテーションをしていますか？

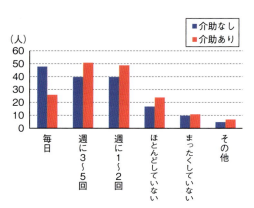
運動・リハビリテーションの頻度について

72％の人が普段より運動やリハビリテーションを行っている。ただし，介助が必要ない人は毎日行っている人が多いが，介助が必要な人は毎日行うことは難しいようである。

(文献4, 5より引用)

図8　PD患者に対する運動・リハビリテーションの内容に関するアンケート調査(複数回答あり)

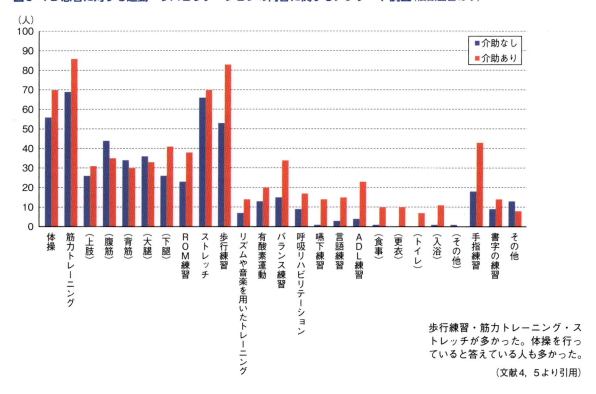

歩行練習・筋力トレーニング・ストレッチが多かった。体操を行っていると答えている人も多かった。

(文献4, 5より引用)

　運動・リハビリテーションの効果については，82.5％の人が実感していると答え，「筋力がついた」「転倒することが減った」「外出することが億劫でなくなった」などがあり，運動効果を実感しているようであった（図9）。PD患者でも運動・リハビリテーションの効果を実感している人がほとんどで，「歩きやすくなった」「体が軟らかくなった」，との回答が多かった（図10）。PDでは「歩きやすくなった」という回答があった一方，SCD・MSAの患者では同回答が少なかった理由として，SCD・MSAでは，バラ

図9 SCD・MSA患者に対する運動・リハビリテーションの効果についてのアンケート調査(複数回答あり)

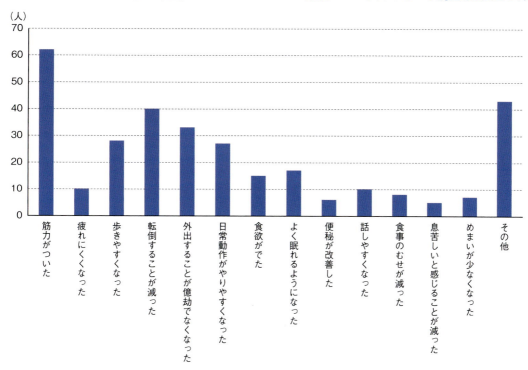

筋力がついたと答えた人が最も多かった。

（文献3より引用）

図10 PD患者に対する運動・リハビリテーションの効果についてのアンケート調査(複数回答あり)

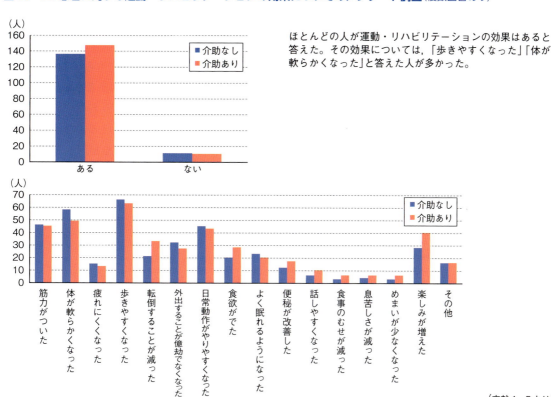

ほとんどの人が運動・リハビリテーションの効果はあると答えた。その効果については、「歩きやすくなった」「体が軟らかくなった」と答えた人が多かった。

（文献4, 5より引用）

ンス障害の影響もあり，歩きやすいという実感までは至っていない場合もあると推測された。

いずれの疾患においても，運動・リハビリテーションにより廃用症候群の予防や転倒による二次的な合併症を防ぐことができている可能性が高いと推測された。また，PD患者においては，リハビリテーションに関する効果についての報告があり，原疾患による症状に対して改善の可能性があると考えられた。病期に応じた適切な運動・リハビリテーション指導は，運動機能の向上を図ることができ，転倒のリスクを減らし，ADLおよびQOLの向上を図ることができると考える。

リハビリテーションの指導時のポイント

リハビリテーション実施時の課題

SCD・MSAおよびPDなどの中枢神経変性疾患では，病期に応じた適切な対応が必要で，自宅内で安全に移動ができるような環境整備が重要となる。経過とともに，運動機能面の問題に加えて，自律神経症状や精神症状なども合併する。便秘や排尿の問題がみられ，規則正しい生活を目標にするに当たり自律神経症状のコントロールは重要なポイントとなる。また，うつ状態や不安，認知機能の問題や睡眠障害もみられるようになり，規則正しい安定した日常生活を送るためには，多くの課題がある。さらに，罹病期間が長くなると，疾患では加齢の影響が必ずあり，廃用症候群を予防することが重要で，日常における運動の習慣化を発症から早い段階で行うことが望ましい。

神経難病においては，病気の進行とともに嚥下，言語，呼吸の問題が浮上し，経管栄養を行うのか，気管切開を行うのか，人工呼吸器による管理はどうするのかなど患者や家族の意思を確認する必要がある。疾患について正しく理解してもらうように患者・家族へ教育指導を行いながら，患者自身の意思を尊重できるように患者本人，家族の意思を医療チーム全体で共有し，対応することが望ましい。脳卒中などのリハビリテーションの場合は，超急性期から一貫したリハビリテーションが行えるように，チームとして取り組むスタイルが浸透されてきたが，神経難病においても早期からチームとして取り組むほうがよいと考える。診断がついたら，ほぼ同時期に外来リハビリテーションで自主練習を指導し，定期的な評価と生活指導を行いながら，自主練習の習慣化を図るように努めるのがよいと考える。

在宅におけるリハビリテーション

在宅の神経難病患者は，地域でリハビリテーションを受けていることが多く，通院，介護保険による通所リハビリテーションや訪問リハビリテーション，さらには，訪問看護，ヘルパー，マッサージなどによる介入があり，チームとして介入しているスタッフへのリハビリテーションの指導が必要となる。また，患者や家族にも適切な自主練習の指導，あるいはパンフレットを介しての自主練習を指導すると，地域のセラピスト以外のスタッフにもリハビリテーションの指導内容が伝わりやすいと考える。

自主練習のポイントとしては，日常のなかで手軽にできること，および患者・家族

にとってわかりやすい運動であることが挙げられる。自主練習の自己チェック表などを用い，定期的な診察や評価があると，自主練習は継続しやすい。

在宅におけるリハビリテーションの実際

かつて，「厚生労働科学研究費補助金　難治性疾患等克服研究事業（難治性疾患克服研究事業）運動失調症の病態解明と治療法開発に関する研究班」での調査研究として，SCDに対する自主練習用のパンフレットを作成した（滋賀県　難病支援事業　啓発活動で検索．www.pref.shiga.lg.jp/e/rehabili/nanbyou.html，図11）[6]。これは，移動が歩行器歩行や車椅子レベルであっても自宅で安全に，座位で行えるもので体幹筋を主体とした自主練習となっている。日常，座位姿勢でいる時間は多く，日ごろ行うことができる運動を指導することにより，習慣付けやすくなると考えた。また，前述したアンケート調査からも明らかなように，患者が困っている症状は多岐にわたっているが，歩行や動作，構音，嚥下，呼吸すべてにおいて体幹筋が関与しており，体幹筋の協調性を向上することと，体幹筋の廃用性の筋力低下をきたさないことが重要なポイントである。体幹筋に関するホームエクササイズを実践してもらうことが重要と考えている。

このホームエクササイズ用のパンフレットについて，近畿SCD・MSA友の会および滋賀県甲賀保健所・東近江保健所・長浜保健所・高島保健所管轄のSCD患者156名を対象にアンケートを行った。運動のわかりやすさ，役に立ったかについてはほとんどの人が「はい」と回答した。実際に運動をした効果については，「バランスに注意するようになった」「歩行時におなかに力を入れることができる」「筋のこわばりが減った」「体が軟らかくなった」「動きがスムーズになった」「腰痛がなくなった」「転倒の不安感が減った」「足のだるさが減った」「気分転換になる」などの意見がみられた。一方で，効果を感じないという意見では，「症状は進行している」「転倒している」「期間が短く実感がわかない」などがみられた。また，このパンフレットは，患者にとってわかりやすく，役に立つ情報があるようで，運動のきっかけになったとの意見もあった。

SCDにおいて，適切な動作や歩行などを繰り返し行うことで再学習を図り，日常の動作を安定させることができる可能性は高い。Miyaiら[7]は，SCD患者を対象に4週間の集中リハビリテーションで小脳性運動失調評価法SARAの評価点が有意に改善し，終了後24週間後においても，ベースラインに比べ改善が継続していると報告している。このような集中的なリハビリテーションは効果があり，入院リハビリテーションの機会があれば，さらに効果的であると考える。

SARA：Scale for the Assessment and Rating of Ataxia

図11　SCDの自主練習用のパンフレット

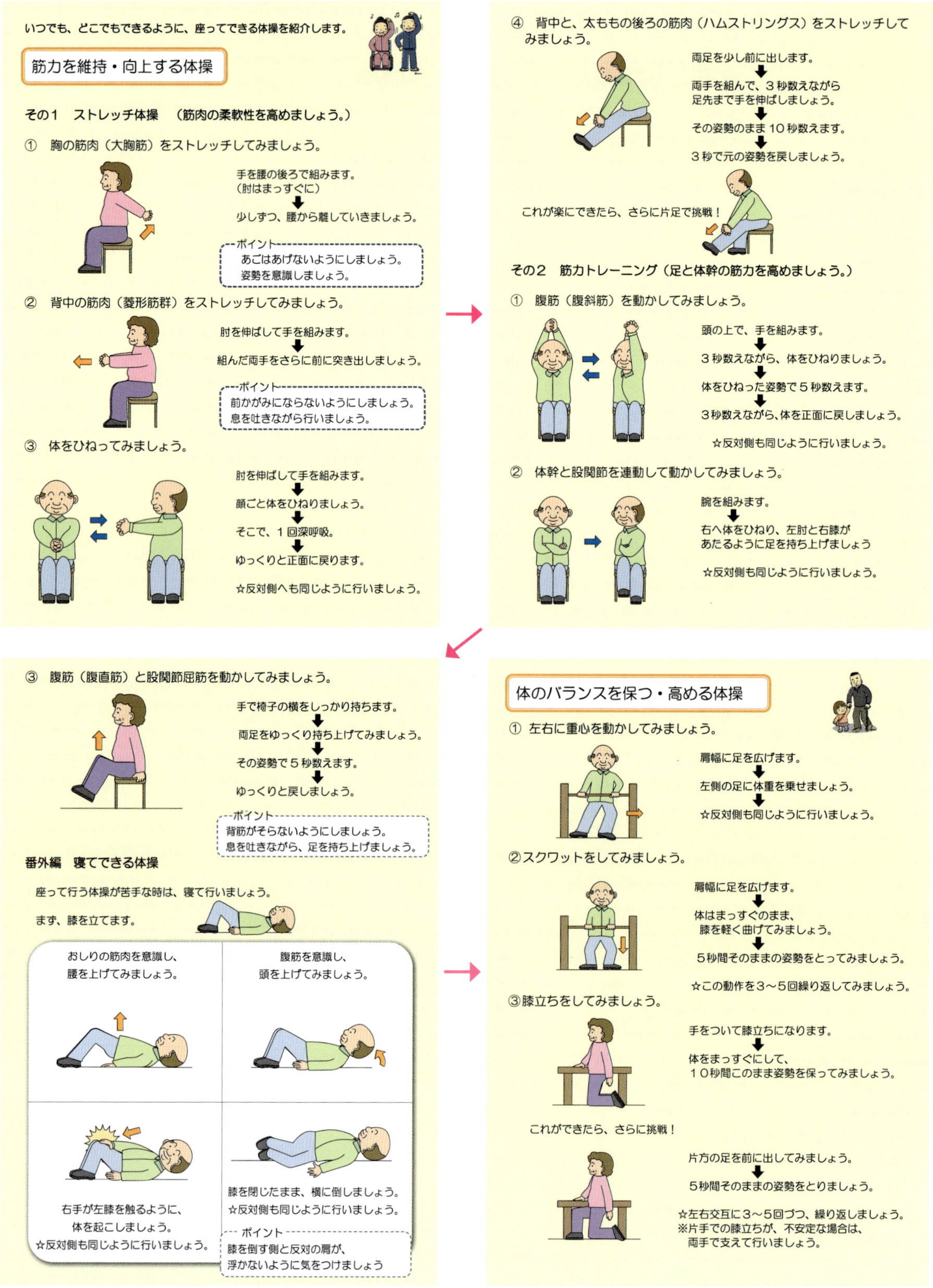

いつでも、どこでもできるように、座ってできる体操を紹介します。

筋力を維持・向上する体操

その1　ストレッチ体操　（筋肉の柔軟性を高めましょう。）

① 胸の筋肉（大胸筋）をストレッチしてみましょう。

手を腰の後ろで組みます。
（肘はまっすぐに）
↓
少しずつ、腰から離していきましょう。

ポイント
あごはあげないようにしましょう。
姿勢を意識しましょう。

② 背中の筋肉（菱形筋群）をストレッチしてみましょう。

肘を伸ばして手を組みます。
↓
組んだ両手をさらに前に突き出しましょう。

ポイント
前かがみにならないようにしましょう。
息を吐きながら行いましょう。

③ 体をひねってみましょう。

肘を伸ばして手を組みます。
↓
顔ごと体をひねりましょう。
↓
そこで、１回深呼吸。
↓
ゆっくりと正面に戻ります。

☆反対側へも同じように行いましょう。

④ 背中と、太ももの後ろの筋肉（ハムストリングス）をストレッチしてみましょう。

両足を少し前に出します。
↓
両手を組んで、３秒数えながら
足先まで手を伸ばしましょう。
↓
その姿勢のまま 10 秒数えます。
↓
３秒で元の姿勢を戻しましょう。

これが楽にできたら、さらに片足で挑戦！

その2　筋力トレーニング（足と体幹の筋力を高めましょう。）

① 腹筋（腹斜筋）を動かしてみましょう。

頭の上で、手を組みます。
↓
３秒数えながら、体をひねりましょう。
↓
体をひねった姿勢で５秒数えます。
↓
３秒数えながら、体を正面に戻しましょう。

☆反対側も同じように行いましょう。

② 体幹と股関節を連動して動かしてみましょう。

腕を組みます。
↓
右へ体をひねり、左肘と右膝が
あたるように足を持ち上げましょう

☆反対側も同じように行いましょう。

③ 腹筋（腹直筋）と股関節屈筋を動かしてみましょう。

手で椅子の横をしっかり持ちます。
↓
両足をゆっくり持ち上げてみましょう。
↓
その姿勢で５秒数えます。
↓
ゆっくりと戻しましょう。

ポイント
背筋がそらないようにしましょう。
息を吐きながら、足を持ち上げましょう。

番外編　寝てできる体操

座って行う体操が苦手な時は、寝て行いましょう。

まず、膝を立てます。

おしりの筋肉を意識し、
腰を上げてみましょう。

腹筋を意識し、
頭を上げてみましょう。

右手が左膝を触るように、
体を起こしましょう。
☆反対側も同じように行いましょう。

膝を閉じたまま、横に倒しましょう。
☆反対側も同じように行いましょう。

ポイント
膝を倒す側と反対の肩が、
浮かないように気をつけましょう

体のバランスを保つ・高める体操

① 左右に重心を動かしてみましょう。

肩幅に足を広げます。
↓
左側の足に体重を乗せましょう。
↓
☆反対側も同じように行いましょう。

②スクワットをしてみましょう。

肩幅に足を広げます。
↓
体はまっすぐのまま、
膝を軽く曲げてみましょう。
↓
５秒間そのままの姿勢をとってみましょう。

☆この動作を３～５回繰り返してみましょう。

③膝立ちをしてみましょう。

手をついて膝立ちになります。
↓
体をまっすぐにして、
１０秒間このまま姿勢を保ってみましょう。

これができたら、さらに挑戦！

片方の足を前に出してみましょう。
↓
５秒間そのままの姿勢をとりましょう。

☆左右交互に３～５回づつ、繰り返しましょう。
※片手での膝立ちが、不安定な場合は、
両手で支えて行いましょう。

（文献６より引用，許可を得て掲載）

セラピストへの神経難病リハビリテーションに関する教育について

「厚生労働科学研究補助金 難治性疾患克服研究事業 希少性難治性疾患患者に関する医療の向上および患者支援のあり方に関する研究班」の調査研究として，日本理学療法士協会 公益社団法人滋賀県理学療法士会会員を対象にPD患者のリハビリテーションについてのアンケート調査を行った[8]。回答者は384名（回答率64％，男性249名，女性135名）で，職歴0～3年が27％，4～7年が30％，8～15年が23％と，0～15年までが80％を占めていた。勤務先は，急性期病院が30％，回復期リハビリテーション病棟（病院）が21％，療養病棟が18％であったが，職歴0～3年は回復期リハビリテーション病棟（病院）が最も多く，次いで，療養病棟が多く，急性期病院は18％であった。PD患者を治療する機会があった者は257名（67％）で，経験年数を積んでもPD患者の治療を経験する機会がない者もあり，それは他の神経疾患でも同じ傾向であった（図12，13）[5]。

また，理学療法の効果があると感じている一方，問題点も感じているようで，自由記載では，「薬が合えばリハビリテーションはいらない」「進行性疾患のためリハビリテーションを行っても悪くなる」といった印象を抱いている人もいるようであった。アンケート回答者の職歴では比較的経験年数の若い理学療法士が半数以上を占めており，神経変性疾患のリハビリテーションについて教育を行う必要があると考える。理学療法士の卒後教育に関する取り組みは，協会や施設内での教育によりなされていると推測するが，施設を超えた教育システムの必要性を検討することは重要と考える。

図12 滋賀県内の理学療法士に対するPDの治療の機会についてのアンケート調査

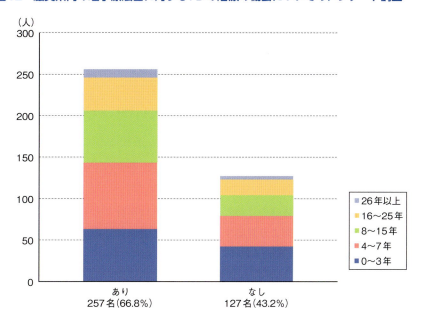

PDの治療の機会の有無について質問したところ，7割近くの者が経験しているとのことであった。治療機会の有無は経験年数に関係ないようであった。

(文献5より引用)

図13 滋賀県内の理学療法士に対するほかの神経疾患の治療の機会についてのアンケート調査

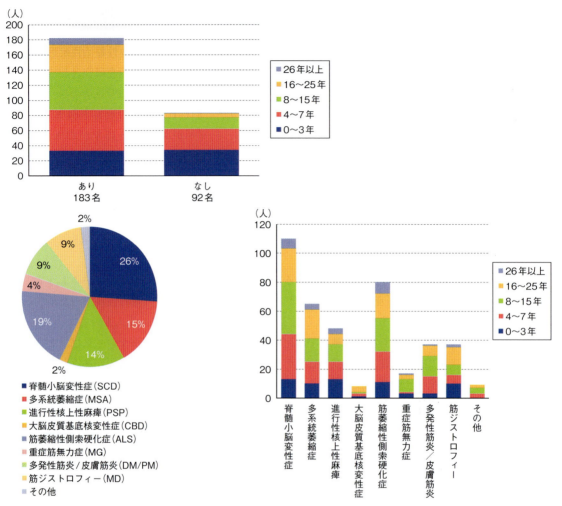

PD以外では，脊髄小脳変性症，筋萎縮性側索硬化症，MSAの順に経験があるようであった。
他の神経疾患に対するアンケート調査についても，PDと同様の傾向がみられた。
PSP：progressive supranuclear palsy, **CBD**：corticobasal degeneration, **ALS**：amyotrophic lateral sclerosis,
MG：myasthenia gravis, **DM/PM**：dermatomyositis/polymyositis, **MD**：myotonic dystrophy

（文献5より引用）

おわりに

　神経難病のリハビリテーションは進行とともに課題が増え，難渋するケースは多いが，早期より対応することで，患者の運動機能やADLおよびQOLは維持・向上できる。近年は，PDに対するリハビリテーションに関して，外部刺激（external cueing）効果や，LSVT® BIG/LOUDの効果についての報告がみられ，より効果的なリハビリテーションについての報告は今後も増えると推測される。各疾患についてのガイドラインではリハビリテーションに関する記載があり，『パーキンソン病治療ガイドライン2018』（日本神経学会），『パーキンソン病　理学療法診療ガイドライン』（日本理学療法士協会），『脊髄小脳変性症・多系統萎縮症診療ガイドライン2018』『筋萎縮性側索硬化症診療ガイドライン2013』（日本神経学会），『多発性硬化症・視神経脊髄炎診

療ガイドライン2017』（日本神経学会），『神経筋疾患・脊髄損傷の呼吸リハビリテーションガイドライン』（日本リハビリテーション医学会）などが作成されており，ぜひ確認をしておいてほしい。

PDでは，早期からのリハビリテーション介入についてすでに報告されており，早期の段階では活動性低下予防，動作や転倒への不安予防，身体機能の維持・向上をリハビリテーションの目標とし，病期が進行するにつれて，転倒予防および姿勢やバランス，歩行およびADLの維持・向上を目的とする。臥床の状況となってから，感染予防，褥瘡や関節拘縮予防を目的とする（表2）[9, 10]。

患者が困っていることに対するリハビリテーションの介入は必要であるが，その前段階から教育的な指導を開始することが大切であると考える。

表2　Hoehn & Yahr（H-Y）分類によるPDの病期に合わせた目標と治療介入

H-Y 1-2.5	H-Y 2-4	H-Y 5
治療目標	追加治療目標	追加治療目標
・活動性低下予防 ・動作や転倒への不安予防 ・身体機能の維持・向上	・転倒予防 　コア領域の制限の減少 　→移乗 　→姿勢 　→リーチと把持 　→バランス 　→歩行	・生命機能維持 ・褥瘡予防 ・関節拘縮予防
介入	追加介入	追加介入
・活動的なライフスタイルの奨励 ・身体機能の向上と活動性低下予防のための情報提供 ・バランス，筋力，関節可動域，有酸素容量を改善する積極的トレーニング ・配偶者，介助者への指導	・自宅での動作を含んだ機能課題運動 ・一般的な戦略 ・PD特有の戦略 　→認知運動戦略 　→キューをとりいれた戦略 ・複数の課題を同時に処理するための情報提供	・ベッド，車椅子での姿勢調整 ・介助下での動作練習 ・関節拘縮と褥瘡予防のための情報提供

（文献9，10より引用）

文献
1) 難病情報センターホームページ：2015年から新たに始まる難病対策（www.nanbyou.or.jp/entry/4141，2015年11月閲覧）．
2) 厚生労働省：難病対策の改革に向けた取組について（概要）（http://www.mhlw.go.jp/file/05-Shingikai-10601000-Daijinkanboukouseikagakuka-Kouseikagakuka/0000032669.pdf，2015年11月閲覧）．
3) 中馬孝容ほか：脊髄小脳変性症および多系統萎縮症患者のリハビリテーションに関するアンケート調査，厚生労働科学研究補助金 難治性疾患克服研究事業 運動失調症の病態解明と治療法開発に関する研究 平成23年度 総括・分担研究報告書 平成24年3月：88-91，2012．
4) 中馬孝容ほか：パーキンソン病患者へのリハビリテーションの実態調査，厚生労働科学研究補助金 難治性疾患克服研究事業 希少性難治性疾患患者に関する医療の向上および患者支援のあり方に関する研究 平成23年度 総括・分担研究報告書 平成24年3月：146-148，2012．
5) 中馬孝容ほか：滋賀県の理学療法士を対象としたパーキンソン病の理学療法に関するアンケート調査，厚生労働科学研究補助金 難治性疾患克服研究事業 希少性難治性疾患患者に関する医療の向上および患者支援のあり方に関する研究 平成24年度 総括・分担研究報告書 平成25年3月：134-136，2013．
6) 中馬孝容ほか：脊髄小脳変性症のホームエクササイズの効果について，厚生労働科学研究補助金 難治性疾患克服研究事業 運動失調症の病態解明と治療法開発に関する研究 平成25年度 総括・分担研究報告書 平成26年3月：68-78，2014．
7) Miyai I, et al：Cerebellar ataxia rehabilitation trial in degenerative cerebellar disease. Neurorehabil Neural Repair 26：515-522, 2012.
8) 中馬孝容ほか：脊髄小脳変性症のホームエクササイズの効果について，厚生労働科学研究補助金 難治性疾患克服研究事業 運動失調症の病態解明と治療法開発に関する研究 平成25年度 総括・分担研究報告書 平成26年3月：68-78，2014．
9) Keus SH, et al: Evidence-based analysis of physical therapy in Parkinson's disease with recommendations for practice and research. Mov Disord 22(4)：451-460, 2007.
10) 中馬孝容：姿勢・歩行－治療，リハビリテーション，Clinical Neuro scinece 33(7)：827-830, 2015.

I 神経難病リハビリテーションの概要

2 療養環境整備とチームアプローチ

小川一枝

- 神経難病療養者に対する療養環境整備は，療養者が疾患と向き合うための支援制度や，利用できる制度やサービスを整備するとともに，支援チームの構築が重要となる。
- 療養環境整備や支援チームは，病状の進行によって拡充されていくが，必ず医療の提供が基盤にあって構築されていくものである。
- 神経難病療養者は入退院を繰り返す。医療機関と地域支援チームとの連携が欠かせない。サマリーなどの文書による情報提供のほか，支援者同士が顔を合わせるカンファレンスの活用が有効である。
- 対応困難事例では保健師と連携し，また地域全体の難病患者の療養環境を向上させるためにも，保健所の機能（難病対策地域協議会等）を活用する。

神経難病療養者に対する療養環境整備とチームアプローチの意味

ALS：amyotrophic lateral sclerosis

　筋萎縮性側索硬化症（ALS），パーキンソン病，脊髄小脳変性症に代表される神経難病は，神経変性をきたす神経の系統や支配する身体部位により，さまざまな症状とそれに伴う生活障害を呈する。病状の進行の速度や状況は個人差が大きく，当事者だけでは解決できない問題を抱えることになる。また，患者や家族のライフスタイルによって障害のとらえ方は異なり，その経過のなかで患者にかかわる専門職は患者の症状を観察して合併症を予防するとともに，生活障害をアセスメントし，その人らしく生活できるよう療養環境を整えることが重要な役割といえる。

　療養環境整備というと，バリアフリー化や車椅子・介護ベッドの導入など，物理的なアプローチをイメージすることが多い。しかし，ここでは療養者が疾患と向き合うための支援，よりよく生きていくために利用できる制度・サービス，支援者のネットワークづくりも含めて療養環境の整備ととらえる。そして，それらに欠かせないチームアプローチの方法と保健所や各職種のネットワークづくりについて考えていく。

神経難病療養者の療養環境整備（療養経過と支援課題，ALSを例に）

　病状の進行のどの時期にどのようなサービスを導入したらよいか，患者・家族が自ら判断することは難しく，かかわる専門職でも悩むことが多々ある。

　個々の事例や地域性により異なるが，一例としてALSの療養経過と支援課題を示す（図1）。時間軸で支援を考える際の参考にしてほしい。支援課題は表1，2，5～8に示す。この支援課題を中心に，患者を取り巻く支援チームの構築と療養環境整備について説明する。

図1 ALS療養過程と支援課題

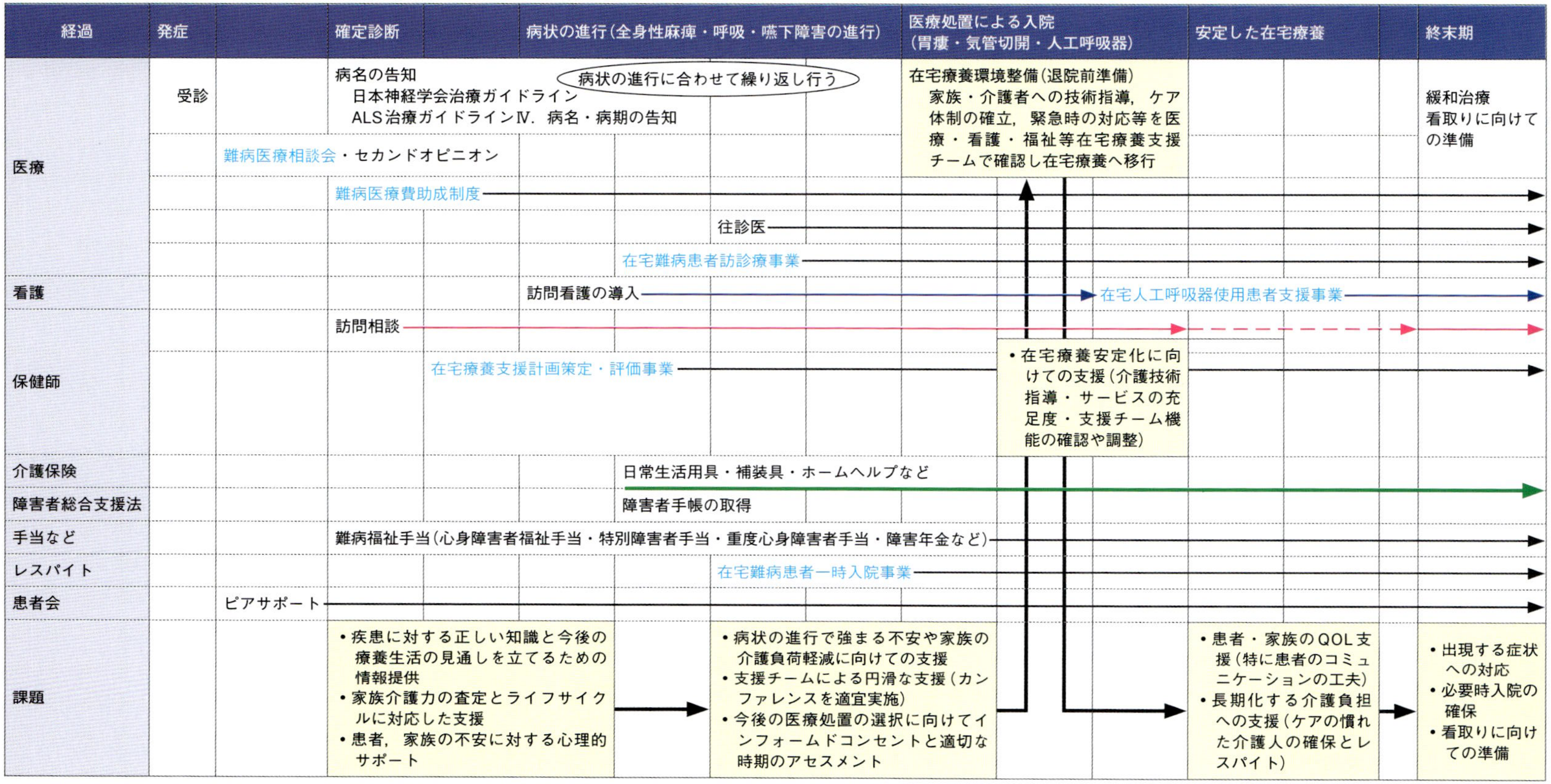

経過	発症	受診	確定診断	病状の進行（全身性麻痺・呼吸・嚥下障害の進行）	医療処置による入院（胃瘻・気管切開・人工呼吸器）	安定した在宅療養	終末期
医療		難病医療相談会・セカンドオピニオン	病名の告知／日本神経学会治療ガイドラインIV／ALS治療ガイドラインIV／病名・病期の告知	病状の進行に合わせて繰り返し行う	在宅療養環境整備（退院前準備）／家族・介護への技術指導、ケア体制の確立、緊急時の対応等を医療・看護・福祉の対応等在宅療養支援チームで確認し在宅療養へ移行		緩和治療／看取りに向けての準備
		難病医療費助成制度		在宅訪問診療事業／在宅難病患者訪問診療事業			
				在宅医			
看護			訪問相談	訪問看護の導入		在宅人工呼吸器使用患者支援事業	
保健師				在宅療養支援計画策定・評価事業		・在宅療養安定化に向けての支援（介護技術指導・サービスの充足度の確認、支援チーム機能の確保や調整）	
介護保険				日常生活用具・補装具・ホームヘルプなど			
障害者総合支援法				障害者手帳の取得			
手当など				難病福祉手当・心身障害者福祉手当・特別障害者手当・重度心身障害者手当・障害年金など			
レスパイト				在宅難病患者一時入院事業			
患者会	ピアサポート						
課題			・疾患に対する正しい知識と今後の療養生活の見通しを立てるための情報提供 ・家族介護力の査定と支援ルールに対応した支援 ・患者、家族の不安に対する心理的サポート		・病状の進行に伴う強まる不安や家族の介護負荷軽減に向けての支援 ・支援チームによる円滑な支援（カンファレンス）を適宜実施 ・今後の医療処置の選択に向けてインフォームドコンセントと適切な時期のアセスメント	・患者・家族のQOL支援（特に患者のコミュニケーションの工夫） ・長期化する介護負担への支援（ケアの慣れた介護人の確保とレスパイト）	・出現する症状への対応 ・必要時入院の確保 ・看取りに向けての準備

*青字：難病を支援する制度

発病初期〜健康問題および生活障害が軽度にある時期(表1)

表1　支援課題(発病初期〜健康問題および生活障害が軽度にある時期)

- 疾患に対する正しい知識と今後の療養生活の見通しを立てるための情報提供
- 家族介護力の査定とライフサイクルに対応した支援
- 患者,家族の不安に対する心理的サポート

診断と告知

　発病初期は,確定診断と丁寧な病名告知が必要とされる。しかし診療科を転々とするなど,すぐに確定診断に至らないことが多い。最終的に神経内科専門医のいる医療機関を受診し,確定診断を受け,病名告知とともに病状の進行の見通しや今後必要とされる医療処置(胃瘻,気管切開,人工呼吸器)についても説明される。

　この時期の医師からの説明は,その後の患者の療養生活へ向き合う姿勢に大きく影響する。セラピスト(療法士)を含めた専門職がインフォームドコンセントへのフォロー(患者家族への不安,戸惑い,怒りなどの気持ちの受け止めや,正しく疾患を理解するための補足説明)を行うことが重要である。可能であれば患者・家族が医師から説明を受けるときに同席できるとよい。

難病医療費助成の申請と相談

　確定診断後,難病医療費助成の申請が保健所に提出されることにより,保健師による訪問相談支援が開始される(ただし,医療費助成申請窓口が保健所でない場合もある)。患者・家族が疾患を理解するために,セカンドオピニオンや都道府県で実施している難病相談事業を利用するのもよい(保健所や難病相談支援センターから情報を得ることができる)。場合によっては患者会に参加し,今後の生活をイメージしていくこともある。

セラピスト(療法士)の役割

　この時期は患者・家族の疾患の受け入れが困難であり,リハビリテーションによる回復への期待が大きい。必要以上に自主トレーニングをして身体に負荷をかけすぎることがあるので,患者の気持ちを尊重しつつも適度なリハビリテーションについて説明する。また,個々に応じた生活障害の対処方法を具体的に指導しておく。

健康問題および生活障害が顕著に進む時期(表2)

表2　支援課題(健康問題および生活障害が顕著に進む時期)

- 病状の進行で強まる不安や家族の介護負荷軽減に向けての支援
- 支援チームによる円滑な支援(カンファレンスを適宜実施)
- 今後の医療処置の選択に向けてインフォームドコンセントと適切な時期のアセスメント

疾患が進行することで，さまざまなサービスの導入が必要となる時期であり，多職種による在宅療養支援チーム(図2)を築く基礎となる重要な時期である．この時期には，
　①在宅医療体制の構築〔往診医や訪問看護(表3)，訪問リハビリテーションの導入など〕
　②介護保険の利用(表4)
　③障害者サービスの利用(身体障害者手帳の取得，障害者総合支援法による日常生活用具，補装具や居宅介護サービスの導入など)
　④就労継続支援，難病対策事業の利用など
　⑤患者，家族支援
の5つのアプローチを行う．

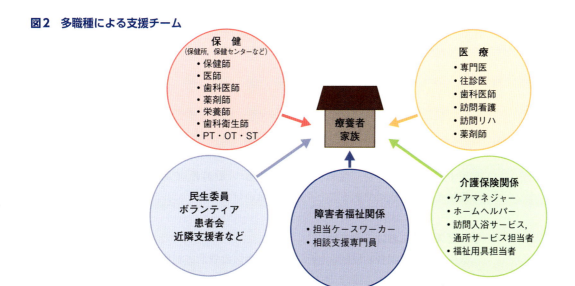

図2　多職種による支援チーム

表3　医療保険における訪問看護　基準告示第2の1に規定する疾病などの利用者

特掲診療料の施設基準等別表第7に掲げる疾病等の者[*1]
末期の悪性腫瘍，多発性硬化症，重症筋無力症，スモン，筋萎縮性側索硬化症，脊髄小脳変性症，ハンチントン症，進行性筋ジストロフィー，パーキンソン病関連疾患〔進行性核上性麻痺，大脳皮質基底核変性症，パーキンソン病(ホーエン・ヤールの重症度分類がステージ3以上であって生活機能障害度がⅡまたはⅢ度のものに限る)〕，多系統萎縮症(線条体黒質変性症，オリーブ橋小脳萎縮症，シャイ・ドレーガー症候群)，プリオン病，亜急性硬化性全脳炎，ライソゾーム病，副腎白質ジストロフィー，脊髄性筋萎縮症，球脊髄性筋萎縮症，慢性炎症性脱髄性多発神経炎，後天性免疫不全症候群，頸髄損傷または人工呼吸器を使用している状態の者

特掲診療料の施設基準等別表第8に掲げる者[*2]
1. 在宅悪性腫瘍患者指導管理もしくは在宅気管切開患者指導管理を受けている状態にある者または気管カニューレもしくは留置カテーテルを使用している状態にある者 2. 在宅自己腹膜灌流指導管理，在宅血液透析指導管理，在宅酸素療法指導管理，在宅中心静脈栄養法指導管理，在宅成分栄養経管栄養法指導管理，在宅自己導尿指導管理，在宅人工呼吸指導管理，在宅持続腸圧呼吸療法指導管理，在宅自己疼痛管理指導管理または在宅肺高血圧症患者指導管理を受けている状態にある者 3. 人工肛門または人工膀胱を設置している状態にある者 4. 真皮を超える褥瘡の状態にある者 5. 在宅患者訪問点滴注射管理指導料を算定している者

医療保険から(介護保険対象であっても)
・週4日以上算定できる
・難病など複数回訪問加算(1日3回まで)
・2つの訪問看護ステーション利用可
　(週7日であれば3カ所の利用可)

*1 厚生労働大臣が定める疾病等の者　　*2 特別管理加算の対象者

(文献1より引用)

表4　介護保険の対象

第1号被保険者	第2号被保険者
65歳以上の人	40歳以上65歳未満の医療保険加入者
介護が必要になった原因を問わず，給付対象となる	下に掲げる特定疾病が原因で介護が必要になった場合に給付の対象となる
特定疾病	
①がん（末期）　②関節リウマチ　③筋萎縮性側索硬化症　④後縦靱帯骨化症　⑤骨折を伴う骨粗しょう症　⑥初老期における認知症　⑦進行性核上性麻痺，大脳皮質基底核変性症およびパーキンソン病　⑧脊髄小脳変性症　⑨脊柱管狭窄症　⑩早老症　⑪多系統萎縮症　⑫糖尿病性神経障害，糖尿病性腎症および糖尿病性網膜症　⑬脳血管疾患　⑭閉塞性動脈硬化症　⑮慢性閉塞性肺疾患　⑯両側の膝関節または股関節に著しい変形を伴う変形性関節症	

（文献2より引用）

在宅医療体制の構築

外来受診が困難になりつつあるとき，往診医を導入する。医療が途切れないよう専門医と往診医との連携に配慮する。診療情報提供書の活用や，在宅訪問診療事業による対面診察の設定も有用である。また，早い時期から訪問看護を導入すると，訪問看護師がフィジカルアセスメントを行い患者・家族への助言指導をタイムリーに行うことができる。訪問看護は主治医から訪問看護ステーションに訪問看護指示書が提出されて開始される。理学療法士，作業療法士，言語聴覚士による訪問も訪問看護ステーションから提供される（医療機関から提供されることもある）。

ALSをはじめとする難病患者は，生活障害のため介護保険などの福祉サービスを利用することとなるが，難病という疾患をもつ「療養者」であり，医療を整えたうえでの福祉サービス利用であることを忘れてはいけない。

サービス利用における優先性

①医療は難病医療費助成制度（優先），障害者医療費助成制度を利用する。
②介護保険が該当する場合（表4参照），介護保険サービスが優先される。
③介護保険が該当しない年齢および該当しないサービスの場合，障害者福祉の制度を利用する〔介護保険サービスに上乗せして障害者福祉サービスから提供されるサービス（重度訪問介護など）もある〕。
④厚生労働大臣の定める疾病などにおける訪問看護（表3参照）は，介護保険該当者であっても医療保険を利用する。
⑤障害者総合支援法に該当する難病の場合，障害者手帳がなくても該当サービスが利用可能である。
⑥難病対策におけるサービス（在宅難病患者一時入院事業，在宅難病患者訪問診療事業など）がある。都道府県により事業実施状況が異なるため，保健所に相談する。

在宅療養支援チーム構築のコーディネート（図2参照）

在宅療養支援チームを構築していく際のコーディネート役は，保健所保健師，介護保険ケアマネジャー，障害者福祉の相談支援専門員などが担う。患者・家族の希望を尊重しつつ，支援チームメンバーとの情報共有や調整を行いながら，患者を中心としたよりよいチームを構築していく。

難病は医療，介護保険，障害者福祉，難病対策など多岐にわたる制度を活用するた

め，保健所保健師による支援が求められる。

就労の継続について

仕事をしている患者は，できるだけ就労を継続できるよう支援する。通勤手段や勤務内容などを具体的に助言する。就労が困難になった場合は傷病手当，雇用保険，障害者年金の制度利用を検討する。また，各種障害関係の手当（身体障害者手帳の取得が必要。年齢や所得制限がある。区市町村障害者福祉課へ相談）もあるので適切な時期に申請できるように支援する。経済的保障は，療養生活においてとても重要である。

患者・家族支援

特定症状の進行により，胃瘻の造設，気管切開や人工呼吸器の導入の意思決定が必要となる時期である。医師から適切な時期にインフォームドコンセントが受けられるよう，身近な支援者（看護職やセラピストなどの医療職）がフィジカルアセスメントを行い，医療（医師）へつなぐ。医療処置選択後の生活がイメージできるよう，患者・家族の個々のこれまでの生活歴や価値観，家族関係，家族介護力，経済状況を配慮しながら支援する。

セラピストの役割

病状の進行期には，適切な時期に適切な医療の説明と患者の意思決定がなされるよう，訪問看護や訪問セラピストによるアセスメントと助言は欠かせない。ADLの評価や嚥下障害，呼吸障害などをアセスメントして，医師と連携するとともに，生活するうえでの工夫（例：コミュニケーション手段の確保，適した車椅子の導入，嚥下障害の程度に応じた食事形態への助言など）を具体的に支援していくことは，病状の進行で失われることばかりの患者のQOL向上につながる。また，介助方法に苦慮している介護者への助言は，患者の生活を支えるうえで重要である。

医療処置のための入院（表5）

表5 支援課題〔在宅療養環境整備（入院中の退院前準備）〕

- 家族・介護者への技術指導
- ケア体制の確立
- 緊急時の対応などを在宅療養支援チームで確認し，安全な在宅療養へ移行する

胃瘻の造設や人工呼吸療法導入のための入院では，新たな看護・介護技術が加わることになり，在宅療養支援チームの拡大や再構築（見直し）の機会となる。入院先の退院調整看護師や医療ソーシャルワーカー（MSW）が退院に向けて在宅移行の調整を行うが，入院中に在宅療養支援チームを交えてカンファレンス（退院時共同指導加算算定できる）を開き，情報の共有，緊急時の対応方法，チーム構成員の役割などの確認を行う。

一方で，在宅療養の継続が難しく転院となる場合もある。MSWが患者・家族の希望とすり合せて転院先を調整し，患者とその家族が納得したうえで医療機関や施設な

MSW：medical social worker

どへ転院となるが，診療情報提供書や看護サマリーなどの情報を転院先に提供し，慣れたケアが継続されるようにする(図3)。

『在宅人工呼吸器導入時における退院調整・地域連携ノート』

東京都神経難病医療ネットワーク事業が作成した資料である。医療機関からスムーズに在宅移行するための手順を示しているが，在宅療養の条件確認や使える制度などのチェックリストとしても活用できる。難病ケア看護データベース(https://nambyocare.jp/product/product2)よりダウンロードできる[4]。

入院先のセラピストの役割

> ADL：activities of daily living

日常生活活動(ADL)，コミュニケーション支援，嚥下障害への対応など，入院時中の状態を患者とその家族に指導するとともに，地域のセラピストや支援者に申し送る。前述の退院調整・地域連携ノートの様式集には，「ALSリハビリテーション情報提供書」(図4)の様式もあるので参考にしてほしい。

可能であれば，退院前に自宅を訪問して療養環境の評価を行い，改善しておくとよい。

また，在宅療養から入院が必要な場合もあるため，地域のセラピストから医療機関のセラピストへ情報提供されるような仕組みがあるとよい。

退院直後の安全な在宅療養体制支援(表6)

表6 支援課題(退院直後の安全な在宅療養体制支援)

在宅療養安定化に向けての支援(介護技術指導・サービスの充足度・支援チーム機能の確認や調整)を行う

胃瘻や気管切開，在宅人工呼吸器導入後の退院は，自宅に帰って安心する間もなく，新たな介護の実施や多職種の支援者が出入りする。患者とその家族は不安と戸惑いで慣れるまでに時間を要する。そして，不安や問題点を具体的に解消する必要がある。ケア内容や訪問看護，訪問リハビリテーション，訪問介護などのスケジュールの微調整も必要である。

2週間くらいすると大体のスケジュールが定まってくるので，在宅療養開始直後のサービス担当者会議(在宅カンファレンス)を開き，患者とその家族の希望や困っていることを確認し，関係者が顔を合わせて情報の共有や役割分担を明確にし，ケアプランに反映させるとよい。

在宅療養開始直後の微調整は，その後の療養体制の安定化に影響する。

長期に医療依存度の高い療養体制を維持する時期(表7)

表7 支援課題(長期に医療依存度の高い療養体制を維持する時期)

・患者・家族のQOL支援(特に患者のコミュニケーションの工夫) ・長期化する介護負担への支援(ケアの慣れた介護人の確保とレスパイト)

図3　退院までの流れ

スケジュール（手順のめやす）　実施日を（　/　）に記入していきます。

手順項目	担当者＼日時	めやす 退院　日前 / （ ） 頃 ～	打合せ / （ ） ：	めやす 退院　日前 / （ ） 頃 ～	めやす 退院　日前 / （ ） 頃 ～	退院カンファレンス / （ ） ：	めやす 退院　日前 / （ ） 頃 ～	退院日 / （ ）	在宅カンファレンス / （ ）
① 療養者の基本情報の収集（フェイスシートの作成）	退院調整看護師	① → （ / ）	打合せ			退院カンファレンス		退院日	在宅カンファレンス
② HMVの条件確認	退院調整看護師	② → （ / ）	打合せ			退院カンファレンス		退院日	在宅カンファレンス
③ 利用できる制度の確認	保健師 退院調整看護師	③ → （ / ）	打合せ			退院カンファレンス		退院日	在宅カンファレンス
④ 退院調整にむけての打ち合わせ	退院調整看護師		④ 打合せ			退院カンファレンス		退院日	在宅カンファレンス
⑤ 在宅療養支援ネットワークの構築（ケアプラン案作成）	ケアマネジャー 保健師 退院調整看護師		打合せ	⑤ → （ / ）	→	退院カンファレンス		退院日	在宅カンファレンス
⑥ 病棟看護師による家族への介護技術指導	病棟看護師		打合せ	⑥ → （ / ）	→	退院カンファレンス		退院日	在宅カンファレンス
⑦ 療養環境の確認	保健師 ケアマネジャー		打合せ		⑦ → （ / ）	退院カンファレンス		退院日	在宅カンファレンス
⑧ 必要な医療機器や衛生材料の準備	退院調整看護師		打合せ		⑧ → （ / ）	→	→	退院日	在宅カンファレンス
⑨ 退院カンファレンス	退院調整看護師		打合せ			退院カンファレンス ⑨		退院日	在宅カンファレンス
⑩ 人工呼吸器学習会	退院調整看護師		打合せ			退院カンファレンス	⑩ → （ / ）	退院日	在宅カンファレンス
⑪ 退院日に向けての準備	退院調整看護師		打合せ			退院カンファレンス	⑪ → （ / ）	退院日	在宅カンファレンス

HMV：home mechanical ventilation

（文献6より引用）

図4 ALSリハビリテーション情報提供書

氏名：＿＿＿＿＿＿＿　（□男　□女）　＿＿＿＿歳

	PT(期間　～　)担当者	OT(期間　～　)担当者	ST(期間　～　)担当者
身体状況	ROM制限(部位/程度) 筋力低下(部位/程度) 筋緊張異常(部位/程度) 痛み(部位/程度) 呼吸機能 （自発呼吸　NPPV　TPPV） VC(　　mL)　PCF(　　L/min) 呼吸器離脱可能時間(　　)	筋力：MMT(上肢－　　　　　　) 　　　　(下肢－　　　　　　) 疼痛： 　□有　　□無 座位持久力： 　　　　　　分程度 その他：	球麻痺　　□有(□重　□中　□軽度)　□無 仮性球麻痺　□有(□重　□中　□軽度)　□無 音声障害 　音質(　　　　　　　　　　　　　　) 　声量(　　　　　　　　　　　　　　) 　発声持続(　　　　　　　　　　　　) 構音障害　□有(□重　□中　□軽度)　□無 　開鼻声　(　　　　　　　　　　　　) 　呂律不良(　　　　　　　　　　　　) 　プロソディー(　　　　　　　　　　) 嚥下障害　□有(□重　□中　□軽度)　□無 　口腔期 　咽頭期 　食道期 書字障害　□有(□重　□中　□軽度)　□無 認知障害　□有(□重　□中　□軽度)　□無 情動障害　□有(□重　□中　□軽度)　□無
ADL	起居方法(介助量/補助具) 移動方法(介助量/補助具)	コミュニケーション方法 　□発語　□指文字盤　□筆談 　□透明文字盤　□機器活用 　呼び出しチャイム　□無　□有(□無線/□有線) 　特殊スイッチ　　□無　□有 　(□押しボタン式　□PPS　□ピンタッチ　□その他) 福祉機器利用　　□有　□無 情報通信支援用具 　□オペレートナビ®　□スイッチXS®　□ペチャラ® 携帯用会話補助装置 　□トーキングエイド®　□レッツチャット 重度障害者用意思伝達装置 　□伝の心®　□ハーティーラダー® 呼び鈴分岐装置　□有　□無 上肢装具(PSB)　□有　□無 食事　□軽量スプーン　□握りフォーク 更衣・整容・その他	コミュニケーション 　口頭での実用性　□十分　□不十分 食事 　胃瘻造設　□済　□未 　経口　(　　　　)食/日 　姿勢 食事形態 介助方法 水分摂取方法 内服方法
指導内容	体操(□関節運動　□筋力トレーニング 　　□呼吸理学療法　□動作練習) 移動方法(□起居　□車椅子 　　□起立・歩行　□トイレ 　　□入浴　□その他) 移動補助具(□下肢装具　□杖 　　□歩行器　□車椅子 　　□リフト　□その他) 家屋改造(□居室　□トイレ　□風呂場 　　□玄関　□その他)	ADL　　□食事用自助具 コミュニケーション　□指文字盤　□透明文字盤 　　　　　　　　　□特殊スイッチ　□呼び鈴 　　　　　　　　　□機器操作練習 上肢・手指維持的自主トレ その他	摂食指導 発語指導
特記事項　その他		生活上の意向：	

（文献4より引用）

療養環境整備とチームアプローチ

TPPV：
tracheostomy positive pressure ventilation

　ALSにおいては，胃瘻が造設されTPPV（気管切開下による人工呼吸療法）療養となると，これまでのような生命にかかわる症状の進行に対する不安から脱して安定期を迎える。患者のコミュニケーション手段の確保，外出する機会の支援などのQOL支援がとても重要である。また，医療依存度の高い介護であるため，家族の介護負荷も大きく，必要に応じて介護職員などによる喀痰の吸引などの導入が図られる。各支援者で課題を共有し，チームで解決していくことが重要である。

　また，レスパイト入院や病状評価のための入院も，効果的，計画的に利用できるとよい。

セラピストの役割

ROM：range of motion

　訪問セラピストには，コミュニケーション手段の確保（含むナースコール）や，ポジショニング，関節可動域（ROM）トレーニング，呼吸リハビリテーション，車椅子への移乗などの対応が期待される。いずれも安定した在宅療養を継続するため，また，患者本人のQOL向上のために欠かせない。

終末期

表8　支援課題（終末期）

- 出現する症状への対応　・必要時入院の確保　・看取りに向けての準備

　人工呼吸療法を望まない場合であっても，人工呼吸療法を選択した場合でも，いずれは終末期を迎える。出現する症状への緩和治療や，苦痛を軽減する工夫を含めチームで共有し，患者本人の希望や家族の介護状況によっては，入院体制もとれるよう準備する。

　患者と家族を支援チームで支え，穏やかに納得のいく最期が迎えられるよう支援する。

多職種によるネットワークづくり

在宅療養支援におけるチームの円滑なコミュニケーションのために

　ALSを例に，サービスの導入とともに，多職種がかかわっていく様子を概観した。実際には，患者と家族そして支援者1人ひとりの異なる個性がチームワークに微妙に影響してくる。支援者がよかれと患者・家族に助言した結果，患者・家族を混乱させてしまうことや，支援者のチームワークに支障をきたす場合がある。

　基本は「療養者（患者）がどう生きたいか」を表出し，それに沿ってチームで支援していくことである（図5）。

図5　よりよい在宅療養支援のために

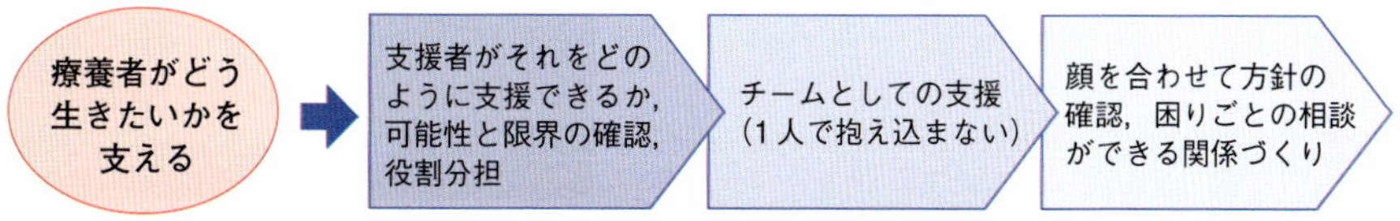

療養者がどう生きたいかを支える → 支援者がそれをどのように支援できるか，可能性と限界の確認，役割分担 → チームとしての支援（1人で抱え込まない） → 顔を合わせて方針の確認，困りごとの相談ができる関係づくり

患者・家族とのコミュニケーション

　患者がどう生きたいか（生活したいか）とともに，家族もどうしたいか（生活したいか）の把握も大切である。患者・家族が本音で語り合えなかったり，家族ゆえに遠慮のない言動で互いに傷つけ合う場面に遭遇することもある。
　支援者だからこそ，患者・家族の間を埋めるコミュニケーションを図ることができる場合がある。表面的に言語化されたものだけではなく，その背景を察するアセスメント力が必要とされる。

支援者間のコミュニケーション

　在宅の場合，施設とは異なり，支援者は時差でかかわり，直接顔を合わせて言葉を交わす機会は少ない。そのため，的確に情報を伝え合う工夫が必要となる。
　例えば，支援した内容や申し送り事項を記載する連絡ノートを患者宅に置いて共有する，直接電話やメールでのやりとり，患者・家族を介しての伝達，ケアマネジャーや保健師を介しての相談，伝達などがある。支援チームとして情報を共有し，支援方針を統一させるためには，ケアマネジャーや保健師などがリーダーシップをとって，適切な時期にカンファレンスを開くことが有用である。

チームカンファレンス（チームアプローチに欠かせない情報の共有と方針の確認）

　カンファレンスを開催する機会として，以下に例を挙げる。
- チーム形成時期（退院時など）。
- ケア内容に変更が生じたとき。
- 病状が変化したとき。
- 新しい医療処置が加わったとき。
- 家族介護状況が変化したとき。
- ケアメンバーが新たに参加するとき。
- ケア内容に疑問が生じたとき。

　顔を合わせてカンファレンスを開くということは，ケア内容の統一，役割分担とともに支援者相互の理解を深めるよい機会となる。全員参加の場合もあれば，看護関係者だけで看護カンファレンスを開催したり，ヘルパーだけで介護方法の共有を図るカンファレンスを開催したりするなど，適宜目的に応じて効率的に開催するとよい（図6）。

図6　チームカンファレンス

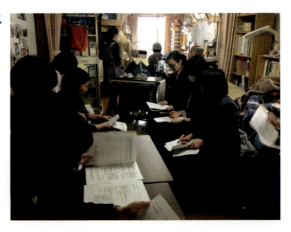

保健所, 保健師の役割

　難病対策は保健所の事業に位置付けられており（地域保健法第6条, 11項）, 保健所は地域における難病患者や支援者の相談窓口ともいえる。介護保険のケアマネジャーのように対象者すべてにかかわることは困難だが, 特に家族調整が困難な事例や, 医療機関を含む関係機関との連携に支障をきたしている事例などの調整役として果たす役割は大きい。まずは, 担当の保健師に相談するとよい。

　また, 平成27年1月施行「難病の患者に対する医療等に関する法律」の第32条では, 難病対策地域協議会を保健所に設置することができるとされている。この協議会は「地域で生活する難病患者が安心して療養できるよう, 地域の特性を把握し, 難病患者に対する支援体制を整備する会議」である。

　保健所は保健師が難病患者支援にかかわりつつ, 難病患者・家族が住みよい地域になるよう施策に反映させていく役割を担っている（図7）。

図7　難病対策地域協議会と保健福祉医療関係の行政計画・各種協議会などとの関連図

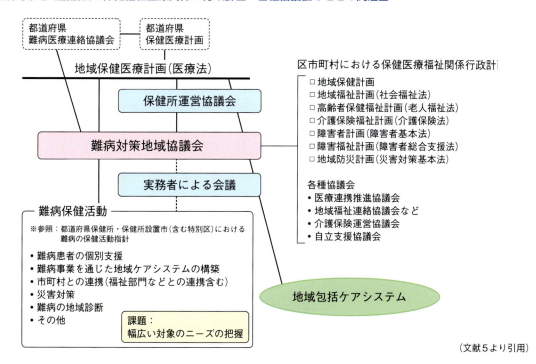

（文献5より引用）

文献
1) 医学通信社 編：診療点数早見表2014年4月版, 医学通信社, 2014.
2) 東京都福祉保健局：介護保険制度パンフレット（平成27年4月版）, 2015.
3) 川村佐和子 編：難病患者の看護, 最新訪問看護研修テキスト7. 日本看護協会出版会, 2011.
4) 東京都福祉保健局：地域医療連携手帳. 2012.
5) 川村佐和子 監：難病看護の基礎と実践. 桐書房, 2014.
6) 東京都福祉保健局：在宅人工呼吸器導入時における退院調整・地域連携ノート（http://www.fukushihoken.metro.tokyo.jp/joho/soshiki/hoken/shippei/oshirase/taiintyousei_tiikirenkeinoto.files/tiintyouseirenkeinoto250711.pdf, 2015年11月閲覧）.
7) 難病に関係する多職種の連携の在り方分科会：「難病対策地域協議会」を効果的に実施するために, 厚生労働科学研究費補助金難治性疾患政策研究事業 難病患者への支援体制に関する研究, 2015.

I 神経難病リハビリテーションの概要

3 医療費助成制度と福祉制度

鈴木康子

- 難病は原因が不明で，長期にわたり療養を必要とする。本項では，難病で利用される医療費助成制度，介護保険法，障害者総合支援法などを取り上げる。
- そのほか，難病患者の家族が，病気や事故，介護疲れなどで介護ができなくなった場合に利用できる短期入院事業として，在宅難病患者一時入院事業がある。
- 制度利用状況について，在宅生活をおくっている難病患者の事例を提示する。

はじめに

難病は，「発病の機構が明らかでなく，かつ，治療方法が確立していない希少な疾病であって，当該疾病にかかることにより長期にわたり療養を必要とすることとなるものをいう」と定義されている[1]。患者本人や家族への身体的・精神的・経済的な負担を少しでも軽減するために，難病支援において，医療費助成制度やそれ以外のサービスの体制が整えられ，対象者の拡大などが検討されている。

本項では，難病で利用される医療費助成制度，介護保険法，障害者総合支援法などを取り上げる。制度を利用する場合，必ず申請が必要である。また，それぞれの法制度により，対象とされている疾患が異なること，指定難病や特定疾患などの対象疾病の表記も異なることに留意が必要である。制度を利用するときには，各種窓口で申請を行い，対象疾病として認められることで制度が利用できる（図1）。現在，わが国の

図1　各種手続きの主な流れ

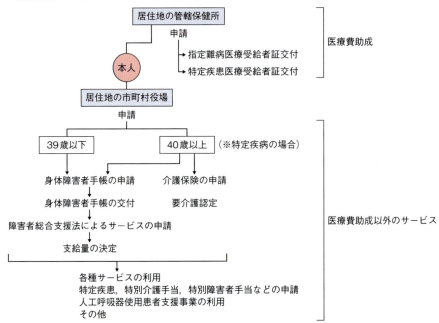

難病に対するサービスを提供する法制度は大きく変化し，移行期ともいえる状況である．本項は，平成30年4月現在の制度に基づいた解説である．

難病患者の医療費助成制度について

法律に基づかない医療費助成として特定疾患治療研究事業があったが，平成26年5月に「難病の患者に対する医療費等に関する法律（以下，難病法）」が公布された．これにより，厚生労働大臣が定めた「指定難病」患者であり，病状の程度が一定以上の患者に対する特定医療費支給という新しい形に構築された．

指定難病の対象疾患は増加し，平成27年1月までの指定は110疾患であったが，同年7月に306疾患，平成29年4月に331疾患となった．平成30年4月現在の指定難病を表1に示す．

表1　指定難病一覧（331疾患）

番号	病名	番号	病名	番号	病名
1	球脊髄性筋萎縮症	30	遠位型ミオパチー	60	再生不良性貧血
2	筋萎縮性側索硬化症	31	ベスレムミオパチー	61	自己免疫性溶血性貧血
3	脊髄性筋萎縮症	32	自己貪食空胞性ミオパチー	62	発作性夜間ヘモグロビン尿症
4	原発性側索硬化症	33	シュワルツ・ヤンペル症候群	63	特発性血小板減少性紫斑病
5	進行性核上性麻痺	34	神経線維腫症	64	血栓性血小板減少性紫斑病
6	パーキンソン病	35	天疱瘡	65	原発性免疫不全症候群
7	大脳皮質基底核変性症	36	表皮水疱症	66	IgA腎症
8	ハンチントン病	37	膿疱性乾癬（汎発性）	67	多発性嚢胞腎
9	神経有棘赤血球症（有棘赤血球を伴う舞踏病）	38	スティーヴンス・ジョンソン症候群	68	黄色靱帯骨化症
		39	中毒性表皮壊死症	69	後縦靱帯骨化症
10	Charcot-Marie-Tooth病	40	高安動脈炎（大動脈炎症候群）	70	広範脊柱管狭窄症
11	重症筋無力症	41	巨細胞性動脈炎	71	特発性大腿骨頭壊死症
12	先天性筋無力症候群（先天性筋無緊張症）	42	結節性多発動脈炎	72	下垂体性ADH分泌異常症
13	多発性硬化症／視神経脊髄炎	43	顕微鏡的多発血管炎	73	下垂体性TSH分泌亢進症
14	慢性炎症性脱髄性多発神経炎／多巣性運動ニューロパチー	44	多発血管炎性肉芽腫症（ウェゲナー肉芽腫症）	74	下垂体性PRL分泌亢進症
				75	クッシング病（下垂体性ACTH分泌亢進症）
15	封入体筋炎	45	好酸球性多発血管炎性肉芽腫症	76	下垂体性ゴナドトロピン分泌亢進症
16	クロウ・深瀬症候群	46	悪性関節リウマチ（リウマトイド血管炎）	77	下垂体性成長ホルモン分泌亢進症
17	多系統萎縮症	47	バージャー病（ビュルガー病）	78	下垂体前葉機能低下症
18	脊髄小脳変性症（多系統萎縮症を除く）	48	原発性抗リン脂質抗体症候群	79	家族性高コレステロール血症（ホモ接合体）
19	ライソゾーム病	49	全身性エリテマトーデス	80	甲状腺ホルモン不応症
20	副腎白質ジストロフィー	50	皮膚筋炎／多発性筋炎	81	先天性副腎皮質酵素欠損症
21	ミトコンドリア病	51	全身性強皮症	82	先天性副腎低形成症
22	もやもや病	52	混合性結合組織病	83	アジソン病
23	プリオン病	53	シェーグレン症候群	84	サルコイドーシス
24	亜急性硬化性全脳炎	54	成人スチル病	85	特発性間質性肺炎
25	進行性多巣性白質脳症	55	再発性多発軟骨炎	86	肺動脈性肺高血圧症
26	HTLV-1関連脊髄症	56	ベーチェット病	87	肺静脈閉塞症／肺毛細血管腫症
27	特発性基底核石灰化症（ファール病）	57	特発性拡張型心筋症	88	慢性血栓塞栓性肺高血圧症
28	全身性アミロイドーシス	58	肥大型心筋症	89	リンパ脈管筋腫症
29	ウルリッヒ病	59	拘束型心筋症	90	網膜色素変性症

（次頁につづく）

番号	病名
91	バッド・キアリ症候群
92	特発性門脈圧亢進症
93	原発性胆汁性肝硬変
94	原発性硬化性胆管炎
95	自己免疫性肝炎
96	クローン病
97	潰瘍性大腸炎
98	好酸球性消化管疾患
99	慢性特発性偽性腸閉塞症
100	巨大膀胱短小結腸腸管蠕動不全症
101	腸管神経節細胞僅少症
102	ルビンシュタイン・テイビ症候群
103	CFC症候群
104	コステロ症候群
105	チャージ症候群
106	クリオピリン関連周期熱症候群
107	若年性特発性関節炎
108	TNF受容体関連周期性症候群
109	非典型溶血性尿毒症症候群
110	ブラウ症候群
111	先天性ミオパチー
112	マリネスコ・シェーグレン症候群
113	筋ジストロフィー
114	非ジストロフィー性ミオトニー症候群
115	遺伝性周期性四肢麻痺
116	アトピー性脊髄炎
117	脊髄空洞症
118	脊髄髄膜瘤
119	アイザックス症候群
120	遺伝性ジストニア
121	神経フェリチン症
122	脳表ヘモジデリン沈着症
123	禿頭と変形性脊椎症を伴う常染色体劣性白質脳症
124	皮質下梗塞と白質脳症を伴う常染色体優性脳動脈症
125	神経軸索スフェロイド形成を伴う遺伝性びまん性白質脳症
126	ペリー症候群
127	前頭側頭葉変性症
128	ビッカースタッフ脳幹脳炎
129	痙攣重積型(二相性)急性脳症
130	先天性無痛無汗症
131	アレキサンダー病
132	先天性核上性球麻痺
133	メビウス症候群
134	中隔視神経形成異常症/ドモルシア症候群
135	アイカルディ症候群

番号	病名
136	片側巨脳症
137	限局性皮質異形成
138	神経細胞移動異常症
139	先天性大脳白質形成不全症
140	ドラベ症候群
141	海馬硬化を伴う内側側頭葉てんかん
142	ミオクロニー欠神てんかん
143	ミオクロニー脱力発作を伴うてんかん
144	レノックス・ガストー症候群
145	ウエスト症候群
146	大田原症候群
147	早期ミオクロニー脳症
148	遊走性焦点発作を伴う乳児てんかん
149	片側痙攣・片麻痺・てんかん症候群
150	環状20番染色体症候群
151	ラスムッセン脳炎
152	PCDH19関連症候群
153	難治頻回部分発作重積型急性脳炎
154	徐波睡眠期持続性棘徐波を示すてんかん性脳症
155	ランドウ・クレフナー症候群
156	レット症候群
157	スタージ・ウェーバー症候群
159	色素性乾皮症
160	先天性魚鱗癬
161	家族性良性慢性天疱瘡
162	類天疱瘡(後天性表皮水疱症を含む)
163	特発性後天性全身性無汗症
164	眼皮膚白皮症
165	肥厚性皮膚骨膜症
166	弾性線維性仮性黄色腫
167	マルファン症候群
168	エーラス・ダンロス症候群
169	メンケス病
170	オクシピタル・ホーン症候群
171	ウィルソン病
172	低ホスファターゼ症
173	VATER症候群
174	那須・ハコラ病
175	ウィーバー症候群
176	コフィン・ローリー症候群
177	ジュベール症候群関連疾患
178	モワット・ウィルソン症候群
179	ウィリアムズ症候群
180	ATR-X症候群
181	クルーゾン症候群
182	アペール症候群
183	ファイファー症候群
184	アントレー・ビクスラー症候群

番号	病名
185	コフィン・シリス症候群
186	ロスムンド・トムソン症候群
187	歌舞伎症候群
188	多脾症候群
189	無脾症候群
190	鰓耳腎症候群
191	ウェルナー症候群
192	コケイン症候群
193	プラダー・ウィリ症候群
194	ソトス症候群
195	ヌーナン症候群
196	ヤング・シンプソン症候群
197	1p36欠失症候群
198	4p欠失症候群
199	5p欠失症候群
200	第14番染色体父親性ダイソミー症候群
201	アンジェルマン症候群
202	スミス・マギニス症候群
203	22q11.2欠失症候群
204	エマヌエル症候群
205	脆弱X症候群関連疾患
206	脆弱X症候群
207	総動脈幹遺残症
208	修正大血管転位症
209	完全大血管転位症
210	単心室症
211	左心低形成症候群
212	三尖弁閉鎖症
213	心室中隔欠損を伴わない肺動脈閉鎖症
214	心室中隔欠損を伴う肺動脈閉鎖症
215	ファロー四徴症
216	両大血管右室起始症
217	エプスタイン病
218	アルポート症候群
219	ギャロウェイ・モワト症候群
220	急速進行性糸球体腎炎
221	抗糸球体基底膜腎炎
222	一次性ネフローゼ症候群
223	一次性膜性増殖性糸球体腎炎
224	紫斑病性腎炎
225	先天性腎性尿崩症
226	間質性膀胱炎(ハンナ型)
227	オスラー病
228	閉塞性細気管支炎
229	肺胞蛋白症(自己免疫性又は先天性)
230	肺胞低換気症候群
231	α1-アンチトリプシン欠乏症
232	カーニー複合
233	ウォルフラム症候群

(次頁につづく)

番号	病名
234	ペルオキシソーム病（副腎白質ジストロフィーを除く）
235	副甲状腺機能低下症
236	偽性副甲状腺機能低下症
237	副腎皮質刺激ホルモン不応症
238	ビタミンD抵抗性くる病／骨軟化症
239	ビタミンD依存性くる病／骨軟化症
240	フェニルケトン尿症
241	高チロシン血症1型
242	高チロシン血症2型
243	高チロシン血症3型
244	メープルシロップ尿症
245	プロピオン酸血症
246	メチルマロン酸血症
247	イソ吉草酸血症
248	グルコーストランスポーター1欠損症
249	グルタル酸血症1型
250	グルタル酸血症2型
251	尿素サイクル異常症
252	リジン尿性蛋白不耐症
253	先天性葉酸吸収不全
254	ポルフィリン症
255	複合カルボキシラーゼ欠損症
256	筋型糖原病
257	肝型糖原病
258	ガラクトース−1−リン酸ウリジルトランスフェラーゼ欠損症
259	レシチンコレステロールアシルトランスフェラーゼ欠損症
260	シトステロール血症
261	タンジール病
262	原発性高カイロミクロン血症
263	脳腱黄色腫症
264	無βリポタンパク血症
265	脂肪萎縮症
266	家族性地中海熱
267	高IgD症候群
268	中條・西村症候群
269	化膿性無菌性関節炎・壊疽性膿皮症・アクネ症候群
270	慢性再発性多発性骨髄炎
271	強直性脊椎炎
272	進行性骨化性線維異形成症
273	肋骨異常を伴う先天性側弯症
274	骨形成不全症
275	タナトフォリック骨異形成症
276	軟骨無形成症
277	リンパ管腫症／ゴーハム病
278	巨大リンパ管奇形（頸部顔面病変）
279	巨大静脈奇形（頸部口腔咽頭びまん性病変）
280	巨大動静脈奇形（頸部顔面又は四肢病変）
281	クリッペル・トレノネー・ウェーバー症候群
282	先天性赤血球形成異常性貧血
283	後天性赤芽球癆
284	ダイアモンド・ブラックファン貧血
285	ファンコニ貧血
286	遺伝性鉄芽球性貧血
287	エプスタイン症候群
288	自己免疫性後天性凝固因子欠乏症
289	クロンカイト・カナダ症候群
290	非特異性多発性小腸潰瘍症
291	ヒルシュスプルング病（全結腸型又は小腸型）
292	総排泄腔外反症
293	総排泄腔遺残
294	先天性横隔膜ヘルニア
295	乳幼児肝巨大血管腫
296	胆道閉鎖症
297	アラジール症候群
298	遺伝性膵炎
299	嚢胞性線維症
300	IgG4関連疾患
301	黄斑ジストロフィー
302	レーベル遺伝性視神経症
303	アッシャー症候群
304	若年発症型両側性感音難聴
305	遅発性内リンパ水腫
306	好酸球性副鼻腔炎
307	カナバン病
308	進行性白質脳症
309	進行性ミオクローヌスてんかん
310	先天異常症候群
311	先天性三尖弁狭窄症
312	先天性僧帽弁狭窄症
313	先天性肺静脈狭窄症
314	左肺動脈右肺動脈起始症
315	ネイルパテラ症候群（爪膝蓋骨症候群）／LMX1B関連腎症
316	カルニチン回路異常症
317	三頭酵素欠損症
318	シトリン欠損症
319	セピアプテリン還元酵素（SR）欠損症
320	先天性グリコシルホスファチジルイノシトール（GPI）欠損症
321	非ケトーシス型高グリシン血症
322	β-ケトチオラーゼ欠損症
323	芳香族L-アミノ酸脱炭酸酵素欠損症
324	メチルグルタコン酸尿症
325	遺伝性自己炎症疾患
326	大理石骨病
327	特発性血栓症（遺伝性血栓性素因によるものに限る）
328	前眼部形成異常
329	無虹彩症
330	先天性気管狭窄症／先天性声門下狭窄症
331	特発性多中心性キャッスルマン病

（111〜306については平成27年7月から，307〜330は平成29年4月から，331は平成30年4月から医療費助成を開始）
（文献1より一部改変引用）

　制度の利用には，指定難病医療受給者証を指定医療機関に提示する必要がある。申請者は，都道府県が指定した難病指定医に臨床調査個人票作成を依頼し，臨床調査個人票とその他必要書類を都道府県・政令指定都市の窓口に申請する。都道府県は，認定基準に基づいて，指定難病医療受給者証を交付する。交付の流れを図2に示す。
　指定難病医療受給者証の有効期限は，1月1日〜6月30日の間に申請した場合は，直近の9月30日までであり，7月1日〜12月31日の間に申請した場合は，翌年9月30日までとなる。1年ごとの継続申請が必要である。申請は，都道府県・政令指定都市

図2 指定難病医療受給者証交付の流れ

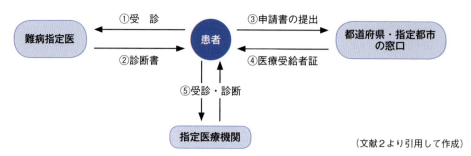

（文献2より引用して作成）

の窓口に申請するなどで行い，認定された場合，保健所が申請書類を受け付けた日から医療給付が開始される。申請前の医療費は対象とならず，遡っての申請もできない。申請後は，後述の指定医療機関でかかった医療費は払戻し請求ができる。

医療給付の内容は，都道府県知事が難病法に基づく「指定医療機関」(**表2**)として指定した医療機関で，保険診療を受けた際の自己負担分の医療費などの全部または一部を，都道府県が公費負担し，医療費の負担軽減を図るものである。給付はその疾病に付随した医療費に限る。自己負担上限月額は，家族の収入などにより異なる。一部の経過措置を除き，入院中の食費は補助の対象から除かれた。自己負担上限月額の算定方法は，生活保護受給者や人工呼吸器装着者の場合では異なる(**表3**)。詳細については，居住地を管轄する保健所などの窓口に確認するとよい。

表2 指定医療機関

- 保険医療機関
- 保険薬局
- 健康保険法に規定する指定訪問看護事業者(訪問看護の実施事業者)
- 介護保険法に規定する指定居宅サービス事業者(訪問看護を実施する者)
- 介護保険法に規定する指定介護予防サービス事業者(介護予防訪問看護事業の実施事業者)

表3 自己負担上限額表

階層区分	階層区分の基準		患者負担割合：2割(※1)		
			自己負担上限月額(外来＋入院＋薬代＋介護給付費)		
			一般	高額かつ長期(※2)	人工呼吸器等装着者(※3)
生活保護	—		0円	0円	0円
低所得Ⅰ	市町村民税非課税 (世帯)	本人収入 ～80万円	2,500円	2,500円	1,000円
低所得Ⅱ		本人収入 80万円超	5,000円	5,000円	
一般所得Ⅰ	市町村民税所得割額	7.1万円未満	10,000円	5,000円	
一般所得Ⅱ	市町村民税所得割額	7.1万円以上 25.1万円未満	20,000円	10,000円	
上位所得	市町村民税所得割額	25.1万円以上	30,000円	20,000円	
入院時の食費			(全額自己負担)		

※1 患者の負担割合は原則として2割(健康保険の自己負担割合が1割の方は1割のまま)になる。
※2 高額かつ長期は，支給認定後において，月ごとの医療費総額が5万円を超える月が年間6回以上ある場合に適用される。
※3 人工呼吸器等装着者は，臨床調査個人票の人工呼吸器などに係る欄の記載が，条件を満たす方が適用となる(難病指定医に記載を依頼する必要がある)。なお，指定難病に起因して人工呼吸器などを装着している場合に限られる。

(文献3より引用)

指定難病以外の場合

そのほかの医療費助成制度として，「特定疾患医療給付制度」（旧：特定疾患治療研究事業）がある。

対象疾患は「特定疾患」といい，スモン，難治性肝炎のうち劇症肝炎，重症急性膵炎，プリオン病（ヒト由来乾燥硬膜移植によるクロイツフェルト・ヤコブ病に限る）の4疾患であった。しかし，平成27年1月以降，難治性肝炎のうち劇症肝炎，重症急性膵炎は，指定難病の要件を満たさないため，医療費助成制度の対象外となり，新規申請の受け付けは行わなくなった。現在は特定疾患としてスモン，プリオン病を対象としている。対象疾患については確認が必要である。

手続きなどの方法は，難病医療費助成制度とほぼ同様である。詳細については，窓口となる居住地を管轄する保健所などの担当に確認することが望ましい。

上記以外に，都道府県単独事業として「指定難病」に対し医療費助成制度を実施している場合もある。これらについては，各都道府県および居住地を管轄する保健所などの担当への確認が必要である。

そのほか，身体障害者手帳取得による医療費助成制度もある。対象となる等級や所得制限の有無は都道府県により差異があるため市町村窓口に確認が必要である。

在宅難病患者一時入院事業について

在宅難病患者一時入院事業とは，難病患者の家族が，病気や事故，介護疲れなどで介護ができなくなった場合に利用できる短期入院事業である。患者と家族の安定した療養生活の確保と介護者の福祉向上を図ることを目的としている。都道府県が実施し，都道府県と契約した医療機関で入院を受け入れる。補助の対象となる一時入院期間は原則14日以内である。各都道府県により利用条件は異なるが，指定難病に該当していること，在宅で療養し病状が安定していること，家族等の介護の休息，または事故等の理由により介護などが受けられないこと，人工呼吸器などの処置を受けていること，常時医学的管理下に置く必要があること，主治医の同意が得られていることなどを挙げている場合が多い。

この事業で行われる入院は，レスパイト入院とよばれることもある。レスパイト（respite）とは，「一時休止」「休息」「息抜き」という意味であり，日ごろの介護者の疲れを緩和する目的の短期間の入院として行っている。長い在宅療養を支えるものとして位置づけられている。

利用できる制度について（医療費助成制度以外）

介護保険法

　平成12年に介護保険法が施行され，従来の老人福祉法や老人保健法におけるサービスの多くがこの制度に移行された。介護保険法の被保険者は，65歳以上である第1号被保険者と，医療保険に加入し特定疾病に該当する40歳以上65歳未満の第2号被保険者とに分けられる。

　制度利用には，被保険者が市町村の担当部署に申請し，要介護および要支援であれば，それぞれの段階に応じたサービスの利用（受給）が可能となる。第2号被保険者は，介護保険制度が定めている特定疾病であれば申請可能である。特定疾病（表4）の該当者については，主治医意見書により判断される。

　受給が決定し要介護度が認定されたら，患者本人および家族がケアマネジャーを決定する。ケアマネジャーとともに作成した介護サービスの利用計画，すなわちケアプランの作成に基づき，介護給付におけるサービスが利用できるようになる。要支援と認定された場合は，介護予防ケアプランに基づき，予防給付におけるサービスを利用できる。

　介護給付によるサービスには，施設サービス，居宅サービス，地域密着型サービス，居住介護支援がある。

　予防給付によるサービスには，介護予防サービスと地域密着型介護予防サービス，介護予防支援がある。

　そのほかに介護保険の受給要件を満たさない場合は，地域支援事業による介護予防事業や市町村の実情に応じたサービスの利用となる。地域支援事業における介護予防事業でも，介護給付における居宅サービスと，ほぼ同様のサービス種目を設けている。要支援者は，地域包括支援センターでの介護予防サービス計画により利用内容が決定される（図3）。

　介護保険法は，障害者総合支援法よりも優先されることが定められている。そのため，両法に該当する居宅サービスについては，介護保険法によるサービスの利用が優先となる。ただし，厚生労働大臣の定める疾患（多発性硬化症や筋委縮側索硬化症など）は介護保険の訪問看護ではなく，医療保険による訪問看護が利用できる。

　平成27年度の介護保険の改定では，高齢者ができる限り住み慣れた地域で尊厳をもって自分らしい生活を送ることができるよう「地域包括ケアシステム」の構築に向け

表4　介護保険法の定める特定疾病

- がん末期
- 関節リウマチ
- 筋萎縮性側索硬化症
- 後縦靱帯骨化症
- 骨折を伴う骨粗鬆症
- 初老期における認知症
- パーキンソン関連疾患（進行性核上性麻痺，大脳皮質基底核変性症およびパーキンソン病）
- 脊髄小脳変性症
- 脊柱管狭窄症
- 早老症
- 多系統萎縮症
- 糖尿病性神経障害，糖尿病性腎症および糖尿病性網膜症
- 脳血管疾患
- 閉塞性動脈硬化症
- 慢性閉塞性肺疾患
- 両側の膝関節または股関節に著しい変形を伴う変形性関節症

図3 介護サービスの種類

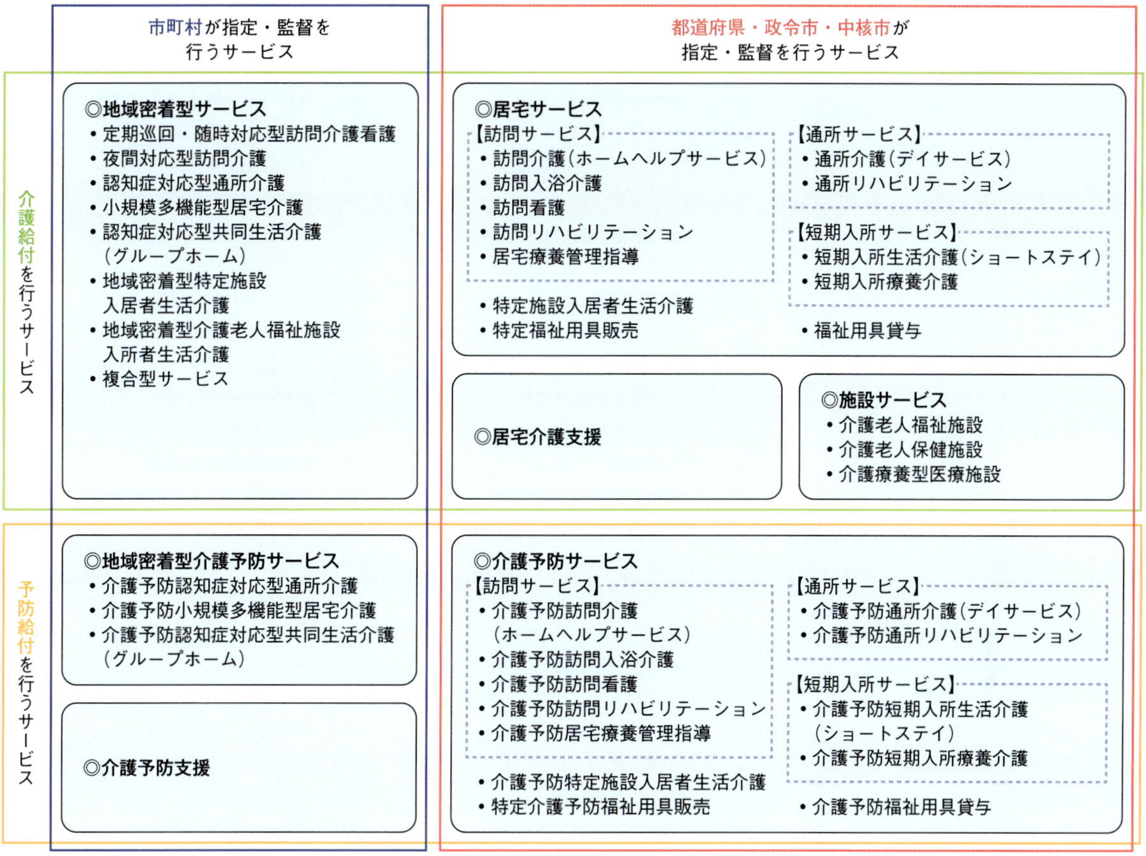

市町村が指定・監督を行うサービス

介護給付を行うサービス:
- ◎地域密着型サービス
  - 定期巡回・随時対応型訪問介護看護
  - 夜間対応型訪問介護
  - 認知症対応型通所介護
  - 小規模多機能型居宅介護
  - 認知症対応型共同生活介護（グループホーム）
  - 地域密着型特定施設入居者生活介護
  - 地域密着型介護老人福祉施設入所者生活介護
  - 複合型サービス

予防給付を行うサービス:
- ◎地域密着型介護予防サービス
  - 介護予防認知症対応型通所介護
  - 介護予防小規模多機能型居宅介護
  - 介護予防認知症対応型共同生活介護（グループホーム）
- ◎介護予防支援

都道府県・政令市・中核市が指定・監督を行うサービス

介護給付を行うサービス:
- ◎居宅サービス
  - 【訪問サービス】
    - 訪問介護（ホームヘルプサービス）
    - 訪問入浴介護
    - 訪問看護
    - 訪問リハビリテーション
    - 居宅療養管理指導
  - 【通所サービス】
    - 通所介護（デイサービス）
    - 通所リハビリテーション
  - 【短期入所サービス】
    - 短期入所生活介護（ショートステイ）
    - 短期入所療養介護
  - 特定施設入居者生活介護
  - 特定福祉用具販売
  - 福祉用具貸与
- ◎居宅介護支援
- ◎施設サービス
  - 介護老人福祉施設
  - 介護老人保健施設
  - 介護療養型医療施設

予防給付を行うサービス:
- ◎介護予防サービス
  - 【訪問サービス】
    - 介護予防訪問介護（ホームヘルプサービス）
    - 介護予防訪問入浴介護
    - 介護予防訪問看護
    - 介護予防訪問リハビリテーション
    - 介護予防居宅療養管理指導
  - 【通所サービス】
    - 介護予防通所介護（デイサービス）
    - 介護予防通所リハビリテーション
  - 【短期入所サービス】
    - 介護予防短期入所生活介護（ショートステイ）
    - 介護予防短期入所療養介護
  - 介護予防特定施設入居者生活介護
  - 特定介護予防福祉用具販売
  - 介護予防福祉用具貸与

（文献4より引用）

た取り組みが勧められた。平成30年度の介護保険の改定では，団塊の世代が75歳以上となる2025年に向けて，個人の状態に応じた適切なサービスが受けられるよう，質が高く効率的な介護の提供体制の整備が進められることになった。

　それらにより①地域包括ケアシステムの深化・推進，②自立支援・重度化防止に資する質の高い介護サービスの実現，③多様な人材確保と生産性の向上，④介護サービスの適正化・重点化を通じた制度の安定化・持続可能性の確保が挙げられ，介護報酬に新設されたものや加算されたものがある。

障害者総合支援法

　障害者自立支援法は，平成25年4月から「障害者自立支援法」から「障害者総合支援法」に改訂された。平成30年4月の改定では，障害者の望む地域生活の支援，障害児支援のニーズの多様化へのきめ細やかな対応，サービスの質の確保・向上に向けた環境整備の3つが掲げられた。

　障害者総合支援法では，障害者自立支援法で対象としていた身体障害，知的障害，精神障害（発達障害を含む）に加え，制度の谷間となって支援の充実が求められていた難病などが加えられた。対象となる難病は，当初130疾患であったが，平成27年6月には151疾患となり，平成27年7月には332疾患，平成30年4月には359疾患に拡大された（表5）。

表5 障害者総合支援法の対象となる難病の疾患一覧（359疾病）

※ 新たに対象となる疾病（1疾病）　△ 表記が変更された疾病（3疾病）　○ 障害者総合支援法独自の対象疾病（29疾病）

番号	疾病名	番号	疾病名	番号	疾病名
1	アイカルディ症候群	48	潰瘍性大腸炎	92	結節性多発動脈炎
2	アイザックス症候群	49	下垂体前葉機能低下症	93	血栓性血小板減少性紫斑病
3	IgA腎症	50	家族性地中海熱	94	限局性皮質異形成
4	IgG4関連疾患	51	家族性良性慢性天疱瘡	95	原発性局所多汗症 ○
5	亜急性硬化性全脳炎	52	カナバン病	96	原発性硬化性胆管炎
6	アジソン病	53	化膿性無菌性関節炎・壊疽性膿皮症・アクネ症候群	97	原発性高脂血症
7	アッシャー症候群	54	歌舞伎症候群	98	原発性側索硬化症
8	アトピー性脊髄炎	55	ガラクトース-1-リン酸ウリジルトランスフェラーゼ欠損症	99	原発性胆汁性胆管炎
9	アペール症候群	56	カルニチン回路異常症	100	原発性免疫不全症候群
10	アミロイドーシス	57	加齢黄斑変性 ○	101	顕微鏡的大腸炎 ○
11	アラジール症候群	58	肝型糖原病	102	顕微鏡的多発血管炎
12	アルポート症候群	59	間質性膀胱炎（ハンナ型）	103	高IgD症候群
13	アレキサンダー病	60	環状20番染色体症候群	104	好酸球性消化管疾患
14	アンジェルマン症候群	61	関節リウマチ	105	好酸球性多発血管炎性肉芽腫症
15	アントレー・ビクスラー症候群	62	完全大血管転位症	106	好酸球性副鼻腔炎
16	イソ吉草酸血症	63	眼皮膚白皮症	107	抗糸球体基底膜腎炎
17	一次性ネフローゼ症候群	64	偽性副甲状腺機能低下症	108	後縦靱帯骨化症
18	一次性膜性増殖性糸球体腎炎	65	ギャロウェイ・モワト症候群	109	甲状腺ホルモン不応症
19	1p36欠失症候群	66	急性壊死性脳症 ○	110	拘束型心筋症
20	遺伝性自己炎症疾患	67	急性網膜壊死 ○	111	高チロシン血症1型
21	遺伝性ジストニア	68	球脊髄性筋萎縮症	112	高チロシン血症2型
22	遺伝性周期性四肢麻痺	69	急速進行性糸球体腎炎	113	高チロシン血症3型
23	遺伝性膵炎	70	強直性脊椎炎	114	後天性赤芽球癆
24	遺伝性鉄芽球性貧血	71	強皮症	115	広範脊柱管狭窄症
25	ウィーバー症候群	72	巨細胞性動脈炎	116	抗リン脂質抗体症候群
26	ウィリアムズ症候群	73	巨大静脈奇形（頚部口腔咽頭びまん性病変）	117	コケイン症候群
27	ウィルソン病	74	巨大動静脈奇形（頚部顔面又は四肢病変）	118	コステロ症候群
28	ウエスト症候群	75	巨大膀胱短小結腸腸管蠕動不全症	119	骨形成不全症
29	ウェルナー症候群	76	巨大リンパ管奇形（頚部顔面病変）	120	骨髄異形成症候群 ○
30	ウォルフラム症候群	77	筋萎縮性側索硬化症	121	骨髄線維症 ○
31	ウルリッヒ病	78	筋型糖原病	122	ゴナドトロピン分泌亢進症
32	HTLV-1関連脊髄症	79	筋ジストロフィー	123	5p欠失症候群
33	ATR-X症候群	80	クッシング病	124	コフィン・シリス症候群
34	ADH分泌異常症	81	クリオピリン関連周期熱症候群	125	コフィン・ローリー症候群
35	エーラス・ダンロス症候群	82	クリッペル・トレノネー・ウェーバー症候群	126	混合性結合組織病
36	エプスタイン症候群	83	クルーゾン症候群	127	鰓耳腎症候群
37	エプスタイン病	84	グルコーストランスポーター1欠損症	128	再生不良性貧血
38	エマヌエル症候群	85	グルタル酸血症1型	129	サイトメガロウィルス角膜内皮炎 ○
39	遠位型ミオパチー	86	グルタル酸血症2型	130	再発性多発軟骨炎
40	円錐角膜 ○	87	クロウ・深瀬症候群	131	左心低形成症候群
41	黄色靱帯骨化症	88	クローン病	132	サルコイドーシス
42	黄斑ジストロフィー	89	クロンカイト・カナダ症候群	133	三尖弁閉鎖症
43	大田原症候群	90	痙攣重積型（二相性）急性脳症	134	三頭酵素欠損症
44	オクシピタル・ホーン症候群	91	結節性硬化症	135	CFC症候群
45	オスラー病			136	シェーグレン症候群
46	カーニー複合			137	色素性乾皮症
47	海馬硬化を伴う内側側頭葉てんかん			138	自己貪食空胞性ミオパチー

（次頁につづく）

番号	疾病名	番号	疾病名	番号	疾病名
139	自己免疫性肝炎	184	先天性横隔膜ヘルニア	228	中隔視神経形成異常症/ドモルシア症候群
140	自己免疫後天性凝固因子欠乏症	185	先天性核上性球麻痺	229	中毒性表皮壊死症
141	自己免疫性溶血性貧血	186	先天性気管狭窄症/先天性声門下狭窄症 △	230	腸管神経節細胞僅少症
142	四肢形成不全 ○			231	TSH分泌亢進症
143	シトステロール血症	187	先天性魚鱗癬	232	TNF受容体関連周期性症候群
144	シトリン欠損症	188	先天性筋無力症候群	233	低ホスファターゼ症
145	紫斑病性腎炎	189	先天性グリコシルホスファチジルイノシトール(GPI)欠損症	234	天疱瘡
146	脂肪萎縮症			235	禿頭と変形性脊椎症を伴う常染色体劣性白質脳症
147	若年性特発性関節炎 △	190	先天性三尖弁狭窄症		
148	若年性肺気腫	191	先天性腎性尿崩症	236	特発性拡張型心筋症
149	シャルコー・マリー・トゥース病	192	先天性赤血球形成異常性貧血	237	特発性間質性肺炎
150	重症筋無力症	193	先天性僧帽弁狭窄症	238	特発性基底核石灰化症
151	修正大血管転位症	194	先天性大脳白質形成不全症	239	特発性血小板減少性紫斑病
152	ジュベール症候群関連疾患 △	195	先天性肺静脈狭窄症	340	特発性血栓症(遺伝性血栓性素因によるものに限る)
153	シュワルツ・ヤンペル症候群	196	先天性風疹症候群 ○		
154	徐波睡眠期持続性棘徐波を示すてんかん性脳症	197	先天性副腎低形成症	241	特発性後天性全身性無汗症
		198	先天性副腎皮質酵素欠損症	242	特発性大腿骨頭壊死症
155	神経細胞移動異常症	199	先天性ミオパチー	243	特発性多中心性キャッスルマン病 ※
156	神経軸索スフェロイド形成を伴う遺伝性びまん性白質脳症	200	先天性無痛無汗症	244	特発性門脈圧亢進症
		201	先天性葉酸吸収不全	245	特発性両側性感音難聴
157	神経線維腫症	202	前頭側頭葉変性症	246	突発性難聴 ○
158	神経フェリチン症	203	早期ミオクロニー脳症	247	ドラベ症候群
159	神経有棘赤血球症	204	総動脈幹遺残症	248	中條・西村症候群
160	進行性核上性麻痺	205	総排泄腔遺残	249	那須・ハコラ病
161	進行性骨化性線維異形成症	206	総排泄腔外反症	250	軟骨無形成症
162	進行性多巣性白質脳症	207	ソトス症候群	251	難治頻回部分発作重積型急性脳炎
163	進行性白質脳症	208	ダイアモンド・ブラックファン貧血	252	22q11.2欠失症候群
164	進行性ミオクローヌスてんかん	209	第14番染色体父親性ダイソミー症候群	253	乳幼児肝巨大血管腫
165	心室中隔欠損を伴う肺動脈閉鎖症	210	大脳皮質基底核変性症	254	尿素サイクル異常症
166	心室中隔欠損を伴わない肺動脈閉鎖症	211	大理石骨病	255	ヌーナン症候群
167	スタージ・ウェーバー症候群	212	ダウン症候群 ○	256	ネイルパテラ症候群(爪膝蓋骨症候群)/LMX1B関連腎症
168	スティーヴンス・ジョンソン症候群	213	高安動脈炎		
169	スミス・マギニス症候群	214	多系統萎縮症	257	脳腱黄色腫症
170	スモン ○	215	タナトフォリック骨異形成症	258	脳表ヘモジデリン沈着症
171	脆弱X症候群	216	多発血管炎性肉芽腫症	259	膿疱性乾癬
172	脆弱X症候群関連疾患	217	多発性硬化症/視神経脊髄炎	260	嚢胞性線維症
173	正常圧水頭症 ○	218	多発性軟骨性外骨腫症 ○	261	パーキンソン病
174	成人スチル病	219	多発性嚢胞腎	262	バージャー病
175	成長ホルモン分泌亢進症	220	多脾症候群	263	肺静脈閉塞症/肺毛細血管腫症
176	脊髄空洞症	221	タンジール病	264	肺動脈性肺高血圧症
177	脊髄小脳変性症(多系統萎縮症を除く)	222	単心室症	265	肺胞蛋白症(自己免疫性又は先天性)
178	脊髄髄膜瘤	223	弾性線維性仮性黄色腫	266	肺胞低換気症候群
179	脊髄性筋萎縮症	224	短腸症候群 ○	267	バッド・キアリ症候群
180	セピアプテリン還元酵素(SR)欠損症	225	胆道閉鎖症	268	ハンチントン病
181	前眼部形成異常	226	遅発性内リンパ水腫	269	汎発性特発性骨増殖症 ○
182	全身性エリテマトーデス	227	チャージ症候群	270	PCDH19関連症候群
183	先天異常症候群				

(次頁につづく)

番号	疾病名
271	非ケトーシス型高グリシン血症
272	肥厚性皮膚骨膜症
273	非ジストロフィー性ミオトニー症候群
274	皮質下梗塞と白質脳症を伴う常染色体優性脳動脈症
275	肥大型心筋症
276	左肺動脈右肺動脈起始症
277	ビタミンD依存性くる病/骨軟化症
278	ビタミンD抵抗性くる病/骨軟化症
279	ビッカースタッフ脳幹脳炎
280	非典型溶血性尿毒症症候群
281	非特異性多発性小腸潰瘍症
282	皮膚筋炎/多発性筋炎
283	びまん性汎細気管支炎 ○
284	肥満低換気症候群 ○
285	表皮水疱症
286	ヒルシュスプルング病(全結腸型又は小腸型)
287	VATER症候群
288	ファイファー症候群
289	ファロー四徴症
290	ファンコニ貧血
291	封入体筋炎
292	フェニルケトン尿症
293	複合カルボキシラーゼ欠損症
294	副甲状腺機能低下症
295	副腎白質ジストロフィー
296	副腎皮質刺激ホルモン不応症
297	ブラウ症候群
298	プラダー・ウィリ症候群
299	プリオン病
300	プロピオン酸血症

番号	疾病名
301	PRL分泌亢進症(高プロラクチン血症)
302	閉塞性細気管支炎
303	β-ケトチオラーゼ欠損症
304	ベーチェット病
305	ベスレムミオパチー
306	ヘパリン起因性血小板減少症 ○
307	ヘモクロマトーシス ○
308	ベリー症候群
309	ペルーシド角膜辺縁変性症 ○
286	ペルオキシソーム病(副腎白質ジストロフィーを除く)
311	片側巨脳症
312	片側痙攣・片麻痺・てんかん症候群
313	芳香族L-アミノ酸脱炭酸酵素欠損症
314	発作性夜間ヘモグロビン尿症
315	ポルフィリン症
316	マリネスコ・シェーグレン症候群
317	マルファン症候群
318	慢性炎症性脱髄性多発神経炎/多巣性運動ニューロパチー
319	慢性血栓塞栓性肺高血圧症
320	慢性再発性多発性骨髄炎
321	慢性膵炎 ○
322	慢性特発性偽性腸閉塞症
323	ミオクロニー欠神てんかん
324	ミオクロニー脱力発作を伴うてんかん
325	ミトコンドリア病
326	無虹彩症
327	無脾症候群
328	無βリポタンパク血症
329	メープルシロップ尿症
330	メチルグルタコン酸尿症

番号	疾病名
331	メチルマロン酸血症
332	メビウス症候群
333	メンケス病
334	網膜色素変性症
335	もやもや病
336	モワット・ウイルソン症候群
337	薬剤性過敏症症候群 ○
338	ヤング・シンプソン症候群
339	優性遺伝形式をとる遺伝性難聴 ○
340	遊走性焦点発作を伴う乳児てんかん
341	4p欠失症候群
342	ライソゾーム病
343	ラスムッセン脳炎
344	ランゲルハンス細胞組織球症 ○
345	ランドウ・クレフナー症候群
346	リジン尿性蛋白不耐症
347	両側性小耳症・外耳道閉鎖症 ○
348	両大血管右室起始症
349	リンパ管腫症/ゴーハム病
350	リンパ脈管筋腫症
351	類天疱瘡(後天性表皮水疱症を含む)
352	ルビンシュタイン・テイビ症候群
353	レーベル遺伝性視神経症
354	レシチンコレステロールアシルトランスフェラーゼ欠損症
355	劣性遺伝形式をとる遺伝性難聴 ○
356	レット症候群
357	レノックス・ガストー症候群
358	ロスムンド・トムソン症候群
359	肋骨異常を伴う先天性側弯症

(文献5より引用)

　障害の種類により異なっていた各種福祉サービスが一元化され，サービスの体系は生活支援が中心となった．大別すると自立支援給付（介護給付・訓練等給付）と地域生活支援事業で構成されている（図4）．

　障害者総合支援法のサービスを利用する場合，一部を除き身体障害者手帳が求められる．難病の診断がされている場合，障害の状況により手帳所持は必須としていない市町村が多いため，サービス利用については市町村に相談するとよい．

　障害福祉サービスでは，個別支援計画が作成され，利用目的にかなったサービスが提供される．介護支援を受ける場合には介護給付を，各種リハビリテーションなどの支援を受ける場合には訓練給付を利用することになる．サービスは，入所施設のサービスを，日中活動系サービス（日中活動事業）と夜間サービス（居住支援事業）とに分けることで，組み合わせの選択ができるようになった．地域生活に移行した場合も，日中は生活介護事業を利用することが可能である．利用できる介護給付サービスは，障害支援区分により異なる．

図4 障害者総合支援法のサービス体系

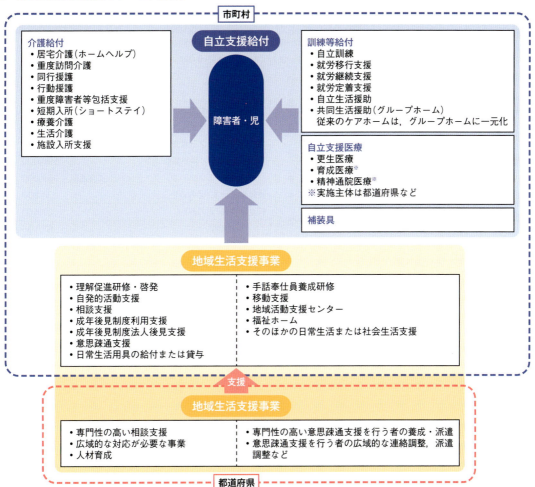

（文献6より一部改変引用）

　そのほかとして，自立支援医療，補装具などの給付がある。補装具は，自立支援給付のなかで補装具費の支給としており，交付と修理を対象としていた。平成30年の改定からは，借受けも対象となった。借受けについては，「借受けによることが適当である場合に限る」と規定されている。規定は①身体の成長に伴い，短時間での交換が必要であると認められる場合，②障害の進行により，補装具の短期間の利用が想定される場合，③補装具の購入に先立ち，比較検討が必要であると認められる場合である。借受けは始まったばかりであり，利用はこれからである。サービスの利用には，居住の市町村に申請して，市町村がその支給について決定をする。なお，市町村は支給に対し，身体障害者更生相談所などの意見および判定を照会することができる。補装具の種目（表6）は，義肢，装具，座位保持装置，その他となっている。それぞれ耐用年数，支給額上限が定められている。補装具給付費の1割が自己負担となるが，前年度の個人および同一家計の収入により負担額も異なる（図5）。

　補装具には，障害者総合支援法のほか，医療関係，労働災害関係，介護保険関係などの他の法制度に該当する場合がある。障害者総合支援法上の補装具費支給は，他法優先が原則であるため，適切な制度の活用を知る必要がある。

表6 補装具の種類

種目	名称			H30購入基準	耐用年数
義肢				367,700	1〜5
装具				82,700	1〜3
座位保持装置				327,000	3
盲人安全つえ	普通用	グラスファイバー		3,550	2
		木材		1,650	
		軽金属		2,200	5
	携帯用	グラスファイバー		4,400	2
		木材		3,700	
		軽金属		3,550	4
	身体支持併用			3,800	4
義眼	レディメイド			17,000	2
	オーダーメイド			87,500	
眼鏡	矯正眼鏡	6D未満		17,600	4
		6D以上10D未満		20,200	
		10D以上20D未満		24,000	
		20D以上		24,000	
	遮光眼鏡	前掛式		21,500	
	コンタクトレンズ			15,400	
	弱視眼鏡	掛けめがね式		36,700	
		焦点調整式		17,900	
補聴器	高度難聴用ポケット型			34,200	5
	高度難聴用耳かけ型			43,900	
	重度難聴用ポケット型			55,800	
	重度難聴用耳かけ型			67,300	
	耳あな型(レディ)			87,000	
	耳あな型(オーダー)			137,000	
	骨導式ポケット型			70,100	
	骨導式眼鏡型			120,000	
車椅子	普通型			100,000	6
	リクライニング式普通型			120,000	
	ティルト式普通型			148,000	
	リクライニング・ティルト式普通型			173,000	
	手動リフト式普通型			232,000	
	前方大車輪型			100,000	
	リクライニング式前方大車輪型			120,000	
	片手駆動型			117,000	
	リクライニング式片手駆動型			133,600	
	レバー駆動型			160,500	
	手押し型A			82,700	
	手押し型B			81,000	
	リクライニング式手押し型			114,000	
	ティルト式手押し型			128,000	
	リクライニング・ティルト式手押し型			153,000	
電動車椅子	普通型(4.5km/h)			314,000	6
	普通型(6.0km/h)			329,000	
	簡易型	切替式		157,500	
		アシスト式		212,500	
	リクライニング式普通型			343,500	
	電動リクライニング式普通型			440,000	
	電動リフト式普通型			701,400	
	電動ティルト式普通型			580,000	
	電動リクライニング・ティルト式普通型			982,000	
座位保持いす(児のみ)				24,300	3
起立保持具(児のみ)				27,400	3
歩行器	六輪型			63,100	5
	四輪型(腰掛付)			39,600	
	四輪型(腰掛なし)			39,600	
	三輪型			34,000	
	二輪型			27,000	
	固定型			22,000	
	交互型			30,000	
頭部保持具(児のみ)				7,100	3
排便補助具(児のみ)				10,000	2
歩行補助つえ	松葉づえ	木材	A 普通	3,300	2
			B 伸縮	3,300	
		軽金属	A 普通	4,000	
			B 伸縮	4,500	
	カナディアン・クラッチ			8,000	4
	ロフストランド・クラッチ			8,000	
	多点杖			6,600	
	プラットフォーム杖			24,000	
重度障害者用意思伝達装置	文字等走査入力方式	(簡易なもの)		143,000	5
		簡易な環境制御機能が付加されたもの		191,000	
		高度な環境制御機能が付加されたもの		450,000	
		通信機能が付加されたもの		450,000	
	生体現象方式			450,000	

(文献7より一部改変引用)

表7　補装具の修理基準・借受け基準の一部

修理基準

種目	形式	修理部位	価格（円）	備考
重度障害者用意思伝達装置		本体修理	50,000	
		固定台（アーム式またはテーブル置き式）交換	30,000	
		固定台（自立スタンド式）交換	50,820	
		入力装置固定具交換	30,000	
		呼び鈴交換	20,000	
		呼び鈴分岐装置交換	33,600	
		接点式入力装置（スイッチ）交換	10,000	
		帯電式入力装置（スイッチ）交換	40,000	触れる操作で信号入力が可能なタッチセンサーコントローラーであること。別途必要なタッチ式入力装置は10,000円、ピンタッチ式先端部は6,300円増しとすること。
		筋電式入力装置（スイッチ）交換	80,000	
		光電式入力装置（スイッチ）交換	50,000	
		呼気式（吸気式）入力装置（スイッチ）交換	35,000	
		圧電素子式入力装置（スイッチ）交換	38,000	
		空気圧式入力装置（スイッチ）交換	38,000	感度調整可能なセンサーを使用するものに限る。
		視線検出式入力装置（スイッチ）交換	180,000	
		遠隔制御装置交換	21,000	

借受け基準

種目	名称	基本構造	付属品	価格（円）	備考
重度障害者用意思伝達装置	文字等走査入力方式	意思伝達機能を有するソフトウェアが組み込まれた専用機器であること。文字盤又はシンボル等の選択による意思の表示等の機能を有する簡易なもの。	プリンタ　身体の障害の状況により、その他の付属品を必要とする場合は、修理基準の表に掲げるものを付属品とする。	3,570	ひらがな等の文字綴り選択による文章の表示や発声、要求項目やシンボル等の選択による伝言の表示や発声等を行うソフトウェアが組み込まれた専用機器及びプリンタが、一体的なシステムとして構成されたものであること。簡易な環境制御機能が付加されたものとは、1つの機器操作に関する要求項目を、インタフェースを通して機器に送信することで、当該機器を自ら操作できるソフトウェアをハードウェアに組み込んでいるものであること。高度な環境制御機能が付加されたものとは、複数の機器操作に関する要求項目を、インタフェースを通して機器に送信することで、当該機器を自ら操作することができるソフトウェアをハードウェアに組み込んでいるものであること。通信機能が付加されたものとは、文章表示欄が多く、定型句、各種設定等の機能が豊富な特徴を持ち、生成した伝言を、メール等を用いて、遠隔地の相手に対して伝達することができる専用ソフトウェアをハードウェアに組み込んでいるものであること。生体現象方式とは、生体現象（脳波や脳の血液量等）を利用して「はい・いいえ」を判定するものであること。
		簡易な環境制御機能が付加されたもの。	上と同じ。	4,770	
		高度な環境制御機能が付加されたもの。	遠隔制御装置その他は上と同じ。	11,250	
		通信機能が付加されたもの。	遠隔制御装置その他は上と同じ。		
	生体現象方式	生体信号の検出装置及び解析装置	プリンタ及び遠隔制御装置を除き上と同じ。	11,250	

図5 利用者負担額の上限

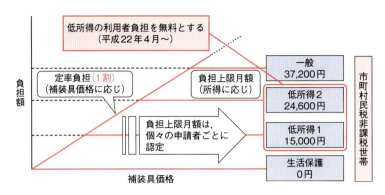

(文献8より引用)

　日常生活用具給付等事業(給付または貸与)は，地域生活支援事業における市町村地域生活支援事業のなかに位置づけられている。項目は，介護・訓練支援用具，自立生活支援用具，在宅療養等支援用具，情報・意思疎通支援用具，排泄管理支援用具，居宅生活動作補助用具に分けられている。日常生活用具給付等事業は市町村が実施主体であり，申請受付・決定は市町村である。種目については市町村により判断が異なるので，申請する際に確認が必要である。

在宅生活を送っている難病患者の事例

　難病患者が在宅療養のなかでどのようにサービスを組み合わせているのか，下記に1例を紹介する。利用している制度については表8に示す。

表8 利用している制度

介護保険法	居宅サービス	訪問介護・訪問看護・訪問入浴介護・特定福祉用具貸与(車椅子やベッド・エアマット・リフター)
	地域密着型サービス	定期巡回・随時対応型訪問介護看護
障害者総合支援法	介護給付	重度訪問介護
	補装具	重度障害者用意思伝達装置・入力装置等
医療保険		訪問診療往診・訪問看護・訪問薬剤管理指導
その他		全身性障害者介助派遣事業・指定難病医療費助成・厚生障害年金

事例

50歳代，男性　妻との二人暮らし
病名：筋萎縮性側索硬化症(以下，ALS)，四肢麻痺

経過

　歩行時につまづき転倒しやすくなったために受診し，ALSと確定診断された。現在は発症から3年が経過し，ベッド上での臥床中心の生活である。
　介護保険法では要介護5であり，身体障害者手帳は1級を取得し，支援区分6である。

日常生活動作・介助状況

　食事・水分補給は胃ろうを造設し，介助，整容・更衣も介助で行っている．排泄は，尿意・便意があり尿瓶とおむつで全介助である．入浴は介護保険法による訪問入浴サービスを週1回利用しているが，他にも家族やヘルパーによる清拭を随時行っている．移動は車椅子を使用しており，月1回の受診などの外出や散歩のために，介護保険法のレンタルを利用している．

　常時人工呼吸器を装着し，終日の吸引が必要である．日中は，介護保険法による訪問介護サービスだけでは12時間の体制がとれないため，障害者総合支援法によるヘルパー事業も合わせて利用している．夜間は妻が主に吸引と体位交換を実施している．

　日中は医療による訪問看護でバイタルチェック，胃ろう・褥瘡管理などを行うほか，介護保険法による訪問看護と障害者総合支援法の重度訪問看護を合わせて利用している．ホームヘルパーが確保しにくい夜間と早朝は市町村事業の全身性障害者介助派遣事業や介護保険法の定期巡回・随時対応型訪問介護看護を利用している．

コミュニケーション

　コミュニケーションは，透明文字盤と重度障害者用意思伝達装置で行っている．重度障害者用意思伝達装置は，人工呼吸器装着後に障害者総合支援法の補装具費制度により1年前に給付された．

　給付時に比べ，病状が進行し身体機能の低下のためスイッチの変更が必要となり，現在，入力装置のみ再度申請中である．

リハビリテーション

　身体機能の維持と動作能力の確認，福祉用具の適合や住宅環境へのアドバイス，介助方法指導，意思伝達装置の練習などのため医療による訪問介護でリハビリテーションを受けている．

その他

　年に1回程度，14日間ほど重度難病患者一時入院事業を利用し，短期入院を行っている．

文献
1) 難病の患者に対する医療等に関する法律（平成二十六年法律第五十号）(e-Gov電子政府の総合窓口：http://elaws.e-gov.go.jp/search/elawsSearch/elaws_search/lsg0500/detail?lawId=426AC0000000050#A，2019年1月閲覧)
2) 厚生労働省：難病対策 (https://www.mhlw.go.jp/file/06-Seisakujouhou-10900000-Kenkoukyoku/0000198128.pdf，2018年10月閲覧)．
3) 埼玉県：指定難病の医療給付に係る支給認定（新規）申請の手引（埼玉県）(https://www.pref.saitama.lg.jp/a0705/tokuteisikkan/documents/h30sinkisinseinotebiki.pdf，2018年10月閲覧)．
4) 厚生労働省：介護保険制度の概要 (https://www.mhlw.go.jp/stf/seisakunitsuite/bunya/hukushi_kaigo/kaigo_koureisha/gaiyo/index.html，2018年10月閲覧)．
5) 厚生労働省：障害者総合支援法対象疾病（難病等）の見直しについて (https://www.mhlw.go.jp/file/06-Seisakujouhou-12200000-Shakaiengokyokushougaihokenfukushibu/0000198459.pdf，2018年10月閲覧)．
6) 全国社会福祉協議会：障害福祉サービスの利用について (https://www.shakyo.or.jp/news/kako/materials/pdf/pamphlet_201504.pdf，2018年10月閲覧)．
7) 厚生労働省：平成29年度障害者総合福祉推進事業，補装具費支給事務ガイドブック (https://www.mhlw.go.jp/con-
8) 厚生労働省：平成25年度障害者総合福祉推進事業，補装具費支給事務ガイドブック (http://www.mhlw.go.jp/file/06-Seisakujouhou-12200000-Shakaiengokyokushougaihokenfukushibu/0000070149.pdf，2015年11月閲覧)．
9) 千田富義ほか編：改訂第2版 リハ実践テクニック 脳卒中．メジカルビュー社，2013．

I 神経難病リハビリテーションの概要

4 就労支援

堀込真理子

- 神経難病患者の就労支援のポイントは，疾患の症状や治療計画などを考慮した働き方が必要となることであり，それらを踏まえた環境整備や専門機関との連携が望まれる。
- 図1は，患者の一般的な就労生活のための考え方である。
- 労働分野と保健医療分野（福祉の視点も含む）の2つの視点があって初めて，安全で継続的な働き方ができる。
- 作業量や作業時間などの制限が大きいケースでは，「就労」の示す範囲を広くとらえ，標準的な一般就労だけでなく，多様な目標を目指すことがよいと思われる。
- 社会参加や自己実現の側面も保障されるべきであり，労働は量的な側面だけにとらわれることなく，質的な側面も注視したい。
- 疾患管理，職場環境の整備などにおいては，OT，PTなどの果たす役目は大きい。

図1　患者の就労生活のための考え方

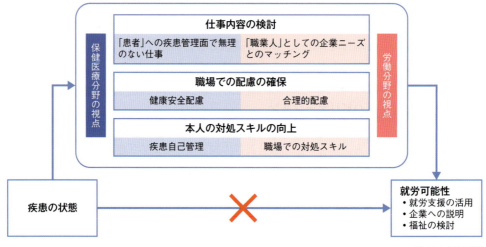

（文献1より引用）

就労の現状

神経難病患者の就労実態

　神経難病患者が働けるか否かについては，疾患の進行の程度でも困難さが異なるので，支援関係者のみならず当事者にとっても全体像を把握しにくい状況がある。現在は医療などの進歩により慢性疾患化しているものが多く，すでに一定以上の患者が実際に働いている現状がある。**表1a**は難病患者と他の障害の患者を比較して就労状況を示したものであるが，難病の人の半分以上はフルタイムで働いていることがわかる。
　患者を疾患別にみると，一定の患者の就労の難しさが浮き彫りになる。**表1b**は，いくつかの患者の就労状況を細かくみたものであるが，パーキンソン病と多発性硬化

表1 就労状況

a 難病患者とその他の障害の患者の就労状況

	難病	視覚障害	聴覚・平衡機能障害	肢体不自由	内部障害	知的障害	精神障害	発達障害	高次脳機能障害	手帳のある難病	手帳のない難病
就労率	56.0%	53.1%	61.9%	43.5%	58.6%	65.3%	48.5%	67.7%	45.3%	42.6%	62.1%
フルタイム就労率	64.3%	65.0%	71.7%	61.6%	61.3%	48.2%	48.9%	57.8%	49.4%	61.8%	65.6%
月20時間未満の仕事の割合	20.5%	22.6%	12.8%	19.3%	17.0%	13.7%	32.1%	18.0%	32.8%	19.9%	21.0%
障害者雇用率制度での雇用	9.7%	28.5%	44.8%	34.7%	35.0%	63.6%	30.0%	46.9%	49.0%	34.2%	0.0%

(文献2より引用)

b 難病患者とその他の障害の患者の就労状況(2)

	クローン病	潰瘍性大腸炎	全身性エリテマトーデス	強皮症・皮膚筋炎・混合性結合組織病など	重症筋無力症	多発性硬化症	パーキンソン病	モヤモヤ病	希少性皮膚疾患	後縦靱帯骨化症(OPLL)	慢性炎症性脱髄性多発神経炎(CIDP)
就労率	67.8%	64.8%	48.6%	46.9%	55.9%	36.6%	21.6%	68.6%	56.5%	42.7%	47.9%
フルタイム就労率	72.3%	70.0%	45.7%	54.1%	56.0%	62.5%	61.1%	72.4%	79.7%	66.0%	71.9%
20時間未満の仕事の割合	10.0%	16.9%	35.0%	24.9%	23.8%	20.8%	27.8%	14.5%	10.8%	17.0%	19.3%
障害者雇用率制度での雇用	13.7%	3.0%	5.3%	5.3%	6.2%	17.5%	13.6%	27.2%	17.5%	5.3%	15.4%

(文献3より引用)

MCTD：mixed connective tissue disease
OPLL：ossification of posterior longitudinal ligament
CIDP：chronic inflammatory demyelinating polyneuropathy

症の患者の就労率は低い。フルタイムの就労率がどの疾患も高めであるのは，比較的軽度の人が働いているということが考えられる。

表2は，疾患別に代表的な機能障害をまとめたものである。表2に示した疾患のなかでは，パーキンソン病と脊髄小脳変性症は，ほとんどの機能に障害が出ていることがわかる。つまり，その分だけ職業能力の低下が考えられ，支援も多様に必要であるということがいえる。

運動機能だけでなく視覚や聴覚，体性感覚といった感覚にも機能障害が出ることがあり，その場合は就労課題はさらに増える。しかし，IT支援機器の活用などの環境調整や就労条件の配慮により，現状に促した支援が可能となり，労働生活を長くしている（事例，p.50を参照）。

表2 疾患別機能障害

	潰瘍性大腸炎		クローン病		モヤモヤ病		脊髄小脳変性症	パーキンソン病
	手帳有	手帳無	手帳有	手帳無	手帳有	手帳無		
精神機能	34.9%	18.6%	20.3%	13.7%	55.4%	20.6%	36.7%	51.2%
視覚機能	14.0%	8.7%	4.8%	7.0%	29.1%	12.5%	41.0%	32.1%
聴覚・平衡機能	14.0%	6.6%	7.5%	5.9%	10.8%	8.9%	26.5%	31.7%
味覚，嗅覚，触覚，温度感覚など	7.7%	6.9%	7.3%	4.7%	12.3%	4.7%	22.9%	38.2%
全身の体の部分の痛み	46.2%	31.8%	50.0%	40.8%	41.5%	14.1%	39.2%	65.7%
音声言語機能	15.4%	2.2%	7.3%	1.6%	33.8%	12.4%	72.9%	78.3%
心臓・血管系機能	9.3%	6.4%	4.8%	2.4%	12.8%	7.5%	22.9%	25.8%
血液・免疫機能	2.3%	12.0%	14.4%	14.8%	4.1%	3.2%	10.8%	9.8%
呼吸器機能	2.3%	3.1%	2.7%	1.6%	3.4%	1.8%	21.7%	22.3%
全身のスタミナ，疲れやすさ	69.2%	55.1%	81.7%	64.9%	55.4%	40.6%	60.8%	80.7%
消化器機能	51.2%	33.7%	82.9%	37.7%	9.5%	6.8%	43.4%	52.3%
代謝，ホルモン，体温調整機能	30.8%	19.3%	24.4%	15.2%	21.5%	7.6%	31.3%	44.9%
腎臓，排尿機能	9.3%	6.2%	10.7%	5.1%	7.4%	3.2%	40.4%	35.5%
性・生殖機能	23.1%	9.9%	15.9%	7.3%	9.2%	2.9%	27.7%	38.2%
関節・骨の機能	61.5%	27.0%	30.5%	17.8%	23.1%	2.9%	33.1%	52.2%
筋力，麻痺，筋持久力	16.3%	12.6%	11.8%	9.4%	28.4%	8.9%	57.8%	51.9%
運動機能	11.6%	2.7%	5.9%	3.2%	27.7%	6.8%	79.5%	63.4%
皮膚機能	53.8%	19.3%	31.7%	20.4%	7.7%	2.4%	14.5%	23.7%
毛や爪	7.7%	18.2%	25.6%	11.5%	6.2%	3.5%	11.4%	26.1%
外見・容貌の変化	46.2%	15.0%	12.2%	6.3%	16.9%	7.6%	21.1%	48.3%

手帳：障害者手帳

(文献4より引用)

難病をもつ人の働き方

　冒頭で述べたように，疾患による機能制限が大きなケースでは「働く」ということを多様にとらえ，近年は働く場や利用制度をケースバイケースで考慮することが主流となっている。特に2013年より，障害者手帳の取得の有無にかかわらず，難病の人も障害者福祉サービスが利用できるようになったことは大きい。ここでは，福祉的な就労の場も含め，さまざまな働き方を整理する。

一般雇用（通勤によるもの）

　難病の人は，労働年齢に達したあとに症状が顕著になるケースも多いため，進学率が高い。健常者とほぼ同等の負荷の業務ができている間は，職種は多様であり，かつ専門職として働く場合も少なくない。

　また，IT支援技術の進歩により，作業の巧緻性が低くなった後も，さまざまな支援機器を用いることでパソコンなどを操作できるため，それまでの仕事を続けられる期間も長くなっている。

発症後，機能的にさまざまな障害が出てくると，障害者手帳を取得し，障害者雇用制度のなかで，柔軟な勤務体制や支援機器の整備，コミュニケーション補助など職場から一定の配慮を受け働くことができる。その配慮の程度は，一般企業と，後述の特例子会社のような障害者雇用を目的とした事業所では異なるので，就労支援の専門機関のサポートなどを受け，地域の情報や事例を検討する。

また，通勤が難しい状況になった際には，在宅で働くという選択肢もある。

在宅雇用（図2）

重い障害のある人の在宅就労は，ITの進歩とともに1990年代から広がっていった。その比較的早い時期から神経難病の人の事例は多く報告されている。その優位性は移動の必要がないことだけでなく，表3に示したように，トイレや食事の心配をしなくてよいことや，休憩時にすぐ楽な姿勢になれることから，疲れや痛みが出る疾患のケースでは特に有効である。また，昨今では，寝たきりで会話も困難になったステージでさえ，眼球の動きなどでパソコンを操作できるため，働く可能性はさらに拡大している。

図3は，重度障害者の在宅就労を支援している団体による，在宅勤務者100名の作業内容の調査結果である。在宅での作業はITを活用した業務が主であるが，なかでもここ10年はインターネットを活用した作業で業務の幅が広がり，個人に相応の力で可能な仕事の種類が増えた。これにより，就労経験の違いや体力の低下を段階的にカバーすることができるようになった。

図2　在宅就労の様子

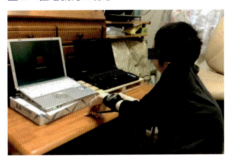

図3　在宅での主な作業内容

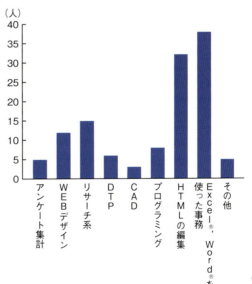

（文献5より引用）

表3　在宅雇用により改善できる就労阻害要因

移動	車椅子やベッドの利用により，一般交通機関を利用できない　など
トイレ	介助が必要，あるいは自宅の専用トイレ以外は使用できない，または非常に時間がかかる　など
体調を崩す	移動自体は可能でも，朝の通勤後疲れやすく，その後の作業に影響する　など
体調不安定	日によって，あるいは同じ日のなかでも，温度や気圧によって体調に波がある　など
時間	呼吸器を利用，あるいは医療や介護が必要で，時間に制限がある　など

しかし，在宅就労が広がりをみせてきているとはいえ，在宅就労での求人はまだ多くはない。2014年に批准した障害者権利条約は，労働における「合理的配慮」を明確にうたっている。働く場所への配慮という点で明らかに「合理的」である在宅勤務という手段は，社会の大きな期待を担っている。「合理的配慮」の否定自体を差別とする「障害者差別禁止法」(2016年4月1日施行)と併せ，今後の柔軟な働き方の鍵になる。

支援付き雇用(就労継続支援A型，特例子会社)

働くうえでの配慮や調整が，一般企業の障害者雇用では不十分な場合は，支え付きの雇用である就労継続支援A型事業所や，特例子会社などが適するケースがある。

前者は障害者総合支援法に基づく福祉制度の事業所であり(表4)，後者は障害者雇用促進法に基づく事業所で障害者手帳を取得している者を対象とする(表5)。ともに「雇用契約」であるため，基本的には最低賃金の確保が可能である。

就労時間や作業量などに柔軟な調整が必要になった人でも，一定の支えを受けて作業能力が確保できれば，雇用の形で労働者として働くことができる。これらの事業所も，通勤が困難であれば在宅勤務も可能であり，実際に，職員のほとんどを在宅で雇用しているような事業所の事例もある。

表4 就労継続支援A型事業所のあらまし

通常の事業所に雇用されることが困難であるが，雇用契約に基づく就労が可能である者に対して，雇用契約の締結等による就労の機会を提供するとともに，生産活動その他の活動の機会の提供を通じて，その知識および能力の向上のために必要な訓練などを提供する事業所(障害者総合支援法に基づく)。

(文献6より引用)

表5 特例子会社のあらまし

義務付けられた障害者の法定雇用率を満たすために，事業主(企業)が設立する「障害者雇用に特別の配慮をした子会社」。ここに雇用される労働者を親会社の雇用とみなして障害者の実雇用率を算定できる仕組み。一般事業(親会社)と比べて弾力的な雇用管理が可能。
雇用率算定のための制度であるので，障害者手帳を取得している者を対象とする(障害者雇用促進法に基づく)。

(文献7より引用)

福祉的就労(就労継続支援B型)

機能障害などが進み，雇用契約に基づいた働き方が現実的に厳しくなったケースでは，就労継続支援B型事業所(地域の作業所など)で作業をするケースがある。上記の就労継続支援A型とは違い，B型は雇用ではなく福祉サービスの利用であり，職業リハビリテーションという位置付けも帯びているため(表6)，賃金(工賃)は低く，全国平均が月15,000円台である(2016年度)。

就労継続支援B型も，必要に応じて在宅での利用は可能となっている。

表6 就労継続支援B型事業所のあらまし

通常の事業所に雇用されることが困難である人に，就労の機会を提供するとともに，生産活動その他の活動の機会の提供を通じて，知識および能力の向上のために必要な訓練などを行う事業所(障害者総合支援法に基づく)。

(文献6より引用)

フリーランス(請負型)

雇用が難しくなったケースのなかには，前述の就労継続支援B型のような福祉的な働き方とは別に，請負型のフリーランス(自営)として収入を得ている人もいる。特に在宅でパソコンを使う神経難病の人には，こうした働き方を希望する人が増えている。

2006年には国の支援制度である「在宅就業支援制度」(図4)ができた。企業が在宅就業障害者(フリーランス)に直接あるいは支援団体を通して仕事を出せば，雇用せずとも雇用と同じように調整金や報奨金を受給できるという仕組みである。

フリーランスは働く時間や受注する作業内容を自分で決められるので，比較的専門性の高い仕事をしていた人などは，この働き方を選ぶ事例も多い(後述の就労事例参照)。

出来高払いなので収入はまちまちであるが，2010年の在宅就業支援団体の調査では，平均収入は1人当たり年間15万円以下が多く，今の段階では全体としては低い傾向であることがわかっている。

しかし，その働き方の柔軟さから，現在，重い障害や疾患のある人，あるいは肢体不自由特別支援学校の卒業生などの選択肢の1つとなっている。

図4　在宅就業支援制度(障害者雇用促進法)

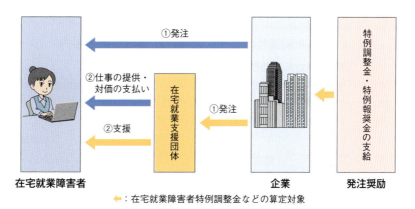

ワークライフサイクル

図5は，難病のある人の就労支援の課題をグラフ化したものである。発症後，時間が経過するにつれ，就業継続能力は右肩下がりになる傾向にあり，その都度配慮や調整を受けながら社員としての雇用を維持する。その段階を下回るケースでは，障害福祉サービスの利用なども検討していく。

グラフ中の障害者としての雇用には，前述の特例子会社，就労継続支援A型も選択肢に入るだろうし，そこを下回ったとしてもフリーランスという働き方があるだろう。労働サイクルは，個人個人に固有のものであり，あくまでも本人が決めるものであるが，どの過程においても，支援者はともにその時点での目標を目指し，就労のもつ社会参加や自己実現の側面を保障していきたい。次に紹介する4人の就労事例からは，まさにこのワークライフサイクルをみることができる。

図5 難病のある人の就労支援の課題

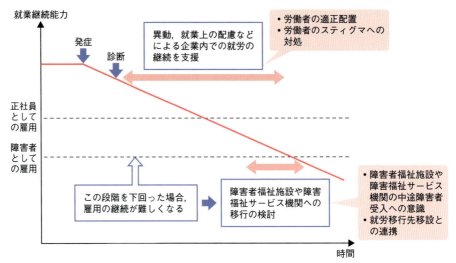

（文献8より引用）

就労者の事例

脊髄小脳変性症　Aさん（女性，40歳代，表7）

表7　Aさんの働き方

年齢	働き方	仕事（作業）内容	特徴
22〜34歳	百貨店勤務（正社員）	売り場での客対応	立ち仕事で，活発なコミュニケーションを行っていたが，発症し通勤が難しくなった
	経過 退職後2年間，福祉団体による遠隔IT教育を受けExcel®やWord®の使用方法を学んだ。その間，手の動きが鈍くなったため段階的にマウスやキーボードを変更した。読み書きに相当な時間がかかり指示もすぐにのみ込めなくなった。職業センターで職能評価を受け，自分の認識とのズレは受け入れがたかったが，無理のない範囲で働いていこうと思うに至った		
36歳〜現在	地域の作業所（通所）（就労継続支援B型）	・作業所の機関誌作成 ・データ入力	週当たりの通所日数が段々と減っているが，自分のペースでゆったりと就労を続けている
	支援機器・支援技術 ・親指だけでほぼ操作できるトラックボールマウス（右図）を活用 **働くうえでの配慮** ・体調に合った通所日数・時間 ・個別に理解しやすい説明 ・悩みの相談		

パーキンソン病　Bさん（男性，60歳代，表8）

表8　Bさんの働き方

年齢	働き方	仕事（作業）内容	特徴
22～55歳	大手電子機器メーカー勤務（正社員）	電子デバイス開発部署	部長の役職につき，大所帯の部を引っ張っていた
	経過 発症後，疲れやすくなり，歩行が難しくなった。手に振戦が出たうえ声を出しにくくなったので一旦退職したのち，障害者雇用で契約社員となった（障害者雇用）		
55～57歳	大手電子機器メーカー勤務（契約社員：障害者雇用）	人事部	障害者雇用枠のなかで契約社員となった。しかし，作業スピード面で思うような働きができず，通勤も困難になったため退職した
57歳～現在	フリーランス（在宅での請負）	・データ入力 ・文章執筆	障害者団体のフリーランスのチームに登録した。作業できる時間は短くなったが，納期の緩いものや短い文章の執筆などを請け負っている
	支援機器・支援技術 ・キーガード（右図） ・マウスキー		

（長﨑重信 監：改訂第2版 作業療法学ゴールド・マスター・テキスト 福祉用具学，p.76，メジカルビュー社，2015．より引用）

多発性硬化症　Cさん（女性，30歳代，表9）

表9　Cさんの働き方

年齢	働き方	仕事（作業）内容	特徴
24～29歳	大学助手（非常勤）	実験助手	実験室にて勤務し，毎日不規則な長時間労働であった
	経過 発症後，疲労がひどく立ち仕事がきつくなり，日によっては車椅子を利用するようになった。通勤は続けていたが，視力が落ち，文字や細かいものが見えづらくなったため，実験ができなくなり退職した。その後，音声パソコンの利用を訓練校で学び，ITコンサルティングの会社に在宅勤務で就職した		
31歳～現在	ITコンサルティング会社（在宅での契約社員）	・インターネットからの技術情報の検索，まとめ ・社内の必要部署への技術情報の配布	短時間勤務で在宅就労であるため，体力を温存でき，家事もできている
	支援機器・支援技術 （本来は視覚障害者を対象として開発された支援機器を活用） ・スクリーンリーダー（右図） ・音声WEBリーダー（右図） ・音声メーラー ・音声スケジューラー **働くうえでの配慮** ・労働時間 ・在宅勤務 ・休暇（通院日） ・仕事内容の工夫		

（Net Reader®）（PC Talker®）
（株式会社高知システム開発製）（許可を得て掲載）

筋ジストロフィー　Dさん（50歳代，表10）

図10　Dさんの働き方

年齢	働き方	仕事（作業）内容	特徴
22～35歳	情報機器メーカー勤務（正社員）	工場でのパソコンなどの組み立て	自宅から歩いて工場に通勤をしていた。リーダー格としてまとめ役であった
	経過：障害の進行により歩くことがきつくなってきたので，今後の働き方を考慮し退職。車椅子を積んでの自家用車通勤を目指し，職業トレーニングを受け，福祉団体に就職した		
36～50歳	福祉団体勤務（正職員）	・簡易なIT業務 ・データ入力　など	しばらく自家用車での通勤が続いたが，運転が困難になり，退職
50歳～現在	福祉団体勤務（在宅でのアルバイト）	・メールマガジン制作 ・WEBからの問合わせの回答　など	入院などを経て，同法人で，1日2時間，週3日の在宅勤務のアルバイト社員となった。自身のペースで就労中
	支援機器・支援技術 ・アームレスト（右図） ・スクリーンキーボード **働くうえでの配慮** ・労働日，労働時間 ・在宅勤務 ・コミュニケーションの工夫 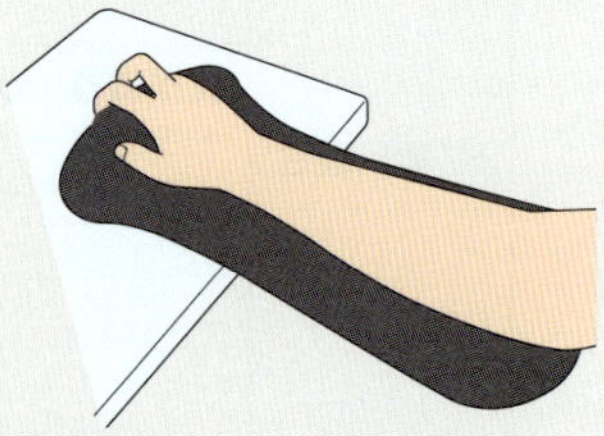		

難病をもつ人の就労を支えるもの

地域支援

　難病の人の就労前後に発生している問題を改善するためには，医療（福祉）と労働の両サイドからの取り組みが効果的であり，セラピストは，早期から地域のさまざまな関係機関との連携促進を図ることが重要である。

　図6の厚生労働省作成の支援の連関図にあるように，近年ハローワーク（公共職業安定所）に難病患者就職サポーターの配置が始まった。難病相談・支援センターとの連携により，就職前から就職後まで個別的，継続的に支える仕組みが作られつつある。

　ここでは，主治医，保健師，理学療法士（PT），作業療法士（OT），ソーシャルワーカーなどの専門支援者と，ハローワークや障害者職業センターなどの労働分野の専門支援者が密に情報交換し，無理のないジョブマッチはもちろん，事業所への情報提供や啓発，就職後の継続的なフォローアップ体制の構築などに取り組む。例えば，離職者が十分な休息を経て次にどのような働き方を選択するかという時点では，まさに医療・福祉・労働の総合的視野で十分に検討されたい。これらがうまく機能することによって，労働人生のどの状況においても，課題解決につながる支援体制が地域で可能になる。

就労の環境支援と精神的支援

　前述の就労事例からもわかるように，病気の進行によってさまざまな機能障害が出てきても，働く可能性がゼロになるわけではない。制度の後押しやIT技術の進歩で，

図6 難病相談支援センターと連携した就労支援の実施

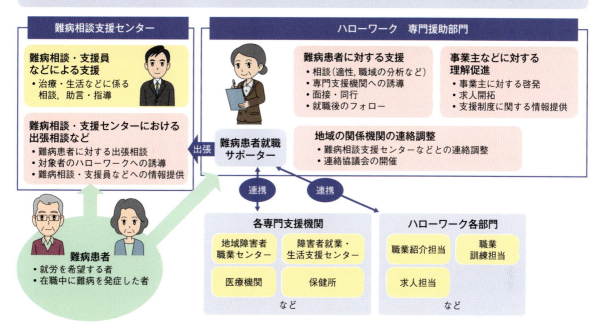

　人の働く力は変化しつづけている。つまり，働く力はますます相対的なものになっており，社会へ押し出す力の強さが大きく関係している。それだけに，セラピストが，疾患状況に合わせて就労環境を整えていく意味は大きい。

　ALSや脊髄小脳変性症，パーキンソン病などは，ある時点で安定した労働が可能であっても，先々で重度の障害に進行する可能性がある。支援者はそれらも視野に入れた環境整備の視点が必要となる。同時に，症状の変動により業務内容をそのまま継続することが困難になった際は，心理的支えも大切であることはいうまでもない。労働時間が短くなったり，作業効率が下がっても，大事なのは就労に取り組む姿勢であり，目標は色々であってよいことを，スタッフは伴走しながら伝え続けていく。

文献
1) 厚生労働省：厚生労働科学研究費補助金難治性疾患克服研究事業 希少性難治疾患患者に関する医療の向上及び患者支援のあり方に関する研究班：難病のある人の就労のためのワークブック（ver1），2013.（http://www.nanbyou.or.jp/upload_files/workbook.pdf, 2015年11月閲覧）
2) 独立行政法人 高齢・障害者雇用支援機構 障害者職業総合センター：調査報告書 No.103「難病のある人の雇用管理の課題と雇用支援のあり方に関する研究」．p.93, 2011（http://www.nivr.jeed.or.jp/download/houkoku/houkoku103.pdf, 2015年11月20日閲覧）．
3) 独立行政法人 高齢・障害者雇用支援機構 障害者職業総合センター：調査報告書 No.103「難病のある人の雇用管理の課題と雇用支援のあり方に関する研究」．p.94, 2011（http://www.nivr.jeed.or.jp/download/houkoku/houkoku103.pdf, 2015年11月20日閲覧）．
4) 独立行政法人 高齢・障害者雇用支援機構 障害者職業総合センター：調査報告書 No.103「難病のある人の雇用管理の課題と雇用支援のあり方に関する研究」．p.74, 2011（http://www.nivr.jeed.or.jp/download/houkoku/houkoku103.pdf, 2015年11月20日閲覧）．
5) 社会福祉法人東京コロニー：在宅講座 修了生調査．2014.
6) 障害者の日常生活及び社会生活を総合的に支援するための法律．第5条14（障害者総合支援法）．
7) 障害者の雇用の促進等に関する法律（障害者雇用促進法）．
8) 江口　尚：難病患者の治療と仕事の両立支援を考える（1）難病患者・中途障害者の就労支援の課題：研究班の活動から見えてきたこと．労働の科学 70(5)：290-294, 2015.

II 神経難病の障害像

Ⅱ 神経難病の障害像

1 運動機能障害

望月　久

- 神経難病は神経・筋を侵す進行性の疾患で，筋力低下，筋緊張の異常，運動失調症，パーキンソニズム，不随意運動など，さまざまな運動機能障害がみられる。
- 神経・筋系は外界の情報を認知し，それに適応するための行動を企画し，実行する機能を担っている。
- 神経系の働きやその障害を理解するためには，認知から運動発現に至る神経経路（どのような情報の流れがあるか）と各神経部位の働き（どのような情報処理がなされているか）を知る必要がある。
- このような考えから，本項では最初に随意運動発現の流れについて，次に神経難病による神経・筋の障害部位と一次的運動機能障害との関連性，最後に神経難病のリハビリテーションのなかで重要と思われる主な運動機能障害について解説する。

随意運動発現の流れ

　随意運動の発現には，運動の動機や目的の形成，運動計画・運動プログラムの作成，運動指令の伝達と実行の3つの段階がある。

　運動の動機の形成は，身体内部からの情報（お腹が空いた，トイレに行きたいなど）や外部環境からの情報（前方から自動車が近づいてくる，人気のラーメン屋が近くに見えるなど）を，快・不快の感覚や過去の経験などから判断して行動を企画するまでの段階である（「前から自動車が近づいてきたので脇に避けよう」「お腹が空いているので人気のラーメン屋に入って食事をしよう」など）。この段階には，身体内部や外部からの情報を入力する感覚・知覚系，情動を司る辺縁系，身体内部や外部からの情報や記憶などを総合して行動を決定する機能をもつ大脳連合野が関連している。

　運動の計画・プログラムの作成は，企画した行動を達成するためにどのような順序で運動を行うか，その運動を達成するためにどの筋をどのタイミングで，どの程度の強さで収縮させればよいかを計画する段階である。この段階には，大脳運動関連領野（補足運動野，運動前野，一次運動野など），大脳基底核，小脳などが関連している。そして，最終的な大脳からの運動指令が一次運動野から発せられる。

　運動指令の伝達と実行は，一次運動野からの運動指令が脳幹を経て脊髄を下行し，シナプスを介して脊髄の前角にある運動ニューロンへ，さらに運動ニューロンの軸索（末梢神経），神経筋接合部を経て骨格筋に伝わり，骨格筋が収縮して運動が起こるまでの段階である。脊髄の運動ニューロンには，一次運動野からの情報に加えて，脳幹部の神経核からの情報，筋紡錘やゴルジ腱器官，皮膚からの情報などが集まり，筋活動の最終的な指令が決定される。そして，この指令を受けて実際に力を発揮するのが骨格筋である。

　運動が実行されると，身体の内部環境や外部環境が変化する。その変化は新たな情

報として感覚器を通して大脳，小脳，脳幹，脊髄にフィードバックされ，運動の修正が行われたり，1つの行動が終了して次の行動が企画されたりする。感覚系は運動の発現や調節において重要な役割を担っている。感覚のフィードバックがないと適切な運動計画の作成や運動の修正ができず，感覚性の運動失調が現れ，運動の正確性や敏捷性が低下する。感覚系は網様体賦活系を介して意識レベルの維持や脳機能全体の活性化にもかかわっている。

また，随意運動の発現を担うこれらの神経・筋の活動にはエネルギーが必要であり，エネルギー代謝に必要な酸素を取り込み，二酸化炭素を排出する呼吸機能，酸素やブドウ糖などのエネルギー源を組織に循環させる循環器系の機能も運動の発現にかかわっている（図1）。

図1　随意運動発現に関連する神経部位と情報の流れの概略図

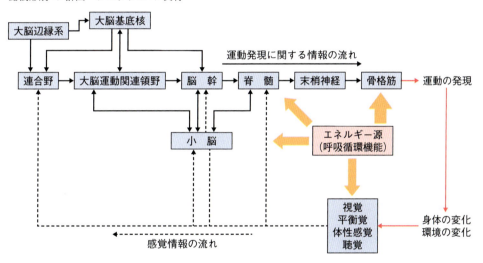

随意運動の発現には，運動の動機や目的の形成，運動計画・運動プログラムの作成，運動の実行の3つの段階があり，感覚系によるフィードバックが重要である。大脳運動関連領野には，補足運動野，運動前野，一次運動野などが含まれる。一次運動野から末梢神経までの神経経路が損傷されると運動麻痺が起きる。大脳基底核や小脳が障害されると，運動麻痺は起きないが運動の調節が上手くできず，運動失調症やパーキンソニズムなどの特有の運動障害が現れる。

障害部位と一次的運動機能障害との関連性

神経難病の発病により，随意運動の発現にかかわる神経や筋に病変が及ぶと，病変部位に応じた運動機能障害が現れる。病変により不可避的に発生する運動機能障害を一次的運動機能障害という。一次的運動機能障害は，疾患による運動症状に相当する。前述した運動発現の流れに沿って，神経・筋の各部位の機能とその部位が侵されたときに現れる一次的運動機能障害について解説する（表1）。

表1　神経・筋系の各部位と一次的運動機能障害の関連性

神経・筋系の部位	その部位の障害によって起こる主な一次的運動機能障害	その部位を侵す代表的な神経・筋疾患
連合野	失認，失行，認知症，注意障害，遂行機能障害，人格変化	アルツハイマー病，多発性硬化症，大脳皮質基底核変性症など
運動関連領野	運動麻痺，痙縮，肢節運動失行	多発性硬化症，筋萎縮性側索硬化症など
大脳基底核	パーキンソニズム，不随意運動，固縮	パーキンソン病，ハンチントン病，線条体黒質変性症，大脳皮質基底核変性症など
小脳	運動失調，企図振戦，筋緊張低下	脊髄小脳変性症，多発性硬化症など
脳幹部	運動麻痺，痙縮，脳神経障害，感覚障害，運動失調	脊髄小脳変性症，多発性硬化症，筋萎縮性側索硬化症など
脊髄	運動麻痺，感覚障害，痙縮，感覚性運動失調	脊髄小脳変性症，フリードライヒ（Friedreich）運動失調，多発性硬化症，筋萎縮性側索硬化症など
末梢神経	筋力低下，感覚障害，易疲労性	筋萎縮性側索硬化症，ギランバレー（Guillain-Barré）症候群，慢性炎症性脱髄性多発神経根炎，シャルコー・マリー・トゥース（Charcot-Marie-Tooth）病など
神経筋接合部	筋力低下，易疲労性	重症筋無力症，ランバート・イートン（Lambert Eaton）症候群
骨格筋	筋力低下，易疲労性	筋ジストロフィー症，多発性筋炎など

連合野

連合野には，前頭連合野，頭頂連合野，側頭連合野がある。運動との関連が強い視覚，体性感覚，前庭・迷路感覚からの情報は，それぞれの一次感覚野から頭頂・側頭連合野に集まり，知覚として認識される。頭頂連合野には身体図式があり，前頭野の活動も加わり運動のイメージが形成される。視覚の認知経路には，後頭葉から側頭葉に至る腹側経路と，後頭葉から頭頂葉に至る背側経路がある。腹側経路では物体の形や色などが認識され，背側経路では物体の空間における位置や動きが認識される。頭頂葉が損傷を受けると，失認や失行などが現れる。

前頭連合野は行動を決定し，計画的に遂行する機能をもつ。前頭連合野は自己を統制し，創造的な活動を遂行する脳部位であり，ヒトにおいて最も発達している。前頭連合野が損傷を受けると，遂行機能障害，人格障害，注意障害などが現れる。

運動関連領野

運動関連領野には，補足運動野，運動前野，帯状皮質運動野，一次運動野などが含まれる。運動関連領野は前頭連合野で企画された行動に適した運動を計画・プログラムする機能を担っている。補足運動野は動作の自発的な開始，運動の順序や運動リズムなどの運動の時系列上の構成，両側動作の形成，予測的姿勢調節などにかかわっている。運動前野は感覚情報による動作の誘導，感覚情報と動作の連合，抽象的動作プランから具体的動作への変換，予測的姿勢制御などにかかわっている。また，他者の動作を観察するときに活動するミラーニューロンも運動前野に存在する。一次運動野では大脳からの最終的な運動指令が発せられる。一次運動野の損傷では反対側の上下肢に中枢性の運動麻痺が生じる。

大脳基底核

　大脳基底核は大脳の皮質下に存在する神経核群であり，機能的な関連性をもつ被殻，尾状核，淡蒼球，視床下核，黒質から構成される。淡蒼球は内節と外節に，黒質は網様部と緻密部に分かれる。被殻と尾状核は大脳基底核の入力部位，淡蒼球内節と黒質網様部は大脳基底核の出力部位になっている。大脳基底核は大脳皮質全体，中脳歩行誘発部，脚橋被蓋核と連絡をもち，運動の選択，歩行など自動的な運動の開始やリズムの形成，筋緊張の調節にかかわっている（図2）。

　大脳基底核を侵す代表的な疾患としてパーキンソン病があり，静止時振戦，固縮，無動（動作緩慢，すくみ足，運動範囲の減少，運動頻度の減少など），姿勢反射障害（前屈姿勢を伴う立ち直り反応や平衡反応の障害）などの運動機能障害がみられる。これらの運動機能障害はパーキンソニズムとよばれ，パーキンソン病以外でパーキンソニズムを示す疾患をパーキンソン症候群という。パーキンソン病は大脳基底核の障害により運動に過剰なブレーキがかかる状態（運動過少，hypokinesia）であるが，逆に運動のブレーキがかからずに過剰な運動（運動過多，hyperkinesia）が出現する疾患にハンチントン病がある。大脳基底核の障害によって出現する不随意運動には，ジストニア，舞踏運動，アテトーゼ，バリズムなどがある。

図2　大脳基底核の機能とパーキンソン病の障害

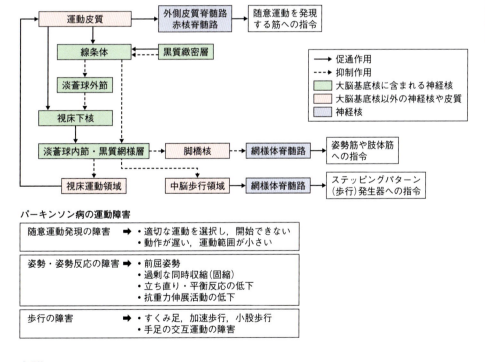

小脳

　小脳は大脳の後下方に位置する。水平方向に走る小脳溝によって前葉，後葉，片葉小節葉に分けられ，垂直方向に走る窪みによって正中部の虫部と両側の小脳半球に分けられる。小脳半球の虫部に近い部分を小脳中間部（傍虫部）という。小脳の深部には，室頂核，中位核（栓状核，球状核），歯状核があり，小脳皮質との入出力を中継している。脳幹部とは上・中・下の3対の小脳脚によって連結されている。

小脳の片葉小節葉は前庭小脳とよばれ，前庭神経核からの入力を受けて眼球運動や平衡機能に関与する。虫部から小脳中間部は脊髄小脳とよばれ，脊髄からの体性感覚入力を受けて四肢体幹の粗大運動の調節に関係する。小脳半球の外側部は大脳小脳とよばれ，大脳と機能的に連結して四肢末梢の巧緻運動の計画や調節および認知機能などと関連する(図3)。

　小脳を侵す代表的な神経難病として脊髄小脳変性症がある。小脳が侵されると，損傷側と同側の四肢体幹の運動失調(小脳性運動失調)や平衡機能障害が起こり，運動の正確性，円滑性，安定性が低下する。小脳の障害により筋緊張の低下，企図振戦，眼振，小脳性構音障害，運動学習の障害なども起きる。また，小脳は認知や情動などの高次脳機能にも関連し，小脳損傷患者では遂行機能障害，視空間認知障害，人格変化などがみられる。

図3　小脳部位の機能的分類と主な入出力関係

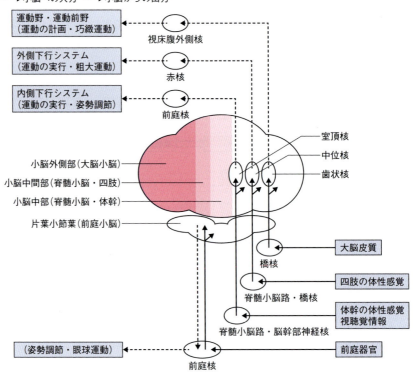

脳幹部

　脳幹部は中脳，橋，延髄からなり，その下に脊髄が続いている。脳幹部には，中脳歩行誘発野，赤核，前庭神経核，視蓋(上丘)，網様体核(橋および延髄)，青斑核，縫線核などがあり，それぞれの神経核から脊髄に至る神経路を通して，歩行や姿勢に伴う筋緊張のコントロールに影響を及ぼしている(表2)。脳幹部に中枢がある姿勢反射として，緊張性迷路反射(背臥位での伸筋緊張亢進，腹臥位での屈筋緊張亢進)，対称性緊張性頸反射(頸屈曲時の上肢屈筋・下肢伸筋の優位性，頸伸展時の上肢伸筋・下肢屈筋の優位性)，非対称性緊張性頸反射(頸部回旋時の顔面側上下肢の伸筋優位性，反対側上下肢の屈筋優位性)などがある。これらの脳幹レベルの姿勢反射は，健常成

表2 脊髄の主な下行路とその機能

	下行路の名称	主な支配筋	主な機能
外側下行経路	外側皮質脊髄路	遠位筋	巧緻運動
	赤核脊髄路	遠位筋	上肢の巧緻運動
内側下行経路	前皮質脊髄路	頸部・体幹・近位筋	頸部・体幹の姿勢調節
	視蓋脊髄路	頸部の筋	頭部・眼球の協調運動
	網様体脊髄路	近位筋	四肢近位筋の制御
	内側前庭脊髄路	近位筋	頸部・上部姿勢筋の制御
	外側前庭脊髄路	近位筋	抗重力筋の伸筋の促通
	青斑核脊髄路，縫線核脊髄路	全身の筋	脊髄介在ニューロン，運動ニューロンの活動促進

人では上位の中枢からの情報によってコントロールされているが，中枢神経損傷によりそのコントロールが破綻すると，姿勢の変化に伴う筋緊張の異常として正常な運動を阻害する。

脊髄

脊髄の中央部に灰白質があり，神経細胞が存在する。外側に上行性および下行性の神経線維が走る白質がある。脊髄を下行する神経路は外側下行経路(外側運動制御系，背外側系)と内側下行経路(内側運動制御系，腹内側系)に分けられる。外側下行経路には，外側皮質脊髄路と赤核脊髄路が含まれ，四肢遠位部の筋活動による巧緻運動をコントロールする指令を伝達する。内側下行経路には，前庭脊髄路，視蓋脊髄路，網様体脊髄路〔橋(内側)網様体脊髄路・延髄(外側)網様体脊髄路〕などが含まれ，体幹や四肢近位部の筋活動による姿勢調節の指令を伝達する(**表2**参照)。このほかにも，脊髄内の異なる髄節間を連絡する脊髄固有路がある。

脊髄の灰白質は前角，側角，後角に分けられ，前角には運動ニューロン，後角には感覚ニューロン群が存在する。脊髄には中枢性パターン発生器(CPG)があり，歩行時の肢節間および屈筋・伸筋のリズミカルな交互活動を支えている。脊髄が侵されると，髄節に応じた運動麻痺や感覚障害が起きる。

CPG：central pattern generator

末梢神経

末梢神経には，運動神経，感覚神経，自律神経の軸索が含まれる。末梢神経は情報の伝達路であり，末梢神経が損傷を受けると情報の伝達が遮断されたり，不十分になったりするため，末梢性の運動麻痺や感覚障害が出現する。末梢性運動麻痺は筋萎縮を伴う筋力低下などを起こし運動を阻害する。ギラン・バレー症候群，シャルコ・マリー・トゥース病などの末梢神経疾患による筋力低下は，四肢の遠位部に強く現れる傾向がある。末梢神経から骨格筋への情報伝達は神経筋接合部を介して行われる。神経筋接合部を特異的に侵す疾患として，筋の強い易疲労性を伴う重症筋無力症がある。

骨格筋

骨格筋は身体におけるモーターの役割を担っており，神経系による調節に応じて張力を発生し，関節運動を起こす。筋ジストロフィー症や多発性筋炎などの筋疾患では，

筋細胞が崩壊し著明な筋力低下が現れる。筋疾患による筋力低下は，体幹部や近位筋優位に現れる傾向がある。

主な運動機能障害

随意運動の障害という視点から，神経難病患者にみられる一次的運動機能障害について述べてきたが，ここでは神経難病のリハビリテーションを考える際に重要となるいくつかの運動機能障害について解説する。

運動機能障害は，一次的運動機能障害に，その状態を抱えて生活する過程で発生する二次的運動機能障害が加わった総体と考えることができる。また，運動機能障害には要素的なものと，これらが関連しあって起きる複合的な運動機能障害がある。要素的な運動機能障害には，筋力低下，関節可動域（ROM）制限などがあり，複合的な運動機能障害にはバランス障害，姿勢や歩行障害などがある。

ROM：range of motion

筋力低下

神経難病は，神経系の障害に起因する運動麻痺による筋力低下，筋自体の障害による筋力低下，廃用症候群による筋力低下を伴いやすい。運動麻痺や筋自体の障害による筋力低下は一次性運動機能障害で，廃用による筋力低下は二次性運動機能障害である。筋力低下には疾患による特徴があり，一般的に筋疾患では近位筋，末梢神経疾患では遠位筋の筋力低下が優位なことが多い（図4）。

筋力は運動を起こす力源として働くので，動作に必要な筋力が発揮できなければ筋力低下が動作障害の要因となる。そのため，筋力低下を可及的に維持・改善することは，リハビリテーションの大きな目標になる。神経難病では筋力低下が進行するので，疾患の進行度を確認し，筋力低下による動作障害を予測するために，経時的に筋力の変化を記録することが重要である。筋力の評価には徒手筋力検査（MMT）を用いる。

MMT：Muscle Manual Testing

図4 筋力低下

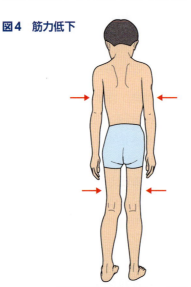
a 肢体型筋ジストロフィー症にみられる近位筋優位の筋萎縮

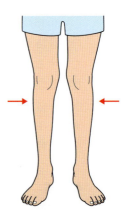
b シャルコー・マリー・トゥース病にみられる遠位筋優位の筋萎縮

MMTは6段階の順序尺度であり，定量的に筋力を測定できないので，定量的に筋力を測定するために握力計，簡易型の筋力計（ハンドヘルドダイナモメーター，HHD）などを用いる．定量的に筋力の評価をしておくと，MMTより詳細に筋力の変化を把握することができる．

HHD：hand-held dynamometer

筋緊張の異常

筋緊張の異常は，関節を他動的に屈伸し，筋を伸張したときの抵抗感で評価する．健常者より抵抗感が大きい場合を筋緊張亢進，抵抗感が小さい場合を筋緊張低下という．筋緊張亢進には，筋の他動的伸張の初期に大きな抵抗感を感じ，伸張を続けていくと抵抗感が急速に減弱する痙縮（spasticity）と，他動的伸張の間，持続的に抵抗感を感じる固縮（強剛，rigidity）がある．痙縮は上位運動ニューロン障害，固縮はパーキンソン病などの大脳基底核の障害でみられる．

筋緊張は無意識的な筋出力とも考えることができ，運動に際しては意識的な筋力による作用を修飾する．動筋を収縮させて関節運動を起こそうとするとき，拮抗筋の筋緊張が亢進していると動筋の働きに対して抵抗となり，関節運動を妨げる可能性がある．パーキンソン病では，固縮のために体幹の動筋と拮抗筋が同時に収縮し，体幹の回旋運動や分節的運動を阻害している可能性がある．

筋緊張の異常は，低下・正常・亢進（軽度，中等度，重度）などのように，定性的に経験に基づいて評定されることが多い．痙縮の評価指標にはAshworthの修正スケールがある．

関節可動域（ROM）制限・変形

神経難病では，不動や筋緊張の異常による筋の短縮などにより，ROM制限が生じやすい．特に進行した段階では，多くのROM制限や変形がみられる．筋力が低下し，重力に抗するだけの筋力を維持できなくなると，脊柱の変形が生じやすくなる．

ROM制限は運動する範囲を規定してしまうので，その維持・改善が重要である．パーキンソン病では早期から体幹や大関節のROM制限が起こりやすく，筋萎縮性側索硬化症患者は残存している指の動きでナースコールや環境制御装置のスイッチのオンオフを操作するため，手指の関節可動域の維持が重要である．疾患により，ROM制限を生じやすい関節や運動方向，生じやすい変形の種類が異なるので，それぞれの特徴に注意しながらROM運動を行う．ROM制限は二次的運動機能障害の要素が強いので，早期からストレッチ運動などを行うことが重要である．

不随意運動

不随意運動は意志に関係なく現れる運動で，大脳基底核を侵す疾患で多くみられる．パーキンソン病の静止時振戦は運動を開始すると消失または減弱することが多いため，動作に与える影響は少ないが，バリズム，ジストニア，企図振戦などは姿勢や動作に大きな影響を及ぼし，変形や疼痛の発生につながる．

運動失調

運動失調とは，身体運動全体が正確性や円滑性を欠いた状態で，小脳や小脳への入

出力部位の病変による小脳性運動失調の頻度が高い。神経難病では脊髄小脳変性症や，小脳や脳幹部に病巣のある多発性硬化症にみられる。フリードライヒ運動失調症では，脊髄後索の病変による感覚障害性の運動失調がみられる。

運動失調の評価には，鼻指鼻テスト，前腕回内回外テスト，踵膝テストなどの協調性検査を用いる。運動失調の評価指標にはSARAなどがある。

SARA：Scale for the Assessment and Rating of Ataxia

感覚障害・疼痛

感覚障害には感覚鈍麻や脱失，感覚過敏など感覚の強さの異常や，通常とは異なる感覚情報を得てしまう異常感覚がある。疼痛は，侵害受容器に身体に害となる刺激が加わることを知らせるサインであり，疼痛の原因を探ることが重要である。

感覚鈍麻や脱失は感覚のフィードバックを阻害して正確な運動を妨げたり，熱傷や外傷の危険性をもたらしたりする。異常感覚や疼痛はそれ自体が苦痛になるので，患者の訴えをよく聞き正確な評価をする必要がある。

バランス障害

バランスは，姿勢や動作における安定性の程度を表す用語である。バランスは，支持基底面と身体重心線との関係を，空間・時間的に適切に調節することによって保たれている。バランス障害は複合的な運動機能障害で，運動失調をはじめ，筋力低下，筋緊張の異常，ROM制限などもバランス障害の原因になる。

姿勢を保持した際に，支持基底面のなかで重心線を移動することができる範囲を安定性限界とよび，運動失調症患者では安定性限界に対して重心動揺が大きく，パーキンソン病や片麻痺患者では安定性限界が狭い傾向がある（図5）。筋ジストロフィー患者も，筋力低下のために安定性限界が狭い傾向がある。このように，疾患によりバラ

図5　疾患によるバランス障害の特徴

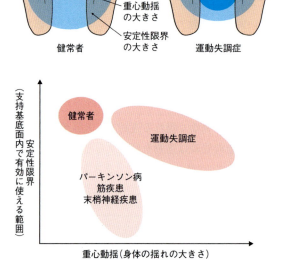

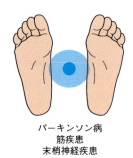

健常者は安定性限界が大きく重心動揺が小さいので，安定した姿勢を保つことができる。運動失調症では重心動揺が大きく，パーキンソン病や筋力低下を示す筋疾患や末梢神経疾患では安定性限界が小さいために姿勢が不安定になりやすい。

ンス障害の特徴があり，バランス障害の特徴に沿ったアプローチを考慮する必要がある。

バランスの評価指標には，片足立ちテスト，Rombergテスト，BBS，FRT，TUG，BESTest，重心動揺計による動揺面積，動揺軌跡長，姿勢安定度評価指標などがある。

BBS：Berg Balance Scale

FRT：Functional Reach Test

TUG：Timed Up and Go Test

BESTest：Balance Evaluation Systems Test

運動耐容能の障害

神経難病患者は，呼吸機能障害，筋力低下，活動性の低下などにより，運動耐容能が低下しやすい。多発性硬化症，多発性筋炎，ALS，重症筋無力症などでは強い易疲労性を示し，それにより症状の悪化や再発を誘発する場合があるので注意する。

運動耐容能の評価には，6分間歩行やエルゴメーターを使用する運動負荷試験などがある。疲労度の測定にはBorg指数などを用いる。

身体イメージの変容または感覚・運動統合の障害

われわれが運動する際には，運動する身体のイメージに合わせて運動を行っており，さまざまな環境のなかで運動することで，身体イメージが適切に保たれている。しかし，感覚障害，失認，運動麻痺，変形，筋緊張の異常などの運動機能障害や不活動のために運動経験が乏しくなると，自身の描く姿勢や運動のイメージと，実際の姿勢や運動とに乖離が生じる。パーキンソン病では，患者自身は大きな運動をしていると思っていても，実際の運動は小さいことがあり，乖離が大きいと転倒などにつながる危険性がある。身体イメージの変容は，感覚・運動統合障害ともとらえることができる。

姿勢・動作障害

運動機能障害は，姿勢保持や起居動作，歩行などの動作障害に結び付き，ADLの自立度に影響を及ぼす。姿勢や動作障害は，個別の運動機能障害や疾患による種々の運動機能障害の組み合わせなどにより異なり，疾患に特徴的な姿勢や動作障害がみられる。代表的な姿勢や歩行の異常として，パーキンソン病の前屈姿勢，すくみ足や小刻み歩行，運動失調症のwide-base歩行や酩酊歩行，筋ジストロフィー症における大きな骨盤の前傾や腰椎の前彎を伴う姿勢，登攀性起立（Gowers徴候）や殿筋歩行（アヒル歩行，waddling gait）などがある（図6）。表3に代表的な神経難病と姿勢や動作の特徴をまとめた。

VF：videofluoroscopic examination of swallowing

VE：videoendoscopic examination of swallowing

VC：vital capacity

CPF：cough peak flow

MIP：maximal inspiratory pressure

MEP：maximal expiratory pressure

MIC：maximum insufflation capacity

嚥下・呼吸機能障害

嚥下・呼吸機能障害は生命にかかわる重要な機能障害である。嚥下機能や呼吸機能の経時的な測定は，嚥下トレーニングや呼吸理学療法の適用，胃瘻造設や経管栄養導入，人工呼吸器の導入時期の予測に役立つ。呼吸機能障害としては拘束性の換気障害が多いので，胸郭の可動性，肺コンプライアンスの維持が重要である。

嚥下機能の評価には，反復唾液嚥下テスト，改訂水飲みテスト，嚥下造影検査（VF），嚥下内視鏡検査（VE）などを用いる。呼吸機能の評価には，肺活量（VC），胸郭拡張差，咳の最大呼気流量（CPF），最大吸気圧（MIP），最大呼気圧（MEP），最大強制吸気量（MIC），動脈血酸素飽和度（SpO_2）などを測定する。

図6 神経難病患者にみられる姿勢・歩行障害

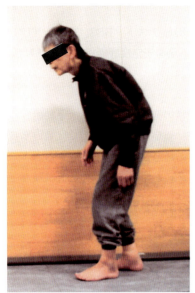 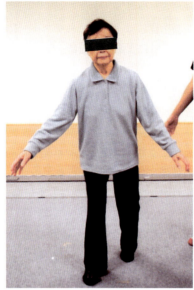 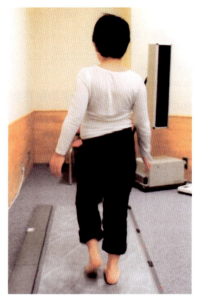

a　パーキンソン病患者
- 前屈姿勢
- すくみ足
- 小刻み歩行
- 腕の振りの減少　など

b　脊髄小脳変性症患者
- wide-base歩行
- 上肢のlow guard
- 酩酊歩行　など

c　筋ジストロフィー症患者
- 腰椎前彎
- 上肢の伸展
- 殿筋歩行
- waddling gait　など

表3　神経難病に現れる主な姿勢・動作の障害

疾患名または運動機能障害	姿勢・動作障害の特徴
小脳性運動失調	wide-base歩行，酩酊歩行，midまたはlow guard，歩行リズムの乱れ
感覚障害性運動失調	小脳性運動失調の特徴に加えて，常に下を見る歩行，足部を床に叩きつけるような歩行
パーキンソン病	前屈姿勢，腰曲り現象(camptocormia)，斜め徴候，すくみ足，小刻み歩行，加速歩行，体軸回旋の低下，逆説的歩行(kinésie paradoxale)
筋ジストロフィー症	腰椎の前彎，脊柱の側彎，胸郭変形，尖足，殿筋歩行，アヒル歩行(waddling gait)，登攀性起立(Gowers徴候)
筋萎縮性側索硬化症	鶏歩，つまずき(下肢型の初期)

神経・筋疾患による運動機能障害のとらえ方

　神経難病による病変によりさまざまな運動機能障害が現れるが，リハビリテーションの視点からは，運動機能障害を一次的運動機能障害と二次的運動機能障害に分けることが有用である。臨床的に一次的運動機能障害と二次的運動機能障害を区別して評価することは難しいが，運動機能障害に二次的な要素が含まれるかどうかを推測することは重要である。なぜなら，リハビリテーションの介入により一次的運動機能障害の進行を抑えることは難しいが，二次的運動機能障害は機能障害を維持・改善できる可能性があるからである。

　一次的運動機能障害については，神経系の可塑性に働きかけて機能障害の進行を抑

制する可能性があるが，理学療法・作業療法・言語療法による長期的な維持・改善は難しく，残存機能を用いた代償的アプローチや自助具・補装具などの導入，環境へのアプローチが重要になる。

二次的運動機能障害は，患者が一次的運動機能障害を抱えて生活する過程で発生する運動機能障害である。これには，活動量の低下によって生じる廃用症候群（生活不活発病），疾患や障害の状態に対して過度に活動性を高めることで生じる過用症候群，動作障害を不適切な方法で代償することで生じる誤用症候群が関係している。また，不安定な状態で起立や歩行を行い転倒し，新たな運動機能障害が起きることもある（図6）。

二次的運動機能障害は予防できる可能性のある機能障害なので，神経難病によるさまざまな機能障害の有無と程度，動作の自立度や代償方法，生活における活動度などを評価し，適切に対応する必要がある。また，要素的な運動機能障害と複合的な運動機能障害や動作・ADL障害との関連性を検討し，個々の患者に適したアプローチに結び付けることも重要である。

図7　一次的運動機能障害と二次的運動機能障害の関連性

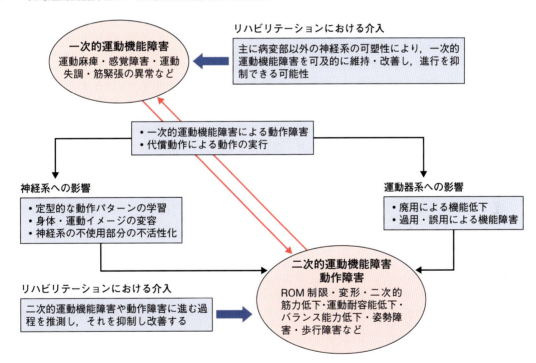

文献
1) Kandel ER 編，金澤一郎ほか監訳：カンデル神経科学，メディカルサイエンスインターナショナル，2014
2) Lundey-Ekman：Neuroscience for Rehabilitation 4 th ed. Saunders, 2012.
3) 医療情報科学研究所 編：病気がみえる vol.7 脳・神経 第2版，メディックメディア，2017.
4) 嶋田智明ほか編：実践MOOK・理学療法プラクティス 神経難病，文光堂，2009.
5) 松尾善美 編：パーキンソン病に対する標準的理学療法介入，文光堂，2014.
6) 潮見泰蔵ほか：リハビリテーション基礎評価学，羊土社，2014.

II 神経難病の障害像

2 コミュニケーション障害

南雲浩隆

- コミュニケーションは日常生活における活動の基盤要因であり，障害時には迅速・優先的に対応する。
- コミュニケーションエイド導入は，「基盤環境整備（ローテク物品）」と「応用環境整備（ハイテク物品）」に分類して考える。
- コミュニケーション機器導入は，①本人の意向と能力，②家族の支援能力，③支援体制から総合的に判断する。
- コミュニケーション障害に活用できる社会福祉制度は，「日常生活用具等の給付事業」と「補装具の給付（障害者総合支援法）」である。

神経難病のコミュニケーションの特徴と評価

コミュニケーション

コミュニケーションは，「人と人が意思を疎通する営み」として，さまざまな活動の根幹を担っており，基本的な伝達手段の確保は，日常生活を送るうえで必須な条件である。

通常，相互伝達の方法は，会話や対話といった音声言語のメディアを介したコミュニケーションが中心であり，聴覚による「音声言語」と非言語的な視覚情報による「文字，形態認識（表情・ジェスチャーなど）」に分類される。これらは併用され，各種の情報は感覚器を介して相互に補完的に使用されコミュニケーションが成立する（図1）。

また，コミュニケーションは，「意思を伝える」ほかに「感情や思想を共有する」といった側面がある。しかし，意思の伝達ができない相互不理解，対人コミュニケーション不全，誤った伝達などディスコミュニケーション[1]の特性のため，すべてを完全に伝えることには限界がみられる。そして，神経難病でよくみられる運動障害性構音障害は，構音器官の運動に関与する神経・筋系の病変による運動障害を起因とする言葉表出の障害である[2]。このときの構音機能は，構音器官である口唇，舌，軟口蓋，喉頭（声帯）[3]と呼吸機能によって保障される。なお，構音器官の評価については，成書を参照してほしい。

コミュニケーションの役割は，日常生活活動（ADL）や社会参加において対人関係を保ちともに過ごし活動するための基盤であり，障害が起こると生活自体や心理面に支障をきたす。従って，神経難病が進行性疾患であるという特徴を踏まえ，身体の運動機能や認知機能障害によるコミュニケーション能力低下に対して，滞ることなく迅速に対応する。

ADL：activities of daily living

図1 コミュニケーションに用いる相互伝達の方法

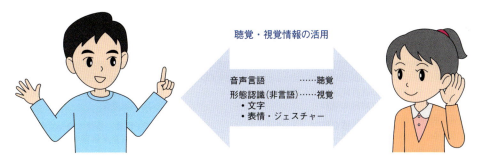

神経難病におけるコミュニケーション障害の特徴
神経難病疾患のコミュニケーション能力の予後経過(図2)

　遺伝子解析の技術が進歩し，詳細な疾患分類がなされるようになり，疾患数自体の増加とともに予後や治療方法といった疾患自体の解明が進んでいるが，コミュニケーションの予後経過は身体機能と同様に個別性が大きい．対応として，進行性疾患として将来的なコミュニケーションの経過を想定しつつ，具体的な計画をもって行い，心理的に不安定な状態を回避する．

図2 コミュニケーション能力の予後経過

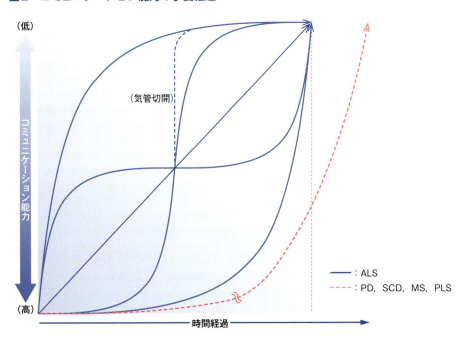

PD：Parkinson's disease（パーキンソン病），SCD：spinocerebellar degeneration（脊髄小脳変性症），ALS：amyotrophic lateral sclerosis（筋萎縮性側索硬化症），MS：multiple sclerosis（多発性硬化症），PLS：primary lateral sclerosis（原発性側索硬化症）

神経難病疾患のコミュニケーション障害の特徴と対応

表1に各神経難病のコミュニケーションにおける症状と障害の特徴を示す。

表1 神経難病疾患のコミュニケーション障害の特徴と対応

疾患名	症状と障害の特徴	対応
ALS	・障害の進行経過は個人差が大 ・PLSは緩徐な進行	維持的機能練習（ROM運動，基本動作練習），基盤・応用環境整備
PD	・運動障害性構音障害（dysarthria） ・小字症（micrographia）	抗PD薬，適度な身体活動量の確保，パーキンソン体操，書字・発声練習
SCD	・運動失調性構音障害〔酔っ払い様：断綴性（scanning），爆発性（explosive），スラー様（slurred）〕 ・手指機能障害（書字機能低下），スイッチ操作のタイミング障害（フィードフォワード制御の障害）	維持的機能練習（ROM運動，基本動作練習）
MS	・中枢神経系の障害部位に基づく多様な症状 ・手指機能障害，運動障害性構音障害	ステロイド薬，維持的機能練習（ROM運動，基本動作練習）

ALS：amyotrophic lateral sclerosis

PLS：primary lateral sclerosis

TPPV：tracheostomy positive pressure ventilation

TLS：totally locked-in state

FTD：frontotemporal dementia

PD：Parkinson's disease

筋萎縮性側索硬化症（ALS）

病状の進行が比較的速いが，一亜型のPLSの場合，身体機能の低下は緩徐な経過をたどり比較的良好[4]で，コミュニケーション能力も同様の経過をたどる。

気管切開下陽圧換気（TPPV）のための気管切開後には，スピーチングバルブはあるものの発話機能を喪失しやすい。

眼球運動を含むすべての随意筋が麻痺した状態は，TLS（完全な閉じ込め状態）とよばれる。TLSに至る者のうち70％は，発病後6カ月間以内に四肢，橋・延髄（球），呼吸，および外眼運動系の四随意運動系のうち同時に二系列以上に麻痺がみられる複数同時麻痺型で，これらの18.2％がTPPV装着後5年程度でTLSに至る[5]。

高次脳機能の評価は，残存機能を適切に活用するために不可欠な要因である。前景障害として身体機能の低下が突出するため，認知機能障害の存在がみえにくいが，孤発性ALSにおいて前頭側頭型認知症（FTD）の症状が確認されており，介入が難しい場合に留意する必要がある。

TLSによりコミュニケーションが困難になる患者もみられるため，本人・家族の精神面に配慮し，希望をもって日々の生活を送ることができるようフォローアップする。

パーキンソン病（PD）

神経難病で最も患者数が多い。運動障害性構音障害により発話機能の低下をきたす。重症例では小字症（micrographia，図3）がみられる。この疾患に関しては適度な活動量の確保，全身の筋肉の過緊張をほぐすためパーキンソン体操など身体のリラクゼーション，書字・発声練習が有効である。

図3 小字症（micrographia）

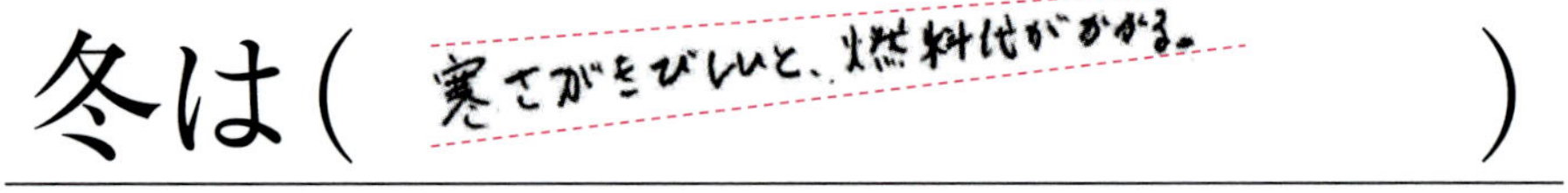

SCD：spinocerebellar degeneration

脊髄小脳変性症（SCD）

小脳障害による四肢・体幹の失調性機能障害に対し，構音動作の異常が運動失調性構音障害である．小脳は構音の空間的調節と時間的調節を制御すると考えられており，話し言葉は音が崩れ不明瞭になり，音の高さや大きさが不自然でリズムが乱れる．呂律が回らず，話し方は酔っ払い様を呈し，これらは断綴性（scanning），爆発性（explosive），スラー様（slurred）[7,8]とよばれる．

手指動作，発話などの身体動作を開始する際にたびたびタイムラグ（遅れ）がみられる状態を，タイミング障害という．このタイミング障害は，書字などの巧緻動作やスイッチ操作においてみられる．原因は，小脳のタイミング制御機構，つまり運動のフィードフォワード制御の障害であり，円滑な運動制御に支障をきたす．

CCAS：cerebellar cognitive affect syndrome

高次脳機能障害は，CCAS（小脳病変由来の小脳性認知・情動症候群）として，遂行機能障害，空間認知障害，感情・情動障害，言語障害がみられることがある[9]．

MS：multiple sclerosis

多発性硬化症（MS）

中枢神経系の病変部位によって多様な症状が発現する．全般的な知的機能や言語機能は保持されやすいが，患者の40〜70％[10]において，身体機能では視覚障害・感覚障害・運動障害が，高次脳機能では注意力低下・情報処理速度の低下・作業記憶やエピソード記憶の障害などがみられる．

コミュニケーションの評価

コミュニケーションの評価は，構音器官と表情など身体の運動表出機能である身体機能と，高次脳機能の双方で行う．運動機能に問題がない場合であっても，高次脳機能に問題があれば波及的にコミュニケーションに支障をきたす．コミュニケーションに影響する高次脳機能の要因は，見当識，記銘力，計算力，注意力，現実検討能力，知能などである（図4）．

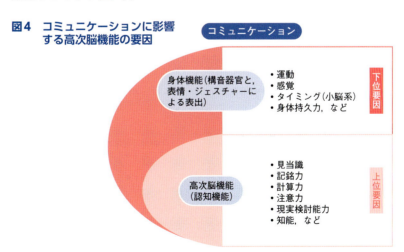

図4　コミュニケーションに影響する高次脳機能の要因

身体機能の評価

PDの対応は，服薬管理および適切な活動量の確保とその自己管理における指導が大切である．発症後には活動量の低下による廃用症候群が危惧されるため，適度な運動量確保の対応を行うが活動量が過多になると過用性による疲労や体調悪化，さらな

る活動量低下につながるので注意する。活動量の過多は、疲労により筋固縮が顕著となって発話機能が低下するため、休憩時間の取り方やそのタイミングなどを本人と家族が同席したうえで指導する。

SCDの身体機能の低下がコミュニケーション能力に及ぼす問題点は、身体動作のタイミング障害（反応速度の遅延）が、会話における意思疎通時や福祉機器操作のスイッチ動作時にみられ、重篤な場合に福祉機器の操作が困難となることである。

ALSにおける身体機能評価は、音声言語を司る構音器官について精査を行い、発話状況を確認する。特に初発症状として舌の萎縮などによる構音・嚥下障害をきたす球麻痺型では、コミュニケーション機能の低下が急性な場合もあり留意が必要である。

高次脳機能の評価

ALS-D：ALS with dementia

高次脳機能障害については、孤発性のおよそ2割程度に認知症を伴うALS-Dがみられる。前頭葉機能低下などが先行するが、重度の記憶障害や見当識障害を呈するのはまれである[11]。また、近年ALS-Dは多様なFTD症状（脱抑制的言動や保続などの前頭葉症状、理解力低下、注意集中困難、自発性・意欲低下、病識欠如、人格変化や注意障害、無気力無関心、異常行動など）が確認されており、さらに情動変化に留意する[12, 13]。

高次脳機能の評価手順と概要（図5）

①各種情報として、カルテから既往歴と症状、医学的検査結果を確認する。
②問診では面接・観察によりケースの全体像を把握する。

MMSE：Mini Mental State Examination

③スクリーニング検査として全般的な知的機能検査をMMSE、またはHDS-Rにより実施して概要を評価する。

HDS-R：Hasegawa Dementia Scale-Revised

④神経心理学的検査により精査を行う。
⑤トップダウンの方策をもって分析的に解釈してまとめる。神経心理学的検査は、明確な目的のもとで患者の状況に合致する必要十分な検査を所要時間と患者の疲労度を考慮して実施する。

MS：MMSEやHDS-Rの成績は保たれやすい。中枢神経病変による多彩な症状に留意して評価を進める。
ALS：MMSEやHDS-Rは保たれやすいが、前頭葉機能の低下をきたしやすい[11]。

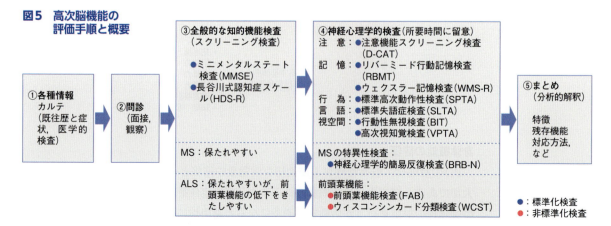

図5　高次脳機能の評価手順と概要

神経難病におけるコミュニケーション障害の重症度分類と対応

神経難病のコミュニケーション障害は5つのステージに分類され，対応は図6のとおりである。

図6　神経難病のコミュニケーション障害の5ステージ分類と対応

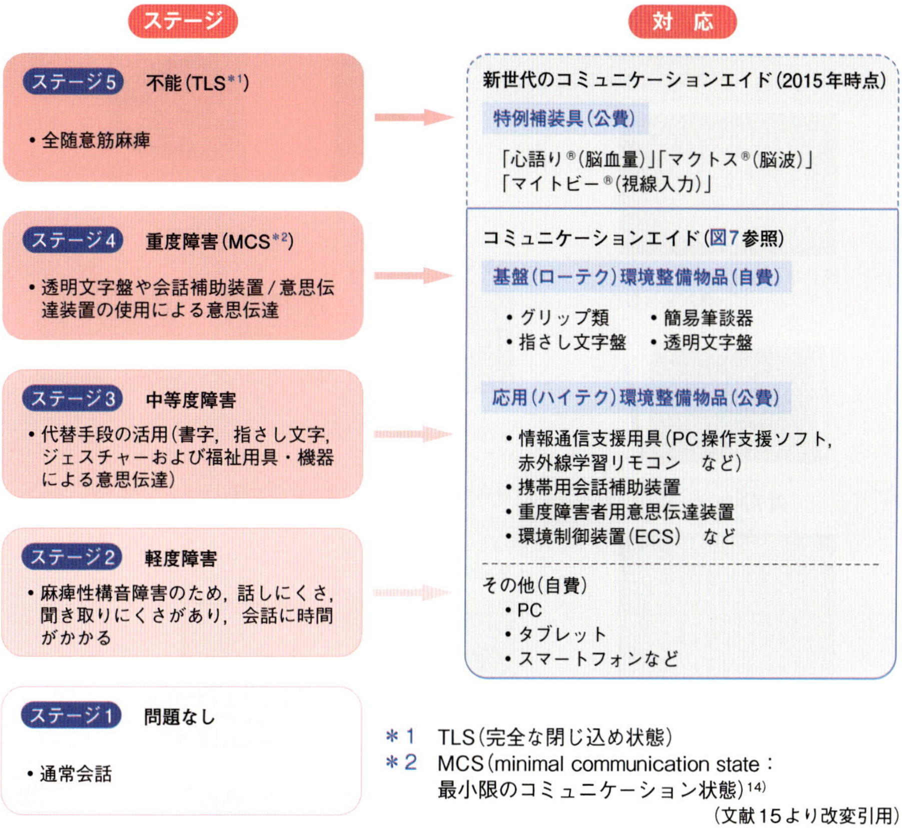

【ステージ】

- **ステージ5　不能（TLS*1）**
  - 全随意筋麻痺

- **ステージ4　重度障害（MCS*2）**
  - 透明文字盤や会話補助装置／意思伝達装置の使用による意思伝達

- **ステージ3　中等度障害**
  - 代替手段の活用（書字，指さし文字，ジェスチャーおよび福祉用具・機器による意思伝達）

- **ステージ2　軽度障害**
  - 麻痺性構音障害のため，話しにくさ，聞き取りにくさがあり，会話に時間がかかる

- **ステージ1　問題なし**
  - 通常会話

【対応】

- 新世代のコミュニケーションエイド（2015年時点）
  - 特例補装具（公費）
    - 「心語り®（脳血量）」「マクトス®（脳波）」「マイトビー®（視線入力）」

- コミュニケーションエイド（図7参照）
  - 基盤（ローテク）環境整備物品（自費）
    - グリップ類　　・簡易筆談器
    - 指さし文字盤　・透明文字盤
  - 応用（ハイテク）環境整備物品（公費）
    - 情報通信支援用具（PC操作支援ソフト，赤外線学習リモコン　など）
    - 携帯用会話補助装置
    - 重度障害者用意思伝達装置
    - 環境制御装置（ECS）　など
  - その他（自費）
    - PC
    - タブレット
    - スマートフォンなど

*1　TLS（完全な閉じ込め状態）
*2　MCS（minimal communication state：最小限のコミュニケーション状態）14)

（文献15より改変引用）

コミュニケーションエイドの導入

コミュニケーションエイド導入の留意点

コミュニケーションエイドは，日常生活で使い慣れた身の回りの用品で代用するのが望ましいが，新規に購入する場合は，「何のために導入するのか」という目的を明確にした後に，試用して適切な物品導入を行う。

公的制度の助成を受けられる場合，自己負担金の少ない社会福祉制度を活用して福祉用具や機器を導入する。「基盤環境整備（ローテク物品）」と「応用環境整備（ハイテク物品）」に分類して考えると対応しやすい（図7）。

基盤環境整備（ローテク物品）

すぐに使用でき操作が簡単で，さらに維持・管理が容易なものである。ALSでは，透明文字盤の導入と活用が最も重要である。

ローテクだからといって活用度が低いといった先入観は避けたい。ローテクはその使用時の簡易さゆえに，誰もがすぐ簡単に使用できるというメリットがある。

図7 コミュニケーションエイドの基盤環境整備(ローテク物品)と応用環境整備(ハイテク物品)

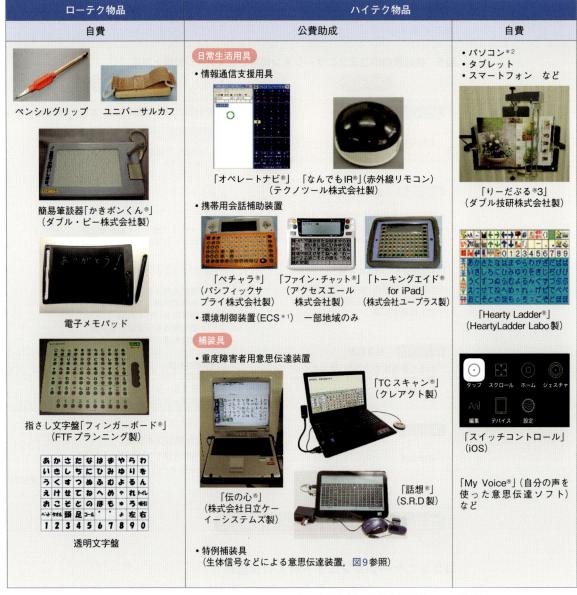

*1 ECS：environmental control system　*2 パソコン：一部の市区町村で日常生活用具により給付可

応用環境整備(ハイテク物品)

電子機器(PC周辺機器，タブレット，スマートフォンなど)であり，使用するには操作手順の理解と習得が必要となる。また，使用者の能力などとの相性があり，誰でも活用できるとは限らない。介護者のセットアップの時間や操作の習熟，さらには定期的な機器のメンテナンスが必要なものもあり，介護者の精神的な負担に配慮する。筆者の経験上，意思伝達装置の導入者は，ALS患者の場合30％程度である。

活用しやすい支援機器情報の入手先を**表2**にまとめた。

コミュニケーション障害

表2 支援機器情報の入手先

障害者ITサポートセンター（各都道府県に設置）	個々の生活状況に応じてITを利用するための機器情報を提供している。代表的な支援機器が実物展示されていて試用しての比較ができる。また，常駐スタッフの相談を受けることができる
エイティースクウェアード：AT2ED（ウェブサイト）	こころWeb：障害をもつ人のパソコン利用や，コミュニケーションを支援するためのサイト。支援機器について実例を交え紹介している 福祉機器情報，メーカー情報，研究者情報などのデータベースを活用できる

適合評価における検討点

福祉用具・機器を導入する際には，事前の適合評価によって活用が可能であるか評価する。コミュニケーション機器導入にかかわる要因は，本人の意向と能力，家族の支援能力，支援体制（地域資源と介護スタッフの能力）であり，総合的に判断する（図8）[16]。

図8 コミュニケーション機器導入にかかわる要因

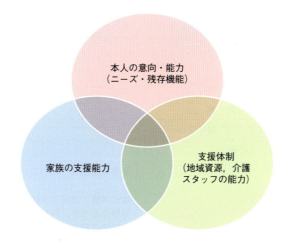

継続的な地域リハビリテーションと地域医療連携

在宅で継続して安心した生活を送ることができるよう，また専門職の支援体制を保障するため，地域包括支援センターなどの難病対応を行う主幹病院が指定されている。難病拠点病院や地域リハビリテーション広域支援センターは，患者向けサービスや地域で活躍する専門職向けの講習会を開催し，情報提供や相談業務を実施しているので活用する。難病研修会への参加によって，各種専門職との交流を通して，人的ネットワークを広げる。解決すべき問題が出てきたときは相談を求めて早急に対処する[17]。

クリニカルパスの活用

情報の共有化を図り，連携をスムーズに図るための情報ツールは欠かすことができない。表3に東京都立神経病院で作成したALS向けの作業療法クリニカルパスを示した。

表3　ALS用の作業療法クリニカルパス（東京都立神経病院作成）

ALSリハビリテーション情報提供書（作業療法）

氏　　名：　　　　　　　　　　　　（男・女）　　　歳
疾　患　名：
入院期間：　　　年　　月　　日～　　　年　　月　　日
病名告知：（済・未）

	作　業　療　法	
身体状況	筋力　　　：MMT（上肢ー　　　） 　　　　　　　　　　（手指ー　　　） 疼痛　　　：無・有 座位持久力：　　分程度 その他　　：	
ADL	コミュニケーション方法	発話，指文字盤，透明文字盤，筆談，機器活用
	呼び出しチャイム：無・有	有線，無線
	特殊スイッチ　　：無・有	押しボタン式，PPS，ピンタッチ，視線入力，その他
	福祉機器利用　　：無・有 　　　　「情報通信支援用具」 　　　　「携帯用会話補助装置」 　　　「重度障害者用意思伝達装置」 　　　　　　　　「その他」	 オペレートナビ ペチャラ，トーキングエイド，レッツチャット 伝の心，TCスキャン，話想 ハーティーラダー，スイッチコントロール
	呼び鈴分岐装置：無・有	
	上肢装具（PSB）：無・有	
	食事：軽量スプーン，握りフォーム	
	更衣，整容，その他	
指導内容	ADL	食事用自助具
	コミュニケーション	指文字盤，透明文字盤 特殊スイッチ，呼び鈴，呼び鈴分岐装置 機器操作練習
	上肢・手指維持的自主トレ その他	
その他・特記事項	生活上の意向： 申請中の制度：「情報通信支援用具」「携帯用会話補助装置」 　　　　　　　「重度障害者用意思伝達装置」「その他：　　　　　　　　　　」	

（許可を得て掲載）

社会福祉制度の活用

　コミュニケーション障害の場合に活用できる社会福祉制度は，「日常生活用具等の給付事業」と「補装具の給付（交付，修理）（障害者総合支援法の自立支援給付）」である

（表4）。ともに情報・意思疎通支援用具の分類に入り，前者が「携帯用会話補助装置」と「情報・通信支援用具」，後者は「重度障害者用意思伝達装置（以下，意思伝達装置）」である[18]。

表4　コミュニケーション障害における公的制度の活用・順序（窓口：市区町村の障害福祉課）

公的制度の活用順	早い →				遅い	
福祉制度	日常生活用具等の給付*1			補装具の給付（交付，修理）		
名称	情報通信（意思疎通）支援用具	携帯用会話補助装置	環境制御装置（ECS）*2：一部のみ	重度障害者用意思伝達装置		特例補装具
支給要件	ADLの困難を改善・自立を支援し，社会参加を促進すると認められるもの			重度の両上下肢および言語機能障害者（身障手帳1・2級，音声言語機能の喪失）で意思伝達装置によらなければ意思伝達が困難な者*3 【書類判定時の申請書類】 ①（身体障害者福祉法で定められた）指定医の意見書 ②OTの報告書 ③見積書（業者） 【出張判定の窓口】 市区町村の障害福祉課		筋活動によるスイッチ操作が困難な者
内容	PCソフト 周辺機器（スイッチ本体，インターフェースなど）	専用福祉機器		本体（プリンタ，赤外線リモコンユニット付属）＋導入者の状況で必要な物品（本体スタンド，入力スイッチ，スイッチ固定具，呼び鈴分岐装置，呼び鈴）		「生体現象方式」による操作（生体信号の検出装置と解析装置で構成され，脳波や脳血流量等を利用するもの）
物品名	「オペレートナビ®」など（その他：各種入力スイッチ，PC周辺機器）	「ペチャラ®」「トーキングエイド® for iPad」（原則アプリのみ），「レッツチャット®」「ハートアシスト®」		通信機能有，高度な環境制御機能有	簡易操作・モバイル用途，通信機能なし	「心語り®」（脳血流量測定），「マクトス®」（生体信号，位），「マイトビー®」（視線入力）
				「伝の心®」「話想®」「TCスキャン®」など	「レッツチャット®」，「ハートアシスト®」*4	
支給基準額	50,000〜100,000円	90,000〜285,000円	500,000〜900,000円	450,000円		要確認
自己負担金*5	原則10％（一般納税者）			40,000円程度（一般納税者）		40,000円程度（一般納税者）
その他：フリーソフト等				「Hearty Ladder®」（重症者向け）		埼玉県：平成20年度から備品として整備済みで試用できる

*1 「パソコン本体」：日常生活用具として支給できる市区町村有り
*2 横浜市・川崎市・相模原市（神奈川県），高知市（高知県），港区（東京）など
*3 「障害者総合支援法」により支給要件を満たさずとも早急に支給できる場合有り
*4 簡易操作・携帯用として給付対象であるが，携帯用会話補助装置との重複給付はできない（障害福祉課に要確認）
*5 収入額により異なる：なし（生活保護世帯），加算〜全額（高額納税者）

日常生活用具などの給付

　障害者などの日常生活がより円滑に行われるための用具を給付，または貸与することにより福祉の増進を図ることが目的である。対象は，携帯用会話補助装置が「音声言語機能障害」，情報・通信支援用具が「上肢機能障害または視覚障害」であり，内容は，パソコンの周辺機器やアプリケーションソフトである。

　申請は市区町村の障害福祉課で行い，市区町村給付判断をする。

　実施主体は各市区町村であり，給付項目や基準額，内容が異なるため，詳細については各自治体の障害福祉課に確認する。

補装具の給付

　市町村申請後に身体障害者更生相談所または市町村の審査をもって給付が決定される。意思伝達装置の審査には，「書類判定」と「出張判定」(在宅に訪問して実際に使用状況を確認する)がある。

書類判定

　①指定医(身体障害者福祉法)の意見書，②OTの報告書，③見積書(納入業者)の3点を提出する。

出張判定

　厚生相談所(都道府県が設置する障害者の更生援護に関する公的な専門的相談・判定機関)の職員が直接患者の自宅へ訪問して在宅で行う。各都道府県で対応が異なるため，窓口の市区町村の障害福祉課に照会する。

意思伝達装置の給付

　装置本体のほかに，使用者の状況に応じた物品を選択整備して導入する。例えば，意思伝達装置「伝の心®」で選択すべき物品は，本体固定台(スタンド)，スイッチ(入力装置)，スイッチ固定具，呼び鈴分岐装置，呼び鈴である(表4，図9)。

　意思伝達装置は，付加的機能としてパソコン操作ができる製品もあるが，厳密な公費対象は文字生成による意思伝達の部分である。自治体によっては，パソコンと操作支援ソフト(「オペレートナビ®」など)を組み合わせ，意思伝達装置として給付可能な市区町村もある。詳細は，障害福祉課まで問い合わせる。

　身体の残存機能を活用して，表4，図12の7種類のスイッチいずれかを使用すれば，最低限の機能として呼び出しブザーを鳴らすことができる。スイッチが使用できなくなった場合，視線検出式入力装置など別種類のスイッチを「修理基準」対応で申請して追加給付を受ける。

　スイッチの適合導入の留意点として，スイッチ操作に必要な3要素(図10)，スイッチ導入目的と身体部位の順序(図11)，ALS向けスイッチの種類と使用順序(図12)について整理した。

図9 意思伝達装置「伝の心®」の導入時の物品選択の流れ

①本体

「伝の心®」本体：

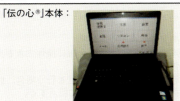

赤外線リモコンユニット，プリンタ付属

②本体固定台（スタンド）

部屋の広さ，収納，床の状況などを考慮して選ぶ

卓上タイプ		キャスタータイプ	
	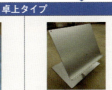	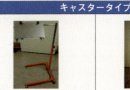	
アクリル製パソコンスタンド	「どこでもOK斜面くん®」（川端鉄工所製）	「パソッテル®」（川端鉄工所製）	「アシスタンド®」（ダブル技研株式会社製）

③スイッチ（入力装置）

押しボタン式（接点式入力）スイッチ	接触・圧電式（帯電式・圧電素子式）スイッチ	視線検出式スイッチ	筋電式スイッチ
①ライトクリックスイッチ ②「スペックスイッチ®」 ③「ジェリービーンスイッチ®」	④「ポイントタッチスイッチ®」 ⑤「PPSスイッチ®」（ピエゾニューマティックセンサースイッチ） ⑥「ピンタッチスイッチ®」	⑦トビーPCEye Miniプラス	⑧「EOG眼球運動センサースイッチ®」
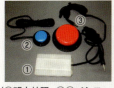		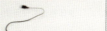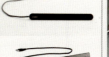	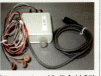
（①明丸技研，②③パシフィックサプライ株式会社製）	（いずれもパシフィックサプライ株式会社製）	（クレアクト製）（許可を得て掲載）	（シースター株式会社製）

④スイッチ固定具

ベルクロ（着脱・位置調整可）		スタンド		重錘	各種テープ
ベルクロ付ブロック	ベルクロ付安定板	クリップスタンド	スタンダードアーム		

⑤呼び鈴分岐装置

1つのスイッチで「呼び出しチャイム」と「伝の心®」を同時に操作する機器。「時間」または「回数」により誤作動を防止する

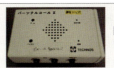

「パーソナルコールⅡ®」（株式会社テクノスジャパン製）

⑥呼び鈴

コードレス式			有線式
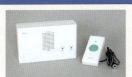	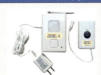	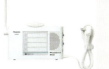	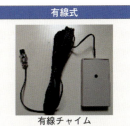
「呼び出しリモコンE®」（株式会社エスコアール製）（許可を得て掲載）	「ピカポン2 i-AH®」（徳器技研工業株式会社製）（許可を得て掲載）	「ワイヤレスコール®」（パナソニック株式会社製）	有線チャイム

（支給基準額45万円，自己負担原則1割）

図10 スイッチ操作に必要な3要素

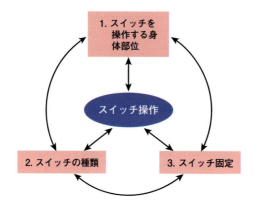

スイッチ設定時の留意点
①本人の要望に沿って正確に操作できる身体部位を選択する。
②複数の人がスイッチ設定を行う場合，設置方法を図などで正確に掲示する。
③スイッチの作動が不安な場合は，「作動音」などで使用者が動作を確認できるセッティングを行う。
④不随意な動き，生理的な動きの誤動作防止には，「呼び鈴分岐装置」を活用する。

図11 スイッチ導入目的と身体部位の順序

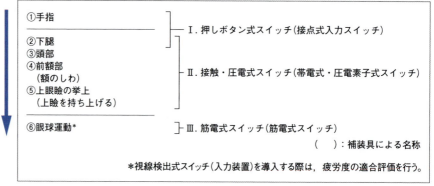

(文献14より改変引用)

「特例補装具」の給付

　意思伝達装置で使用されるスイッチが使用できない場合に活用する「生体現象方式」の装置である。
　申請後，更生相談所による使用状況の審査によって活用が可能と判定された場合に給付される。装置は，「心語り®（脳血流量測定）」「マクトス®（生体信号）」「マイトビー®（視線入力）」などである。

コミュニケーション障害

図12 ALS向けスイッチの種類と使用順序

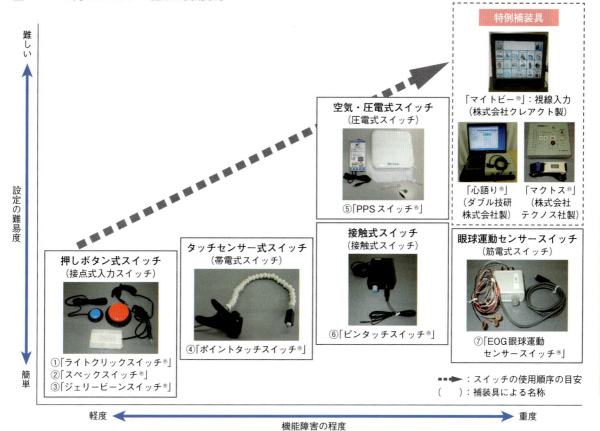

※7種類のスイッチを使用すれば，残存機能を活用してブザーを鳴らし誰かを呼ぶことができる。
※最終的な身体機能の残存部位は，眼球の左右水平方向の運動（「EOG眼球運動センサースイッチ®」），または瞼の開閉による上瞼を持ち上げる動き（「ピンタッチスイッチ®」）である。視線検出式スイッチの導入時には，疲労の適合評価を実施する。

文献

1) 清水 均 編：現代用語の基礎知識．p.579, 自由国民社, 2014.
2) 廣瀬 肇：構音障害-麻痺性構音障害を中心に-. 失語症研究 8(1)：18-21, 1988.
3) 生井友紀子：小脳と構音障害．神経内科 78：657-666, 2013.
4) 日本臨牀 編：日本臨牀 別冊神経症候群II．p.360-363, 日本臨牀社, 1999.
5) 川田明広ほか：Tracheostomy positive pressure ventilation (TPPV)を導入したALS患者のtotally locked-in state (TLS)の全国実態調査．臨床神経学 48：476-480, 2008.
6) 南雲浩隆 著, 生田宗博 編：神経障害の中で能力を生かす．I・ADL 第3版-作業療法の戦略・戦術・技術．p.140-157, 三輪書店, 2012.
7) 廣瀬 肇ほか：言語聴覚士のための運動障害性構音障害学．p.86-119, 医歯薬出版, 2001.
8) 福迫陽子ほか：麻痺性（運動障害性）構音障害の話しことばの特徴-聴覚印象による評価-. 音声言語医学 24(2)：149-164, 1983.
9) Schmahmann JD, et al：The cerebellar cognitive affective syndrome. Brain 121：561-579, 1998.
10) Rao SM, et al：Cognitive dysfunction in multiple sclerosis. I. Frequency, patterns and prediction. Neurology 41：685-691, 1991.
11) 日本神経学会 監：筋萎縮性側索硬化症診療ガイドライン 2013（http://www.neurology-jp.org/guidelinem/pdf/als2013_00.pdf, 2015年11月閲覧）．
12) 吉田祥子ほか：認知機能障害を呈したALSの1例-書字障害を中心とした神経心理学的検討．言語聴覚研究9(2)：65-71, 2012.
13) 加藤 綾ほか：急速な経過を辿った前頭側頭型認知症を伴う筋萎縮性側索硬化症の一例．聖隷浜松病院医学雑誌 17(2)：53-59, 2017.
14) Hayashi H, et al：ALS patients on TPPV-totally locked-in state, neurologic findings and ethical implications. Neurology 61：135-137, 2003.
15) 南雲浩隆 著, 生田宗博 編：神経障害の中で能力を活かす．I・ADL 第3版-作業療法の戦略・戦術・技術．p.140-157, 三輪書店, 2012.
16) 坪田貞子 編：身体作業療法クイックリファレンス．p.127-145, 文光堂, 2008.
17) 南雲浩隆ほか：神経難病に対する地域リハビリテーション研修会の有用性とニーズ．東京作業療法：27-34, 2013
18) 日本リハビリテーション工学協会 編：「重度障害者用意思伝達装置」導入ガイドライン～公正・適切な判定のために～【平成24-25年度改定版】．日本リハビリテーション工学協会, 2013.

Ⅱ 神経難病の障害像

3 摂食嚥下障害

秦 若菜

狭義の「嚥下」とは口腔に取り込んだ食塊を咽頭を介して胃へ送り込む一連の動作を指す。しかし、実際の食事には、食べ物を視覚的あるいは嗅覚的に楽しんだり、適切な量の食べ物を口に運んだり、咀嚼したりする過程が存在する。したがって、リハビリテーションでは食物の認知、口腔内への取り込み、咀嚼、嚥下の一連の流れを含んだ摂食嚥下機能を評価し、アプローチしていく。

摂食嚥下の流れとその障害

摂食嚥下の流れは大きく5つの期に分かれる(図1, 2, 表1)。

先行期
食物を認識し、食物を口元まで運ぶ。また、一口量や摂食ペースを調整する。

準備期
口腔内へ食物を取り込み(捕食)、咀嚼する。咀嚼には下顎の挙上運動だけではなく、舌により食物を歯列咬合面へ移動させる必要があるため、舌の筋力・協調運動が必要になる。また、咀嚼中には口腔内に食塊を保持しておく必要がある。

口腔期
舌前方部と辺縁部を口蓋へ押し付け、舌背にまとめた食塊を口腔の後方(咽頭方向)へ送る。

咽頭期
咽頭へ食塊が到達すると嚥下反射が惹起され、食塊を食道へ移送する時期である。食塊により咽頭の感覚受容器が刺激されると、文字通り反射運動が起こり、咽頭期嚥下が開始される。咽頭の食塊通過時間は約0.6秒程度で、この間に、①軟口蓋の挙上と後退(鼻腔への通路を閉鎖)、②舌骨前上方挙上、③喉頭挙上、④咽頭収縮、⑤食道入口部開大(輪状咽頭筋の弛緩)が行われ、食塊は食道へと輸送される。また、喉頭挙上と同時に喉頭が閉鎖され、声門を閉じて気道を防御している。咽頭期では呼吸は中止される(嚥下時無呼吸)。

食道期
蠕動運動によって食塊は食道から胃へ送られる。

図1 嚥下器官

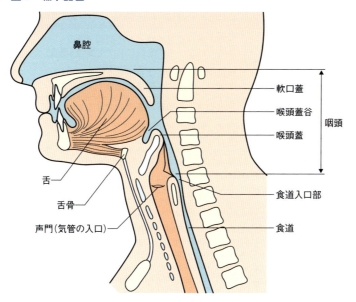

図2 摂食嚥下の流れ

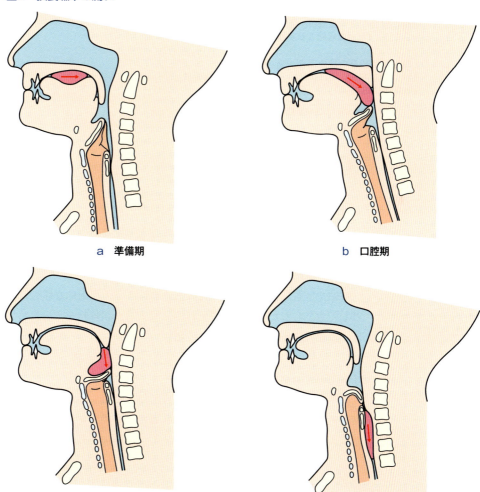

a 準備期
b 口腔期
c 咽頭期
d 食道期

表1 各期の障害

各期	生じうる問題	顕在化する症状
先行期	全般的認知機能の低下	食物を食べる対象物として認知できない 食物ではないものを口にしてしまう（異食）
	注意機能の低下	環境からの刺激により摂食を中断する 早食い，口腔内への詰め込み
	意欲低下	食欲低下，食事行動を開始できない
	失行	食具の操作が拙劣/困難（スプーンで食物をすくうことができない，食べ物を取りこぼすなど）
	失認	食物に気付かず，食べ残しがある
	筋力低下，運動失調，振戦，強剛に伴う上肢の摂食動作障害	食器具の操作困難 ・食べ物を掴みにくい ・口まで運べない
準備期・口腔期	全般的認知機能の低下	いつまでも咀嚼し続ける 口腔内に食物をためる
	口唇 舌，下顎の筋力低下	咀嚼力低下 ・硬いもの，繊維の強いもの，口腔や喉に張り付くものが噛みにくい
咽頭期	奥舌〜咽頭の知覚低下	嚥下反射が起こりにくくなる
	鼻咽腔閉鎖不全（軟口蓋の筋力低下）	鼻腔への食物の逆流
	咽頭収縮筋，舌骨上筋群，舌骨下筋群の筋力低下（咽頭を収縮させる筋力）	咽頭を収縮させる筋力の低下 喉頭を挙上させる筋力の低下 →誤嚥
食道期	上部食道括約筋の機能不全，食道蠕動運動の減弱（MSA，PDなど） 食道拡張（MSA）	胃食道逆流

MSA：multiple system atrophy（多系統萎縮症）　PD：Parkinson's disease

誤嚥とは

誤嚥とは声門を越えて食物や唾液が気管に流入することである（図3）。嚥下反射や気道防御反射が低下あるいは喪失することで生じる。

むせ

喉頭や気管に食塊や唾液が流入した際に生じる反射的な咳のこと。たとえ誤嚥したとしても，しっかりとむせて気管内に流入した誤嚥物を十分に喀出することができれば，誤嚥性肺炎は発症しにくくなる。

不顕性誤嚥（silent aspiration）

誤嚥をしても気道防御のための咳反射が起こらない状態。嚥下時にむせていなくても誤嚥をしていないとは限らない。喉頭や気管内に常に痰や唾液が流れ込んでいると感覚の閾値が上がり，食塊の侵入時にも反射が起こりにくくなる（図4）。

誤飲

食べ物ではない物を飲み込んでしまうこと（＝異食）。

図3 VF（嚥下造影）の誤嚥例

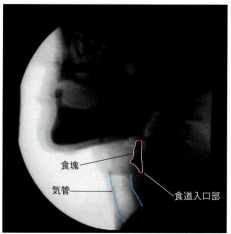
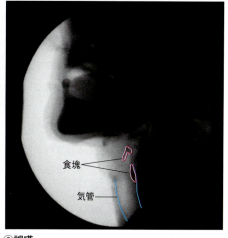

①嚥下の直前
食道入口部に食塊が観察される。

②誤嚥
嚥下できず，食道入口部からあふれ出た食塊が喉頭内を通過し，気管内へと侵入した。

VF：videofluoroscopic examination of swallowing

図4 PD患者の咽喉頭画像（VE：嚥下内視鏡検査による）

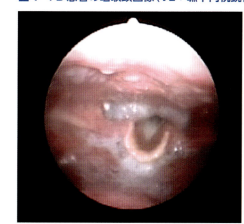

気管内に多量の唾液が流入しているが，むせを認めない。

VE：videoendoscopic examination of swallowing

（図3，4：北里大学東病院 音声喉頭外来のご厚意による）

神経難病と嚥下障害

　神経難病に伴う嚥下障害の特徴は緩やかに嚥下障害を発症し，徐々に能力低下が進行する点である．したがって，嚥下機能が落ちてきたタイミングを見逃さないようにすることが大切である．

　周囲の者に最もわかりやすいのは，摂食嚥下にかかわる筋力の低下に伴って，嚥下機能が障害されていく場合である．しかし，摂食嚥下器官そのものの機能は比較的保たれていても，認知機能や呼吸機能の低下が摂食嚥下活動に影響する場合も少なくない．

　摂食・嚥下障害患者における摂食状況のレベル[1]やALS機能障害尺度嚥下部分（ALS FRSsw）[2]などに照らし合わせて，現在の摂食状況を把握するとともに，嚥下障害の進行を予測しておく（**表2，3**）．

ALS：amyotrophic lateral sclerosis（筋萎縮性側索硬化症）

ALS FRSsw：ALS functional scale swallowing part

補助栄養の利用，非経口栄養の併用や非経口栄養への移行も視野に入れて，予後予測的な対応を行う。

表2　摂食嚥下障害患者における摂食状況のレベル

何らかの問題あり	経口なし	1	嚥下トレーニングを行っていない
		2	食物を用いない嚥下トレーニングを行っている
		3	ごく少量の食物を用いた嚥下トレーニングを行っている
	経口と補助栄養	4	1食分未満の(楽しみレベルの)嚥下食を経口摂取しているが，代替栄養が主体
		5	1〜2食の嚥下食を経口摂取しているが，代替栄養も行っている
		6	3食の嚥下食経口摂取が主体で，不足分の代替栄養を行っている
	経口のみ	7	3食の嚥下食を経口摂取している　代替栄養は行っていない
		8	特別食べにくいものを除いて，3食を経口摂取している
		9	食物の制限はなく，3食を経口摂取している
正常		10	摂食・嚥下障害に関する問題なし

（文献1より引用）

表3　ALS機能障害尺度嚥下部分（ALS FRSsw）

4：正常な食生活
3：嚥下障害を自覚
2：食形態を変更しないと食べられない
1：補助的な経管栄養または点滴が必要
0：経口摂取不能

（文献2より引用）

嚥下障害の始まり

神経難病では徐々に摂食嚥下機能が低下することが多いため，明確な嚥下障害の始まりを定義することは難しいが，嚥下機能の低下の有無や程度をモニタリングし続け，必要な対応をタイミングよく導入する。表4に摂食嚥下機能低下を疑う所見をまとめ

表4　摂食嚥下機能の低下を疑う所見

	所見	要因・影響
全身	肺炎の既往，発熱，痰の増加	誤嚥
	体重減少	摂食量低下
	脱水	水分摂取量低下
摂食嚥下	食事量の減少，食事時間の延長，食事に伴う疲労，食事の嗜好が変化	口腔機能・嚥下機能の低下
	食べにくいものがある（硬いもの，パサつきのあるものなど）	咀嚼力低下
	液体でむせることがある，唾液でむせることがある	誤嚥
	嚥下後の喉の違和感（咽頭残留感），食事中，食後に咳が出る 食後に声がガラガラした声（痰の絡んだような声：湿性嗄声）に変化する	誤嚥・咽頭残留
呼吸	肺活量の低下，呼気持続時間の低下，強い咳払いができない	摂食時に易疲労を招きやすい 誤嚥時の喀出困難
発声	声が小さい，湿性嗄声（痰の絡んだような声）	誤嚥
構音（発音）	不明瞭な発話，鼻に抜けた発音	口唇，舌，軟口蓋の筋力低下

PD:Parkinson's disease

た。必ずしも患者自身が嚥下障害に気づくとは限らない。特にPD患者では摂食嚥下障害の自覚がなくとも誤嚥を認める場合がある。PD患者の嚥下機能を評価する「日本語版嚥下障害質問票」3)を利用することもできる。

摂食嚥下障害への対応

食形態の調整

　初期の摂食嚥下障害に対しては，食べにくい食品や形態を無理して摂取するのではなく，摂食嚥下しやすく誤嚥の危険性が低い形態へと食事の内容を変化させる。特に液体は最も誤嚥しやすい食品であるため，増粘剤（とろみ剤）を添付して液体の粘度を調整する。

　嚥下しやすい食べ物とは，咀嚼が容易で，口腔内で食塊を形成しやすい（口の中でばらけない）もの，口腔内に残留しない（パサつきや過度な粘性がない）ものである。

　筋力低下を伴う患者は食事を軟らかい形態へ変えると「さらに筋力が低下するのではないか」と心配することがあるが，食べにくい食形態を摂取することは栄養低下や誤嚥のリスクを高める危険性があることを説明する。

間接（基礎）トレーニング

　食物を用いずに嚥下機能にアプローチするトレーニングである。舌や下顎，口唇周囲の筋肉に対して筋力・運動範囲・運動速度などを改善・維持させるためのトレーニング，嚥下反射の惹起を促すのどのアイスマッサージ5)，喉頭挙上トレーニング，構音トレーニング，発声トレーニング，咳嗽トレーニングなどが，神経難病患者に対する代表的なトレーニング方法である。

　疾患によっては，積極的な運動トレーニングが病状の悪化につながる場合もある。特にALS患者には筋疲労を伴う運動トレーニングは禁忌である。

　運動機能の維持，廃用予防には適度な運動やストレッチが有効である場合も少なくない。疾患や病態に合わせて運動方法やその量を選択する。

トレーニング

　食物を用いて行うトレーニングとして直接（摂食）トレーニングがある。嚥下の仕方そのものをトレーニング/調節する方法に加えて，姿勢の調整や摂食方法（一口量など）の調整，食事の環境設定，食形態の調整（表5，6）などを含む。

表5　食形態の調整

食べにくい食品	対応方法
液体（水，お茶，味噌汁，吸い物など）	液体にとろみを付ける
パサつくもの（焼き魚，ゆで卵，ふかし芋など）	調理方法の変更（煮る），餡かけにする
咀嚼しにくいもの（こんにゃく，かまぼこ，なめこなど）	食べやすい大きさに切る
咀嚼力が必要なもの（厚めの肉など）	薄切りにする，十分な軟らかさになるまで煮る
口腔やのどに張り付くもの（餅，板海苔，ワカメ，レタス，はんぺんなど）	食事から除く（一部は調理方法の変更にて対応可能）
粒が残る（ばらけやすい）もの（ピーナッツ，煎餅，枝豆，生野菜など）	水分を含んだ調理方法に変更する
繊維の強いもの（ごぼう，ふきなど）	繊維を断ち切る方向にカットする
酸味の強いもの（酢の物，柑橘類など）	酸味量を減らす

リスク管理

摂食・嚥下障害のある患者は，誤嚥や窒息，低栄養，誤嚥性肺炎の危険を含んでいる。

誤嚥の予防（各患者の誤嚥のリスクを予測する）

嚥下機能は日内変動，日間変動する場合がある。PD患者ではon-off現象を把握し，投薬のタイミングと食事時間を調整する。易疲労性のある患者では食事中の疲労の高まりとともに嚥下機能が低下するので，1回の食事時間を短くし，複数回に分ける工夫も可能である。認知機能や精神機能を踏まえて，設定した食形態や嚥下方法を順守することが可能であるかを評価する。難しい場合には患者の機能に合わせた設定が必要である。

嚥下を阻害したり，咽頭の知覚や意識状態を低下させたりするような薬剤（向精神薬など）を服用していないか確認する。

患者や家族，介助者が嚥下障害の状態やそのリスクを理解する必要がある。障害を受容できない場合や症状の進行に対する理解が難しい場合もある。

経管栄養の場合，栄養剤は逆流しやすい食品であるので，栄養剤注入時の姿勢や注入方法に留意する。食事前後に口腔ケアを行い，吸引器を常に使用可能な状態にしておく。

情報交換・共有

1人の患者に対して，食形態や摂食方法が定まらず，ケアにばらつきが生じると，誤嚥や窒息などのリスクを高める。嚥下機能や栄養状態，全身状態にかかわる情報を関連職種と共有しながら対応方針を決定する。患者・家族に対しては必ずインフォームドコンセントを実施し，十分な同意・合意が得られたうえで方針を決めることが重要である。

摂食介助に関しては不特定多数の人で対応する可能性があるため，介助方法を視覚

表6　嚥下調整食学会分類 2013(食事)早見表

コード【I-8項】		名称	形態	目的・特色	主食の例	必要な咀嚼能力【I-10項】	他の分類との対応【I-7項】
0	j	嚥下トレーニング食品0j	均質で，付着性・凝集性・硬さに配慮したゼリー。離水が少なく，スライス状にすくうことが可能なもの	重度の症例に対する評価・トレーニング用。少量をすくってそのまま丸呑み可能。残留した場合にも吸引が容易。たんぱく質含有量が少ない		(若干の送り込み能力)	嚥下食ピラミッドL0 えん下困難者用食品許可基準I
0	t	嚥下トレーニング食品0t	均質で，付着性・凝集性・かたさに配慮したとろみ水(原則的には，中間のとろみあるいは濃いとろみ*のどちらかが適している)	重度の症例に対する評価・トレーニング用。少量ずつ飲むことを想定。ゼリー丸呑みで誤嚥したりゼリーが口中で溶けてしまう場合。たんぱく質含有量が少ない		(若干の送り込み能力)	嚥下食ピラミッドL3の一部(とろみ水)
1	j	嚥下調整食1j	均質で，付着性，凝集性，硬さ，離水に配慮したゼリー・プリン・ムース状のもの	口腔外ですでに適切な食塊状となっている(少量をすくってそのまま丸呑み可能)。送り込む際に多少意識して口蓋に舌を押しつける必要がある。0jに比べ表面のざらつきあり	おもゆゼリー，ミキサー粥のゼリーなど	(若干の食塊保持と送り込み能力)	嚥下食ピラミッドL1・L2 えん下困難者用食品許可基準II UDF区分4(ゼリー状)
2	1	嚥下調整食2-1	ピューレ・ペースト・ミキサー食など，均質でなめらかで，べたつかず，まとまりやすいもの。スプーンですくって食べることが可能なもの	口腔内の簡単な操作で食塊状となるもの(咽頭では残留，誤嚥をしにくいように配慮したもの)	粒がなく，付着性の低いペースト状のおもゆや粥	(下顎と舌の運動による食塊形成能力および食塊保持能力)	嚥下食ピラミッドL3 えん下困難者用食品許可基準II・III UDF区分4
2	2	嚥下調整食2-2	ピューレ・ペースト・ミキサー食などで，べたつかず，まとまりやすいもので不均質なものも含む。スプーンですくって食べることが可能なもの		やや不均質(粒がある)でも柔らかく，離水もなく付着性も低い粥類	(下顎と舌の運動による食塊形成能力および食塊保持能力)	嚥下食ピラミッドL3 えん下困難者用食品許可基準II・III UDF区分4
3		嚥下調整食3	形はあるが，押しつぶしが容易，食塊形成や移送が容易，咽頭でばらけず嚥下しやすいように配慮されたもの。多量の離水がない	舌と口蓋間で押しつぶしが可能なもの。押しつぶしや送り込みの口腔操作を要し(あるいはそれらの機能を賦活し)，かつ誤嚥のリスク軽減に配慮がなされているもの	離水に配慮した粥など	舌と口蓋間の押しつぶし能力以上	嚥下食ピラミッドL4 高齢者ソフト食 UDF区分3
4		嚥下調整食4	かたさ・ばらけやすさ・貼りつきやすさなどのないもの。箸やスプーンで切れる軟らかさ	誤嚥と窒息のリスクを配慮して素材と調理方法を選んだもの。歯がなくても対応可能だが，上下の歯槽提間で押しつぶすあるいはすりつぶすことが必要で舌と口蓋間で押しつぶすことは困難	軟飯・全粥など	上下の歯槽提間の押しつぶし能力以上	嚥下食ピラミッドL4 高齢者ソフト食 UDF区分2およびUDF区分1の一部

* 上記0tの「中間のとろみ・濃いとろみ」については，学会分類2013(とろみ)を参照されたい。
※学会分類2013は，概説・総論，学会分類2013(食事)，学会分類2013(とろみ)から成り，それぞれの分類には早見表を作成した。
※本表は学会分類2013(食事)の早見表である。本表を使用するにあたっては必ず「嚥下調整食学会分類2013」の本文を熟読されたい。なお，本表中の【　】表示は，本文中の該当箇所を指す。
※本表に該当する食事において，汁物を含む水分には原則とろみを付ける(【I-9項】)。ただし，個別に水分の嚥下評価を行ってとろみ付けが不要と判断された場合には，その原則は解除できる。他の分類との対応については，学会分類2013との整合性や相互の対応が完全に一致するわけではない(【I-7項】)。

UDF：universal design food(ユニバーサルデザインフード)

(文献4より引用)

化して提示するなど，誰でも同様の介助が可能なようにしておく．図5のような掲示物をベッドサイドに貼ったり，連絡ノートに添付したりするなどの方法が有効である．

図5 情報を共有するための掲示物（例）

```
　　　　　　　　○○　殿　　お食事連絡事項

食形態：ゼリー1個
一口量：小スプーン半分程度
ペース：必ず，喉仏が上下し，飲み込んだことを確認してから，次の1口を入れてください．

＊食事中にムセた場合は吸引をお願い致します．
＊食後に発声「あー」させ，喉がごろごろしていたら，吸引をお願い致します．

　　　　　　　　　　　リハビリテーション部　　○○　　□□□（内線：△△××）
```

摂食介助を行うスタッフへ向けた提示物の例．ベッドサイドに提示して，介助者が替わっても患者に合わせた一口量や嚥下方法を順守できるように工夫する．同時に，誤嚥の確認方法や吸引のタイミングを記載し，リスク管理に努める．

栄養管理

経口摂取量や栄養量が低下したら補助栄養による栄養補給を検討する．継時的に体重，経口摂取量，低栄養の有無を評価する（図6）．栄養障害があると誤嚥性肺炎を引き起こしやすくなる．

図6　ALSの嚥下・栄養管理のアルゴリズム

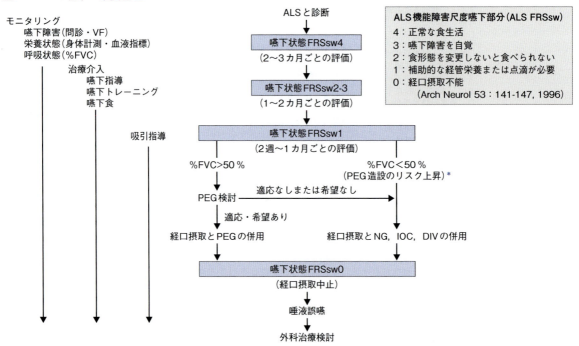

＊％FVC＜50％であっても，PEGを造設することもありうるが，その場合，術中・術後の呼吸状態の悪化を想定したインフォームド・コンセントと十分な対策が必要である．
呼吸筋麻痺の進行に伴い，すでに気切下人工呼吸管理を行っている場合は，％FVCにかかわらず安全にPEG造設が可能である．

（文献6より引用）

栄養補助食品を経口摂取する

経口摂取量が低下してきた際に，液体あるいはムース，ゼリー状の濃厚流動食品や半消化態栄養剤を補助的に摂取し，必要カロリーを補う．ただし，経口摂取するための嚥下機能が保たれている必要がある．液体の濃厚流動食品・栄養剤に関しては必要に応じてとろみを付ける．

経腸栄養

経鼻や経口でカテーテルを留置する経管栄養や胃瘻・腸瘻などが含まれる．神経難病では嚥下障害が進行してきた場合，代替栄養法として経腸栄養を選択することが多い．経腸栄養は経口摂取と併用することも可能である．経腸栄養の選択方法や導入時期は疾患や病態によって異なる．延命治療につながる経腸栄養を選択したくないと考える患者もいるので，代替栄養法の選択は患者，家族と十分に話し合ったうえで決定する．

経鼻胃管栄養は常時鼻腔からカテーテルが留置されているため，不快感を伴うとともに，咽頭の知覚閾値を上昇させ嚥下反射が起こりにくくなる．

PEG：percutaneous endoscopic gastrostomy（経皮内視鏡的胃瘻造設術）

胃瘻は内視鏡を用いて造設する方法（経皮内視鏡的胃瘻造設術，PEG）で，管理は比較的容易である．また，咽頭にカテーテルを留置しないため，経口摂取と併用しやすい．ただし，造設時期はあらかじめ検討しておく必要がある．特にALSでは呼吸機能が低下すると造設術の施行が困難になる（安全に行えるのは%FVC 50％まで）ため，呼吸機能，嚥下機能の予後を予測してインフォームドコンセントを行う．

流涎

嚥下機能の低下に伴う嚥下回数の減少や口唇の閉鎖機能の低下に伴い，流涎を生じる．機能的にも，審美的にもQOL低下の一因となる．

トリヘキシフェニジルなどの抗コリン薬，アミトリプチリンなどの薬物治療が行われている．PD患者やALS患者に対してはボツリヌス毒素治療の有効性が報告されている[7]．ALS患者に対する5％スコポラミン軟膏を乳様突起部につける治療法も報告されている[8]．唾液用持続低圧吸引器を使用することも有効である．

文献
1) 藤島一郎ほか：「摂食・嚥下状況のレベル評価」簡便な摂食・嚥下評価尺度の開発．リハビリテーション医学 43：249, 2006.
2) The Amyotrophic Lateral Sclerosis Functional Rating Scale. Assessment of activities of daily living in patients with amyotrophic lateral sclerosis. The ALS CNTF treatment study (ACTS) phase I-II Study Group. Arch Neurol 53(2):141-7, 1996.
3) 山本敏之：パーキンソン病の嚥下障害とその治療．MB Medical Rehabilitation 135：37-44, 2011.
4) 日本摂食・嚥下リハビリテーション学会医療検討委員会：嚥下調整食分類2013. 日摂食嚥下リハ会誌 17(3)：255-267, 2013.
5) 藤島一郎：脳卒中の摂食・嚥下障害 第2版，医歯薬出版, 1998.
6) 市原典子：筋委縮性側索硬化症の摂食・嚥下障害—ALS の嚥下・栄養管理マニュアル—．医療 61：92-98, 2005.
7) 日本神経治療学会治療指針作成委員会 編：標準的神経治療：ボツリヌス治療．神経治療 30(4)：490-494, 2013.
8) 荻野美恵子ほか：【神経難病とリハビリテーション】運動ニューロン病．総合リハビリテーション 42：507-513, 2014

II 神経難病の障害像

4 呼吸障害

寄本恵輔

- 神経難病の呼吸障害は，低換気に伴う拘束換気障害であり，生命予後に影響を及ぼす。
- 呼吸障害に対し，継続的な評価と肺の虚脱を予防した最大強制吸気量練習等を行い，人工呼吸器を装着する場合は活動性を向上できるようにする。
- 徒手的な呼吸理学療法に加え，排痰補助装置などの利用や医療・福祉機器に対する知識をもち，多専門職種チームによる呼吸ケアを実践していくことが求められる。

神経難病の呼吸障害

呼吸障害

　神経難病の呼吸障害とは，中枢神経，上位・下位運動神経，脊髄前角細胞，脊髄，末梢神経，神経筋接合部，筋のいずれかが障害されることにより起こる（表1）。慢性閉塞性肺疾患（COPD）などの閉塞性換気障害とは異なり，肺実質の病変ではない。神経難病の呼吸障害は，胸郭の狭小，呼吸筋の運動障害のために十分な吸気および呼気が行えず，最大吸気位が減少し，肺活量（VC）が低下し，呼吸にかかわる換気運動が制限されて起こる拘束性換気障害である。

COPD：chronic obstructive pulmonary disease

VC：vital capacity

表1　呼吸理学療法が適応となる主な疾患

主な原因部位	疾患
中枢神経	多発性硬化症，パーキンソン病関連疾患
上位・下位運動神経	筋萎縮性側索硬化症
脊髄前角細胞	脊髄性筋萎縮症，ポリオおよびポリオ後症候群
脊髄	高位脊髄損傷
末梢神経	ギラン・バレー（Guillain-Barré）症候群，ニューロパチー，両側性の横隔膜神経麻痺，ライソソーム病の一部（ムコ多糖症など）
神経筋接合部	重症筋無力症
筋	筋ジストロフィー，ミオパチー（先天性，代謝性，全身性疾患に伴うもの），ライソソーム病の一部（ポンペ病など）

（文献1より引用）

呼吸困難

　「呼吸困難」とは，主観的症状であり，「呼吸の不快な感覚」である。一方で，「呼吸不全」とは定義があり，「息苦しさ（呼吸困難）」と「呼吸不全」は同意義語ではない。「息苦しさ（呼吸困難）」の原因は，化学受容器関与説，気道内受容器関与説，呼吸筋長さ-張力不均等説，中枢-末梢ミスマッチ説など多要因がかかわっているが明らかにはなっていない[2]。しかしながら，呼吸困難は，呼吸調整機構（受容器，呼吸中枢，大脳皮質，肺，呼吸筋など）に異常反応をきたした際の危険信号であるととらえることはできる。

ALS：amyotrophic lateral sclerosis

つまり，神経難病患者がもつ呼吸困難に対しては，「呼吸不全」を把握しつつ，多様な因子があることを理解し，多専門職種による包括的なケアが必要となる。

　神経難病の呼吸不全は，呼吸筋の筋力低下による換気障害であり，基本的には酸素化の問題はない（表2）。COPDなどの肺実質の病態と比較として，ALSでは肺は虚脱し，拘束性換気障害を呈する。また，深吸気ができず低換気となるため，血液ガス分析では，動脈血二酸化炭素分圧（$PaCO_2$）が45 Torr以上となり，2型呼吸不全を呈する。従って，酸塩基平衡への影響は大きい。対症療法としては，低換気の改善のため人工呼吸療法が用いられ，ガイドラインでは気道クリアランスを良好にすることが推奨され，呼吸理学療法としては徒手的排痰法や排痰機器の利用がされている。

表2　呼吸不全の比較

酸素化の問題	呼吸不全	換気の問題
COPD，肺気腫，肺結核	疾患	神経筋疾患（ALS）
肺実質の問題	病態	胸郭の動き・呼吸筋の問題
過膨張	肺の状態	虚脱
閉塞性　FEV1.0％＜70％	換気障害	拘束性　%VC＜80％
一気に吐けない（気道抵抗性）	呼吸状態	深呼吸ができない（深吸気が困難）
息苦しさ（呼吸困難）	初期症状	眠気，頭痛，注意力低下（息苦しさから始まることが少ない）
PaO_2＜60 mmHg（SpO_2＜90％）	血液ガス分析	$PaCO_2$＞45 mmHg
Ⅰ型（低酸素血症）	呼吸不全型	Ⅱ型（高二酸化炭素血症）
影響少ない PaO_2↓	酸塩基平衡	影響大きい pH↓，PCO_2↑，HCO_3^-↑，BE↑
酸素化能（PF）の低下，拡散障害 肺胞-動脈血換気格差（A-aDO_2）の増加	計算	Henderson-Hasselbalchの式，アニオンギャップ 人工呼吸器による換気補助が加わると一次性変化は計算式で成り立たない
酸素療法	対処療法	人工呼吸器療法
ヘルスプロモーション（禁煙）	ガイドライン	排痰・気道クリアランス
腹式呼吸，口すぼめ呼吸 上下肢筋力訓練	呼吸理学療法	徒手的排痰，排痰機器

呼吸障害で生じる症状

　呼吸障害の初期は，疲労，不眠，断眠，悪夢，寝起きの悪さ，早朝の頭痛，嚥下障害，易怒性，日中の覚醒度の低下や集中力の欠如により学習や仕事に影響を及ぼす。呼吸障害が進行すると振戦，多汗（体温とは無関係），傾眠，心不全兆候が起こり，日常生活に支障をきたす。さらに呼吸障害が進行し呼吸不全となると高二酸化炭素血症に伴い，慢性呼吸性アシドーシス・代償性代謝亢進となり，意識障害や昏睡が生じCO_2ナルコーシスに陥ることもある。ここで特記すべきことは，神経難病の呼吸障害において必ずしも呼吸困難が出現するのではないということである。

神経難病の呼吸リハビリテーションと呼吸理学療法

呼吸リハビリテーションのガイドライン[1]

呼吸リハビリテーションの適用において，神経難病より先行してCOPDなどの閉塞性換気障害に対する体系化したガイドラインがつくられた。1997年に『ACCP/AACVPR』，1999年に『ATS』，2001年に『BTS』『GOLD』が発表された。わが国でも2001年にステートメントが発表され，2003年に『呼吸リハビリテーションマニュアル－運動療法－』，2007年に『呼吸リハビリテーションマニュアル－患者教育の考え方と実践－』が発刊された。運動療法と患者教育の2つが呼吸リハビリテーションの柱として定義され，運動療法のマニュアルは2012年に改訂された。2018年にはGOLDが改変，またCOPD診断と治療のためのガイドライン2018(第5版)が発表され，具体的かつ質的な患者家族の教育方法まで言及されている。この間，運動療法を中心とした呼吸リハビリテーションやセルフマネジメント教育の有益性はわが国に広く認知されるに至った。これらは神経難病の呼吸ケアにおいても大きな影響を及ぼした。

閉塞性換気障害に遅れて，神経難病の呼吸障害に対する呼吸リハビリテーションの研究がすすみ，2004年にATSより『デュシェンヌ型筋ジストロフィー(DMD)のコンセンサス・ステートメント』，2007年にACCPより『DMDの麻酔・鎮静における呼吸やそのほかのケアに関するコンセンサス・ステートメント』，2010年にCDCから『DMDの国際ガイドライン』，2012年にBTSより『筋力低下を呈する小児の呼吸ケアガイドライン』が発表され，そのなかで呼吸リハビリテーションの重要性が述べられた。わが国では，2002年より日本神経学会が各疾患のガイドラインを作成し，2013年『筋萎縮性側索硬化症(ALS)診療ガイドライン』，2014年『DMD診療ガイドライン』が発表された。2006年に日本呼吸器学会は『非侵襲的人工呼吸器(NPPV)ガイドライン』，2014年に日本リハビリテーション医学会が『神経筋疾患・脊髄損傷の呼吸リハビリテーションガイドライン』を発表し神経難病の呼吸リハビリテーションについて述べている。

神経難病の呼吸理学療法

2018年に新たに呼吸リハビリテーションが定義付けられ「呼吸器に関連した病気をもつ患者が，可能な限り疾患の進行を予防あるいは健康状態を回復・維持するため，医療者と協働的なパートナーシップのもとに疾患を自身で管理して自立できるよう生涯にわたり継続して支援していくための個別化された包括的介入」となった[3]。そのなかの重要な部分に呼吸理学療法が位置している。呼吸障害の予防と治療のためにリラクセーショントレーニング，呼吸トレーニング，排痰法，胸郭可動域トレーニング，呼吸筋トレーニング，運動療法などがある[4]。セラピストは呼吸理学療法の排痰手技を学ぶことに執着しがちであるが，閉塞性換気障害のガイドラインでは禁煙などの生活習慣の改善教育や運動療法に治療戦略がシフトしている。その一方で，神経難病患者の呼吸障害である拘束性換気障害においては，徒手による咳嗽介助などの呼吸理学療法が推奨されているにもかかわらず，適切な呼吸理学療法が行われることが少ない[5]。これは，神経難病の呼吸理学療法は，閉塞性換気障害の呼吸理学療法に影響を受け[6,7]，拘束性換気障害に特化した呼吸理学療法には至らなかったためである。腹式呼吸や口すぼめ呼吸法は呼吸障害がある神経難病患者では疲労感を増すことが多く，徒手によ

ACCP：American College of Chest Physicians

AACVPR：American Association of Cardiovascular and Pulmonary Rehabilitation

ATS：American Thoracic Society

BTS：British Thoracic Society

GOLD：Global Initiative for Chronic Obstructive Lung Disease

DMD：Duchenne muscular dystrophy

CDC：centers for disease control & prevention

NPPV：non-invasive positive pressure ventilation

る胸郭介助で，呼気補助をしても十分な換気や排痰を得ることができない場合も多い。これはCOPDなどで肺胞が過膨張し，呼気抵抗が高い閉塞性換気障害患者には有効な呼吸理学療法であっても，低換気で肺が虚脱している神経難病の拘束性換気障害に対しては有効とはならない。そのため神経難病の呼吸理学療法の有効性は発症初期に限られ[7]，呼吸障害が進行すると呼吸理学療法が有効でないと判断されたり，未だに閉塞性換気障害の病態と混同した呼吸理学療法が行われている。

神経難病の呼吸理学療法のパラダイムシフト

　神経難病患者における呼吸理学療法は，閉塞性換気障害の流れを大きく受けてきたものの，そこから脱却し，疾患および病態特性をとらえた呼吸理学療法へとパラダイムシフトが必要である。神経難病患者の呼吸障害は，呼吸筋力の低下による拘束性換気障害である。その結果，低換気となり，肺は虚脱している。そこに必要な呼吸理学療法は，虚脱している肺を陽圧でしっかりと広げ，有効な咳嗽力を維持することである。前述したDMDのガイドラインには，呼吸管理の第一選択はNPPVとされ，徒手や器械的咳介助（MI-E）により気道クリアランスを保ち，肺や胸郭の可動性を維持するために行う最大強制吸気量（MIC）練習などの呼吸理学療法が推奨されている[8]。このようにDMDガイドラインで神経難病の呼吸理学療法が示されており，閉塞性換気障害とは異なる呼吸理学療法があることをセラピストは認識し，神経難病に特化した呼吸理学療法を提供できるようにしなければならない。

　そのようななか，2017年にENMCにて，神経難病の気道クリアランスに関わる専門職によるワークショップが開かれ，2018年にその内容をレビューした2編のairway clearance techniquesが神経難病に特化した呼吸理学療法として注視すべき内容となっている[9, 10]。

MI-E：mechanical insufflation-exsufflation

MIC：maximum insufflation capacity

ENMC：European Neuromuscular Centre

神経難病の呼吸障害に影響する因子

球麻痺

　筋萎縮性側索硬化症（ALS）の初期症状や進行期には，球麻痺（bulbar palsy）として，発声，発語，嚥下，咀嚼，表情の障害が起こる。これは上位運動神経障害により起こり，臨床症状として流涎，嚥下困難，コミュニケーションなどに障害などが起こる。神経難病の呼吸障害は拘束性換気障害であるが，球麻痺症状が加わると誤嚥や唾液の流入により気道クリアランスを保つことが困難となる。球麻痺における呼吸障害の対策として，口腔内ケアを適切に行い，器械的咳介助を利用し，気道クリアランスを保つことが重要である。流涎をハンカチやティッシュペーパーで拭う疲労を軽減する目的で，低圧持続吸引器の利用，唾液分泌を抑制する薬物療法などを行う場合もある。

睡眠障害に伴う呼吸障害

　神経難病において呼吸障害と睡眠障害は密接に関係している[11]。日中の呼吸障害は夜間睡眠呼吸障害として出現し，夜間突然死を引き起こす可能性がある[12]。代表的な睡眠呼吸障害として，閉塞性睡眠時無呼吸症候群（OSAS）と中枢性睡眠時無呼吸症候

OSAS：obstructive sleep apnea syndrome

CSAS：central sleep apnea syndrome

PSG：polysomnography

AHI：apnea hypopnea index

MSA：multiple system atrophy

VCAP：vocal cord abductor paralysis

FE：floppy epiglottis

群（CSAS）がある[12,13]。OSASは睡眠中に上気道の閉塞・狭窄により無呼吸または低呼吸を呈する。治療介入は減量，体位変換，持続陽圧呼吸療法（CPAP），口腔内装置，外科的治療，内科的治療と幅広く行われる。CSASは上気道の閉塞はないにもかかわらず無呼吸や低呼吸を呈する。治療介入は持続陽圧呼吸療法，二相性陽圧呼吸（bilevel-PAP）を有するNPPV，酸素療法，原疾患への治療，薬物療法がある。OSAS，CSASの評価には終夜ポリソムノグラフィ（PSG）検査が重要である。この検査は無呼吸低呼吸指数（AHI），呼吸パターンの評価，胸部・腹部の動き，SpO_2測定により総合的に行われる[12～15]。

　代表的な睡眠呼吸障害を呈する神経難病に，多系統萎縮症（MSA）がある[16]。MSAの主な死因に夜間突然死があり，OSASやCSASの関与が知られている[17]。OSASの原因として，後輪状披裂筋麻痺による声帯外転麻痺（VCAP），喉頭蓋の運動を司る舌骨喉頭蓋靱帯の障害で誘発される喉頭軟化症（FE），舌根から軟口蓋にかけての上気道閉塞が挙げられ，吸気喘鳴が特徴的な所見である。一方，CSASの原因として延髄呼吸中枢の炭酸ガス応答の障害が挙げられ，Cheyne-Stokes呼吸がある[18～20]。治療介入は，OSASに対してはCPAPによる閉塞の再開通が試みられる。しかし，その処方圧の決定には注意が必要で，MSAにおけるOSASの原因である声帯外転麻痺や喉頭軟化症は，CPAPによる持続圧力により気道閉塞を助長することから禁忌となる場合がある[21]。また，気管切開術によりOSASは解消されるが，CSASがある患者の場合，気管切開術では突然死を完全に防ぐことはできない。そのため継続したPSG検査，血液ガス検査，酸素モニターを行いCSASの出現・増悪の有無の確認が必要となる[16～20]。

　ALSの睡眠呼吸障害は夜間の低換気が顕著となるため，夜間にNPPVを導入することが多い。しかし，ALSの死因の1つに上気道閉塞に伴う突然死が報告されており，球麻痺症状の悪化には注意が必要である[15]。上気道閉塞の原因としては声帯麻痺，喉頭軟化症，体位が挙げられる[21,22]。臨床上，声帯狭窄による呼吸困難，むせ込み時の吸気喘鳴，陥凹呼吸がみられる。治療介入はNPPVが第一選択肢となる[5]。しかし，球麻痺が重度な症例や声帯麻痺，喉頭軟化症，咽頭筋・喉頭筋の変性を呈する症例ではNPPVの導入は困難なこともあり圧負荷による上気道閉塞を助長する可能性が高い[21,22]。MSAやALSを含む神経筋疾患の睡眠障害に伴う呼吸障害に関してはまだ不明なことが多い。適切な評価と治療方針を立て多職種によるナイトケアアプローチが望まれる。

咳嗽の感度低下

　神経難病における呼吸障害の1つとして，咳嗽困難が挙げられる。咳嗽は生体防御機構の1つであり，嚥下や咳反射は，迷走神経と舌咽神経の知覚枝の頸部神経節で合成されるsubstance P（SP）という神経伝達物質が関与している。これらの知覚枝を輸送されて口腔や気管に分布するSPが減少すると，嚥下や咳反射が障害される。パーキンソン病（PD）では，運動障害が軽度な時期においてもSPの合成が少なく咳嗽反射の感度が低下している[23]。また筋強直性筋ジストロフィー（MyD）においても咳嗽反射の惹起が遅く，咳嗽機能低下は中枢神経系と末梢神経系の異常が混同している[24]。これらの咳嗽機能低下に対するリハビリテーションとして，口腔ケアによる口腔刺激，不感温度の食物ではなく熱い物や冷たい物を食べるなど，口腔内の感度を高める工夫

PD：Parkinson's disease

MyD：myotonic dystrophy

がある。神経難病において，対象者本人の咳嗽力はあるが呼吸苦や誤嚥の自覚症状の訴えがないという症例がいることを忘れてはならない。

咳嗽の遅れ（咳のすくみ）

パーキンソン病における死亡原因の第1位は誤嚥性肺炎である[25]。その原因の多くは，咳嗽能力の低下に伴う誤嚥物の喀出困難に起因する。そのための，パーキンソン病に対する呼吸ケアでは早期から咳嗽能力の評価と機能維持目的の介入を行う必要がある。パーキンソン病における呼吸機能の特徴は，%肺活量（%VC）や1秒率（%FEV$_{1.0}$）の低下を認めないが，呼気流量と吸気流量の低下を認めることである[26]。これに伴い咳の流量が低下する。咳の流速を上昇させるためには，咽頭筋と腹部の筋の協調的な運動が必要であるが，筋電図を用いた研究においてパーキンソン病ではこれらの筋の協調性が低下していると報告されている[27〜29]。上記のことから，パーキンソン病における呼吸ケアでは，経時的な呼気・吸気・咳流速の測定を行うこと，呼気・吸気トレーニングに加え咳介助時の咽頭筋と体幹筋の協調性トレーニングが必要である。また，血中L-ドパ濃度によって呼気流量と吸気流量が変化する[28]。よって，onとoff時の状態を分けて評価する必要もある。

%VC：% vital capacity

%FEV$_{1.0}$：% forced expiratory volume 1.0 sec

呼吸障害の評価

神経難病の呼吸評価は，換気量低下以前に横隔膜などの呼吸にかかわる筋力の低下が先行するため，呼吸筋力を測定することが望ましい。しかし，筋力を直接測定することは臨床上困難である。そこで臨床評価として頻用される呼吸機能検査が行われる。呼吸機能検査では%VC 80％以下，%FEV$_{1.0}$ 70％以上が拘束性換気障害と定義されている。また，血液ガス分析による評価において，低換気に伴う高二酸化炭素血症を評価する。近年では，非侵襲的に二酸化炭素圧を評価するため，呼気終末二酸化炭素分圧（ETCO$_2$）や経皮二酸化炭素分圧（tcpCO$_2$）が用いられることが増えている（図1，2）。

理学療法士などが使用する簡易流量計では，VCを測定する（図3）。また，咳嗽の有効性を評価する目的で最大咳嗽流速（CPF）を測定する（図4）。CPFは咳嗽時に呼出される呼気の流量であり，健常成人では360〜960 L/minで呼気が排出される。VCやCPFはマウスピースやフルフェイスマスクなどを接続して測定する。これらの検査はガイドラインで推奨されており，定期的な測定が簡易であり，呼吸障害の進行を把握するうえでも重要である[30]。

ETCO$_2$：end tidal CO$_2$

tcpCO$_2$：transcutaneous partial pressure of arterial carbon dioxide

CPF：cough peak flow

図1　カプノグラフオキシメーターの見方

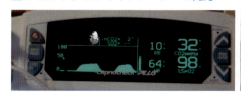

正常呼吸パターン　　　　　　　　　　　　低換気患者の呼吸パターン

鼻カニューレなどを利用し呼気終末二酸化炭素分圧をみることで，動脈血二酸化炭素分圧の代替指標とする。

BVM: bag valve mask

GPB: glossopharyngeal breathing

　また，咳嗽力を評価する目的で，最大強制吸気量測定をする。これは強制的に被検査者が最大限吸気してair stack（息溜め）できる量であり，この換気量をMICとよぶ。咳嗽力の指標としてMICを得た状態で最大咳嗽流量を測定する（図5）。MIC測定における吸気介助方法にはバックバルブマスク（BVM），従量式で設定されたNPPVの一回換気量 2〜3回分，器械的咳介助の陽圧，舌咽頭呼吸（GPB）がある。VCは呼吸筋運動の随意的筋活動が必要となるため神経難病における呼吸障害の進行により低下していくが，MICはair stackが行えれば呼吸障害に影響されず，肺および胸郭の可動性を維持することができる。したがって，MIC測定は咳嗽力の評価に加え，胸郭や肺の柔軟性を高めるために非常に有効な手段となる。

図2　経皮二酸化炭素分圧

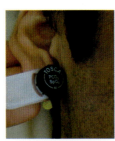
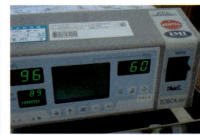

耳朶などを利用して経皮二酸化炭素分圧をみることで，動脈血二酸化炭素分圧の代替指標とする。

図3　肺活量測定

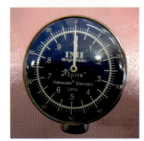

簡易流量計（ハロースケール）

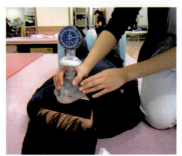

検査室で測定する肺機能検査と異なり，簡易的に肺活量を測定することができる。

図4　最大咳嗽流速測定

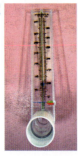
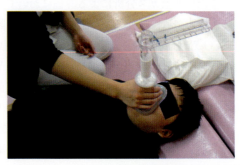

有効な咳嗽は 270 L/min 以上，160 L/min 以下であれば自己喀痰できないという咳嗽力の指標として用いる。

図5　最大強制吸気量測定

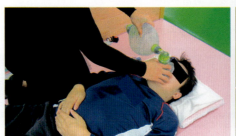
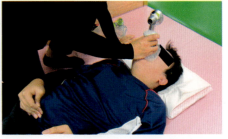

バックバルブマスク等を用いて強制吸気を行い，息溜めをすることで肺活量以上の吸気量を測定し，有効な咳嗽ができているかハロースケールやCPFで評価する。

呼吸障害に対する対症療法

神経難病は重篤な筋萎縮や筋力低下をきたし，拘束性換気障害が生命予後短縮の大きな要因となり，長期的な人工呼吸器管理が必要となる場合がある。換気障害の対症療法として，NPPVや侵襲的人工呼吸器(TPPV)による呼吸管理が行われる(図6)。

TPPV：tracheostomy positive pressure ventilation

わが国では，人工呼吸器の小型化やNPPVの普及・発展により，地域の医療・福祉資源を活用することで，人工呼吸器を装着しても在宅療養を行うことが可能となる[31,32]。その一方で，人工呼吸療法は「姑息的な延命治療」であるという考え方や進行性疾患であるため医療依存度が増して介護負担が重くなること，さらに意思疎通が不能となった場合の人工呼吸器の取り外しの議論など社会的・倫理的にさまざまな問題がある[33,34]。そのようななか，セラピストは人工呼吸器を装着した療養生活にも支援していくことになる。神経難病患者は人工呼吸器により呼吸不全から解放されると，療養生活はむしろ安定し，車椅子や意思伝達装置などを使用する余力が生まれ，活動性は向上し，社会参加が行えるようになる[35](図7)。また，そのような活動に至らなくても，セラピストが療養生活を支援し続け，神経難病患者の気持ちに寄り添いながら語りを引き出していくことがQOLを高める[35,36]。そのためには，療養を支援する在宅ケアチームを含めた多専門職種によるチーム医療(multi-disciplinary care team)が連携し，神経難病患者の自律(autonomy)を促して行くことが重要な取り組みとなる[35,36]。人工呼吸器の装着を希望しない呼吸不全を呈する神経難病患者においても，同様に積極的な支援を行い，呼吸障害を含めた症状緩和を行っていく。

図6 NPPVとTPPV

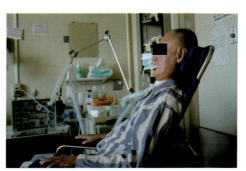

TPPVを装着し車椅子乗車練習

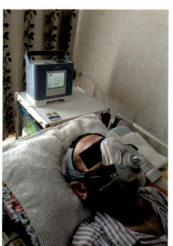

鼻口マスクにてNPPV練習

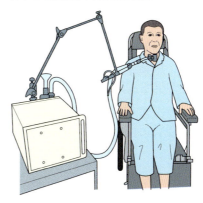

図7 人工呼吸器を装着した療養生活

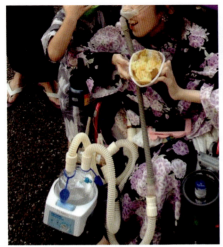

NPPV装着下でお祭りに参加

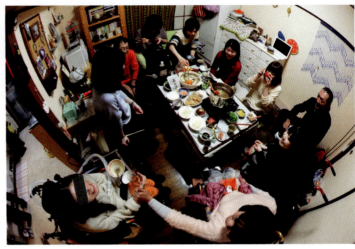

鍋パーティ

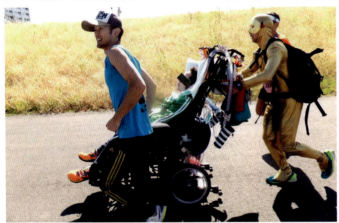

マラソン大会に参加

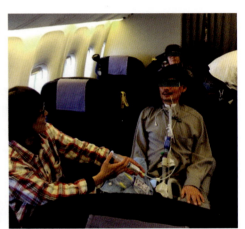

TPPVを装着し飛行機に搭乗

栄養管理

神経難病における適切な栄養管理は，呼吸ケアと密接に関連している。神経難病が進行するとエネルギー摂取量と消費量のバランスが崩れ，体重が減少する。体重減少による横隔膜の筋量の低下，呼吸筋の減弱，低換気に伴う拘束性換気障害により努力性呼吸や咳嗽努力が必要となりエネルギー消費量が増加し，さらなる体重減少を引き起こす。また，呼吸不全は胃液減少などにより食欲を減少させ，呼吸状態だけでなく全身状態を悪化させる[37,38]。

神経難病の呼吸障害における栄養管理では，栄養サポートチーム（NST）の協力は有用である[39]。ALSやパーキンソン病では低栄養や体重減少が生命予後に大きく影響を与えることから発症初期からのかかわりが必要となる[40,41]。呼吸や嚥下機能はもちろんのこと，体重やBMI，体重減少率などの身体評価や血液検査所見，エネルギー摂取量・消費量など全身的に栄養評価を行い状態を把握する必要がある（p.90，p.322など参照）。

NST : nutrition support team

薬物療法

　原疾患の治療に加え，呼吸器感染などの変化が起きた際に薬物療法が併用される。セラピストは神経難病患者が使用している薬剤の効果，副作用について知識をもつ必要がある。セラピストは，神経難病患者の身体に直接触れるため身体的な変化に気が付くことが多く，そこで得られた情報を医師や薬剤師に伝えることにより有効な治療につながる。特に呼吸ケアでは，去痰薬や吸入機器を用いた薬物療法と排痰ケアは密接な関係があり，その併用を理解することが効果的なアプローチになる。また近年，流涎に対する抗コリン薬の使用や非がん患者（ALS，筋ジストロフィーなど）の呼吸苦に対してモルヒネが使用されるようになり[42～44]，セラピストは薬物療法の知識に加え，緩和ケアにおけるリハビリテーションを実践していく必要がある[35,36]。

加温加湿

　神経難病患者への加温加湿は，呼吸ケアのなかで最も頻度の高い問題となる。湿度には「絶対湿度」と「相対湿度」があり，温度によって容積当たりに貯め込める水分が変化するため，温度と湿度は同時に考える必要がある。病院や施設では，個別的な温度や湿度のコントロールが困難であり，特に湿度が低くなる場合が多い。そのため，気道内分泌物の粘稠性が高まり気道クリアランスが低下し，排痰ケアにも影響を及ぼす。そのようななかで，肺炎などにより脱水症状があれば補液などが行われるが，気管内の湿度を高く保つことは容易ではない。通常は加湿目的の吸入器（ネブライザーなど）使用は推奨されていないが，外気湿度の維持や補液が不十分な場合には行うべき対処治療の1つになる。

　人工呼吸器を使用している場合は，人工鼻や加温加湿器を使用する。人工呼吸器回路内が適度に結露している状態が湿度100％とされているため，結露がなければ加湿不足である。一方，蛇管に水たまりができていたり，ウォータートラップ内の水を1日数回も排泄したりする状態は過加湿となる。NPPVで多く用いられている開放回路では，人工鼻を使用すると加湿不足となるため加温加湿器を使用する。人工呼吸器を装着した神経難病患者が外出する場合，加温加湿器を車椅子に搭載することは困難な場合が多い。

誤嚥防止と口腔ケア

　神経難病における嚥下障害により，誤嚥や窒息などのリスクがある[45]。また，経管栄養のみで経口摂取していない神経難病患者は，誤嚥性肺炎により一層注意が必要である。PEGや経鼻経管に頼る症例では，嚥下および口腔機能を評価する機会は減少し，口腔機能を生かした運動頻度が低下し，開口障害により口腔ケアが行えず適切な口腔環境を保てない。口腔周囲機能が大きく低下すると，開口不全や逆に常に開口してしまうことが起こる。誤嚥しやすくなるため，適切な口腔環境を維持できるように頸部や頭の位置を工夫する。開口不全では，唾液の分泌が過多の場合，開口トレーニングにて口腔ケアを行えるように対応する[46,47]（p.82, p.136など参照）。

Ⅱ 神経難病の障害像

吸引

セラピストによる吸引について

2010年4月30日,厚生労働省医政局長から「医療スタッフの協働・連携によるチーム医療の推進について」とする通達が出された[48]。この通達には,理学療法士,作業療法士,言語聴覚士が体位排痰法,食事指導,嚥下練習などの実施の際に喀痰などの吸引が必要となる場合があり,安全かつ適切に実施するうえで当然必要となる行為であることが明示され,各病院・施設,在宅などで研修を受けることで実施できるようになった。現在,セラピストの養成校の指導要綱にも組み込まれるようになり,在宅療養にかかわるセラピストの多くが吸引を行っている。その一方で,病院での実施率は低い。その理由はさまざまあるが,病院内でセラピストが吸引行為を実施していくためには,病院内の規定・マニュアルの改定や医療安全委員会などの組織としてのかかわりが必要であり,医師,看護師と連携した吸引研修を行っていくことが必要である[48]。

低圧持続吸引(シースター社製)

流涎が問題となる場合,口腔内や気管切開カニューレの側管(カニューレカフ上)に唾液が貯留するため,低圧持続吸引を留置することがある(図8)。これは,設置型の吸引器と異なり,低圧であるため痰の吸引には適していないが,長時間の唾液の吸引には有用である。吸引瓶はペットボトルで代替する携帯型である。口腔内に低圧持続吸引を留置する際は経済的な負担を考慮した排唾管を使用する。高圧で吸引すると,口腔内の一部に圧がかかり裂傷が生じるリスクがあるため,設置型の吸引器を使用する場合は排気量や圧に注意が必要である。

図8 低圧持続吸引器

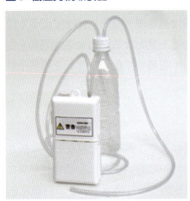

a 乾電池式携帯型

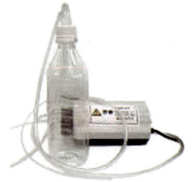

b コンセント式設置型

(シースター株式会社製)(許可を得て掲載)

自動吸引装置（トクソー技研製）（図9）

近年，TPPVを装着した神経難病患者の気管内吸引の数を減らし，介護負担を軽減することを目的として，自動吸引装置が在宅で利用されるようになった[50]。この新たな吸引法は，低定量持続吸引とカニューレ内方吸引孔をもつカニューレ（高研製ネオブレスダブルサクション）を組み合わせて使用することによって可能となる自動吸引システムである。ただし，導入のためには，専用の気管カニューレへの変更が必要であり，専用の電動吸引器は高価であるため補助制度上限以上の差額代は自己負担となる。しかし，この機器の適切な利用によりTPPVを装着した神経難病患者の気管内吸引の回数は激減し，介護者の負担は軽減している。

図9 自動吸引装置（たん吸引器アモレSU1®）

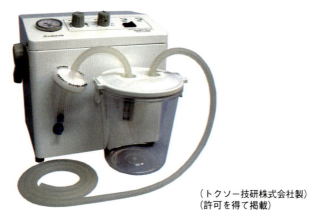

（トクソー技研株式会社製）
（許可を得て掲載）

酸素療法

神経難病における呼吸障害は，拘束性換気障害に伴う低換気であり，高濃度の酸素投与は原則的に禁忌である。これは，酸素吸入により中枢性の呼吸抑制が起こり，高二酸化炭素血症を増長し，CO_2ナルコーシス（意識障害，昏睡）に至るためである。しかし，肺炎などにより肺実質が障害され，酸素化が低下する場合は酸素療法が必要となる。そのような場合は，NPPVなどの換気補助下で酸素療法を併用することが望ましい。また，人工呼吸器を選択しない神経難病患者において，呼吸困難感などの苦痛緩和目的で少量から酸素療法が行われることもある。セラピストは酸素療法が行われている状況を確認し，起こりうる酸素療法のリスクを把握したうえで介入していく。

非侵襲的人工呼吸器（NPPV）

NPPVは気管切開チューブや気管挿管を留置せずにマスクなどのインターフェイスを用いて非侵襲的に陽圧換気補助を行うものである。わが国では1990年にDMDなどの筋ジストロフィー患者にNPPVが導入され，生命予後のみならず，活動性の維持・拡大やQOLの向上が認められたことから，ALSを含め多くの神経難病患者が利用するようになった[51]。NPPVの換気設定の主流は開放回路を用いた従圧式人工呼吸器であり，自発呼吸を補助し，肺を虚脱させないため呼気終末陽圧（PEEP）をつける設定が多い。これも，COPDなどの閉塞性換気障害患者のNPPV管理と混同して行われる

PEEP：positive end expiratory pressure

ことが多く，球麻痺症状を呈するALS患者においてNPPVは不適応なこともある。しかし，神経難病の呼吸障害に対するNPPVは，閉鎖回路を用いた従量式人工呼吸器を用いる場合があり，呼吸筋を休ませるために強制換気が行われている。また，NPPVの機器の性能の向上により，リーク補正や従圧式であっても量補正が可能となり，複数の換気モードが選択できるようになっているため，神経難病患者の生活行為に合わせたNPPV療法が選択されている。したがって，セラピストはNPPVがどのような設定であっても，その有用性と限界について熟知しておくことが重要となる。

NPPVにおける注意点

　NPPVでは，インターフェイスを持続的に使うことによる圧迫部位の褥瘡が大きな問題となる。欧米人と異なり東洋人の顔は凹凸が少ないため，インターフェイスのリークを予防しようと不適切なフィッティングになりやすく，経鼻胃管栄養のチューブからのリークを防ぐためインターフェイスの締め付けが強くなる。そのため，擦れが生じ，鼻根部などに圧迫が集中し，容易に褥瘡を作ってしまう。

　しかし近年，さまざまなNPPV専用のマスク〔マウスピース，鼻プラグ（鼻ピロー），鼻マスク，鼻口マスク〕，顔マスク，ヘルメットマスクが増え，鼻根部の圧迫がないタイプのインターフェイスが市販され，東洋人向けのものもみられるようになった（図10）。わが国では在宅人工呼吸器のメーカー以外のインターフェイスが使えない場合や，複数のインターフェイスをもつと自己負担となる場合が多い。神経難病患者に望ましいインターフェイスを適切に使用できるよう支援し，褥瘡予防対策として複数のインターフェイスを利用していくことが望まれる。また，あらかじめ褥瘡予防用の皮膚保護剤を利用したりチンストラップを利用することでリーク予防を図ることも重要である。気を付けなければいけない重要な点として，リーク予防に対し，インターフェイスの締め付けを強くするという短絡的な対応ではなく，可能な限り締め付けなくてもよい方法を模索することがNPPVの継続的利用を可能にする。

　もう1つのNPPVの注意点として，呑気症（空気嚥下症）がある。これは，呑気により胃が膨満し横隔膜を押し上げることで換気が困難となる。MyDの場合，咽頭周囲の低緊張により食道が開大することがあり，呑気症になりやすいことがある。そのような場合は，曖気（げっぷ）を促すことが必要であり，呼吸理学療法として上腹部圧迫による呼吸介助（abdominal thrust）が有効な場合がある。また，呑気予防策として，腹部の圧が高まるよう腹帯を巻いたり，重錘を腹部に置くこともある。さらに，経鼻胃管やPEG造設の場合はチューブを開放することで胃からの脱気が可能なため，横隔膜の押し上げが改善されることもある。MyDなど顎周囲の筋緊張が低く開口してしまう症例に対し，インターフェイスのサイズを大きくして対応するのではなく，口を閉じられるような姿勢をつくり気道確保をすることが，呑気症に対して重要な取り組みとなる。

　NPPVは気管挿管や気管切開などの人工気道はないため，気道確保が必要であることを認識しなければならない。また，NPPVの効果を最大にして，副作用を最小にするためにはインターフェイスのフィッティング，夜間のリーク予防，体位による上気道の確保，徒手や器械的咳介助における咳介助による気道クリアランスを良好に保つことが必要である[52]。

図10 さまざまなNPPV専用のマスク

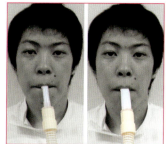

マウスピース

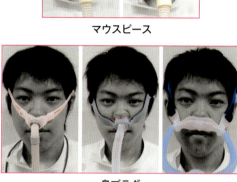

鼻プラグ

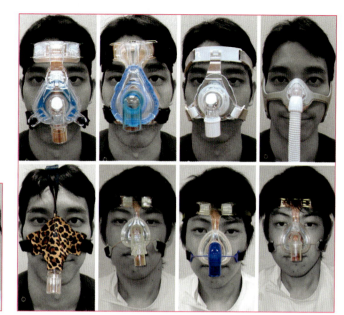

鼻マスク

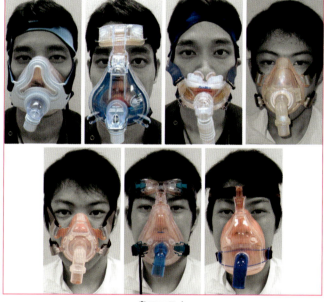

鼻口マスク

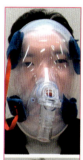
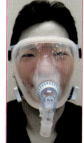

顔マスク

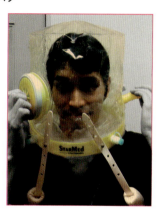

ヘルメットマスク

侵襲的人工呼吸器（TPPV）

　神経難病患者の呼吸不全に対し，TPPVは気管切開チューブを留置して侵襲的に陽圧換気補助を行うものであり，確実に換気補助が行えるため従来から多く行われてきた。近年，NPPVや呼吸ケアが普及し，TPPVに移行することは少なくなってきているが，わが国のALS患者はTPPV装着率30％程度で，諸外国と比較して呼吸不全を越えた療養生活が多く選択されている[53]。また，TPPV装着後の神経難病患者の多くは長期間生存が可能であり，肺実質に問題がないことが予後を良好にしているものと考えられている[54]。

　TPPV装着により，神経難病患者の活動性の向上が可能となり，その療養支援を率先していくことがリハビリテーションの役割となる。しかしながら，不適切な人工呼吸器の管理が行われるとリハビリテーションにおいて積極的な離床が困難となる。また，血液ガス分析の呼吸生理学の見解を誤れば，ALS患者にとっては極めて辛い呼吸を強いることになる。人工呼吸器の設定は医師が行うものであるが，日々の療養支援を行う看護師，臨床工学技士，理学療法士などの多専門職種チームにおいて血液ガス分析を吟味した人工呼吸器管理について話し合うことでより良い人工呼吸器設定が可能となる。継続的な離床を進めていくためには人工呼吸器により換気不全が改善していることが重要となる。離床の条件として呼吸性アシドーシス・代償性代謝が是正していることが必要である[7]。人工呼吸器の設定においては，前述したようにCOPDなどの肺実質が障害される疾患とはまったく異なる「低換気を補完する人工呼吸器設定」が神経難病には行われる。つまり，換気不全による肺胞低換気であるため高い一回換気量が推奨され，終末呼気持続陽圧（PEEP）が不要となる[55, 56]。従って，急性期治療やCOPDの人工呼吸器管理として推奨されている「肺保護（PEEP）戦略は不要」と考えて良い。神経難病のTPPV管理の推奨例として，従量式換気，強制換気，一回換気量は，高換気量人工呼吸器設定（high tidal volume ventilation）とし，無気肺予防のために400 mL以上を得られるよう工夫する必要があり，COPDで推奨されている低容量換気とはしない。血液ガス分析においてはpHを7.4以上のアルカローシスを許容し，$PaCO_2$は正常値の下限か，それ以下の30〜20 Torrにしておくことがよい。肺実質の障害がないのであれば酸素は不要であり，ガス交換にかかわらない生理的死腔は150 mL以下と少ないほうがよい（**表3**）。

表3　TPPV設定の比較

COPD（閉塞性換気障害）		ALS（拘束性換気障害）
従圧式＞従量式	換気方法	従量式＞従圧式
低容量＜8〜10 mL/kg	1回換気量	高容量＞15 mL/kg，＞400 mL
補助換気（自発呼吸追従）	送気方法	強制換気（NIVはリーク許容）
高PEEP	PEEP	可能なら0
アシドーシス許容	血液ガス分析	アルカローシス許容
40 Torr	理想PCO_2領域	30〜20 Torr
必要	酸素	不要
多く＞150 mL	死腔	少なく＜150 mL

長期間TPPVを装着した神経難病における呼吸障害として，カフのリークを用いて発話する場合は換気不足により無気肺を呈しやすいこと，陽圧換気や唾液貯留などが要因となり副鼻腔炎や滲出性中耳炎を呈すること，繰り返される気胸や気道変形がある場合は気道内圧が上昇すること，蛇行した気管が腕頭動脈を圧迫し瘻孔が形成することなどが挙げられる[57]。また，呼吸障害以外の合併症として，側彎の進行による消化器障害，糖代謝異常(高血糖や低血糖)，陥入爪，白内障，深部静脈血栓症，鼻涙管閉塞症，低体温，褥瘡などがある。意思疎通が困難であると合併症に気がつかない場合もある。また，ALSでは前頭側頭型認知症や遂行機能障害などの高次脳機能障害[58]，交感神経亢進や致死的でもある循環虚脱などの自律神経活動の変化[59]，眼球運動障害に伴う完全な閉じ込め状態(TLS)[59]がある。セラピストは日々の観察を注意深く行い，さまざまな合併症の予防や早期発見できるようにする。

TLS：totally locked-in state

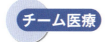

人工呼吸器の療養生活において肺合併症は致命的となるため，予防がきわめて重要である[61,62]。当院には呼吸ケアサポートチーム(RST)があり，医師，看護師，理学療法士，臨床工学技士などが連携し，包括的な呼吸ケアを実施している(図11)。当院ではRSTが急速反応システム(RRS)を実施している。病棟で「いつもより痰の量が多

RST：respiration support team

RRS：rapid response system

図11 RSTによる回診

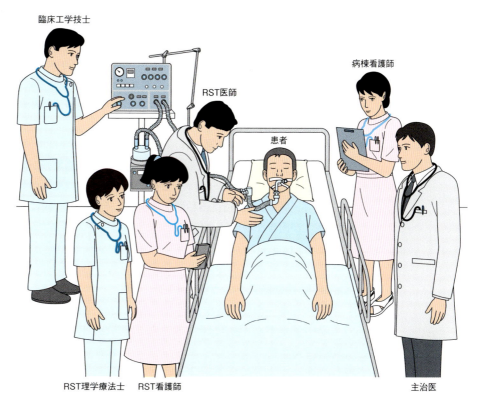

RRSで対応した患者を中心に回診する。

い」「いつもよりSpO₂の値が低い」など急変に至る前に迅速に依頼できるシステムであり，慢性呼吸障害の急性増悪に対応している[63]。2010年に人工呼吸離脱に「呼吸ケアチーム加算（RST加算）」として診療報酬が新設（週1回150点）されたが，その対象は急性期における一般病棟に適応がある。そのため，当院のような神経難病患者を対象とする病院ではRST加算となる症例が少ない。しかしRSTは肺合併症の予防や早期治療の一躍を担っており，神経難病の呼吸ケアには多職種連携チームの存在は不可欠であると考えられる。当院のRRSの依頼内容は，排痰目的が圧倒的に多く，外来受診時の排痰困難や緊急入院したその日から介入することもある。RRSとして介入した患者の多くはすでに人工呼吸器などが導入され，肺合併症は重症で難治性であることも多い。セラピストは，NPPVのインターフェイスのフィッティング，体位ドレナージおよび離床，徒手による呼吸介助，またさまざまな排痰機器を利用し，病棟や退院後の在宅療養においても効果的かつ安全に行えるケアを提供できるよう情報を共有するべきである。

神経難病患者に対する呼吸理学療法

臨界開放圧力

呼吸理学療法の排痰ケアで必要なのは，気管支を閉塞している喀痰の臨界開放圧力（COP）を得るための工夫である[63, 64]。排痰のメカニズムとして肺胞の虚脱に対し，COPを超えると閉塞していた痰が破れて，末梢の肺胞に空気が入り，虚脱肺が膨らみ，呼気流速で痰が押し出される[63, 64]。従って，排痰を促したい部分に聴診器を置き，バックバルブマスクや器械的咳介助による陽圧換気をかけていくことでCOPを確認することができる。その際，どのくらい圧をかければよいか，マノメーターなどの圧力計で測定することにより器械的咳介助に必要な圧を規定することに役立つ。COPを確認し，呼気時に徒手的な呼吸理学療法（squeezing）を行うことで排痰が促通される。

COP：critical opening pressure

リラクセーション練習（図12）

努力性呼吸は頸部・肩甲骨周囲の筋を多く使い，筋緊張が高い状態になる。そのため，その部位のリラクセーションを得るために最大収縮後の最大弛緩を目指す。随意的に両肩・肩甲骨を挙上し5秒間保持する。その後，一瞬にして力を抜く。肩・肩甲骨の挙上が困難な場合は，介助者が挙上を補助する。また肩甲骨の内転（肩甲骨を引き寄せる）も同様に行う[63, 65]。

頸部呼吸補助筋ストレッチ（図13）

頸部の屈曲・側屈・回旋方向に各20秒間持続的に筋を伸張する。その際，体幹をしっかり固定する。強さは患者が疼痛を訴えない程度とし，呼吸困難感が出ないように注意する[64, 65]。

図12 リラクセーション練習（Jacobson手技やHold relax）

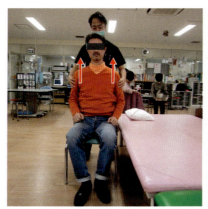
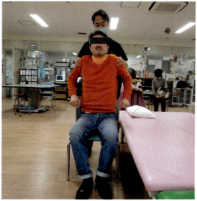

両肩・肩甲骨の挙上

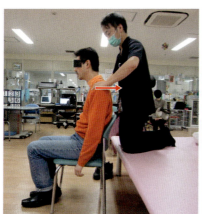
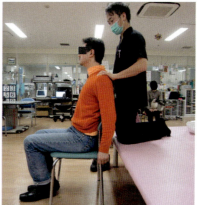

肩甲骨の内転

図13 頸部呼吸補助筋ストレッチ

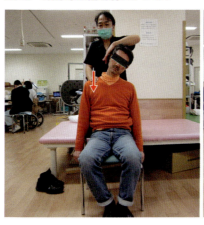
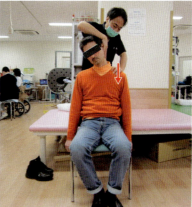

呼吸介助（図14）

　介助者は患者の呼吸パターンを把握し，そして患者の呼気に合わせ，胸郭に圧迫を加える。上部胸郭部の圧迫は床方向へ圧迫し呼気を補助する。また下部胸郭では内下方へ圧迫し呼気を補助する。このとき，呼気から次の吸気のタイミングを考え，胸郭の動きに拮抗しないようにする。ただし，神経難病患者の場合，呼吸介助により深呼吸が得られたとしても疲労が強まる場合があるため休みを取りながら行う。また，NPPVやTPPVを装着した状態のほうが換気効率は高まり，胸郭の柔軟性を維持する[64, 65]。

図14　呼吸介助

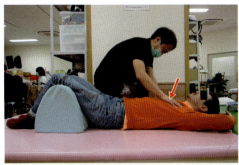
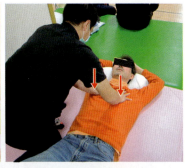

上部胸郭の呼気介助

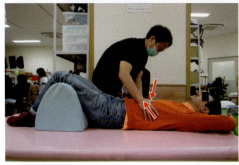
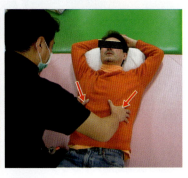

下部胸郭の呼気介助

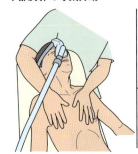
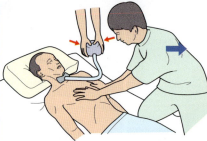
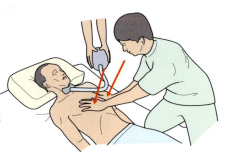

NPPVやTPPV（バックバルブマスク使用）における呼気介助

咳嗽介助（図15）

　呼気時に胸郭を固定するだけで胸腔内圧が高まるため，患者は咳嗽しやすい。また咳嗽の呼気に合わせ胸郭介助を行うことで通常の咳嗽よりも強い呼気流量を得ることができる。これも疲労が強まるため休憩を取りながら行う。咳嗽力が有効かどうか，最大咳嗽流速を測定しながら行う。胸郭変形が著しい場合や胸郭の可動性がない場合などは上腹部圧迫による呼吸介助（abdominal thrust）で排痰がうまくいく場合がある[64, 65]。

図15 自力の咳嗽に合わせ咳嗽介助を行う
（最大咳嗽流速を測定する）

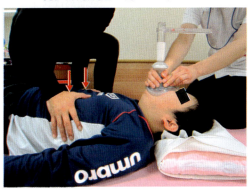

神経筋疾患に特化した呼吸理学療法

2018年にRespiratory Medicineより「神経筋疾患における気道管理」のレビューが報告され，そのなかにおける呼吸理学療法について明記してある[10]。呼吸理学療法は気道クリアランス手技であり，咳嗽強化と痰の移動に分けられる。咳嗽強化において，吸気介助，呼気介助，呼気・吸気介助があり，そのなかに蘇生バックを用いた強制吸気手技が述べられている（図16）。

図16 神経筋疾患における気道管理（呼吸理学療法）

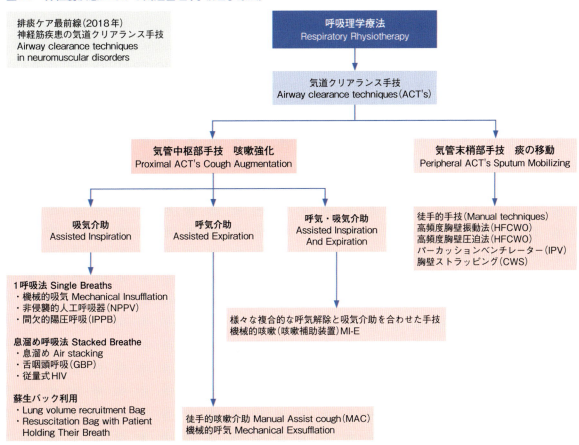

lung insufflation capacity (LIC)

　LICとは，呼気を測定し最大に耐えうる，息溜めは含まない外側からの補助吸気量をいう。そのLICの下限は肺活量に応じた残気量であり，LICの上限は蘇生バック，従量式NIV，吸気相を用いたMI-E，間欠的陽圧呼吸を使った吸気補助が規定する。

　LICを評価する方法として，lung insufflation assist maneuver (LIAM)，lung volume recruitment (LVR)，external control of an artificial glottic opening and closureという手技がある。測定機器としてLVR Bagやartificial external glottic deviceがあるが汎用化されておらず，わが国では2016年よりLIC TRAINERが医療機器として開発・販売され(図17)，使用が可能となっている[66]。

図17　LIC TRAINER（カーターテクノロジーズ社）

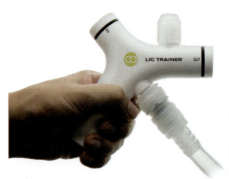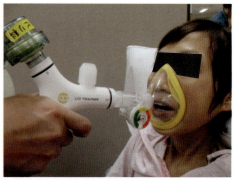

（許可を得て掲載）

　つまり，対象としては，球麻痺症状や気管切開などによりair stackingができない，すなわち最大強制吸気量の実施が困難な患者に対し，LIC TRAINERを用いて最大強制吸気量(LIC)を測定する。LIC練習では，MIC練習と同様にバックバルブマスクを利用するが，患者自身がair stackをする必要はなく，LIC TRAINERに一方向弁が付いており，患者が耐えうる圧で送気された空気を吸気する。また肺の圧損傷を防ぐためにマノメーターなどにより圧管理を行うが，それとは別にLIC TRAINERには安全弁がついており肺損傷を予防する。また，患者の意思で圧を開放できるようになっている。この圧リークは患者自身が行うが，自力操作が困難であれば介助者が行い，最大限に肺を膨らませた状態から呼気量を測定する(図18)。このLIC測定を継続的に実施するLIC練習として行うことで，これまで肺機能評価が困難とされていた球麻痺症状が進行した例や気管切開後などにおいても定量的な評価ができるようになった[67,68]。また，患者がMICを獲得するための初歩の練習としてLIC練習は導入しやすく，MIC以上の呼気量が得られることも経験している。

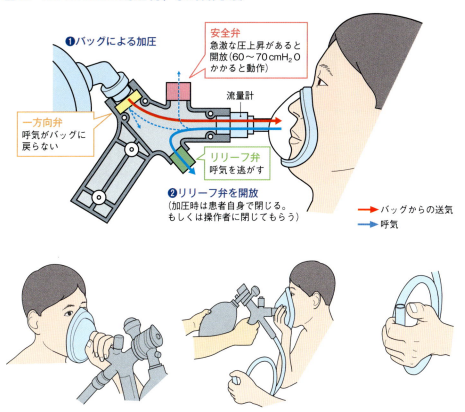

図18 LIC TRAINERの原理（❶，❷は操作手順）

最大強制吸気量（MIC）

MIC：maximum insufflation capacity

MICとは，呼気を測定し最大に耐えうる，患者が息溜めを保持することができる外側からの補助吸気量をいう。そのMICの下限は，肺活量に応じた残気量であり，吸気補助におけるMICの上限は，舌咽頭呼吸，1方向弁あり/なしの蘇生バッグ，従量式のNIVであり，このMICテクニックは従量式で送気することや一般的には圧制限をかけない，または最大40 cmH₂O圧が規定している。MICを評価する方法として，最大強制吸気（maximum insufflation maneuver）という手技がある。測定機器としてはバックバルブマスクなどを利用する。

MIC練習では，前述のMIC測定を定期的に行う（図19）。MIC練習として継続的に実施していくことで有効な咳嗽を維持し続けることになる。しかし，この練習法は，患者にこれまであまり広まっていない。考えられる理由として，MIC練習できるセラピストが少ないことが推測される。しかし，筆者らが行っているMIC練習法の実践により，患者はVC以上のMICを獲得することが可能であり，この練習法を長期間実施することでVCは低下してもMICは維持，拡大している症例を多く経験している[66]。

神経筋疾患の呼吸理学療法の戦略として，LIC，MICなどの強制吸気量と肺活量の差を維持・拡大し続けることが重要であり，その差が大きいほど生命予後を良好にし，呼吸障害がある場合，その較差を1,000 mL以上保つことが重要である（図20）[69]。

図19 MIC練習を行い咳嗽する（最大咳嗽流速を測定する）

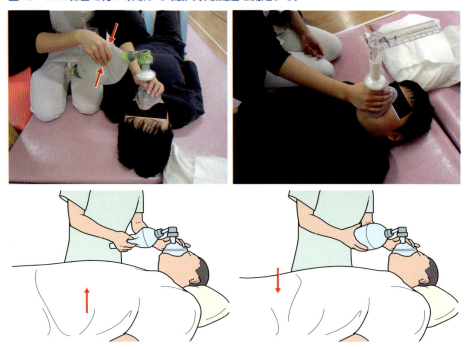

バックバルブマスクを利用し，強制的に3〜5回程度，患者が最大に耐えうるair stackまで加圧し，そこから得られる呼気量を測定する。このair stackを利用し，有効な咳が行えるように練習する。

図20 神経筋疾患の呼吸理学療法の戦略

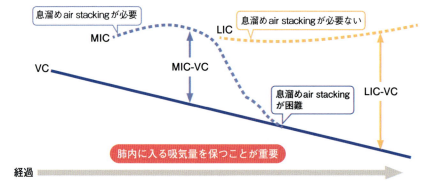

舌咽頭呼吸練習

GPB：
glossopharyngeal breathing

　舌咽頭呼吸（GPB）は横隔膜などの呼吸筋を使わず，舌，下顎，喉頭を下げ，口腔と喉頭いっぱいに空気を取り入れ，咽頭は閉じながら，その後に下顎，舌など口腔下部，喉頭を挙上と同時に舌を動かして，空気を喉頭から気管へ押し込む方法である[29]。これは球筋群（喉咽頭筋を含む頭と首の筋群）が損なわれていない神経難病患者にとっては最適な方法であり，カエル呼吸ともよばれている。この獲得は困難な場合もあるが教えなくても実践している神経難病患者も多い。近年，フリーダイビングの選手が潜る前に行うパッキングやヨガの呼吸法の1つにkalpaというものがあり，これらは舌咽頭呼吸に類似した手法であると考えられる。前述のMIC練習の1つであり，バックバルブマスクなどの機器を用いなくてもできる方法である。この呼吸法は，災害時な

ど，人工呼吸器が使えない環境になった際にも役立つため，練習を行うことが勧められている。

ポジショニングと離床（図21）

神経難病患者のポジショニングは体位排痰法という概念だけでなく，褥瘡予防や安楽姿勢という観点も含まれており，寝具やベッドマットレスなどの環境整備は重要なポイントになる。呼吸ケアにおけるポジショニングの目的は，体位を一定時間保持することにより，換気やガス交換の改善を行うことである。呼吸器系は重力の影響を最も強く受け，呼吸運動を含む呼吸機能は体位によって影響を受けるためである。特に背臥位での呼吸機能の低下は著しく，腹部臓器の頭側への圧迫により横隔膜に構造的変化が生じる。また，分泌物は重力によって背側に溜まるため無気肺などの肺合併症が生じやすい。重力を考慮したポジショニングとして側臥位40〜60°を保つことが有用とされているが，現実的にその姿勢を保持することは容易ではない。そのようななか，呼吸理学療法の概念に「日常的な身体と肺の動きをベッド上で再現する」というものがある[71]。つまり，ギャッジアップや車椅子乗車による座位，ティルトテーブルで立位をとることが身体や肺にとって自然な日常生活の動きとなり，そのこと自体がポジショニングとなる。従って，患者に負担を強いる臥位でのポジショニングよりも継続的に「離床する」ことが肺合併症の予防には重要である[34, 72]。

神経難病患者のポジショニングは，四肢の運動障害に加え，異常筋緊張や異常姿勢，不随意運動がある場合，二次的な合併症として拘縮や褥瘡がある場合は容易ではない。また，病状が進行すればコミュニケーション障害により思いが伝わりにくくなるため手指の微妙なポジショニングに時間がかかること，姿勢の変化で意思伝達装置やコールに利用するスイッチのセッティングが難しくなることなど，ポジショニングを拒む理由は多くある。そのようななかで単にポジショニングの必要性を説明するのではなく，患者の意向を汲み取り，どうすれば現実的かつ有効なポジショニングが可能か，患者や家族からの信頼を得ることが重要である。信頼関係が築けた間柄であれば，こ

図21　ポジショニング

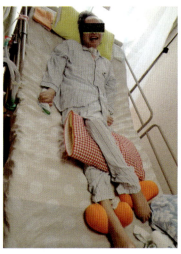
不快な姿勢

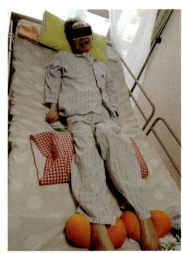
安楽姿勢

ちらがよいと思うポジショニングを提案することが可能となり，コミュニケーション障害があったとしても肯定的な支援を行うことで患者の不安を取り除き，家族を含め多専門職種が共通理解した日常的なポジショニングを取り入れていくことが可能となる。具体的な方法としては，いくつかのポジショニング姿勢を示した写真を掲示し，その目的や頻度，ポジショニングの時間帯を示す。意思伝達装置が使えなくなることが理由で車椅子乗車を拒否する場合は，ベッド上で使用するスイッチとは別の方法を考えてセッティングするなど，離床できる環境を設定する。離床することで行動範囲の拡大や社会参加の機会を増やし，神経難病患者の新たなニーズの発見となる。これはリハビリテーションの重要な取り組みとなる[35,72]。

腹臥位療法（図22）

神経難病患者の腹臥位は最も重要な排痰肢位となる。これは，酸素化は腹臥位で最も改善し，一定時間維持すると背臥位に戻しても動脈血酸素分圧が良好な値に保たれるためである。また，腹臥位をとることで，機能的残気量（FRC）の増加，換気血流比異常の是正，横隔膜の動きの改善，気道分泌物のドレナージ，血行動態の改善，血管外肺内水分量分布の変化，胸腔内圧低下による細気道閉塞の減少などが生じ，呼吸障害の改善につながる。また，呼吸筋力や嚥下機能が低下した神経難病患者において腹臥位療法は舌根沈下の改善，喀痰の排出促進，誤嚥の予防といったさまざまな効果がある。しかし，神経難病患者では病状が進行することで関節の拘縮変形が進行し，医療依存度が増え腹臥位が困難になることがある。早期から腹臥位を取り入れ，生活のなかに腹臥位の時間を取り入れるとともにポジショニングクッションやプローンキーパーなどの腹臥位補助器具を使用することで腹臥位を保持することができる。また腹臥位が困難であったとしても深側臥位をとる工夫は重要なポジショニングの1つとなる。

FRC：functional residual capacity

図20　腹臥位療法

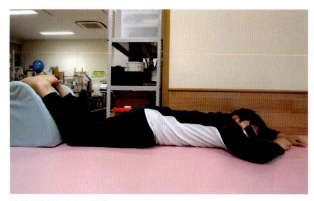

膝伸展制限がある場合

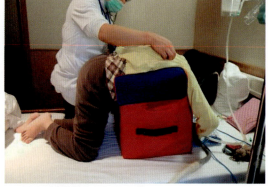

股関節伸展制限がある患者に対し腹臥位補助器具を利用したNPPV装着下での排痰ケア

排痰機器

排痰機器の利用は，気道クリアランス法の1つの手段であると同時に肺や胸郭の柔軟性の維持・改善が期待されている[73-75]。排痰機器として，機械による咳介助（MI-E）

の代表的な機器にカフアシスト®がある。2010年診療報酬改定により「排痰補助装置」として人工呼吸器の加算1,800点/月で保険収載された[76]。現在のところ，病院ではなく在宅で人工呼吸を処方されている神経難病患者などに保険適応となっている。MI-Eは医師の指示の下，咳嗽力低下により排痰が困難な場合，排痰介助が困難な場合，十分な吸気ができない場合などに導入する[77]。原則として気腫性嚢胞のある肺気腫，気胸，縦隔気腫，人工呼吸による肺障害がある場合は禁忌である。器械的咳介助は最大咳嗽流速の低下，%VCの低下，胸郭可動性維持や無気肺予防のため早期から実施していくことが望ましいとされているが[73-75]，わが国では前述の保険制度により，MI-Eの使用には人工呼吸器の使用が前提であるため人工呼吸器が必要ない時点での導入はできない。NPPV未導入やNPPVを望まない神経難病患者において，MI-Eが必要なことが多く，今後の適応拡大が望まれる。

MI-Eは緊急入院の頻度を減少させ，気管内挿管の回避や早期抜管に有効であり，生命予後を良好にする因子となっている[1, 42, 52]。また，在宅で専門医の指示の下，NPPVを導入し，習熟したセラピストが機械的咳介助を行うことにより神経難病患者の呼吸障害に対し，早期の呼吸ケアが可能となる場合もある[78, 79]。

近年，MI-Eには，カフレーターシリーズ®（フィリップス），カフアシストE70®（フィリップス），パルサー®（チェスト），コンフォートカフプラス®（パシフィックメディコ），コンフォートカフⅡ®（パシフィックメディコ）と複数の機器が使用できるようになった（図23）。それぞれに特化した機能があり，内蔵バッテリー，パーカッション機能，高頻度胸壁振動排痰補助装置（HFCWO），神経難病患者の咳への同調など多様な付随機能をもつMI-Eが開発されている。また，排痰機能を有する人工呼吸器やHFCWOに特化した排痰機器の使用など機器選択の可能性は多い（図24）。当院ではRSTが病棟主治医・看護師と協力し，排痰機器の選定や複数の機種を併用し，効果的な排痰ケアを実践している[34, 63]。

図23 在宅において人工呼吸器加算で使用できる排痰機器

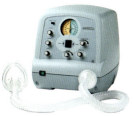

カフレータシリーズ
（フィリップス・レスピロニクス合同会社製）

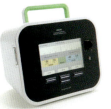

カフアシストE70
（フィリップス・レスピロニクス合同会社製）

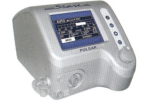

気道粘液除去装置 パルサー®
（チェスト社，siare社）

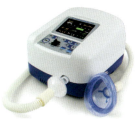

排痰補助装置 コンフォートカフプラス®
（パシフィックメディコ株式会社製）

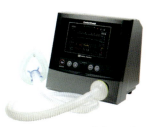

コンフォートカフⅡ®
（パシフィックメディコ株式会社製）

（すべて許可を得て掲載）

図24 当院で使用している機械的咳嗽介助以外の排痰機器

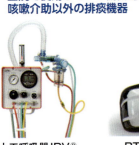
人工呼吸器IPV®
〔パーカッショネア社（米国）製〕

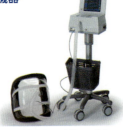
RTX レスピレータ®
（アイ・エム・アイ株式会社製）

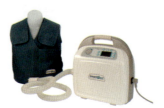
スマートベスト
（株式会社東機貿製）

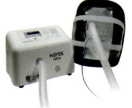
HRTX Biphasic Cuirass Ventilation®
（パシフィックメディコ株式会社製）
（すべて許可を得て掲載）

神経難病における呼吸障害に対するセラピストの果たすべき役割は大きい。そのためには神経難病の呼吸障害をよく理解し，適切な呼吸評価とMIC練習などの胸郭の柔軟性を維持する呼吸理学療法を継続的に行えるようにする必要がある。また，排痰ケアについては徒手的手段に終始するのではなく，病棟や家庭で有効な方法を検討するため，またそれによって神経難病患者の求める生活を実現するため，人工呼吸器に加え，排痰補助装置，そのほかさまざまな医療機器や福祉機器に対する知識をもち，多専門職種と連携をとりながら療養生活を支援し続けていくことが重要である。

文献

1) 花山耕三：最近の神経難病へのガイドライン－呼吸リハビリテーションガイドライン－. 第4回神経難病リハビリテーション研究会記録集：21-27, 2015.
2) 市川正憲：呼吸困難（息苦しさ）．訴えとしてのコモンディジーズ23. コモンディジーズブック．p.123-128, 2013.
3) 植木 純：呼吸リハビリテーションに関するステートメント．日本呼吸ケア・リハビリテーション学会，日本呼吸理学療法学会，日本呼吸器学会．日本呼吸ケア・リハビリテーション学会誌 2018年 第27巻 第2号 95-114
4) 千住秀明ほか：呼吸理学療法標準手技．医学書院, 2008.
5) 田上敦朗ほか：神経筋病棟における呼吸ケアチームの活動．日本呼吸ケア・リハビリテーション学会誌 21(2)：74-79, 2011.
6) 小森哲夫ほか：筋萎縮性側索硬化症の呼吸障害に関する研究－至適呼吸理学療法プログラムの研究－. 厚生省特定疾患調査研究班，社会医学研究部門，特定疾患に関するQOL研究班．115-119. 1997.
7) 寄本恵輔：筋萎縮性側索硬化症における呼吸理学療法の適応と有効性に関する研究．医療 59(11)：598-603, 2005.
8) American Thoracic Society Board of Directors. Respiratory care of the patient with Duchenne musculardystrophy. ATS Consensus Statement. Am J Respir Crit Care med 170：456-65, 2004.
9) Toussaint M：228th ENMC International Workshop: Airway clearance techniques in neuromuscular disorders Naarden, The Netherlands, 3-5 March, 2017. Neuromuscular Disorders, 28：289 -298, 2018.
10) Chatwina M：Airway clearance techniques in neuromuscular disorders: A state of the art review. Respiratory Medicine, 136：98-110, 2018.
11) 川井 充：神経筋疾患と睡眠障害．臨床神経 54：984-986, 2014.
12) 日本循環器学会ほか：循環器領域における睡眠呼吸障害の診断・治療に関するガイドライン. Circulation Journal 74(2)：2010.
13) 栂 博久 監：睡眠呼吸障害 診療のポイント．メジカルビュー社, 2006.
14) 井上雄一ほか：睡眠呼吸障害 Update 2011. ライフ・サイエンス, 2011.
15) 日本神経治療学会治療方針作成委員会 編：標準的神経治療 重症神経難病の呼吸ケア・呼吸管理とリハビリテーション．神経治療 30(2)：191-212, 2013.
16) 西澤正豊ほか：多系統萎縮症の臨床．臨床神経 49：249-253, 2009.
17) 小長谷正明ほか：多系統萎縮症における中枢性呼吸障害の検討．医療 56(7)：407-411, 2002.
18) 作田英樹ほか：多系統萎縮症における咽喉頭所見と睡眠関連呼吸障害．自律神経 50(1)：48-52, 2013.
19) 中田誠一：多系統萎縮症患者における睡眠呼吸障害－高速MRI 所見などから－．喉頭 22(2)：93-96, 2010.
20) Shimohata T, et al. Floppy epiglottis as a contraindication of CPAP in patients with multiple system atrophy. Neurology 76：1841-1842, 2011.
21) 荒井元美ほか：球麻痺症状が比較的軽度の時点で高度の声帯麻痺を呈した筋萎縮性側索硬化症の1例．臨床神経 51(10)：765-769, 2015.
22) 伊藤恵子ほか：Floppy epiglottisにより上気道閉塞を来した筋萎縮性側索硬化症の2症例．日耳鼻112：660-664, 2009.
23) 山本 ともみ：パーキンソン病のcough peak flowについての予備的研究．日本呼吸ケア・リハビリテーション学会誌 21(2)：133-137, 2011.
24) 高橋宣成ほか：筋強直性ジストロフィー患者の咳嗽反射．リハビリテーション医学 39(3)：141-144, 2002.
25) Vercueil L, et al：Breathing pattern in patients with Parkinson's disease. Respiration Physiology 118：163-17, 1999.
26) Hovestadt A, et al：Pulmonary function in Parkinson's disease. J Neurol Neurosurg Psychiatry 52：329-333, 1989.
27) Vincken WG, et al：In-volvement of upper-airway muscles in ex-trapyramidal disorders：a cause of airflow limitation. N Engl J Med 311：438-442, 1984.
28) Vincken WG, et al：Reversibility of upper-airway obstruction after levadopa therapy in Parkinson's dis-ease. Chest 96：

210-212, 1989.
29) Fontana GA, et al：Defective motor control of coughing in Parkinson's disease. Am J Respir Crit Care Med 158：458-464, 1998.
30) 厚生労働省：デュシェンヌ型筋ジストロフィーの呼吸リハビリテーション（http://www.jmda.or.jp/4/4-pdf/dmd-reha.pdf, 2015年11月閲覧）.
31) 林　秀明：ALS の呼吸筋麻痺と呼吸器装着, 最近の考え方－「今までのALS観」から「新しいALS観」への進展. PTジャーナル 34（1）：46-48, 2000.
32) 多田羅勝義ほか：Duchenne 型筋ジストロフィーの人工呼吸管理とその予後. 医療 62（10）：566-571, 2008.
33) 湯浅龍彦：筋萎縮性側索硬化症（ALS）の緩和医療を巡る幾つかの重要な論点. 医療 59（7）：347-352, 2005.
34) 寄本恵輔：ALS の呼吸障害と人工呼吸器について－諸問題に対する考え方とリハビリテーション（解説／特集）－. Med Reha 113：61-70, 2009.
35) 寄本恵輔：神経難病患者リハビリテーションの新しい目的と考え方. 難病と在宅ケア 17（8）：58-61, 2011.
36) 中島　孝：難病ケアにおける緩和と QOL －英国緩和ケアと難病ケアの視座. 日本難病看護学会誌 15（1）：8-8, 2010
37) 清水俊夫：神経難病における在宅栄養管理－ALS患者の在宅ケア・終末期ケアを中心として. 臨床神経 53：1292-1294, 2013.
38) 神崎憲雄ほか：経皮内視鏡的胃瘻造設術（PEG）症例の長期予後に影響する因子の検討. 静脈経腸栄養 28：4, 2013.
39) 沖野惣一：神経変性疾患の栄養管理学的検討と NST. 医療 61（2）：104-108, 2007.
40) Marin B, et al：Alteration of nutritional status at diagnosis is a prognostic factor for survival of amyotrophic lateral sclerosis patients. J Neurol Neurosurg Psychiatry 82（6）：628-34, 2011.
41) Barone P, et al：The PRIAMO study group：A multicenter assessment of non motor symptoms and their impact on quality of life in Parkinson's disease. Mov Disord 24（11）：1641-9, 2009.
42) 日本神経学会 監：筋萎縮性側索硬化症診療ガイドライン 2013（http://www.neurology-jp.org/guidelinem/pdf/als2013_00.pdf, 2015年11月閲覧）.
43) 大隅悦子ほか：モルヒネとはその正しい使い方 在宅と難病ケア 20（1）：6-9, 2014.
44) 荻野美恵子：日本における ALS 終末期. 臨床神経 48：973-975, 2008.
45) 日本神経治療学会治療指針作成委員会 編：標準的神経治療：神経疾患に伴う嚥下障害. 神経治療学 31（4）：435-470, 2014.
46) 芝崎伸彦：筋萎縮性側索硬化症における疼痛～筋収縮力と疼痛の関係～. 難病と在宅ケア 20（9）：6-9, 2014.
47) 竹井　仁ほか：顎関節症の理学療法Ⅰ. 理学療法科学 15（1）：23-28, 2000.
48) 厚生労働省医政局長：医療スタッフの協働・連携によるチーム医療の推進について. 医竹芝0430第1号, 平成22年4月30日.
49) 立石貴之ほか：リハスタッフの喀痰等の吸引通達を受けて－病院での取り組みの報告（解説／特集）－. 難病と在宅ケア 17（2）：19-21, 2012.
50) 法化図陽一ほか：自動吸引装置の研究開発とその応用－人工呼吸器を装着した患者, 家族のQOL向上をめざして－. 臨床神経 49：877-880, 2009.
51) 厚生労働省：厚生労働省難治性疾患克服対策事業「特定疾患患者の生活の質（Quality of Life, QOL）の向上に関する研究」班（主任研究者 中島　孝）. ALSにおける呼吸管理ガイドライン作成小委員会（委員長 小森哲夫）. 筋萎縮性側索硬化症の包括的呼吸ケア指針－呼吸理学療法と非侵襲陽圧換気療法（NPPV）. 2008.
52) 日本リハビリテーション医学会 監：神経筋疾患・脊髄損傷の呼吸リハビリテーションガイドライン. p.47-62, 金原出版, 2014.
53) Atsuta N, et al：Age at onset influences on wide-ranged clinical features of sporadic amyotrophic lateral sclerosis. J Neurol Sci 15. 276（1-2）：163-9, 2009.
54) Santino Marchese, et al：Outcome and attitudes toward home tracheostomy ventilation of consecutive patients：A 10-year experience. Respiratory Medicine 102：430-436, 2008.
55) 山本　真：TPPVによる長期人工呼吸器管理. 訪問看護と介護. 11：182-187, 2006.
56) Roselaine Pinheiro de Oliveira：Mechanical ventilation with high tidal volume induces inflammation in patients without lung disease. Crit Care, 14（2）：R39, 2010.
57) 加藤宣広ほか：長期人工呼吸管理下に気管腕頭動脈瘻からの急性出血で死亡した家族性ALSの1例. 臨床神経 48：60-62, 2008.
58) Ringholz GM, et al：Prevalence and patterns of cognitive impairment in sporadic ALS. Neurology 23. 65（4）：586-590, 2005.
59) Shimizu T1, et al：Circulatory collapse and sudden death in respirator-dependent amyotrophic lateral sclerosis. J Neurol Sci 124（1）：45-55, 1994.
60) 川田明広ほか：Tracheostomy positive pressure ventilation（TPPV）を導入したALS患者のtotally locked-in state（TLS）の全国実態調査. 臨床神経学 48：476-480, 2008.
61) Luigia P, et al：Improvement of survival in Duchenne Muscular Dystrophy：retrospective analysis of 835 patients. Acta Myol 31（2）. 121-125. 2012.
62) 信國圭吾ほか：ALS 医療 TPPV 施行のALS患者の直接死因と予後. 難病と在宅ケア 16（1）：55-57, 2010.
63) 寄本恵輔：理学療法士の役割. 慢性呼吸不全治療におけるチーム医療－長期人工呼吸器装着患者のより安全で快適な呼吸療法のために－. Clinical Engineering 26（2）：126-130, 2015.
64) 寄本恵輔：筋萎縮性側索硬化症患者に対する呼吸理学療法の新しい考え方と実践. 医療 60（3）：156-161, 2006.
65) 寄本恵輔：筋萎縮性側索硬化症における呼吸理学療法の適応と有効性に関する研究. 医療 59（11）：598-603, 2005.
66) 寄本恵輔ほか：ALS の呼吸障害に対するLIC Trainerの開発－球麻痺症状や気管切開後であっても肺の柔軟性を維持・拡大する呼吸リハビリテーション機器. 難病と在宅ケア 21（7）：9-13, 2015.
67) Yorimoto K：Validity of respiratory physiotherapy for ALS patients using bag valve masks. － A case study in which Lung Insufflation Capacity（LIC）training produced excellent results for a patient suffering from atelectasis who had attached Tracheotomy Positive Pressure Ventilation（TPPV）apparatus －. 24 th International Symposium on ALS/MND.
68) 寄本恵輔：ALSにおけるバックバルブマスクを用いた新しい呼吸理学療法～肺や胸郭の柔軟性を高めるためのMIC/LICトレーニングについて～. 難病と在宅ケア 20（3）：23-25, 2014.
69) Yorimoto K：Adaptation and serviceability of Maximum Insufflation Capacity training for patients with Amyotrophic Lateral Sclerosis. 23 th International Symposium on ALS/MND, 2012.
70) Bedard M-E, Mckim DA：Daytime Mouthpiece for Continuous Noninvasive Ventilation in Individuals With Amyotrophic Lateral Sclerosis. respir care, 61：10- 1341-1347, 2016.
71) 丸川征四郎：ICUのための新しい肺理学療法. メディカ出版, 1999.
72) 冨田真紀：人工呼吸器（TPPV）装着下でのALS患者のリハビリテーション. 難病と在宅ケア 18（10）：31-34, 2013.
73) Gomez-Merio E, Bach JR：Duchenne mus-cular dystrophy：prolongation of life by nonin-vasive ventilation and mechanically assisted coughing. Am J Phys Med Rehabil 81：411-415, 2002.
74) Mustfa N, et al：Cough augmentation in amyotrophic lateral sclerosis. Nurology 61：1285-1287, 2003.
75) Joao C, et al：Effects of mechanical insufflation-exsufflation on respiratory parameters for patients with chronic airway secretion encumbrance. Chest 126：774-780, 2004.
76) 荻野美恵子：カフアシストの保健適応と導入時期. 難病と在宅ケア 16：4-6, 2010.
77) 小森哲夫：神経難病呼吸ケアの実践. 神経治療学 25：655-661, 2008.
78) 吉野　英：NIPPV 導入に入院は必要か？ 難病と在宅ケア 14（2）：17-18, 2008.
79) 会田　泉：ALSと筋ジス患者さんのNPPV後のPEGの実際. 難病と在宅ケア 12：21-24, 2007.

II 神経難病の障害像

5 心理的課題とQOL

小林庸子，田中勇次郎

- 神経難病患者を支援する多職種チームにおいて，リハビリテーション関連職種は患者・家族の精神・心理状態を把握し共有する重要な役割を担っている。
- 「悪い知らせ」の伝え方が検討され，神経難病にも応用されている。
- リハビリテーションの目標をQOL向上に設定し，問題解決に向かって対処することが重要である。

患者・家族への心理的配慮

QOL：quality of life

セラピストは，患者と近い距離でスキンシップをしながらサービスを行う。対話する時間が長いため，患者・家族から心理面を含めた情報を受け取り，伝える機会が多い。そのため患者の危機やニーズの発見者になることもある。精神症状と心理状態を把握すること，それを多職種のチームで共有することに対して重要な役割を担う。また，リハビリテーションの目標や提供するサービス内容を決定していく過程で，患者・家族の望むことを汲んで理解する必要があり，セラピストには対話や社会的背景や感情を理解するスキルが求められる。

神経難病に起こりやすい精神的な問題

精神症状は運動症状以上に患者本人・介護者の負担となり，双方のQOLを悪化させる。疾患によって起こりやすい精神症状を把握し，家族や他の職種と状態を共有し，医学的対処が必要な状態かどうか相談すること，対処法を共有することが重要である。主治医による内服薬の調製や，精神科医との連携が必要な場合もある。疾患そのものによる症状，病気になったことや症状に対する反応による症状，薬による副作用などが考えられる。疾患の運動症状のために精神症状の把握が困難なことも多い。例えば，表情の乏しさは感情障害，構音障害は認知機能障害，無動や筋力低下は意欲低下と誤解されることがある。

よくみられる症状

抑うつ

抑うつ症状は原疾患の症状としてのうつ，反応性の抑うつ，大うつ病の合併に分けられる。反応性の抑うつは，どの疾患でもどの時期でも起こりうる。病初期は，病名・病状・遺伝情報を知ることや将来への不安を伴い，進行が急激な疾患は短期間で次々と喪失を体験し，大きなストレスにさらされる。比較的緩徐な経過の疾患で病気を受け入れているように思えても，症状が進むと，「歩行不能になる」「仕事が継続できなくなる」など機能や役割の喪失，環境や経済的要因などが抑うつを引き起こす原因となる。

高次脳機能障害・認知機能障害

　高次脳機能障害は，皮質基底核変性症で失行・失認，多発性硬化症で種々の病変部位によって起こる多彩な症状を認めることが多く，認知機能も大脳に病変が及ぶ疾患は障害を受ける。筋疾患，末梢神経疾患では原則的に合併しない。

睡眠障害

　原疾患による睡眠－覚醒パターンの障害，抑うつやその他の精神症状，運動障害により臥位で動きにくい・寝返りなど体位を変えられない苦痛，頻尿や呼吸障害に付随するもの，運動障害などにより日中の活動性が上がらず午睡時間が長くなるなどの生活パターンの変動など，種々の原因により起こる。いずれの場合も，良質な睡眠が確保できないと健康状態が悪化することに留意しなければならない。

精神症状の副作用が起こりやすい治療薬

　副腎皮質ステロイドはいくつかの神経疾患で用いられるが，不安・不眠・躁状態(多弁気分高揚，症状が進むと幻聴や被害妄想が出やすくなる)・抑うつが起こることがある。インターフェロンによるうつの合併もある。

各疾患により起こりやすい精神症状

パーキンソン病(PD)，PD関連疾患

PD : Parkinson's disease

　PDには30～40％にうつ病が合併するといわれているが，診断の手法により4～70％と報告に大きくばらつきがある。PDを発症する前からうつ病の頻度が高くなり，診断された時期から進行期までどの時期にも起こり，PDの重症度とうつ病の発症率に相関が認められない。易疲労性や無関心，モチベーションの低下や不安などの症状が多く，自責感や悲哀，自殺念慮の症状が少ない。また，うつにより運動量が低下して運動障害が悪化してしまう悪循環が起こりやすい。PDの特徴的な症状である振戦やすくみ足は不安や緊張により増悪しやすい[1-3]。進行性核上性麻痺(PSP)には18～54％にうつ病が認められるという報告があるが，無関心(アパシー)が高率に認められ，抑うつ症状との区別が難しいこともある[1]。

PSP : progressive supranuclear palsy

　認知機能障害としては，ある特定の目的を達成するための計画，準備，調整を行うという遂行機能障害が主体とされていたが，注意障害，視空間認知障害が病初期から起こり，病期の進行とともに増悪することがわかってきた。記憶や言語機能の障害もしばしば加わり，これらが日常生活に支障をきたす状態にまでなると認知症を伴うPD(PDD)とよばれる。PDDの注意障害ではしばしば変動を伴うこと，性格変化，抑うつ，アパシーなどがみられやすく，7割に幻視を伴うという報告がある。レビー小体型認知症(DLB)はPDDと近い関係にある疾患であるが，ともに，アルツハイマー病(AD)の中心的な症状である言語障害や記憶障害は，比較的軽症のことが多い[4]。ドパミン補充療法は幻覚の増悪因子となるため，運動機能と精神症状のバランスをとりながらの内服薬の調製が必要となる。脱抑制性の社会的行動障害も注目されている。衝動制御障害(病的賭博，性行動亢進，買い物依存症など)，反復常同行動，ドパミン調整異常症候群(オフ時の苦痛を回避するため過剰なドパミン補充療法を求める)が代表的なものである[5]。

PDD : Parkinson's disease with dementia

DLB : dementia with Lewy bodies

AD : Alzheimer's disease

幻覚・妄想は30〜60％の患者に生じると報告されている。罹病期間とともに増加し，10年以上で56.2％の合併があるとの報告がある。運動障害の重症化と認知機能に関連が強く，一度出現すると長期化する。発熱・脱水などの身体状態や心理社会的ストレスが症状出現のきっかけとなることもある。幻覚・妄想が客観視できている場合は経過を観察し，日常生活に支障をきたす場合は内服薬の調製を行う[3]。

睡眠障害はPD患者の70％以上が経験する。REM期睡眠行動異常症（RBD）はPDの早期診断としても挙げられる。睡眠覚醒リズム形成障害，夜間オフ時の締め付け感やトイレ移動困難など運動の障害や治療薬による睡眠の浅・分断化，うつ病の合併，日中の過度の眠気，突発的睡眠，レストレスレッグス症候群，周期性四肢運動異常症や睡眠時無呼吸症候群の合併など原因や状態は多様である。

RBD：REM sleep behavior disorder

多発性硬化症（MS）

MSでは，睡眠障害，多幸性，易刺激性，抑うつ，不安，焦燥，解離症状，精神病症状（特に統合失調様症状）の精神症状を呈することがあり，大脳皮質病変がみられる場合は，種々の高次脳機能障害や認知障害を伴う。うつは生涯の合併率は50％といわれ，MS患者の1/4は自殺念慮を経験したことがあり，MSの合併症以外の死因の約1/3は自殺によるとされ，治療上の大きな問題点である。遺伝的要因・免疫学的要因・大脳灰白質の脱髄による直接要因など疾患そのものの症状としてのうつ，生活ストレスなど社会的要因などによる反応性のうつのほかに，ステロイドやインターフェロンγなどの治療薬の副作用として出現するうつがあり，見極めて対応する必要がある。進行期の患者では両者の合併がしばしばみられる[2]。

MS：multiple sclerosis

筋萎縮性側索硬化症（ALS）

ALSにおける高度のうつ症状の頻度は11〜15％と，一般人口の2倍程度という報告もある。症状の重症度との関連については他の神経難病と同様に議論があるが，進行が早く，摂食障害・呼吸障害という生命にかかわる症状が進行し，胃瘻・人工呼吸などの医療処置の自己決定に直面するという疾患の特性により，大きなストレスにさらされ続ける反応としては当然とも考えられる。嚥下・呼吸障害の程度とうつ症状との関連や，社会福祉サービスの少なさとの関連が報告されている[2]。また，50％に遂行障害や軽度の記憶低下などの認知障害がみられ，前頭側頭型認知症（FTD）とのオーバーラップが5〜15％にみられるとの報告がある。前頭葉テストで人格変化，過敏性，強迫観念や妄想，見識の拙劣さ，広範性欠如の存在を認める。

ALS：amyotrophic lateral sclerosis

FTD：frontotemporal dementia

脊髄小脳変性症（SCD）

多くの病型があるが，遺伝性の病型，高次脳機能障害が少ない病型も多く，自らの障害の進行が常に自覚されること，比較的若年の発症による就労や家庭での役割の変化，社会的要因などの関連が考えられる（反応性のうつ状態・うつ病の合併頻度が約30％との報告がある）[1]。

SCD：spinocerebeller degeneration：

MSA：multiple system atrophy

多系統萎縮症（MSA）

ALSに次いで進行が早く，構音障害・無動により代替コミュニケーションも困難となり，症状の把握も難しくなる。精神症状に対する系統的な報告は少ないが，患者の約30％に中等度の，8％に重度の抑うつ症状を合併したとの報告がある[1]。

HD：Huntington's disease

ハンチントン病（HD）

舞踏症状と認知症状を特徴とする常染色体優性遺伝疾患で，患者の約40％に抑うつ症状やうつ病がみられる。合併の頻度より，原疾患による症状であると考えられる。感情コントロールの障害や人格変化も合併することがあり，重度となると家族の精神的な負担が増加する。自殺率が同世代の8倍，死因の2.3％が自殺との報告があるが，うつ病との相関は明らかでなく，HDによる衝動性コントロールの障害の可能性が示唆されている。

精神的な問題に対する対応

傾聴・カウンセリング

反応性の抑うつは疾患の受容により改善していく場合も多い。病気になってしまったこと，できなくなったことへの困惑・怒り，将来への不安など多くの思いや，理解はしても受け止めきれないなど状況はさまざまある。話しやすい雰囲気を作り，それを傾聴することが重要である。言語化して表出することで症状が軽減され，聞き手との信頼関係も構築されていく。専門的な面接技法を身に付けられればなおよいが，ほかの患者での経験を生かし，対処法などを本人や家族に伝えることも有用である。

患者同士によるピアカウンセリングも大きな力となる。同じ立場だから話せること・共感できることも多い。「進行した同病の方に会いたくない」「まだ気持ちがついていかない」など受け入れにくい気持ちにも配慮が必要だが，病期が進行しても，ほかの方にアドバイスをできる役割を元気に果たしている人も多い[2]。

教育

患者に原疾患について，現在の状態，今後起こりうることなどを，段階を追って正確に理解してもらうことで，疾患を受容しやすくなることも少なくない。医師の説明により，患者の不安や疾患の受容が大きく影響されるので，いつ，どのように説明されたか，どのように理解しているかを共有し，追加・補足の説明を繰り返し行う。それまでのかかわりのなかで，患者・家族の性格・思いを把握し，それぞれに合わせた説明方法を工夫する必要がある。

認知機能障害やそのほかの精神症状については，それが疾患による症状であると理解することによって，客観視して対処法を考えることを援助できる。特に家族にとって有効であることが多い。

薬物治療・精神科的治療

治療薬や向精神薬の調製が適用となる場合も多い。認知行動療法は，うつ病や不安障害，睡眠障害などに対する効果が実証されている精神療法の1つであるが，最近ではPDやMS患者に対する効果も報告されている。主治医や精神科医が状態を把握して

治療手段を選択するうえでも，多職種での症状や生活障害の把握と共有が重要となる．

リハビリテーションを手段とした具体的な問題の解決，できることの支援

　呼吸理学療法やストレッチなどその場で心地よいこと，補装具や福祉機器を使用した代償的手段で残存する機能を生かしてできることを拡大すること，今困っていることを改善すること，家族の介護負担を軽減することなど，具体的な改善を実感することで，現状，将来への悲観や不安に対して，自信・安心，希望につながることもある．リハビリテーションの目的を患者・家族と相談する過程で，進行している機能障害以外に，今解決できることは何か，何を望むかを考えるきっかけとなり，現実的な対応が可能になっていく．発症早期から，患者は発症によって心身ともに傷ついており，リハビリテーションを受け入れ，体に触れることそのものが迷惑ではないと伝えることで，緩和につなげることができる．

家族への支援

　家族は患者の生活や考えを支える存在であり，患者と同時に病気や生活の変化に苦しんでいることが多い．不安を抱え，抑うつの合併率も高く，介護や諸手続きに疲労し，自身の健康に注意を払う余裕がなかったり，病気に対する受診もままならなかったりする．疾患に伴う精神症状や高次脳機能障害などに振り回されている場合もある．患者は家族に遠慮し，気遣い，自分のために家族が犠牲になるのは耐えられないと思う．また，家族からの過度の期待と励まし，落胆など種々の感情にさらされる．家族をケアして支え，家族の状態がよくなることが，本人の心理的ストレスの軽減となる．

告知，自己決定について

　リハビリテーション開始にあたって，患者・家族から，「できればリハビリテーションで病気を直したい」「少しでもよくなりたい，せめて機能維持したい」という言葉を聞くことが多い．スタッフ側には，疾患の進行を見越して呼吸リハビリテーションを早めに導入し，会話も十分可能で手も動くうちにパソコンなど会話の補助となる機器を練習し，家屋改造や車の購入は現在の機能ではなく進行を見越して行うとうまくいったといった経験があるが，患者側にはそれを受け入れる苦痛のほうが大きくなるかもしれない．病気に対してどのように説明され理解しているかは，リハビリテーションの内容や目的を患者・家族および支援するチーム内で決定し，共有していくために不可欠な課題であることを改めて強調したい．

インフォームドコンセントとSPIKES

　インフォームドコンセント（病名・治療法と副作用，代替治療，治療を行わなかった場合などをわかりやすい言葉で，患者が理解したかどうか確かめながら情報を提供する）のなかで，神経難病の診断名，病態，治療効果，予後のような，患者にとっての「悪い知らせ」を伝える方法についても検討されてきている．『ALS診療ガイドライン2013』[7]では，主にがん患者を対象とする告知の段取りと実践の方法である6段階のSPIKESが提示されている[8]（表1）．

　S（面談の場の設定）では，面談場所の環境，十分な時間の確保，同席者（家族・支

援者)，プライバシーへの配慮に留意する。

P(患者の病気に対する認識の評価)，I(説明内容への患者の希望の確認)が，患者から聞くまたは多職種から説明者への情報集中である。Pは，症状に対する理解(どのように説明されてきたかも含め)，話し方，情報収集能力(文献・ITの利用，患者会の存在を知っているか，相談者がいるかなど)，感情の評価，Iはどの程度知りたいか，悪い知らせだったとしても聞いておきたいか，患者自身が聞きたくないときはほかの誰に話しておけばいいかを確認し，今回の面接で何をどこまで伝えるかを再確認する。性急に情報を求める場合の「不安」の感情も汲み取る。

K(患者への知識と情報の提供)で具体的な伝達を行う。わかりやすい言葉で，絵や動画を用いて工夫を行う，直接的な「悪い知らせ」の表現を使わず，また，悪い知らせを伝えただけで終わらないようにする。治癒は望めなくても決して見捨てられないこと，症状を緩和する対応・社会的支援(介護・経済)・患者会・セカンドオピニオンについて，質問が何度でも十分にできるように，治療法の選択の意思決定は尊重されることを伝える。コミュニケーション・嚥下・呼吸の問題は病初期に伝えておくべき重要な3項目とされ，その特徴と支援の方法にも言及する。

E(患者の感情に共感を込めて対応)は，患者には提案された治療・ケアに対して受けることも拒否することもできる権利と，あらゆる知らせに対して感情を表現する権利を有することを提示する。医療従事者は治療・ケアの提案に対する反応に対して思い込みをもちやすいが，温かみをもち，関心を払い，尊重し，正直で思いやりをもち，過度に感傷的にならないよう心がける。

S(方針とまとめ)で今後の治療計画についての心の準備をたずね，問題リストと優先順位，緊急時の対応，他のサポート資源(家族・友人・社会資源など)を組み入れる。診断を保留する，不十分な情報を与える，知りたくない情報を与える，無感情に伝える，希望を失わせることを避ける。SPIKESの6段階にはないが，告知後の患者・家族の受け止め方をスタッフで共有し，前向きにとらえられるように援助を継続し，次回の面接に生かすことが重要であるといわれている[9]。

院内チーム・在宅チーム(地域連携)・病診連携(報告のやりとり・方針変更など)のなかで，患者中心の情報共有体制の構築が大きな課題として残る。決められた指示連絡システムで不足の場合は積極的に情報共有の行動を起こす必要がある。

表1 SPIKES

S：Setting(面談の場の設定)
P：Perception(患者の病気に対する認識の評価)
I：Invitation(説明内容への患者の希望の確認)
K：Knowledge(患者への知識と情報の提供)
E：Empathy(患者の感情に共感を込めて対応)
S：Strategy(方針とまとめ)

リハビリテーションの目的を決める対話とスキル

リハビリテーションの目的は，機能障害の予防・維持・改善，ケアやリスク回避についての教育(摂食・排痰など)，ADLや介護の生活支援，社会的な活動の支援など，多岐にわたる。疾患や症状についてどのように説明され，理解しているかがリハビリテーションの目的の決定に重要である。「治ること」にしか希望を見出せず，機能障害の回復に目的を限定すると，当事者のリハビリテーション導入や動機の維持，提供側のプログラム選定や精神的支持が困難となる。「治ることは一旦保留して，何かがよ

ADL：activities of daily living

くなる」ことを希望してもらい，苦痛の緩和，補装具・福祉機器の利用などによる「できること」の維持・向上，介助者の負担軽減，本人の心理的負担感の転換など，総合的にQOLが向上することを目的にすると，効果を実感できることが多い。実際，進行性で難治であるという難病の性質により，リハビリテーションに限定せず，ケア全体の目標が，家族も含めた生活全体に及ぶ支援によるQOLの向上に集約されてくる。そして患者が，自分にとって，家族にとって何がQOLを維持改善させるのか，何がしたいのか，何ができるのかを考えて，実行できることと一致させていく決定過程が，精神・心理の状態やQOLの改善に寄与すると考えられる。患者の語りを引き出し，目的を一致させていく対話そのものが疾患を受け止めていくケアとなる。

　対話スキルとして，対話を俯瞰すること，挨拶からスタートすること，まず聞くこと，相手を支持して関係づくりから始めること，こちらが話すときは相手の話を最後まで聞いてから話すこと，自分の話し方や表情に気を配ること，相手と同じ土俵に立つことなどは，すぐに取り入れられる方法である。質問は，話題の焦点付け，不明点の解明，相手を動かすことであると意識し，問題解決に向けた方向付けをしていくとよい[10]。

　スタッフ側が必要と考えることと患者本人・家族の希望とが一致しない場合に苦慮することがある。補装具，車椅子，コミュニケーション機器，自助具などが有効であると考えられる場合，患者本人が症状進行について考えたくない，できるだけ自分の体だけで動きたい，新しい道具が必要になることを認めたくないという状態であれば，このようなアドバイスは患者本人の治るのではないかという気持ちに水を差し，治らない絶望に追い打ちをかけるように受け取ってしまう例がある。「困っていること」を解決する，変形予防効果や残存機能の維持改善など「機能的によくする」という本人の言葉に共感する形に対話できれば受け入れられやすい。

　患者本人が話しやすい質問として，「リハビリテーションを希望されたのはどなたですか？」は，本人・家族の希望であれば患者が主体的な立場を認識し，「病名は聞いておられますか？」「病気について主治医の先生から，どのように説明されていますか？」では，疾患に対する思いを語りやすい。「何をしたいですか？　何を希望されますか？」（何をしてほしいですか？　ではなく）は，リハビリテーションは「受ける」「提供される」サービスであるという認識を変えることができる。「大切にしたいものは何ですか？」によって，QOLの向上につながるリハビリテーションの目的を話してもらえるとよい。

　コミュニケーション機器の導入については，本人のコミュニケーションや自己表現についての要求，コミュニケーションをとりたいという本人と周囲の熱意とそれまでの関係，気管切開など延命処置を望んでいるかどうか，道具（パソコン）を使用する際の本人・家族の技術，設定やコミュニケーションにかかる時間などについての人手の補償，道具を揃える経済的裏付け，支援者にどのくらい希望が表出できるか・支援者が汲みとれるかなど，情報共有しておくべきことが多い。運動障害によるコミュニケーション障害が進行した時期に患者本人の意思を共有できる手段を確保しておくことは，医療処置の自己決定を保証するために非常に重要であり，支援者との対話の確保の必要性・有効性も認識してもらえるようにしたい。

用具適用上の心理的な問題と対応

神経難病患者は，疾病の進行に伴い運動機能障害が重度化し，ADL遂行やコミュニケーション手段の確保のために福祉用具の導入を含めた環境調整が必要になる。現場ではQOL向上を目指して主体的な活動を促すが，患者の心理状態は不治の病に冒されたことによる虚無感・不安感に苛まれ，なかなか前向きになれないのが現実である。

訪問リハビリテーションを実施している作業療法士などから，「意思伝達装置の利用を進めても受け入れてもらえない」という話をよく聞く。筆者が所属していた都立神経病院におけるALS患者の経験でも，対象者が使えるように改造したナースコールスイッチは対象者全員に受け入れられ活用されたが，意思伝達装置などのコミュニケーションエイド（以下，CA）は活用に至ったものが50～60％であった。この理由としては，パソコン利用が珍しい当時の時代背景もあるが，患者にとってナースコールは苦痛や不安を看護師に訴える手段であり，命綱的な用具として必要度が高く心理状態にかかわりなく受け入れ利用した。一方，CAはそれを利用してまでも伝えようと思う人でなければ必要度が低いため活用に至らないことがうかがえた。

CAの利用は主体的活動の一手段であって，すべての神経難病患者が利用しなければならないものではない。しかし，神経難病患者においてCAは，重度の運動機能障害を有した状態でも社会参加を可能にする用具であることから，患者への適用が望まれる。

CAの導入が進まない患者には，活用に向けて段階的に導入を進める。使ってみたくなるようなことを提示し，興味・関心を示してもらえるようにする。例えば，「孫や子供の写真を見る」「懐かしい風景を見る」「好きな音楽を聴く」など，機器の利用で楽しみが得られることを体験してもらう。

以下にWindows® PC（OS Windows® 10）とプレゼンテーションソフト（PowerPoint® 2016）を利用して，画像や音楽を1個の操作スイッチで楽しむ方法を示す。また，これを利用するためのマウスクリックの工夫も紹介する。

PowerPoint®を利用したコンテンツづくり

画像閲覧

①PowerPoint®を開く。
②「ホーム」タブからリボン内の「レイアウト」を選択し，「レイアウト」のプルダウンメニューから「白紙」を選択する（図1）。
③「挿入」タブからリボン内の画像を選択し，ピクチャーのダイアログ ボックスを表示する。ピクチャーホルダーが開き「カメラロール」と「保存済み写真」の画面が表示される。写真の保存場所を指定（デフォルトでピクチャーフォルダーが開くので，そこに画像をあらかじめ保存しておく）し，「保存済み写真」を選択し，保存してある画像から貼り付ける画像を選択する。画像を選択し「挿入（S）」をクリックする。ここでは，画像1を選択する（図2）。

図1　白紙のレイアウト

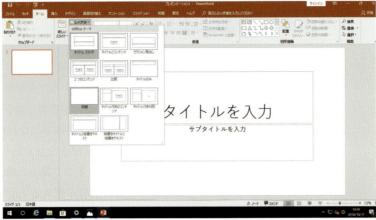

図2　画像の挿入

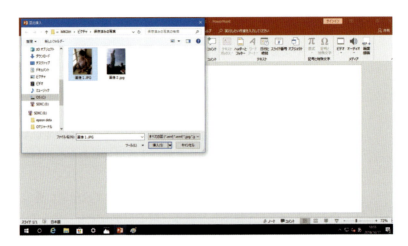

④スライド1に画像1を貼り付ける（図3）。

図3　画像の貼り付け

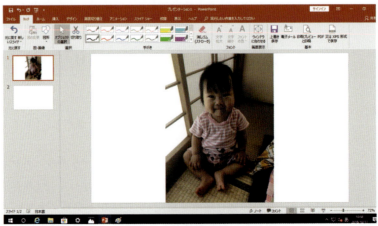

（許可を得て目隠ししないで掲載）

⑤スライド2に画像2を③の手順と同様にして画像を貼り付ける（図4）。

図4 画像の貼り付け

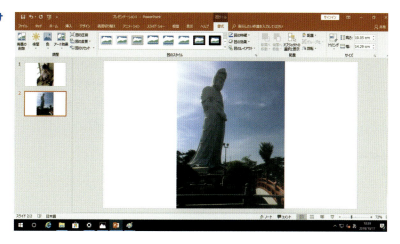

⑥スライド1とスライド2のスライドショーが繰り返し実行できるように設定する（図5）。

図5 繰り返し実行するための設定

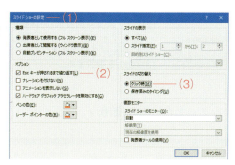

(1)「タブ」の「スライドショーの設定」を選択しダイアログボックスを開く。
(2)「オプション」にある「ESCキーが押されるまで繰り返す(L)」にチェックを入れる。
(3)「スライドの切り替え」にある「クリック時(M)」にチェックを入れる。
こうすることで，ESCキーが押されるまで繰り返しスライド1とスライド2がマウスクリックごとに実行される。

⑦Power Point®を実行した際にスライドショーが自動的に立ち上がるように設定する（図6）。

図6 立ち上がりの設定

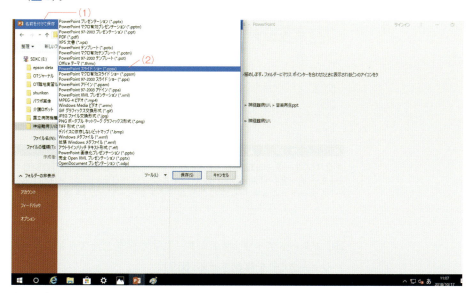

(1) タブの「ファイル」→「名前を付けて保存」を選択。「ファイル名(N)」にファイル名を打ち込む（ここではスライドショー2016としている）。
(2)「ファイルの種類(T)」のプルダウンメニューから「Power Pointスライドショー」を選択し保存する。

⑧介助者がパソコンを立ち上げて，このファイル(この場合は「スライドショー2016」)を選択して実行するのであれば，これで準備は完了する。パソコンの立ち上げは介助するがファイルの実行は自動的に立ち上げたい場合は，ファイルをスタートアップフォルダーに保存する必要があるが，Windows®10ではスタートアップフォルダーは隠しフォルダーとして設定されているため，それを表示させるよう設定を変更しなければならない。その設定方法を示す(図7)。

図7 隠しフォルダーの表示方法

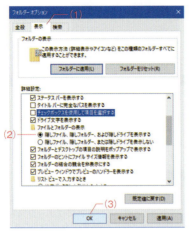

(1)デスクトップ画面からエクスプローラーを起動させてタブから「表示」→「オプション」，「表示」を開く。
(2)「フォルダーの表示」の詳細設定にある「隠しファイル，隠しフォルダー，および隠しドライブを表示する」の○にチェックを入れる。
(3)「OK」を選択する。

⑨スタートアップフォルダーを表示する(図8)。

図8 スタートアップフォルダー

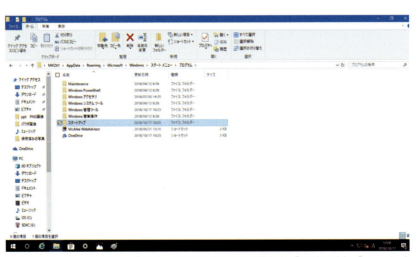

エクスプローラーを起動し，「クイックアクセスのPCを選択」→「OS(C：)」→「ユーザー」→「ユーザー名」→「AppData(隠しフォルダー)」→「Roaming」→「Microsoft」→「Windows」→「スタートメニュー」→「プログラム」→「スタートアップ」を選択する。

⑩「スタートアップ」フォルダーに⑦で保存したスライドショーのファイル(スライドショー2016)を移動させる(図9)。

図9 スライドショーの移動

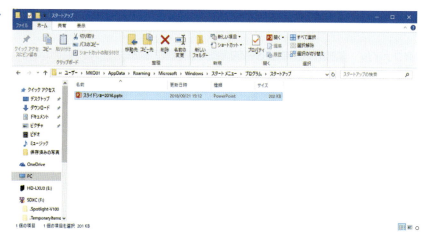

音楽鑑賞

①Windows® Media オーディオ ファイル（.wma），Windows® オーディオ ファイル（.wav），MP3 オーディオ ファイル（.mp3）などの形式で保存された音楽ファイルを，ミュージックフォルダーに格納しておく（図10）。

図10 音楽ファイルが入ったフォルダー

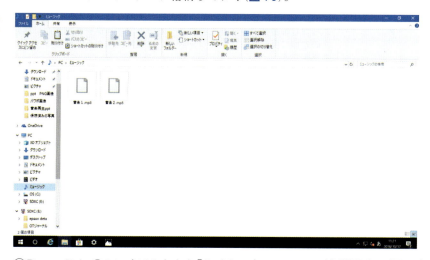

②Power Point®のレイアウトから「タイトルとコンテンツ」を選択する（図11）。

図11 タイトルとコンテンツの選択

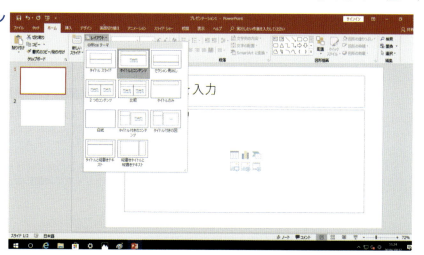

③音楽ファイルを挿入する(図12)。

図12　音楽ファイルの挿入

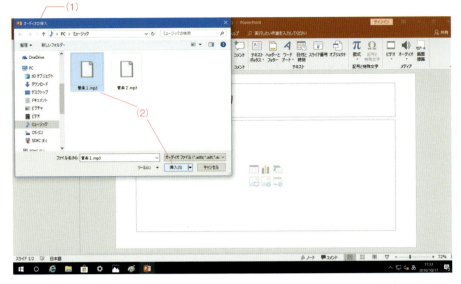

(1)「挿入」タブの「オーディオ」をクリックして「このコンピューター上のオーディオ(P)」を選択する。
(2) オーディオ挿入のダイアログボックス(音楽ファイルを保存してあるフォルダー)が表示されるので，そこから音楽1を選択し「挿入(S)」をクリックする。
　　あらかじめ音楽ファイルを格納しておいたフォルダーが開かない場合は，ダイアログボックスの左側に表示されているフォルダーの選択画面から，音楽ファイルを格納したフォルダーを指定する。

④音楽を鳴らす(図13)。

図13　音楽を鳴らす

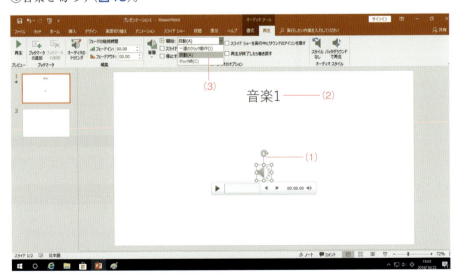

(1) スライド1の「テキストを入力」の部分に「サウンドアイコン」が表示される。
(2) 選択した音楽ファイルのタイトル音楽1を「タイトル入力」に記載する。
(3) オーディオツールタブの「再生」タブにある開始のプルダウンメニュータブから「自動(A)」を選択する。
　　「自動」を選択する理由は，スライドの表示と同時にそこに貼り付けた音楽を鳴らすことができるので，次のスライドへの移動が1回のマウスクリックで可能になるからである。

⑤スライド2も同様の手順で音楽ファイルを貼り付ける。スライドショーを繰り返す設定は画像閲覧と同様の設定にする。

マウスクリックの工夫

プレゼンテーションソフトを利用したコンテンツを自力で操作する場合，マウスのクリック部分を外部の操作スイッチで利用できるように改造すると，対象者の運動機能に合わせた市販の操作スイッチが利用できる。左クリック用のマイクロスイッチの端子に外部の操作スイッチが接続できるようにコードをはんだ付けする（図14）。はんだ付け作業の詳細は成書を参考にしてほしい。

図14　マウスの改造

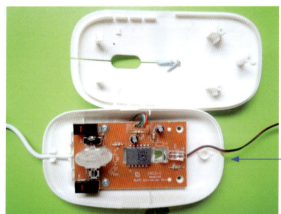

①外部の操作スイッチでマウスの左クリックを行えるようにするため，市販のマウスの蓋を取り基盤を取り出す。

コードを出すためにニッパーなどでケースの一部を切り取る。

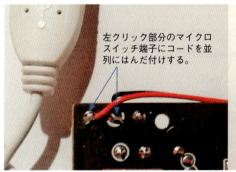

左クリック部分のマイクロスイッチ端子にコードを並列にはんだ付けする。

②取り出した基盤を裏返し左クリック用マイクロスイッチの結線端子に，外部操作スイッチを取り付けるためのコードをはんだ付けする。

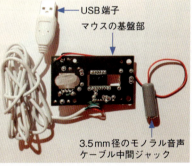

USB端子
マウスの基盤部
3.5mm径のモノラル音声ケーブル中間ジャック

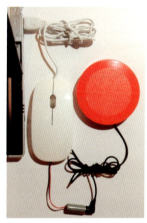

③左クリックを外部操作スイッチで作動できるように改造したマウスをUSBポートに接続した場面

外部の操作スイッチでマウスクリックを可能とする用具

マウスを改造しなくても「できマウス®3A」（図15）や「なんでもワイヤレス®」（図16）を利用することで，外部操作スイッチでの左クリック操作が可能になる。

対象者の状態に応じた操作スイッチの適合が重要になる。ALS患者では操作可能な身体部分が限られ，またその部位の可動範囲もかなり制限された状態での利用になるので，微妙な動きの活用で操作できるスイッチが必要になる。改造したマウス，「できマウス®3A」や「なんでもワイヤレス®」に取り付ける市販の操作スイッチを表2に示す。

表2 市販の操作スイッチ

種類・特徴		使用例	
押しボタンスイッチ	足でも利用できる頑丈な作りのスイッチ。クリック感があり操作した感覚が理解しやすい。価格も安価		
タッチセンサースイッチ	人体の微弱な電流を感知し作動する。フィッティングを容易にするためフレキシブルシャフトの先端にセンサー部を取り付けている		
ピンタッチセンサースイッチ	人体の微弱な電流を感知し作動する。額に貼り付けられるように，センターは針のように細い		
ホッペタッチスイッチT	先端を軽く傾けるだけで作動する電源不要のスイッチ。頬の動きでも利用できるよう自在に位置決めができ，フレキシブルシャフトに取り付けている。		（トクソー技研株式会社）http://www.tokso.net/switch3.htm
ピエゾセンサースイッチ	センサーの直径が17mmとコンパクトで，身体のあらゆる部位に設置できる。わずかな筋肉の動きで作動する		
ニューマティックセンサースイッチ	センサー部分がエアバッグになっており設置が容易である。指先のわずかな動きでも作動する		
EMOS CX	筋電で作動する。本体⇔ワイヤレスディテクタ間は無線		株式会社テクノスジャパン http://www.technosjapan.jp/product/communication/2019/1218151513.html

図15 「できマウス®3A」に接続した場合

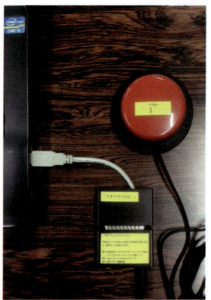

操作スイッチを取り付けた「できマウス®3Ai」をUSBポートに接続した場面

図16 「なんでもワイヤレス®」に接続した場合

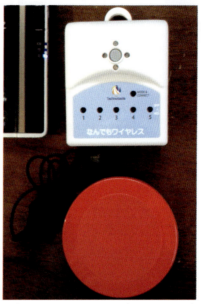

操作スイッチを2番ジャック（モード1 Enter）に取り付けた「なんでもワイヤレス®」をパソコンとペアリング（Bluetooth接続）した場面。

このように，対象者の興味関心を引くコンテンツを作成し，それをうまく利用できるように操作スイッチの適合を図りパソコンの利用を提案してみることである．簡単にできると感じてもらえれば利用につながる可能性がある．PCの使用に慣れることで，意思伝達装置などのCAを受け入れる気持ちになることが期待できる．

ある程度時間をかけて機器を使う楽しさを体感してもらい，対象者が自ら実施しようとする気持ちになることが重要である．

文献
1) 谷 将之ほか：神経疾患とうつ病．総合臨床 59：1258-1262, 2010.
2) 村田美穂：難病患者に見られるうつ病の対応策．難病と在宅ケア 19(5)：39-42, 2013.
3) 馬場 徹ほか：認知機能障害 進化するパーキンソン病治療 Unmet needs としての非運動症状とその対策．Prog. Med 34(2), 231-234, 2014.
4) 馬場 徹ほか：認知機能障害 進化するパーキンソン病治療 Unmet needs としての非運動症状とその対策．Prog. Med 34(2), 231-234, 2014.
5) 冨安 斉ほか：認知機能障害 パーキンソン病運動期（進行期も含む）の問題点．Prog. Med 32(6), 1193-1198, 2012.
6) Ringholz GM, et al: Prevalence and patterns of cognitive impairment in sporadic ALS. Neurology 65 (4)：586-590, 2005.
7) 日本神経学会 監：筋萎縮性側索硬化症診療ガイドライン2013（http://www.neurology-jp.org/guidelinem/pdf/als2013 _00.pdf, 2015年11月閲覧）.
8) Buchman R 著, 恒藤 暁 監訳：悪い知らせの伝え方-6段階のアプローチ-. 真実を伝える-コミュニケーション技術と精神的援助の指針. p.65-97, 診断と治療社, 2000.
9) 成田有吾 編：神経難病在宅療養ハンドブック-よりよい緩和ケアのために. p.15-26, メディカルレビュー社, 2011.
10) 堀越 勝：ケアする人の対話スキルABCD. 日本看護協会出版会, 2015.
11) 寺山久美子 監：レクリエーション 社会参加を促す治療的レクリエーション 改訂第2版．三輪書店, p.148-152, 2004.
12) 田中勇次郎：マイクロスイッチを利用したマウスクリックボタンの改造．OTジャーナル 39(10)：1045-1051, 2005.
13) 宮永敬市ほか編著：作業療法士が行うIT活用支援．医歯薬出版, 2011.

II 神経難病の障害像

6 歯科・口腔衛生

松田千春

- 神経難病者は，口腔関連筋および上肢や体幹の筋力が低下し，口腔内が不衛生に傾きやすい。
- 呼吸障害や嚥下障害に注意して，口腔ケアを実施する必要がある。
- 歯科による口腔の評価と専門的ケア，病状に合わせた口腔管理が重要であり，チーム連携が必要である。

口腔のつくりと役割（図1，2）

　口腔は，消化管の入り口であり，「食べる」ための生命維持に直結した重要な器官である。口腔は，口唇の間の口裂から口峡までの空間で，咽頭へ通じている。口唇，頬，口蓋，舌を含む口腔底によって囲まれ，歯，歯周組織，舌，唾液腺を備えており，「食べる」以外に話すこと，表情をつくること，呼吸をすることにも関係している。

　唾液は，耳下腺，顎下腺，舌下腺の三大唾液腺と小唾液腺から分泌され，口腔には大唾液腺の導管の開口部がある。唾液腺から1日当たり1,000〜1,500 mLの唾液が生成され，唾液には消化酵素であるアミラーゼが含まれ，消化を助けている。また，唾液はムチン，ラクトフェリン，免疫グロブリンなどさまざまな有機成分を含み，自浄作用，粘膜保護作用，潤滑作用，抗菌作用などの多くの役割をもつ。

　「食べる」ためには，側頭骨の下顎窩と下顎骨の下顎頭で構成される頭部で唯一の可動関節である顎関節の複雑な動きを必要とする。顎関節には線維性の関節円板があり，下顎の前方運動・回転運動に関与している。これらに靱帯や筋がかかわり咀嚼運動が可能となる。また，摂食・嚥下のために必要な顔面表情筋や咀嚼筋，舌筋などのさまざまな筋肉は，口腔の機能を維持させるために重要な役割をもつが，これら筋肉の動きが低下することで，口腔機能が低下し，口腔症状に影響を及ぼしている。

図1　口腔の解剖図

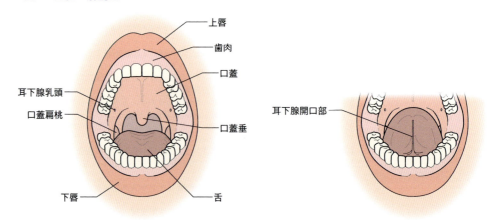

図2　顔面の筋・腺

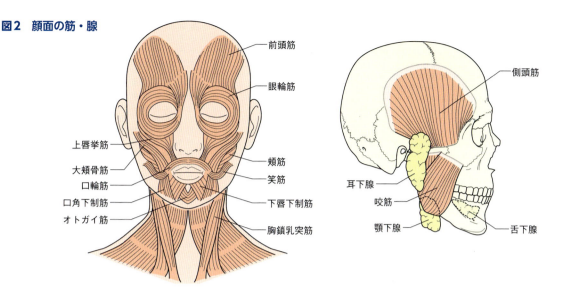

口腔ケアの必要性

　わが国の政策として，歯科保健の分野では「8020運動」が提唱・推進されている。これは，生涯にわたり自分の歯を20歯以上保つことにより健全な咀嚼能力を維持し，健やかで楽しい生活を過ごそうという運動である。さらに，健康寿命をのばすため，オーラルフレイル（口腔の虚弱）の予防が必要であるという新しい考え方が浸透しつつある。

　口腔内には数百種類の常在菌が接着し，唾液によって37℃の適度な湿度に保たれ，一定の生活圏を形成している。プラーク（歯垢）には，1mg中に1億～10億個以上の細菌が存在しているといわれる。歯周病原細菌は血液中に侵入して増殖できるため，血流に乗って全身に疾患を引き起こす危険性が指摘されている。また，咽頭は，口から食道へと続く食物の通路と，鼻から肺へと続く呼吸するための空気の通路が交差する場所であり，口腔衛生の必要性は明らかである。

　口腔ケアは，口腔内の歯や粘膜，舌などの汚れを取り除く口腔清掃を中心とする器質的口腔ケアと，口腔機能の維持・回復を目的とした予防，歯科治療，リハビリテーションのあらゆる段階を包括した機能的口腔ケアからなる。十分なアセスメントを行い，多職種との連携においてこの2つを組み合わせて実施することで，口腔ケアの効果をさらに高めることができる。そのため，全身状態に合わせた的確な口腔ケア実施に関する判断が必要である。こうした一連の枠組みは，歯のみブラシでこする単なる「歯磨き」のような狭義の理解にとどまらず，口腔管理として広い概念で考えることが重要である（図3）。

　適切に口腔ケアを行うことは，齲歯や歯周病の予防，唾液分泌の促進，味覚の改善，口腔機能の維持・回復，誤嚥性肺炎の予防となり，これらの効果によって会話によるコミュニケーションの改善や生活のリズムを整えるなど，生活の質の維持・向上につながる（表1）。

　効果的な口腔ケアは，①漱いで（義歯は，はずす）吐き出す，②歯，舌，口蓋や頬な

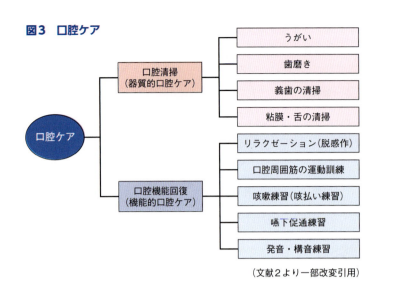

図3 口腔ケア

(文献2より一部改変引用)

表1 口腔ケアの目的

- 口腔疾患などの予防
- 口臭の予防
- 味覚の改善
- 唾液分泌の促進
- 呼吸器感染症の予防
- 会話などのコミュニケーションの改善
- 生活のリズムを整える
- 口腔機能の維持・回復につながる

(文献2より一部改変引用)

ど口腔全体のブラッシングをする，③漱いで吐き出すという手順で行う。いかにバイオフィルムを破壊し回収するかが鍵である。セルフケアに加えて，歯科医師や歯科衛生士による専門的支援が重要である。

咀嚼筋など，口腔関連筋の筋線維は，加齢によって萎縮するため，できるだけ廃用にならない環境を整えることが必要である。一般に加齢とともに唾液分泌量は減少し，噛むための歯を失う傾向にある。適切な治療とケアを行い廃用症候群を防ぐことが必要である。さらに，口腔ケアの一部として唾液腺を刺激する口腔マッサージを取り入れるなど，口腔機能の維持・向上の視点からも正しい知識と技術によって口腔ケアを実施することが必要である。

神経難病患者の口腔症状と口腔ケアの課題

神経難病の多くは進行性であり，筋力低下，筋緊張の異常，不随意運動など運動機能障害がみられ，口腔ケアが不十分となりやすい。さらに，嚥下障害や呼吸障害，自律神経障害，認知機能や精神症状などが口腔症状を悪化させている場合があり，疾患の進行によるものか，薬の副作用によるものか，不適切な口腔ケアによるものかなど問題となる口腔症状の原因を推測し，対応法を検討する必要がある。進行期のパーキンソン病などでは，精神症状により誤嚥しやすくなったり，時間帯や急な立ち上がりでバイタルサインが急激に変化したりする。多発性硬化症などでは，日によって症状が変化し，痛みやしびれ，倦怠感でセルフケアが困難となる場合がある。ウイルスなどに感染して免疫系が働き出すと再発する可能性があったり，治療に用いる副腎皮質ステロイドホルモンの副作用には免疫抑制作用による感染症の合併があるため，口腔ケアは感染予防として重要である。運動症状や精神症状に注意し，口腔ケアのポイント（**表2**）と，神経難病者の問題となる口腔症状についておさえ（**図4**），安全で効果的に気持ちが良いと感じてもらえる口腔ケアを目指したい。

表2 口腔ケアのポイントや注意点

「歯」をみがくポイント	全ての歯を ・毛先をきちんとあててみがく ・軽い力でみがく ・小刻みに動かしてみがく
「舌」の清掃ポイント	・舌用のブラシや粘膜ブラシを用いる ・ゆっくりやさしく動かして舌苔を除去する
「口蓋」の清掃ポイント	・食べ物や痰がこびりつきやすいので細目にきれいにする ・舌苔が多い人は口蓋も汚れていることが多い
「口腔ケア用品」の選定のポイントや注意点	・歯ブラシは，毛の硬さ・細さ・長さ・種類，ヘッドの大きさ，柄の長さなどそれぞれ異なるので，目的や口腔症状にあったものを選択する ・スポンジブラシや口腔ケアガーゼは，歯をみがくものではない。スポンジの水分が多かったり，汚れを押しやるように動かすと，誤嚥性肺炎の原因にもなりうる ・吸引チューブ付きの介護歯ブラシは，吸引チューブの周辺のみ吸引する。ブラシの毛が固く少なめだったり，チューブの部分が歯ブラシと金属で接続されている製品があるので，口腔内を傷つけないように注意する ・使い捨てのスポンジブラシなど，衛生面や耐久性を考慮し，1回使ったら捨てる ・口を開けることで唇や口角が傷つくことがあるので，口腔ケア前後に口唇や口角にリップクリームや口腔保湿剤を活用

図4 神経難病者の問題となる口腔症状と対応例

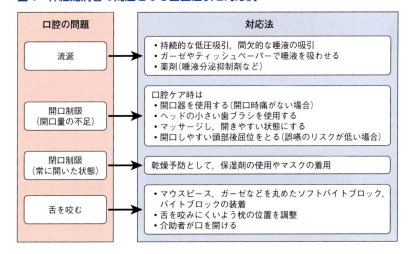

開口制限

　開口量が小さいと，歯ブラシが入るスペースがなく，舌側の歯，口蓋，舌，大臼歯部など口腔内のケアが行き届きにくい。そのため，ヘッド部分が小さい介護用の歯ブラシを選択することが望ましい。小児用では歯ブラシの毛や柄の部分が短いため，必要以上にケア実施者の力が加わりやすく，患者の粘膜を傷つける場合があることを理解する。また，コミュニケーション障害があり，症状を訴えにくい患者にとっては，ケア実施者による口腔内の観察が不十分となり，症状が悪化してから気づくことがある。開口量を維持・拡大するためには，数秒開口を保持することを繰り返すリハビリテーションが勧められている。

舌

　食物や薬剤が舌にとどまり舌が汚染したり，乾燥により炎症を悪化させることがある。舌は専用ブラシを用いてやさしくケアする（図5）。幅が広い舌専用ブラシは，開口制限があると口腔内に入りにくいため，無理に口腔に入れて，咳こむ原因をつくったり，口腔内を傷つけたりしないように注意する。

　筋萎縮性側索硬化症（ALS）やデュシェンヌ型筋ジストロフィーなど一部の患者には舌肥大が報告されている。舌の肥大や吸引の刺激によって舌を咬んでしまう患者への対策としてマウスピースやバイトブロックがある（図6）。舌肥大の原因は十分に明らかになっていないが，浮腫や炎症，代謝異常，薬剤の影響などの可能性が指摘されている。口腔苦痛症状を引き起こさない，出現した症状を少しでも緩和できるように，全身の状態からアセスメントすることが必要である。

ALS：amyotrophic lateral sclerosis

図5　舌の清掃のポイント

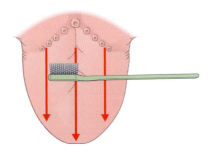

- 水を絞ったガーゼなどを舌にのせて，マッサージして汚れが浮き上がってきたところで粘膜ブラシで清掃
- 舌の奥から手前へとゆっくりと軽い力でブラシを動かす
- 舌を左右と中央のブロックにわけて清掃
- 舌の動きが弱いと，口蓋に痰がこびりつきやすいので，口蓋も丁寧に清掃

図6　舌肥大のあるALS患者にバイトブロックを装着した例

バイトブロック装着前　　　　　　　　バイトブロック装着後

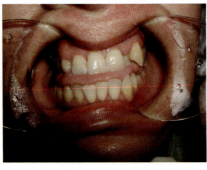 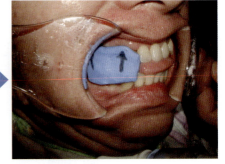

マウスピース装着したまま舌を咬んでしまうこと，口腔関連筋の動きがほとんどないことからバイトブロックを装着した。常時舌を咬んでいたことから「痛みから解放された」と喜んでいた。

口腔乾燥

　口呼吸や口腔関連筋の低下による開口状態，向精神薬や抗パーキンソン病薬などの影響による唾液分泌刺激の抑制は，口腔乾燥を引き起こす。口腔乾燥に対しては，保湿剤を使用したり，唾液腺をマッサージし口腔内全体に唾液をいきわたらせることが望ましい。なお，保湿剤を塗った場合は30分を目安に塗布した部位を確認し，乾燥していた場合は，保湿剤を一度除去してから新たに塗布する。これを繰り返すと，口腔機能の維持・増進につながる。またジェルタイプの保湿剤を多く塗りすぎると，のどの奥に垂れ込んだり，歯の間につまったままになることがあるので注意する。

嚥下障害による影響

　嚥下障害のある患者の口腔内環境は不衛生になりやすい。経口摂取している患者に口腔ケアを行う場合，食事や内服がどの程度できているか評価しながら行う。嚥下障害が進行した場合，経口摂取から胃瘻や経鼻経管栄養に移行する選択肢がある。経管栄養を必要とする患者では，咀嚼しないことによる唾液分泌量の減少，口腔関連筋の低下による舌運動の低下・開口制限・常時開口状態，加齢などの影響を受け，口腔内環境が変化する可能性がある。また，経鼻経管栄養では，チューブを入れた時点から細菌が繁殖するため，咽頭部の細菌汚染は課題であり，口腔ケアは重要な気道ケアとなる。

流涎

　流涎は，口腔内の清潔を保ちにくくし，唾液の誤嚥や誤嚥性肺炎につながる症状である。さらにQOLの阻害因子となる。過剰な唾液の処理法としては，口腔内を傷つけないように低圧で持続吸引したり，ティッシュペーパーやガーゼに吸わせる対応をとる（図7）。唾液分泌を抑制するために薬剤を使用することがあるが，唾液の粘稠度が増し持続吸引しづらくなったり，粘膜が乾燥し違和感を訴える患者もいるので，症状の変化に注意する必要がある。

　口腔ケア時に，細菌を含んだ唾液や洗浄液を確実に回収することが誤嚥予防につながるため，口腔ケア時に持続吸引を用いることが望ましい。口腔ケア終了後はしばらくの間，唾液分泌量が増えることを理解する。

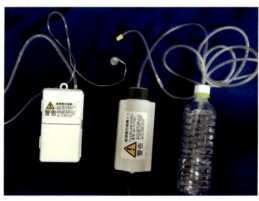

図7 低圧持続吸引ポンプ

排唾管をつけて，唾液を持続的に吸引する。24時間連続運転ができ，比較的安価であるが，医療機器ではない。同じ位置に固定すると粘膜や歯肉を傷つける場合があるため，チューブを適宜動かす必要がある。
（左：乾電池タイプ，右：AC電源タイプ）

呼吸障害による影響と口腔ケア

　呼吸障害のある患者の口腔ケアは，バイタルサインに十分に注意し，パルスオキシメーターなどモニターを活用し安全性を整えたうえで行う。呼吸障害のある患者への治療の1つとして，人工呼吸器がある。口腔ケアは，人工呼吸器関連肺炎の予防の点からも重要である。

NPPV：non-invasive positive pressure ventilation

非侵襲的陽圧換気（NPPV）実施時の注意点

　NPPVの送気により上気道の乾燥や痛みが生じる場合がある。人工呼吸器の加温や加湿の調整，口腔内への保湿剤の塗布など対応が必要である。NPPVを使用したまま口腔ケアを行う場合は，NPPVの設定条件や球麻痺の進行の程度によって，息止めが

できず，口腔内に含んだ水を吐き出せないことがある。また，ほぼ24時間NPPVを使用している例では，インターフェイスをはずすだけで呼吸困難を生じ，口腔ケアが困難になる例がある。その場合，1回の口腔ケアを短時間とし，ケア回数を増やせるか検討する。呼吸障害や誤嚥のリスクが著しい場合には洗浄ではリスクが高いため，速やかにふき取り法にかえる。

気管切開下陽圧換気（TPPV）実施の注意点

TPPVの気道管理として，気管カニューレのカフ管理は重要である。口腔ケアは，側臥位や挙上角度を30°以下にするなど誤嚥しにくい姿勢をとり，適正なカフ圧値のもとで実施する。一部の参考書では，口腔ケア時にカフ圧を上げるように記されているが，適正圧を超えた高いカフ圧は，気管壁を損傷・圧迫することによる血流途絶・壊死の可能性があること，カフ圧を上げても完全に垂れ込みを防ぐことはできないこと，カフ圧の適正圧への戻し忘れのリスクがあることを理解する必要がある。また，誤嚥予防のために，カフ上部からの吸引は有効である。吸引時に唾液がカフ下部に垂れ込まないように，口腔ケアの前に口や鼻から吸引を行うことも重要である。

口腔ケアにおいて，洗浄する方法は細菌量を希釈し有効と考えられているが，誤嚥するリスクが高い場合は，無理に洗浄せず清拭で行うことが望ましい。なお，誤嚥性肺炎を繰り返す，常にむせ込むような場合，適応例では誤嚥防止術を実施する場合がある。

TPPV：
tracheostomy positive pressure ventilation

在宅療養している患者の口腔ケアの課題と対応

在宅人工呼吸療養者の口腔ケアでは，嚥下障害，呼吸障害など全身状態に配慮すべき点が多く，ケアの専門性は高い（表3）。

在宅では，家族介護者と医療資格を有しない支援者の協力を得て限られた時間のなかで多くのケアを実施しなければならないため，安全に口腔ケアを実施できるよう体制を整えることが必要である。また，神経難病は進行性であり，起こりうることの予測が必要となるため，定期的に病状を評価し，口腔ケア方法も適宜見直していくことが必要である。

神経難病者には発声できない患者や個別性の高い意思伝達方法を使用している患者もおり，全身状態の変化に気付く専門的な技術・知識が必要である。口腔ケア法として，洗浄したり，含嗽剤や洗口液を活用したりすることで効果的に口腔内の細菌数を減少させることが可能である。しかし，在宅においては，高齢の家族介護者や，非医療職者が口腔ケアを実施することもあるため，支援者による安全なケア方法を統一できず，誤嚥のリスクが高いとアセスメントした場合は，ケア方法を洗浄から清拭に変える，ケア実施者を特定するなどの対応策が必要であり，医療職者が積極的に安全管理についてアセスメントしていくことが必須である。

口腔ケア時は，唾液の持続吸引を実施すると細菌を含んだ唾液や洗浄液の効果的な回収につながる。また，気管カニューレ内の内方吸引孔から低定量持続吸引が可能な自動吸引システムが開発され，専用カニューレおよび専用吸引器双方の薬事承認を受

け，医師の指示の下で使用可能となった。こうしたシステムを取り入れることでも，口腔ケアはさらに安心して実施できるといえる（図8）。

表3 在宅人工呼吸療養している患者の口腔ケアを難しくさせている問題

1. 呼吸状態に注意が必要である
- バイタルサインの変化に注意が必要である
- NPPVを24時間装着している場合，口腔ケア実施時にインターフェイスをはずすと呼吸困難を生じる可能性がある
  → NPPVの限界

2. 嚥下障害に注意が必要であるが，誤嚥防止策がとりづらい
- 呼吸障害や球麻痺の進行により，息とめや含嗽が困難である
- ヘッドアップ・側臥位・顔を横向きにすることは，患者が下記の症状をきたすためできない
  ・易疲労，顎や肩の痛み，関節拘縮や気分不快
- 開口できる頭部後屈位では，喉元に唾液が溜まりやすい
- 開口しようとすると，顎の痛みが生じる
- カフ付やサイドチューブ付の気管切開チューブを使用できない
- カフ圧計をもっていない，使用したことがない
- 誤嚥防止術が実施できない

3. 患者の口腔の状態
- 開口制限
  ・歯ブラシが歯列内に入らず，舌側の歯，奥歯，舌，口蓋などが磨きにくい。そのため，通常使用する歯ブラシに加えて数種類の歯ブラシが必要である
  ・口腔の十分な観察ができない
- 舌の問題
  ・乾燥し，触れると敏感に反応する
  ・一部疾患では舌が肥大し，口腔のスペースを制限している

4. 支援者・支援体制の問題
- より優先したいケアがあり，時間の確保が難しい
- ケア実施者の確保が難しい
  ・吸引の判断，実施ができる介助者が必要である
  ・意思伝達法が特殊な場合がある
  ・複数の訪問介護ステーション，ヘルパーステーションが入っており，ケア方法の共有が難しい

5. 患者の個別性に応じたケア用品が必要である
- 開口制限によりケア用品が限定される
- 舌を咬んでしまう
- 経済的な問題
  ・介護用歯ブラシを日常的に使用するには価格が高い
  ・使い捨てブラシを複数回使い，壊れた経験がある

6. 療養環境
- ベッドの上の限られたスペースで口腔ケアを安全に行う必要性がある

7. 歯科診療や処置を受けることが困難である
- 往診してくれる歯科医を見つけられない

図8 気管壁に侵襲がなく，カフ下部の内方吸引孔から低定量持続吸引が可能な自動吸引システム

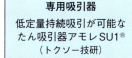
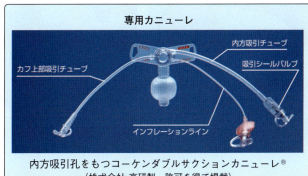

※上記の組み合わせによってのみ，医療行為として実施できる。

口腔リハビリテーションを取り入れた口腔ケア

　口腔リハビリテーションは，加齢や病気などにより生じた口腔機能の低下や摂食嚥下障害に対して，食べる機能の維持・向上や，誤嚥性肺炎の予防を目的として実施されている。

　口や顔の筋肉を動かすことにより，唾液分泌の促進，脳への適度な刺激，開口範囲の拡大，表情がつくりやすくなるなど，多くの効果が期待される。
(図9)。

図9　口腔リハビリテーションのポイント

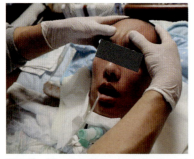

頭や首，肩，口の周り，口の中へと，口から遠いところから顔の中心に寄せるイメージで

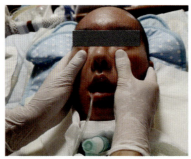

やさしく骨から皮膚をはがすように

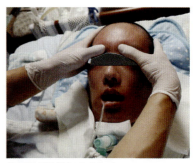

目の周りは特にやさしく

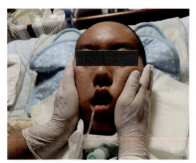

唾液の出やすいポイントをやさしく（耳下腺，顎下腺，舌下腺）

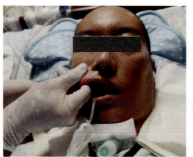

舌や口の中から，頬のストレッチ（必要時粘膜ブラシを用いて）

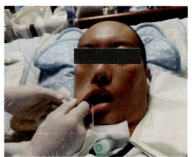

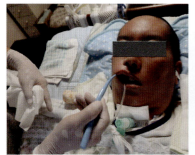

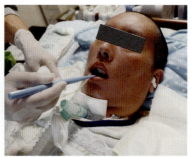

蒸しタオルで顔や首を温めるとさらに気持ちよく
1日2〜3回，1回3分くらいを目安に開始

口腔リハビリテーションに関して重度な神経難病者への応用例の報告は少ないが，人工呼吸器を装着しているALS患者に実施した成果として，患者から「唾液がネバネバしていて不快であったがサラサラになって吸引器でよく吸ってくれるようになった」「舌が薄くなって軽くなった気がする」「口角が上がりやすくなった」という声があり，口腔ケア実施者からは「開口量が増えた」「舌苔や粘つきがとれた」という意見が挙がった。内容としては，1日2〜3回，1回数分の実施であったが，6年前から舌が肥大し始め，歯列を越え一部潰瘍をつくっていた患者に，歯科の専門診療の下で口腔リハビリテーションを継続実施したケースでは，4カ月後には舌が歯列内に収まった例があった（図10）。

図10　人工呼吸療法18年のALS患者に対し，口腔リハビリテーションを導入した例

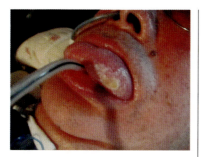
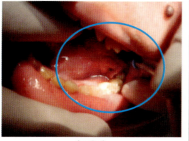

初診時
舌が歯列を超え，潰瘍を形成。バイトブロックを装着し舌を咬まないようにした，口腔リハビリテーションを導入。

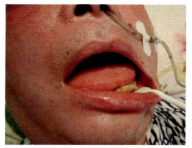

4カ月後
潰瘍，痛みは消失。舌がほぼ歯列内に収まる。

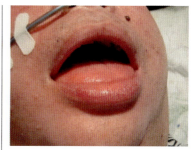
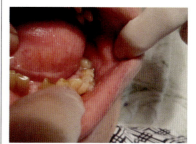

15カ月後
潰瘍，痛みがない状態が継続。

多職種連携の必要性

神経難病は進行性であり，口腔ケア実施のための筋力が低下していないか，誤嚥していないか，内服薬が作用していないか，精神症状はどうかなど，口腔症状の変化だけでなく全身状態と合わせて考えていく必要がある。そのため，診断後早期から，各専門職や栄養サポートチーム（NST），呼吸サポートチーム（RST）などの専門チームで連携をもち，定期的な評価を行うことが重要である。多職種連携によるチームアプローチは，摂食嚥下障害の程度や低栄養状態，呼吸障害などについて，専門的医療を行うことができる。また，在宅では専門性の高い高度なケアが必要な状態であるにもかかわらず，家族や介護職など医療資格をもたない者が口腔ケアの実施者となるこ

NST：nutrition support team

RST：respiratory care support team

とがあり，医療職が日常的な口腔ケアに十分にかかわることができていない場合もある。日々の療養支援における実施体制を構築していき，安全に継続的に専門性の高い治療とケアが行えるようになる包括的口腔ケアにおける多職種連携が必要であり，チームで口腔苦痛症状をやわらげ，効果的で安全な口腔ケアを継続していくことが重要である。

　口腔症状は全身の問題，ケア実施状況の影響を受ける。歯科領域では全身的な疾患の状況などもふまえ，患者個々の状態に応じて各専門職が連携し，口腔機能の維持・回復を目指す「治療・管理・連携型」の歯科治療の必要性が増すと予測されている。歯科・口腔衛生をとりまく法制度は，変わりつつある。神経難病者の口腔症状に対応できる制度は発展途上にあるが，多職種連携による専門性の高い口腔ケアが行われることによって，患者のQOLの向上につながっていくだろう。

文献

1) 道又元裕：新人工呼吸ケアのすべてがわかる本，p.395，昭林社，2014．
2) 財団法人8020推進財団：はじめよう口腔ケア（http://www.8020zaidan.or.jp/pdf/kenko/start_care.pdf，2015年11月閲覧）．
3) 財団法人8020推進財団：入院患者に対するオーラルマネジメント（http://www.8020zaidan.or.jp/pdf/kenko/oral_management.pdf，2015年11月閲覧）．
4) 松田千春ほか監：難病看護の基礎と実践 すべての看護の原点として，p.123-128，桐書房，2014．
5) 松田千春ほか：ALS在宅長期人工呼吸療養者の口腔内状況と口腔ケア方法の現状と課題，日本難病看護学会誌 14(3)：195-200，2010．
6) 舘村　卓：臨床の口腔生理学に基づく摂食・嚥下障害のキュアとケア，医歯薬出版，2009．
7) 里田隆博ほか監：CGと機能模型でわかる！摂食・嚥下と誤嚥のメカニズム．医歯薬出版，2013．
8) 神野　進：筋ジストロフィー口腔ケアマニュアル（介助用），厚生労働省 精神・神経疾患研究委託費筋ジストロフィーの集学的治療と均てん化に関する研究：2, 2010．
9) 日本歯科医師会：歯とお口のことなら何でもわかるテーマパーク8020（https://www.jda.or.jp/park/function/index.html，2015年11月閲覧）．
10) 松田千春ほか：笹川記念保健協力財団 筋萎縮性側索硬化症の口腔苦痛症状の緩和とQOL向上を目指した歯学・工学連携による看護ケア成果報告書，ALSの方に読んでもらいたいつらい口腔症状を「引き起こさない」「やわらげる」口腔ケアを目指して（https://nambyocare.jp/product/#1-4）
11) 山本敏之ほか編：こうしよう！パーキンソン症候群の摂食嚥下障害．p.100-107，アルタ出版，2014．
12) Matsuda C, et al：Macroglossia in advanced amyotrophic lateral sclerosis. Muscle Nerve, 54: 386-390, 2016.

Ⅱ 神経難病の障害像

7 歯科治療

横山雄士

- 神経難病発症後，初期の段階であれば歯科治療は行うことができる。
- 神経難病が進行するにつれて，身体だけでなく，口腔内にも変化があり，予後を踏まえての治療計画が必要となる。
- CureからCareへと徐々に移行していくなかで，口腔から最期まで寄り添うお手伝いができるのではないだろうか。

神経難病の症状と口腔ケア

　神経難病は，前述したとおり原因不明であり治療方法が未確定なものが多いため，不治の病であるというイメージが強いが，現在では多くの薬や治療法が開発され，病気を患っていても自宅療養ができるまでに回復するケースも多くみられる。そのため，疾患に罹っていても症状がない場合もあり，通常の健常者と同様な治療や口腔ケアを行うことが可能である患者もいる。治療法が進んだといっても，進行性・難治性の病気には変わりなく，末期の状態では認知症や寝たきりの状態になるケースが多いので，そのような場合は意識障害患者の口腔ケアと基本的には同一と考えてよい。
　神経難病においては，その病型によって出現する症状はさまざまであるが，全般的に出現する症状は，運動障害，摂食・嚥下障害，言語障害であるといわれる。

運動障害

　精細な作業を必要とする口腔清掃に困難をきたす場合が多い。パーキンソン病などでは投薬で日常生活に支障のないレベルまで症状の抑制ができるとされているが，十分に歯磨きできているケースは思ったより少ない。それまでは，しっかり歯磨きができていたのに，発症とともに，手指・腕の運動障害により歯磨きが十分できなくなってしまい，齲蝕の多発や歯周病の急激な進行（図1）がみられる場合もある。神経難病をもつ患者では早期に歯科受診を行い，口腔清掃の問題点を評価したうえで個々の患

図1　齲歯の多発

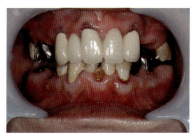
a　正面
正面からでは異常には見えにくい。

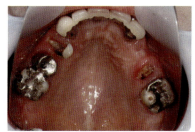
b　上顎
歯が折れて根だけの状態である。

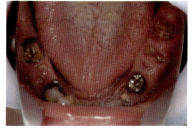
c　下顎
奥歯がかみ合っていないので，咀嚼はできていない。

者に合わせた清掃方法を提示し，実施してもらうようにする．そして，定期的な歯科受診をして，歯科衛生士による専門的口腔ケアを受けてもらうように指導する（図2, 3）．運動障害の状況に合わせ，刷掃器具も選択するが，手指の状況に合わせて電動歯ブラシの使用も検討する（図4）．

　顎運動機能も影響を受けることがある．オーラルディスキネジアとよばれる顎や舌の不随意運動やブラキシズム（歯ぎしり）などは，すべての患者にみられるわけではな

図2　ALS患者への口腔衛生指導

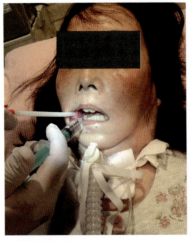

吸引付きブラシとシリンジを使用して洗浄を行う．

図3　コップの工夫

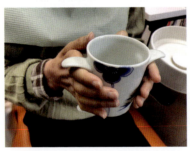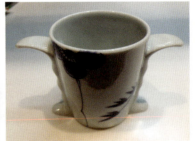

握力がなく，つかめないため両手で挟むようにして使用するコップ．

図4　電動歯ブラシの使用

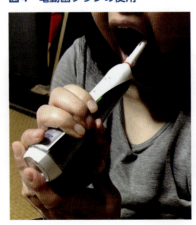

握力，上腕に運動障害があるため，両手で支えながら電動歯ブラシを行う．

いが，他の疾患に比べて出現することが多い。オーラルディスキネジアは，錐体外路系症状の1つで，脳血管障害，パーキンソン病，向精神薬の服用，加齢などでみられる口腔不随意運動をいう。自制の可能な場合と，自制不可能な場合があり，パターン的な動きをするものと，パターンをもたない動きをするものがある。いずれにしろ無意味な運動を繰り返すもので，軽度の場合は食行動を制限することは稀であるが，重度になると義歯の使用を困難にするケースや，摂食嚥下障害の原因になる。ブラキシズムも出現する症状の1つである。自制が効かないため咬耗や歯牙の動揺をきたしてもかまわずブラキシズムを続けてしまう傾向がある。安定した開口も困難になるため，歯科治療や義歯の装着が困難になる。いずれもオーラルディスキネジアと同様の症状であると推測される。さらに終末期に近い状態になると顎関節脱臼を繰り返すようなオーラルディスキネジアが出現するケースもある。これは神経難病の場合，過去に習慣性顎関節脱臼の既往がなくても発症することがあり注意が必要である。さらに認知症を併発すると自制が効かず，専門医による顎関節整復を行っても，再び自ら顎関節を脱臼させ開口したままの状態になってしまう患者もみられる。顎関節脱臼を繰り返す場合には，整復を行った後にフェイシャルバンドなど(図5)で固定をすることで再発予防ができる場合もあるが，認知症や呼吸困難で繰り返し開口状態を呈してしまい固定ができないことも多い。このような場合は栄養摂取方法を経管栄養に変更し，開口に伴う口腔乾燥に対する口腔ケアを実施することが必要になる。

オーラルディスキネジア単独を治療する方法はないが，全身の不随意運動やパーキンソニズムを治療する過程で投与される抗パーキンソン薬が効を奏し，症状が消失することがある。

図5　フェイシャルバンドによる顎固定

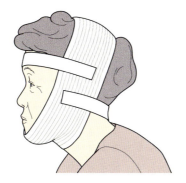

嚥下障害・言語障害

神経難病では，いずれの病型でも摂食嚥下障害，言語障害が出現するといわれる。特にALSでは，4分の1の患者が初発症状に言語障害や嚥下障害を示すといわれ，重要な診断基準になっている。摂食嚥下機構は複雑な神経・筋連携の動きをするために，神経難病では早期に障害が自覚されるものと推測される。特に口腔機能の低下は著明で，前述の運動障害による口腔清掃の不良も合併して，口腔内が汚れやすく，そのために虫歯の多発や歯周病の進行が起こる。水分での咽や，飲み込みの異常を訴えるケースも多く，そのために栄養不良に陥りやすい。摂食嚥下機能を維持するために，口腔ケアは重要であり，特に口腔機能を意識した口腔ケアの施行が望まれる。

神経難病患者における口腔ケアの実際

　前述したとおり，神経難病は進行性の病気で，初期には軽い運動障害や嚥下・言語障害が出現する。しかし，この時期から口腔清掃を心掛けるようにしないと，病状の進行とともに口腔内は悲惨な状況になり，病状から発生する摂食・嚥下障害と相乗し，経口摂取を早期に断念せざるをえないことになる。このようなケースは，いまだ多くの神経難病の症例でみられるものであり，専門医はもとより，地域医療を担当する歯科医師の間でも周知徹底されなければならない。

病状初期の口腔ケア

　神経難病は，初期症状では専門医療機関への受診がなく確定診断がついていないことも多い。患者自身も多少の体調不良であると誤解し，多数の医療機関を受診しているケースもある。頻度は少ないと思われるが，かかりつけの患者において，手指運動の乱れや摂食・嚥下障害の訴え，以前とは違う口腔清掃能力の低下などがみられた場合，歯科から専門医療機関への受診依頼を行うことも必要であると筆者は考える。早期に正しい診断を行い，治療を開始することは，神経難病の進行を遅らせることができ，患者のADLは必ず向上する。

　神経難病初期には，手指の運動障害により口腔清掃が困難になることは述べた。そのため患者本人に徹底した口腔清掃を行うように説明する。だが，多くの場合は患者本人が現実的に病識をもつことが難しく，途中に来院が途絶えることも多い。特に口腔清掃を中心の説明だけで，口腔機能について言及しないと，患者本人の動機づけに至らない傾向がある。口腔機能や舌の機能，嚥下機能にまで言及し，それらの機能維持のための口腔ケアを意識づけさせるような説明が必要である。患者の意識づけや理解が得られた場合には定期的に歯科医院へ来てもらい，歯科衛生士による専門的口腔ケアを施行する。それは神経難病の患者では症状の進行とともに，いずれ専門的口腔ケアの施行が必要になることの前準備としても重要である。

　行われる指導としては，健常者のブラッシング指導と同様でよい。多少の運動障害から細部の刷掃，歯間部の刷掃などが難しくなるが，機能維持の観点からも作業療法としてできるだけしっかり行ってもらうように指導する。可能であれば，デンタルフロスや歯間ブラシの使用も提示して，健常者と同様に歯磨きを行ってもらう。歯，口の清掃とともに，頰や舌の機能訓練として，インリップス®などの機材を用いた口腔機能訓練を行うことも効果的である。器具を使わなくても機能低下に応じて，負荷訓練や可動域訓練を応用したリハビリテーションも行う。特に舌や頰の運動機能には注目しやすいが，咬合力も他の器官と同様に能力低下がみられるようになるので，咬合訓練も実施する。

病状中期の口腔ケア

　神経難病は病状の進行が数年〜数十年単位である。早期に進行してしまうこともあれば，緩徐に経過することもあり，個人によっても差がある。ケースによっては，軽快や悪化を繰り返しながら次第に機能低下してくる場合もある。いずれにしろ病状が

進みADLの低下が著明になってくるころには，口腔ケアに関しては機能低下の程度を勘案して，看護・介護者による口腔ケアの実施を検討する．この時期には患者周囲の環境も変わりやすい．在宅介護の限界を迎え，施設入所に至るケースも多く，口腔ケアが疎かになることがある．可能な限り訪問歯科診療を行うなどして，歯科衛生士の専門的口腔ケアの施行は継続できるように維持したい．

具体的には，患者自身での口腔清掃を行った後に，介護者による口腔ケア（介助を含む・仕上げ磨き）を実施し，その不足分を定期的な歯科衛生士による専門的口腔ケアの実施で補うように計画する．神経難病の患者に対して，定期的な専門的口腔ケアを実施するような診療報酬制度の裏付けがないのが残念であるが，今後の政策に期待したいところである．初期の項目にも記された口腔機能維持のための口腔ケアはこの時期にも可能な限り継続して行うようにする．

病状末期の口腔ケア

神経難病末期では自立した口腔清掃は，ほぼ不可能な状態となる．パーキンソン病などでは認知症の症状が出現し，口腔ケアへ抵抗を示すようなケースもみられる．経口摂取も困難になるので，経管栄養になっていることが多い．摂食嚥下状態は悪く，誤嚥の頻度も増え，唾液だけでも誤嚥するような状態であることが多い．口腔の機能低下が進み，食物の経口摂取がなされないために，口腔内は汚染が広がりやすくなる．一時代前には，「経口摂取していない場合は，食物が口の中に入らないので，汚れない．そのために口腔ケアは必要ない」という理由で口腔ケアを十分行われないことがあった．このような誤った認識が語られることは少なくなったが，いまだ十分なケアがなされているとはいいがたい．

口腔内の状態は，総じて口腔乾燥が進み，不潔な痂皮や汚物に口腔粘膜が覆われた状態（図6）になる．これら汚物が誤嚥によって気管に吸入され誤嚥性肺炎が発症すると考えられている．そのため，誤嚥性肺炎を予防するためには，口腔内の汚染を最小限にとどめることになる．この時期の口腔ケアは口腔の湿潤，唾液分泌の促進，口腔の保湿を中心に考えた口腔ケアを実施することになる．具体的には，口腔ケア前には，浮遊する汚物をガーゼ（口腔ケアウエッティ®，リフレケアW®）（図7）などで極力除去する．リキッドタイプの口腔保湿剤，もしくはうがい薬（ネオステリングリーン®），口腔保湿剤（リフレケアH®，オーラルアクアジェル®）などで口腔粘膜を湿潤させてから，粘膜面についた痂皮を慎重に取っていく．舌の粘膜面の清掃が終わったところ

図6 終末期患者の口腔内

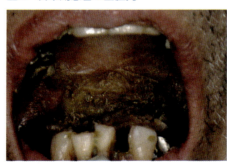
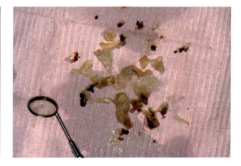

図7 口腔清拭用ウエットティッシュ

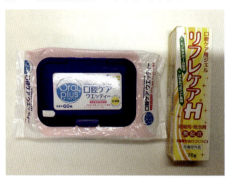

で，残存歯がある場合は歯ブラシでブラッシングを行う。特に歯間部は歯間ブラシなどを使ってしっかりプラークを除去する。経口摂取していない患者でも，歯間部の清掃は極力行うほうがよいが，歯科専門職以外が行う場合は歯科医師・歯科衛生士に指導を受け，危険のないように配慮したうえで行うように注意する。口腔内が湿潤し，歯・舌・粘膜の清掃が終了した後は，次回に口腔ケアを行うまでの間の湿潤を保つために，口腔保湿剤を塗布して口腔ケアを終了する。

症例：多系統萎縮症（70歳代女性）

頬・舌粘膜の萎縮がみられることにより，歯が舌側に押され，徐々に舌側転移を起こす。そのため，下唇を噛みこんで潰瘍が形成された。そこで歯型の型取りを行い（開口困難のため前歯のみ），シリコン製のマウスピースで下唇の巻き込みを防ぐ（図8）。

図8 咬症による下唇に潰瘍

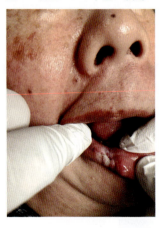
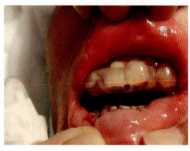

咬傷から下唇を守るためシリコン製マウスピース作製した。

文献 1）厚生省：難病対策要綱．1972．

III 疾患別リハビリテーションの実際

Ⅲ 疾患別リハビリテーションの実際

1 パーキンソン病（関連疾患としてPSPを含む）

岡田洋平

- パーキンソン病（PD）を緩徐進行性で多系統の神経変性疾患としてとらえ評価する。
- 各治療は，随意運動や認知的な運動戦略などPDで残存すると考えられる機能を用いて行う。
- 進行性核上性麻痺の特徴を理解し，それに基づいて評価，治療を行う。

疾患の概要

PD : Parkinson's disease

PSP : progressive supranuclear palsy

パーキンソン症候を呈する疾患は，PDとそのほかのPD関連疾患に分かれる。本項では，PDを中心に解説し，PD関連疾患については，進行性核上性麻痺について解説する。

PD

疫学

PDは，アルツハイマー病に次いで頻度の高い緩徐進行性神経変性疾患である。約10％の患者において遺伝性で，その多くは特発性のPDである。

わが国におけるPDの有病率は，人口10万人当たり120〜130人程度と推定されている[1]。PDは，高齢者に多い疾患であり，高齢化の急速な進行に伴い，罹病患者数も増加する傾向にある[2]。

PD患者の平均寿命は一般的な寿命とほとんど差がない[3]。

病態

PDの主な病態は，中脳黒質緻密部のドパミンニューロンの脱落および変性である。神経の変性部位には，αシヌクレインを主成分とするレビー小体が認められる。近年では，典型的にはドパミンニューロンの変性が生じる前に，脳幹の迷走神経背側核や嗅球などからαシヌクレインの病理学的な広がりを認め，辺縁系や大脳皮質にまでその影響が広がることが知られており[4]，さらに，中枢神経系だけでなく消化管や心臓など末梢の自律神経系にまでαシヌクレインの病理変化の広がりを認める。

PDは，主に大脳基底核疾患としてとらえられるが，大脳皮質－基底核ループや基底核－脳幹系を介して，その影響は大脳皮質や脳幹にまで及んでいると考えられる。

症状

運動症状と，認知機能症状，精神症状，自律神経症状，睡眠障害，感覚障害などの非運動症状に分類される（表1）。

運動症状としては，振戦，固縮，無動，姿勢反射障害が挙げられる。振戦としては

表1　疾患(PD)による症状

分類		症状
運動症状		振戦，固縮，無動，姿勢反射障害
非運動症状	認知機能症状・精神症状	遂行機能障害，手続き記憶の障害，うつ，多幸，不安，パニック，強迫的行為，病的賭博
	自律神経症状	起立性低血圧，便秘，脂顔，浮腫，食後低血圧，発汗障害，高体温，インポテンツ
	感覚障害・疼痛	疼痛，異常感覚，しびれ，嗅覚障害，固有感覚統合異常
	睡眠障害	不眠，日中の眠気，レストレスレッグス症候群，レム睡眠行動障害

静止時振戦を認めることが多い。

PD患者における認知機能症状は，病初期から認められることが多い。疾患の進行とともに増悪し，診断後20年間経過した80％の患者に認められるとされている[5]。認知機能症状としては，ワーキングメモリ低下，遂行機能障害，手続き記憶の障害，注意障害，視空間認知障害が挙げられる。認知機能症状は診断時年齢が高い症例，姿勢反射障害，歩行障害が顕著な症例，注意機能障害が早期から目立つ症例，重度の嗅覚障害，レム睡眠行動障害を呈する症例などで出現頻度が高く，若年発症や振戦が顕著な症例では出現頻度が低い[6〜8]。

精神症状としては，うつ，不安などが挙げられる。これらの精神症状はPD患者のQOLの低下に与える影響が大きい[9]。

QOL：quality of life

自律神経症状としては，起立性低血圧，便秘などが挙げられる。これらの自律神経症状は診断前から認められることが知られている。起立性低血圧が顕著な症例では，それが原因となって転倒する場合もあり注意が必要である。便秘はきわめて高頻度に認められる。便秘が顕著であると抗PD薬の効果を低下させる要因になる。近年では運動症状だけでなく，これらの非運動症状についても注目されている。

経過

Hoehn & Yahr(H-Y)重症度分類にて評価する(表2)。

症状は一側から出現し(Stage I)，徐々に両側に認めるようになる(Stage II)。姿勢反射障害が現れ始めるころから転倒頻度が高くなる(Stage III)。そして，徐々に日常生活に介助を要するようになり(Stage IV)，寝たきりに近い状態になる(Stage V)。

一側から他側に運動症状が進行するパターンはN字，逆N字であることが多い(図1)。

表2　Hoehn & Yahr重症度分類

Stage	判定基準
Stage I	症状は一側性で，機能的障害はないか，あっても軽微
Stage II	両側性の症状。姿勢反射障害はない。日常生活，職業には多少の障害があるが行うことができる
Stage III	姿勢反射障害がみられる。活動がある程度制限される。機能的障害は軽ないし中等度だが，1人で生活可能
Stage IV	重度の機能障害。自力での生活困難。支えられずに立つことや歩くことはどうにか可能
Stage V	立位や歩行不可。介助なしではベッドまたは車椅子での生活を強いられる

図1　PDの運動症状の進行パターン

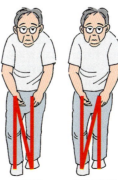

N字型　　逆N字型

(長崎重信 監・編：改訂第2版 ゴールド・マスター・テキスト 身体作業療法学，p.351，メジカルビュー社，2015.より引用改変)

UK-PDSBB：UK parkinson's disease society brain bank

MIBG：meta-iodobenzyl guanidine

DAT：dopamine transporter

SPECT：single photon emission computed tomography

StageⅡ以上に進行しても症状に左右差が残存する場合が多いことを念頭に置く必要がある。

診断

診断基準としては，他のPD関連疾患との鑑別診断に重きを置いたUK-PDSBB clinical diagnostic criteriaがある[10]。わが国では1996年に旧厚生省特定疾患・神経変性疾患調査研究班が作成した診断基準（表3）が用いられ，そこでは臨床症状が重視されている[11]。

他のPD関連疾患と鑑別するため脳MRI検査が行われたり，診断精度の向上，早期診断を目的として心臓交感神経系への疾患の影響を検査する^{123}I-MIBGやDAT-SPECTなどの検査が行われたりしている[12]。

表3　わが国のPD診断基準

1. 自覚症状
   A) 安静時のふるえ（四肢または顎に目立つ）
   B) 動作が緩慢で拙劣
   C) 歩行が緩慢で拙劣

2. 神経所見
   A) 毎秒4～6回の安静時振戦
   B) 無動・寡動
   　（ア）仮面様顔貌　　　　　（ウ）動作の緩徐・拙劣
   　（イ）低く単調な話し声　　（エ）臥位からの立ち上がり動作など姿勢変換の拙劣
   C) 歯車現象を伴う筋固縮
   D) 姿勢・歩行障害
   　（ア）前傾姿勢　　　　　　（エ）小刻み歩行
   　（イ）歩行時に手のふりが欠如　（オ）立ち直り反射障害
   　（ウ）突進現象

3. 臨床検査所見
   A) 一般検査に特異的な異常はない
   B) 脳画像（CT，MRI）に明らかな異常はない

4. 鑑別診断
   A) 脳血管障害性のもの
   B) 薬物性のもの
   C) その他の脳変性疾患

診断の判定
次の1～5をすべて満たすものを，PDと診断する
1. 経過は進行性である
2. 自覚症状で，上記のいずれか1つ以上がみられる
3. 神経所見で，上記のいずれか1つ以上がみられる
4. 抗PD薬による治療で，自覚症状，神経所見に明らかな改善がみられる
5. 鑑別診断で，上記のいずれでもない

参考事項
診断上次の事項が参考となる．
1. PDでは神経症候に左右差を認めることが多い
2. 深部腱反射の著しい亢進，バビンスキー徴候陽性，初期からの高度の認知症，急激な発症はPDらしくない所見である
3. 脳画像所見で，著明な脳室拡大，著明な大脳萎縮，著明な脳幹萎縮，広範な白質病変などはPDに否定的な所見である

（文献11より引用）

医師による治療とリハビリテーションの位置付け

PDの治療には，抗PD薬による薬物治療や，脳深部刺激療法などの外科治療が行われる．抗PD薬（表4）は多様な作用機序をもつ．

抗PD薬内服開始初期（3〜5年）は，L-ドパ製剤，ドパミン受容体作動薬，モノアミン酸化酵素B（MAOB）阻害薬などの抗PD薬によって症状のコントロールが良好である場合が多い．病初期の投薬治療は，患者1人ひとりの重症度や合併症，社会的状況を確認しながら行われる[13]（図2）．

MAO-B: monoamine oxidase-B

表4 抗PD薬

種類	作用	主な副作用
L-ドパ製剤	脳内でドパミンに変化し，不足しているドパミンを補う．脳内にドパミンを移行しやすくするL-ドパ配合剤が主に使用される	吐き気，食欲不振，不随意運動，幻覚，突発性睡眠，傾眠
ドパミン受容体作動薬	脳内のドパミン受容体を直接刺激して，その機能を高める	吐き気，食欲不振，幻覚，眠気，突発性睡眠，足のむくみ，まれに麦角系で心臓弁膜症
モノアミン酸化酵素B（MAOB）阻害薬	ドパミンを分解する酵素の働きを抑制し，ドパミンが有効に機能するようにする	吐き気，食欲不振，不随意運動，幻覚
カテコール-O-メチル基転移酵素（COMT）阻害薬	L-ドパを分解する酵素の働きを抑え，L-ドパを有効利用する	吐き気，食欲不振，不随意運動，幻覚
ドパミン放出促進薬	ドパミンの放出を促進する	幻覚，せん妄，不眠，網状皮斑
抗コリン薬	ドパミンの減少により相対的に強くなっているコリン系の機能を抑制し，バランスを調整する	口渇，のどの渇き，尿が出にくい，便秘，記憶障害，せん妄
ノルアドレナリン補充薬	脳内でノルアドレナリンに変わり，不足しているノルアドレナリンを補う	吐き気，頭痛，血圧上昇，幻覚
アデノシンA2A受容体拮抗薬	ドパミンの減少により相対的に強くなったアデノシンの作用を抑制して，バランスを調整する	便秘，幻視，幻覚，傾眠，悪心，体重減少

COMT: catechol-O-methyl trans ferase

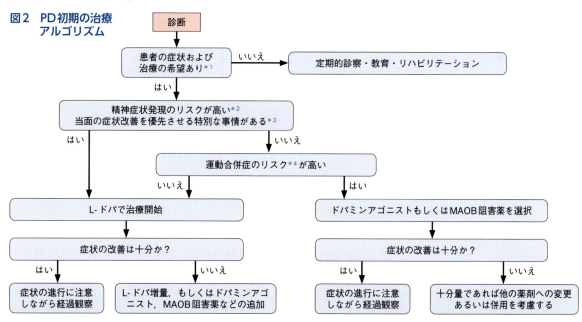

図2 PD初期の治療アルゴリズム

＊1：背景，仕事，患者の希望などを考慮してよく話し合う必要がある　＊2：認知症の合併など
＊3：症状が重い（例えばHoehn-Yahr重症度分類で3度以上），転倒リスクが高い，患者にとって症状改善の必要度が高い，など
＊4：65歳未満の発症など

（文献13より引用）

疾患の進行に伴い，wearing-off現象（1日のなかで薬効が十分でない時間が生じる）やon-off障害，また，ジスキネジア（抗PD薬1～2時間後の血中濃度が高いオン期に四肢，頸部，体幹の不随意運動として生じる），ジストニア（off期にみられることが多い異常筋緊張）などの運動症状の変動が生じるようになる。

症状の変動は運動症状だけでなく，うつや疲労感，思考緩慢，発汗異常，疼痛，異常感覚などの非運動症状も変動する[14]。徐々に投薬の量や種類が増加されるとともに，症状のコントロールが難しくなってくる。投薬治療では主要な運動症状や運動症状の日内変動の改善が不十分な場合は，両側視床下核や両側淡蒼球に対する脳深部刺激療法（DBS）などの手術療法が検討される。L-ドパに対する反応性がよく，手術時年齢が若いほど手術効果も高い傾向にある[13]。

DBS：deep brain stimulation

症状は原因により，疾患由来の症状，長期の抗PD薬治療による症状，加齢による症状，廃用症候群，それらの複合的な原因による症状（歩行，バランス，姿勢，ADL，認知機能などの障害）に分類される[13]。疾患由来の症状や，長期の抗PD薬治療による症状は薬物治療や外科治療の対象となるが，加齢による症状，廃用症候群，複合的原因による症状はリハビリテーションのかかわりが大変重要となる（図3）。

ADL：activities of daily living

PDの平均寿命は一般的な寿命とほとんど差がないが，患者の症状は運動症状，非運動症状ともに徐々に進行し，ADL能力，社会参加能力を低下させ，それらがQOLの低下に結びつく。PD患者が生活，人生においてQOLをできる限り高く維持するためには，医師による治療とともにリハビリテーションが大変重要である。

図3　PDの原因による症状分類と治療対象

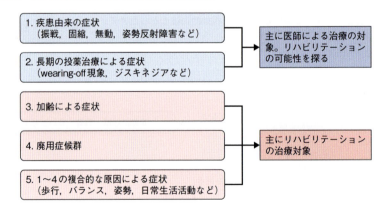

PD関連疾患（進行性核上性麻痺）

進行性核上性麻痺（PSP）は，1963年にRichardson, Olszewski, Steeleらにより「姿勢不安定性，核上性注視麻痺，進行性の体軸性固縮，球麻痺，軽度認知症を主徴とする」として疾患概念が確立された進行性神経変性疾患である。

疫学

有病率は人口10万人当たり5.8人程度と推定されている[15]。60歳代での発症が多く，加齢とともに増加する。

平均罹病期間は5～9年とする報告が多く[16]，PDと比較して生命予後が悪い。病型や個人によっては，平均罹病期間が短い場合もあれば，長い場合もある。

病態
淡蒼球，視床下核，中脳黒質などの大脳基底核，赤核，小脳歯状核，脳幹被蓋の神経細胞が脱落し，神経原線維変化を認め，神経病理学的に異常リン酸化タウ蛋白が神経細胞内およびグリア細胞内に蓄積し，tufted astrocyteの出現が特徴とされる[17]。

診断
診断基準としては，1996年に発表されたNIND-SPSPによる診断基準が用いられている[18]。

> **NIND-SPSP**：
> National Institute of Neurological Disorders and Stroke and the Society for PSP

症状と経過
主な症状は病初期からの顕著な姿勢不安定性と，それに伴う転倒であり，PDと比較して顕著である。転倒する際も上肢の防御反応などが生じないため，骨折や頭部外傷などの重篤な外傷の危険性が高い。

核上性注視麻痺の影響で，随意的な眼球運動が障害されやすい。特に下方視が障害されることが多いが，進行に伴い水平方向も障害される。固縮は四肢と比較して頸部，体幹に強いことが多い。構音障害や嚥下障害が病初期から出現することが多い。疾患の進行に伴い頸部が過伸展位となり，誤嚥に伴う肺炎発生の危険性をさらに高くする。

疾患の進行に伴い，認知症の発生頻度が高くなる。進行性核上性麻痺の認知症は前頭葉，基底核と前頭葉との神経ネットワークの障害によるところが大きい。そのため，進行性核上性麻痺では遂行機能障害を呈するが，見当識障害や記銘力低下は軽度である。進行性核上性麻痺の症例は思考が緩慢になり，抽象的な思考能力や注意力が低下する場合が多い。PDと比較して言語の流暢性の低下が顕著である[20]。

日常生活における危険認識が低く，外部からの刺激に対する易反応性も認め，それらが進行性核上性麻痺の症例の転倒危険性をより高める。

薬物治療とリハビリテーション
薬物治療としてはL-ドパ製剤や少量の抗コリン薬が用いられることが多い。治療初期にはL-ドパ製剤が有効な場合があるが，その効果は持続しない。少量の抗コリン薬は無動の改善に有効な場合がある。

進行性核上性麻痺ではPDと比較して投薬治療の有効性が徐々に低下することが多く，医師による早期の適切な診断と早期からのリハビリテーション介入が必要である。病初期はPDとの鑑別が難しい場合もあり，日常的に症例と接し，身体に触れ，動作を観察する時間の長いセラピストが，PDとの違いに気付くよう心掛けるべきである。

標準的な評価指標とリハビリテーション

パーキンソン病の標準的な評価指標

UPDRS

UPDRS：Unified Parkinson's Disease Rating Scale

1987年にFahnら[21]によって発表され，現在世界で最も標準的なPDの機能障害の評価尺度で，4つのpartに分かれている。part 1は認知機能障害，精神症状，part 2は日常生活活動，part 3は運動症状，part 4は投薬治療に伴う合併症についての評価である。H-Y stageよりも詳細な評価が可能で，症状の変化をとらえやすい。また，各症状の左右差についても部位ごとに評価可能である。各項目は順序尺度となっており，点数が高いほど重症度が高いことを示す。

リハビリテーションの効果を判定する際の指標としては，UPDRS part 3やpart 2のサブスコア，全体スコアを用いることが多い。2008年にGoetzら[22]によって発表された最新版のMDS-UPDRS（表5）では，part 1で睡眠障害や自律神経症状，感覚障害などについても評価可能になっている。part 1, part 2は自記式となり，part 3の各評価項目における環境設定や口頭指示，評価基準などもより詳細に記載されている。現在では，MDS-UPDRSの日本語版も利用可能である。

MDS-UPDRS：Movement Disorder Society-sponsored Revision of the Unified Parkinson's Disease Rating Scale

表5　MDS-UPDRSの評価項目

part 1 日常生活における非運動症状		part 3 運動症状の調査	
1.1	認知障害	3.1	言語
1.2	幻覚と精神症状	3.2	顔の表情
1.3	抑うつ気分	3.3	固縮
1.4	不安感	3.4	指タッピング
1.5	無関心	3.5	手の運動
1.6	ドパミン調節異常症候群の症状	3.6	前腕の回内回外運動
1.7	睡眠の問題	3.7	つま先タッピング
1.8	日中の眠気	3.8	下肢の敏捷性
1.9	痛みおよび他の感覚異常	3.9	椅子からの立ち上がり
1.10	排尿の問題	3.10	歩行
1.11	便秘	3.11	歩行のすくみ
1.12	立ちくらみ	3.12	姿勢の不安定性
1.13	疲労	3.13	姿勢
		3.14	運動の全般的な自発性
part 2 日常生活で経験する運動症状の側面		3.15	手の姿勢時振戦
2.1	会話	3.16	手の運動時振戦
2.2	睡液とよだれ	3.17	静止時振戦の振幅
2.3	咀嚼と嚥下	3.18	静止時振戦の持続性
2.4	摂食動作		
2.5	着替え	part 4 運動合併症	
2.6	身の回りの清潔	4.1	ジスキネジア出現時間
2.7	書字	4.2	ジスキネジアの機能への影響
2.8	趣味や娯楽	4.3	オフ状態で過ごす時間
2.9	寝返り	4.4	症状変動の機能への影響
2.10	振戦	4.5	運動症状変動の複雑さ
2.11	ベッド，車の座席，深い椅子からの立ち上がり	4.6	痛みを伴うオフ状態ジストニア
2.12	歩行とバランス		
2.13	すくみ		

PSPRS

PSPRS：Progressive Supranuclear Palsy Rating Scale

2007年にGolbeら[23]によって提唱された，最も標準的な臨床評価尺度である（表6）。

6つのカテゴリーに分かれており，それぞれ病歴，認知機能症状・精神症状，球症状，眼球運動，四肢の運動，歩行・頸部・体幹の症状について評価する。各項目は順序尺度であり，点数が高いほど重症度が高いことを示す。

表6　PSP臨床評価尺度

1. 病歴	4. 眼球運動
1　積極性の有無 2　興奮性 3　固形物の嚥下障害 4　箸使い，ボタンかけ 5　転倒 6　尿失禁 7　睡眠障害	14　随意的上方視 15　随意的下方視 16　随意的側方視 17　眼瞼機能障害
2. 精神症状	5. 四肢運動
8　見当識障害 9　精神緩慢 10　感情失禁 11　強制把握・模倣行為・使用行為	18　四肢固縮 19　四肢ジストニア 20　指タップ 21　つま先タップ 22　手の失行 23　振戦
3. 球症状	6. 歩行，体幹
12　構音障害 13　嚥下障害	24　頸部固縮，ジストニア 25　椅子からの立ち上がり 26　歩行 27　姿勢の安定性 28　着座

リハビリテーションのエビデンス

PDのリハビリテーションについての研究は非常に多く，その効果に関する根拠も示されてきているが，進行性核上性麻痺のリハビリテーションに関する研究は少ないのが現状である。ここでは，PDのリハビリテーションの効果に関するエビデンスについて解説する。

理学療法

身体機能，動作能力の改善を目的とする。2013年のコクランシステマティックレビューでは，UPDRS，歩行障害，バランス障害を短期的に改善することが示されている[24]。疾患の病期に応じた理学療法介入の目標と介入については図4に示す[25]。

図4　PDの病期別理学療法

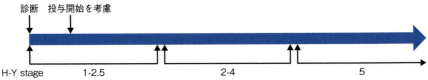

（文献25より引用）

作業療法

　ADL能力の障害の改善を目的とする．作業療法の効果については，2014年，Sturkenboomらによる多施設共同研究によって，10週間の在宅作業療法によって動作練習や自助具指導などを行なった結果，日常生活における動作に対する自己評価が改善したことが報告されている[26]．日本神経学会『パーキンソン病診療ガイドライン2018』においても，作業療法は，ADLを改善し，介護負担を軽減するため，有用であることが述べられている[13]．

言語聴覚療法

　言語障害や嚥下障害の改善を目的とする．日本神経学会『パーキンソン病診療ガイドライン2018』において，「2010年のパーキンソン病に対する言語訓練，嚥下訓練のシスマティックレビューでは，発声や嚥下の改善が得られたが，長期的な効果が不明であるとされたこと」や，通常よりも「大きい声」を意識してもらい，発声の練習を集中的に行う「LSVT LOUD®が発声を改善し，その効果は24カ月後も持続したこと[27]」などが述べられている[13]．パーキンソン病の言語障害に対する言語聴覚療法の効果に関するエビデンスはいまだ不十分ではあるが，有用であることが支持され始めている．

　嚥下障害は誤嚥性肺炎の原因となり，パーキンソン病患者の生命予後にもかかわる．嚥下障害に対する言語聴覚療法の効果に関するエビデンスは不十分であるが，嚥下評価を十分に行なったうえで，求められる舌や頸部，体幹の機能練習，食事形態の指導などを行う必要がある．

進行性神経変性疾患のリハビリテーションの効果のとらえ方

　PDや進行性核上性麻痺は，高齢者に多い進行性神経変性疾患であり，加齢や進行

LSVT：Lee Silverman voice training

とともにさまざまな機能や動作能力が低下し，活動性の低下に伴いそれらは助長される。

リハビリテーションの効果をとらえる際，「リハビリテーションをしていなかったら車椅子利用になっていたが，早期からリハビリテーションを頑張ってきたので今も何とか歩行器で歩けている」など，「早期から長期間にわたりリハビリテーションを行うことによって機能の低下が抑えられた」と考える必要がある（図5）。

近年の研究では，H-Y stage 1-1.5の疾患早期から年1回の集中的な多職種による入院リハビリテーションを行うことにより，2年後も運動機能やADL能力が改善した状態を維持することができ，抗PD薬の内服量の増加も抑制されることが示されている[28]。また，このような短期集中入院リハビリテーションは神経栄養因子のレベルも上昇させることも示されている[29]。

H-Y stage 3の症例においても，短期集中入院リハビリテーションによって身体機能を維持し，抗PD薬の量を維持する効果があることが示されている[30]。疾患早期からPD患者に対して集中的にリハビリテーションを行うことにより，疾患の進行過程が変化し，PD患者の生活，人生にもよい影響を及ぼすと考えられる。

図5　進行性神経変性疾患におけるリハビリテーションの効果のとらえ方

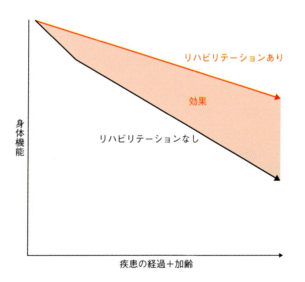

リハビリテーションの実際

PDの評価
疾患由来の症状
振戦

振戦は，1秒間に4～6回の不随意の振えである。振戦は安静時に認めることが多いが，姿勢時や動作時にも認められることがある。静止時振戦は，安静肢位において上肢（手指），下肢，顔面（口唇，下顎）の振戦の有無と程度を評価する。

姿勢時振戦は，対象者に両側上肢を身体の前に伸ばした状態を数秒間保持してもらい，評価する．動作時振戦は指鼻試験の手法を用いて評価する（図6）．上下肢の振戦については左右各々評価する．

図6　振戦の評価

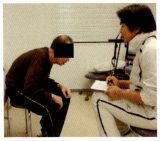
a　静止時振戦

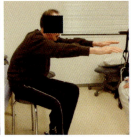
b　姿勢時振戦

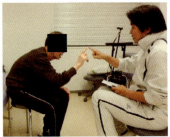
c　運動時振戦

固縮

固縮は，他動で上下肢，頸部，体幹の関節を動かした際の被動抵抗により評価する（図7）．

評価は，被動抵抗の有無，被動抵抗の程度により評価する．被動抵抗は鉛管様，あるいは歯車様を呈する．被動抵抗を感じない場合は，被検肢と対側の肢で指のタッピングや手の開閉，踵のタッピングなどをすることにより，固縮を誘発させてみて評価する．評価の際は，対象者に話しかけるなどして，できる限り四肢の力を抜いてもらうよう配慮する．

図7　固縮の評価

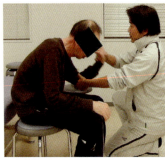
a　上肢

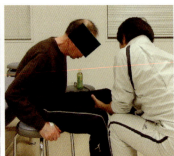
b　下肢

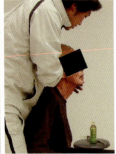
c　頸部

無動

自発的に指タッピングや手の開閉，前腕回内外，股関節を屈曲しての踵打ち，足関節底屈によるつま先タッピングなどを10回程度連続で実施してもらい，その際の運動の大きさや速度，リズムの乱れ，停止の有無などを評価する（図8）．

評価する前に運動方法の説明，デモンストレーションをする．対象者の前で検者が一緒に実施すると外発的な運動となり，無動の影響を評価しにくくなるため，自発的な運動で評価するよう注意が必要である．

無動は四肢遠位部ほど強くなる場合が多い．無動の評価は基本的に一側ずつ行い，左右差についても評価する．両手動作で無動の影響がより強くなる場合があるため，

前腕回内外などでは両手同時に行った際の無動の評価も併せて行う。

頸部や体幹回旋などにも無動の影響が出るため，自発運動を課して評価する必要がある。運動を行った際の自覚的な動かしにくさについての問診も行う。患者が自己の運動の小ささを正しく認識できておらず，自己の運動の大きさを過大評価していることが多い。

図8　無動の評価

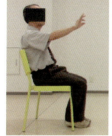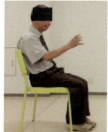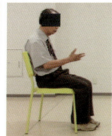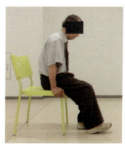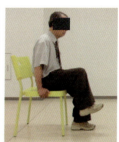

a　指タッピング　　b　手の開閉　　c　前腕回内外　　d　つま先タッピング　　e　踵打ち

姿勢反射障害

姿勢反射障害については「複合的要因による症状－バランス障害」にて解説する。

遂行機能障害

日常生活において問題解決のため自発的に計画を立て，実行する能力の異常として認められることが多く，対象者や周囲の人々への問診から遂行機能障害の有無や程度などを探る。

評価指標としては，概念形成やルール発見，セット転換の要素を評価するWCST，セット転換の要素を評価するtrail making testなどが用いられる。前頭葉機能全般の評価としてはFABが用いられる[31]。WCSTでは直前のカテゴリーから，次のカテゴリーへと転換した状態でセットを保持することが困難となる場合が多い。

WCST：Wisconsin Card Sorting Test

FAB：Frontal Assessment Battery

うつ

評価指標としては，HAM-D，BDI，MADRSなどが挙げられる[32]。

うつの評価指標のなかには身体症状に関する項目が含まれるものもあるため，うつの程度を過大評価しないように注意が必要である。

抗PD薬の薬効に合わせてうつの程度も変動する場合は，生活において運動症状が変動することによる「反応性うつ」である可能性も考慮する。

HAM-D：Hamilton Depression Scale

BDI：Beck Depression Inventory

MADRS：Montgomery-Asberg Depression Rating Scale

長期の投薬治療に伴う副作用

運動症状の日内変動を呈する入院患者を担当した際には，抗PD薬が効いているon期と効いていないoff期で運動症状の傾向が異なるため，on期とoff期の両方に上記の運動症状やADL能力の評価を行い，その差異について把握する。また，ジスキネジアやジストニアの出現の有無や部位，抗PD薬内服のタイミングと運動症状が出現する時間との関係性についても情報収集する。非運動症状も日内変動を呈する場合があるため，評価を行う。

在宅患者の運動症状の日内変動の評価には症状日記（図9）を用いる。症状日記には服薬時間と時間による動きやすさ，ジスキネジア，睡眠の状態などを記載する。1週間程度記載することにより，症状の日内変動のパターンや日差変動について評価することができる。

図9　症状日記の記入例

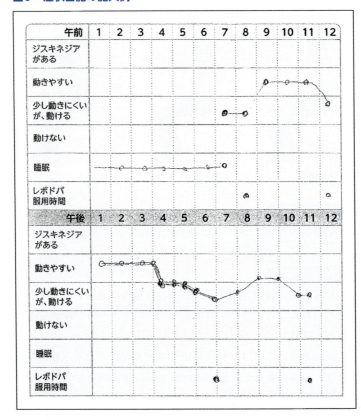

1日の症状日記の記入例。運動症状の日内変動のため，夕方以降動きにくくなる症状がある。

加齢による症状，廃用症候群

関節可動域

　無動や固縮の影響の強い関節の可動域は特に制限されやすいため，定期的に評価する。

　例として，足関節背屈，股関節外転・伸展，体幹，頸部回旋，肩関節水平内転・伸展，肘関節伸展などである。これらの関節可動域が制限されるとADLに与える影響が大きい。

筋力

　徒手筋力テストあるいはハンドヘルドダイナモメーター（図10）などを用いて評価する。

　PDの筋力評価には，無動が影響する。無動の影響が強い場合には，最大筋力が発揮されるまでに時間を要する。測定回数を重ねるたびに発揮される筋力が徐々に増加する場合もある。また，「せぇのっ！」などの声掛けによっても筋力が変化する可能性があることも念頭に置く。

図10　ハンドヘルドダイナモメーターによる膝伸展筋の筋力評価

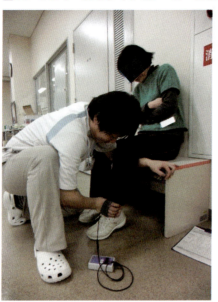

全身持久力

　全身持久力の臨床的な評価指標として，6分間歩行テストが挙げられる．6分間歩行テストでは，30mの直線で3mおきにマークし，両端にはコーンを設置し，なるべく速い速度で6分間歩き，その際の歩行距離を評価する．その際，歩行前後の心拍数，自覚的運動強度を表すBorg指数も併せて評価することが望ましい．

複合的要因による症状

歩行

　病初期から一側の腕振りの減少，歩幅やクリアランスの低下，歩行周期の左右非対称性など歩容の左右非対称性や，歩幅やストライド時間の変動性の増加を認める場合があり，十分に観察する．PDでは歩幅や歩隔が低下し，両脚支持期が延長することが多い．下肢や体幹のジスキネジアにより足の接地位置が一定しない場合や，側屈姿勢を呈する場合などは側方不安定性を助長するため確認する（図11a）．

　矢状面の異常としては突進様歩行が挙げられる．歩行の立脚終期においてヒラメ筋などの抗重力筋の活動が不十分になると，踵接地前の重心落下の制動が不十分となり，前方への突進傾向となる．それに加えて前屈姿勢を呈する場合には，その傾向がさらに助長される（図11b）．

　日常生活に与える影響が大きい歩行障害としてすくみ足が挙げられる．

　すくみ足の評価は，まず日常生活におけるすくみ足の有無を対象者や周囲の人に確認する．すくみ足の評価指標としてはFOQG[33]，あるいはNFOGQ[34]が挙げられる．すくみ足の発生しやすい状況を表7に示す．各々の状況におけるすくみ足の発生頻度や持続時間を評価する．

　TUG test（図12）は歩行開始，方向転換，目標地点付近の歩行といったすくみ足の発生しやすい状況を含むため，それらの状況ですくみ足を呈するPDにおけるTUG testはすくみ足の評価としても利用可能である．

FOGQ：Freezing of Gait Questionnaire

NFOGQ：New Freezing of Gait Questionnaire

TUG test：Timed Up and Go Test

図11　姿勢異常と歩行

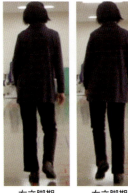

a

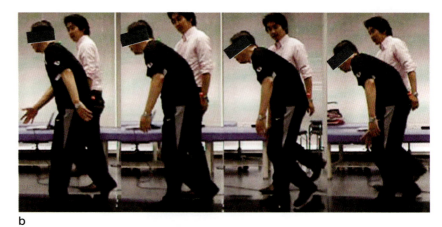

b

aは側屈姿勢，bは前屈姿勢を呈する患者の歩行である．aの症例では右立脚期に右方向への不安定性を呈する．bの症例は，歩行距離が増すにつれて前屈姿勢が増強し，前方への不安定性が増す．

表7　すくみ足の発生しやすい状況

- 歩行開始
- 方向転換（特にその場で方向転換）
- 目標地点付近での歩行
- 歩行中
- 二重課題
- 歩行中の動作の切り替え
- 狭い通過口
- 人通りの多い場所
- タイムプレッシャーの加わる場面

図12　timed up and go test

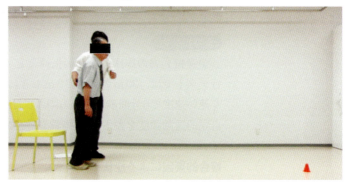

timed up and go testの立ち上がり後の歩行開始動作においてすくみ足が発生している場面を示す．

　歩行開始動作には，下腿の前傾や振り出し開始側から支持側への体重移動が必要であるが，PD患者ではそれらに異常を呈することが知られている．下腿の前傾を引き起こすための前脛骨筋の活動や，側方の体重移動に必要な中殿筋の活動の低下，姿勢不安定性なども関与していると考えられ，それらの評価と合わせて解釈する必要がある．

　すくみ足を呈する患者は，歩行開始時の振り出し開始側が一定せず，さらに自身でそれを自覚していない場合もある．すくみ足には歩行開始前の運動プログラムの生成の異常が関与していると考えられており，歩行開始時の振り出し開始側の本人の認識が実際と乖離していることが問題であると考えられる．歩行開始動作の評価を数試行実施し，その一致度や本人の認識についても評価する必要がある．

　方向転換時のすくみ足についても，回転方向が時計回りか反時計回りかで軸足となる側が変わるため，その傾向が大きく変わる場合がある．そのため，必要に応じて回転方向を指示して評価する．病初期から認めるすくみ足には無動の関与が大きいが，徐々に遂行機能や認知情報処理の異常，心理的要因も関与し，より複雑となる．

　歩行時に運動課題（例：水の入ったコップの乗ったトレーを運ぶ）や認知課題（例：

しりとり，serial[7]などの二重課題）を課すことによりすくみ足が誘発される場合がある。

歩行中に歩幅の切り替えを要求したり（図13），TUG testなどにより歩行中の課題の切り替えを要求したりすることですくみ足が誘発される場合もある。

狭いところを通り抜ける場面において，すくみ足が誘発される場合もある。対象者の肩幅を基準に隙間の通り抜け幅を設定し，通過する際の歩行の評価も行う（図14）。

リハビリテーションはPD患者のon期に実施することが多く，練習時にはすくみ足が発生しにくいことが多いが，課題や環境の設定を意図的に操作することにより，すくみ足や歩行障害を評価することが可能となる。

図13　歩行中の歩幅を切り替える課題

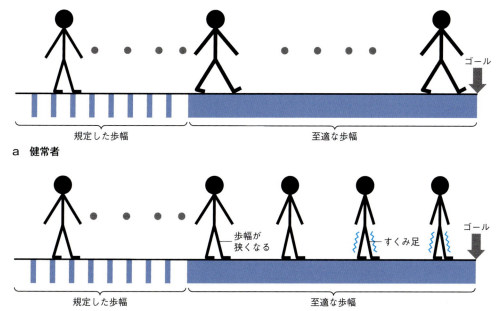

a　健常者

b　PD患者

歩行開始から数歩，規定した歩幅で歩き，その後至適な歩幅に切り替える課題を示す。PD患者は下肢長の20％程度の小さな歩幅で数歩歩いた後，大きな歩幅に切り替えることができず，さらに歩幅が小さくなり，すくみ足が高頻度に発生する（sequence effect）。

図14　隙間通り抜け課題

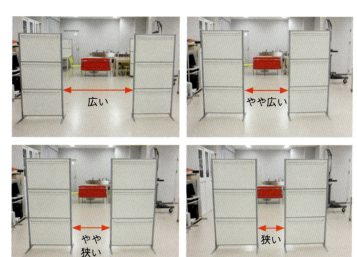

狭い通過口における歩行のすくみ足を評価するため，かなり広い幅から通過時に体幹を回旋させる必要がある幅まで設定し，歩幅や両脚支持期，歩行リズムの変化やすくみ足の発生の有無などを評価する。

バランス障害

バランス障害には，運動症状の四大兆候である姿勢反射障害が関与する。姿勢反射障害評価では，対象者に外乱を与え，その後の姿勢反射により評価する(図15)。外乱後の姿勢反射の評価は，PD患者が障害される後方だけでなく，前方や側方，斜方向にも外乱を与え評価する。

外乱を与える際，外乱の方向や強さなどの情報を事前に与えた際の反応とそれらの情報を与えない際の反応の両方を評価する。PDではそれらの予期がない状態での反応が低下することが多い。

外乱後の反応は，立ち直りの可否や立ち直りに必要なステップ数などにより評価する。

外乱負荷応答だけではなく，静止立位制御，随意運動に伴う姿勢制御においても異常を呈する。静止立位制御については，安静立位において感覚情報や支持基底面の広さや形状を変化させたり，二重課題を課したりすることによる姿勢動揺の変化を評価する(表8)。

随意運動に伴う姿勢制御については，上下肢の随意運動に伴う予測的な姿勢制御や随意的な重心移動能力を評価する。ヒトが立位で四肢の運動を行う際，四肢の筋活動に先だって，姿勢制御筋の活動が生じる。そのため，予測的姿勢制御については立位や座位において四肢によるさまざまな運動課題を課し，その際の姿勢制御能力を評価する(表9)。

随意的な重心移動能力については，静止立位の状態から前後左右斜め方向に移動してもらい，その範囲や重心移動のスムーズさ，重心移動する際の戦略(股関節戦略，足関節戦略など)を評価する。随意的に重心移動が可能な範囲を安定性限界とよぶが，PDでは重症度が高くなるにつれて，安定性限界を実際よりも過大評価する傾向があるとされており，重心移動の評価の際に行き過ぎて転倒しそうになるような場面がないか観察する。

図15　後方外乱に対する姿勢反射の評価(pull test)

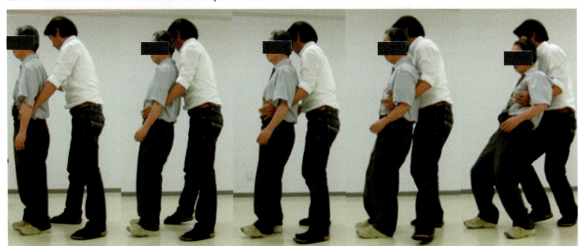

後方外乱に対して5歩以上ステッピングを行うが，自身で立ち直ることができずに平衡を失ってしまう症例を示す。

パーキンソン病（関連疾患としてPSPを含む）

表8　静的姿勢制御の条件設定

要因		条件
1. 感覚情報の変化	視覚	開眼，閉眼，暗所，アイマスク
	体性感覚	バランスマット，肢位の変化
	前庭感覚	頭部の運動，頭部に加わる加速度
2. 支持基底面の変化	広さ	閉脚，開脚，ワイドベース，片脚，歩行補助具
	形状	整地，不整地，傾斜
3. 姿勢制御戦略	意図	特に意識しない，身体の動揺を減少させる，二重課題負荷
	感覚戦略	どこの感覚に注意を向けるのか指示を与える
4. 環境の変化	物的環境	高所，壁や支持物からの距離

表9　予測的姿勢制御の課題設定

肢位・動作	随意運動
・座位 ・立位 ・歩行	・上肢挙上（一側か両側か，方向，運動範囲，速度，重錘などによる負荷） ・リーチ動作（一側か両側か，方向，運動範囲，速度） ・両手で物を持ち上げる（重さ，大きさ，形状，置いてある場所） ・物を置く（物の重さ，大きさ，形状，置く場所） ・扉を開ける〔開き戸（内開き，外開き），引き戸〕 ・タンスや棚の引き出しを引く ・手を振る（一側か両側か，運動範囲，速度） ・衣服の着脱（上衣，下衣） ・ステップ（方向，大きさ，速度，左右どちらの足を出すか） ・振り返る（方向，大きさ，速度） ・キャッチボール（方向，速さ，高さ，速度，片手あるいは両手） ・ボールを蹴る（ボールの大きさ，位置，壁当て，相手の位置） ・ボールつき（ボールの大きさ，弾性） ・風船つき（方向，高さ，速度，相手の有無）

姿勢異常

姿勢異常には前屈姿勢，側屈姿勢，首下がりが挙げられる。これらの姿勢異常は，多くの場合，背臥位になることでほぼ消失する（図16）。

前屈姿勢と側屈姿勢が合併したり，前屈姿勢と首下がりが合併したりする場合もある。姿勢異常には，体幹筋ジストニアや固縮，ミオパチー，骨の退行性変化，軟部組織変化，固有感覚の統合異常などが関与する[35]と考えられており，軟部組織変化や固有感覚の統合異常はリハビリテーションの治療対象となる。軟部組織としては体幹や骨盤周囲筋の伸張性や筋力低下などを評価する。

図16　姿勢異常

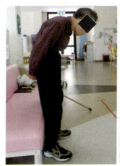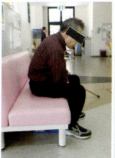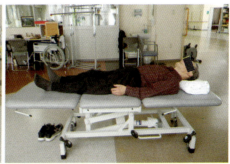

立位，座位時に前屈姿勢は増強し，背臥位ではほとんど前屈が消失する症例を示す。

姿勢異常が慢性的になると，固有感覚の統合異常による自己の身体の垂直認識が障害されている場合もあるため，閉眼座位や立位で自己身体の垂直方向の認識の評価も行う。

立ち上がり

足部を手前に引くのを忘れたり，下腿の前傾や体幹の前傾が不十分な状態で立ち上がったりするため，失敗する場合がある（図17）。

重心の前方移動から上方移動への動作時の切り替えが遅延する場合もある。上肢支持の有無や椅子のアームレストの有無など，課題や環境を必要に応じて変化させ評価する。

図17　立ち上がり動作

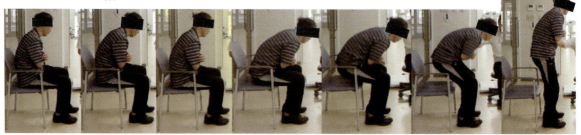

立ち上がり時の下腿や体幹の前傾を何度か繰り返し，後方荷重で立ち上がり，立ち上がり動作中や動作後も後方不安定性を呈する症例を示す。

移乗

椅子，ベッド，トイレ，車椅子などへの移乗動作は困難になることが多い。動作の速度が低下し，体幹の前傾が不十分となる。椅子に座る際には，ハーフスタンディングの状態での移動が困難となる。

起居動作

寝返りや起き上がり，ベッド上移動などの動作が困難になる。寝返りでは頸部や体幹の回旋，肩関節の水平内転の分節的な動きが低下し，1本の棒のように寝返ろうとする場合が多い（図18）。

起き上がり動作では，on elbowの姿勢から前方ではなく上方に起き上がろうとすることで，起き上がりが困難となることもある。

図18　寝返り動作

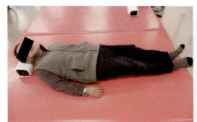 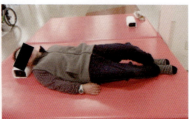 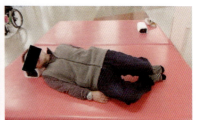

寝返り動作の頸部，体幹の回旋，肩関節水平内転の動きが低下している症例を示す。

車椅子駆動

車椅子駆動には握力低下や両手動作の障害が関与する。両手動作の障害が顕著な症例においては，上肢の動きが小さくなり，駆動能力は著しく低下する（図19）。病棟や施設内でトイレまでの車椅子移動能力の低下により，失禁してしまうこともある。

階段昇降

階段は昇降する際に視覚刺激として作用するため，問題とならないことが多い。片脚支持能力が低下している症例では，階段昇降時に物的介助なしでは不安定性が増加する危険性が高くなる。そのような際には，杖や手すりなどの物的介助の必要性についても評価する。

図19　車椅子駆動

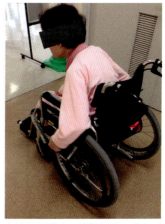

車椅子駆動時の両側上肢の動きが小さくなる症例を示す。

セルフケア

巧緻動作の障害により，箸を用いた食事動作や薬を飲むための動作，衣服のファスナーの操作などが障害される。連続した上肢の動作の障害により，歯を磨いたり，頭を洗ったりするような動作が障害される。バランスを要求される動作の障害により，立位でズボンや靴下などの下衣を着脱するときのような動作が障害される。

前屈姿勢を呈する症例では，注意が食事に向くことにより前屈姿勢がより顕著になり，食事の際のリーチや口まで運ぶ動作や嚥下に与える影響が大きい。姿勢時や動作時の振戦は，飲食物を口まで運ぶ動作に与える影響が大きい。

両手動作が困難な場合，例えば左手に茶碗を持って，右手で箸を操作するような動作が障害される場合もある。上肢の無動や姿勢異常，バランス障害が合併することにより，更衣動作や洗体動作，排泄動作などの際に殿部や背部まで手を伸ばすことが困難となる。

書字動作

小字症が問題となる（図20）。小字症は白紙に，鉛筆やボールペンなどで字を書く際に顕著となることが多い。また，書字の速度も低下する。

文字を続けて書くと徐々に字が小さくなるが，書きながら字を大きく切り替えることが困難となる。電話中や会議中の書字動作などはより小さくなる傾向がある。

言語障害

発声時の声量の低下，構音障害による語の明瞭性の低下，発話の抑揚のなさ，発話速度の加速などの異常が挙げられる。自由な会話のなか

図20　小字症

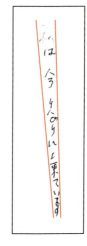

小字症の例。文を書き進めるにつれて徐々に字が小さくなっていく。白紙に書いた文字列の外周を直線で結び文字の大きさの変化を示している。

から，患者が自発的に発話する際の声量，抑揚，明確さ，同語反復，発話の加速などのパフォーマンスとともに言語内容の理解の可否を評価する。

発話の問題は無動，固縮などによる運動低下の影響を強く受ける。自身の発声の声量や構音を過大評価する傾向がある。自発的な会話よりも紙に書かれた文章を読むのが苦手になることもあるが，それは認知機能低下の影響が大きいと考えられる。

発声開始が困難になる発声のすくみを呈する場合もある。自発的な会話の録音やビデオ録画，デシベルメーターによる声量の評価なども検討する。自発的な会話の際の発声パフォーマンスだけでなく，大きな呼吸・声を意識した発話やゆっくりした発話などにより最大の発話パフォーマンスの評価も行う。

症状の日内変動を認める場合は，on期とoff期の両方を評価し，その差異を把握する。

嚥下障害

先行期，口腔準備期(咀嚼，食塊形成)，口腔期(咽頭への送り込み)，咽頭期，食道期のすべての相が障害されうる。口腔準備期では下顎や舌の運動性低下により咀嚼や食塊形成が障害される。口腔期では舌の運動性低下により咽頭への食塊の送り込みが障害され，口腔内に食塊が残留する時間が長くなる。咽頭期では嚥下反射の開始遅延，舌根後退の減少，喉頭挙上の減弱，喉頭閉鎖不全，輪状咽頭筋の弛緩不全などがみられ，咽頭残留，咽頭通過時間の延長，誤嚥などが生じる。

食道期では食道の蠕動運動の低下により，食塊の胃への移送困難や胃食道逆流などが生じる場合がある。硬い物のほうが嚥下しにくい場合が多く，薬や食物の飲みにくさなどを確認する。食事の際のむせなども確認する。しかし，嚥下障害の自覚に乏しくむせがない不顕性誤嚥もみられる。嚥下障害は進行期の患者に多く，窒息や肺炎などが死因となることが多いため，体重の変化や熱発の有無なども確認するようにする。

嚥下障害はon期よりもoff期に顕著となることが多い。嚥下障害が疑われる場合は，反復唾液嚥下テストや水飲みテストなどのスクリーニングテストや嚥下造影検査(VF)を含めて評価する。唾液が口から流れ出る流涎は唾液の分泌過多ではなく，嚥下の頻度の低下が関与していると考えられる。流涎はリハビリテーション場面では少ないため，日常生活における状態を問診により確認する。問診の例としては「生活のなかで唾液が口の中に溜まることはあるか」「唾液が口から出てくることはあるか」などが挙げられる。日常生活で何かに注意が向いていると，開口して姿勢が前傾した状態で，唾液の嚥下頻度が低下するため，流涎が多くなると考えられる。

呼吸機能

拘束性換気障害，気道閉塞障害，咳嗽障害からなる。拘束性障害は，呼吸筋の固縮や姿勢異常に伴う胸郭の拡張制限などが主な原因である。

気道閉塞障害は，上気道筋群の協調運動障害，自律神経障害による末梢の気道閉塞などが原因であると考えられている。

呼吸機能検査として，スパイロメータを用いた評価を行う。%肺活量や努力性肺活量，1秒量が減少するという報告がある。胸郭の運動を評価する臨床的に簡便な方法として，テープメジャーを用いて，最大吸気時と最大呼気時の胸郭周径の差を，腋窩，剣状突起，第10肋骨のレベルでそれぞれ評価する方法がある。

VF：videofluorography

パーキンソン病(関連疾患としてPSPを含む)

咳嗽障害はピークフローメータにフェイスマスクを接続して，随意的に咳嗽を行ってもらい，その際のPCF(L/min)を評価する．PDではPCFの低下に加えて，咳嗽反射の閾値の上昇も認める．これらの異常は誤嚥性肺炎の発生に関与し，生命予後にも影響を与える．

PCF : peak cough flow

パーキンソン病のリハビリテーション

関節可動域練習

関節可動域練習は，拘縮の生じている部位や拘縮発生の可能性の高い部位に対して行う．固縮や無動の影響が強い関節は，特に関節可動域(ROM)制限発生の危険性が高いため，予防的にセルフストレッチを指導する．症状の日内変動により固縮の程度が変化する場合は，ROM制限の原因となる組織を十分に伸張するため，on期に実施するのが望ましい．体幹の姿勢異常を呈する場合には図21のような棒を用いたストレッチの方法を指導するのもよい．

ROM : range of motion

頸部の可動域制限は嚥下障害にも関与するため，制限が生じている場合には十分に実施する．ROM練習に物理療法を併用する場合があるが，脳深部刺激療法(DBS)を受けている症例に対して極超短波や超短波療法といったジアテルミーを実施し死亡した例が報告[36]されており，絶対禁忌である．

DBS : deep brain stimulation

図21 棒体操

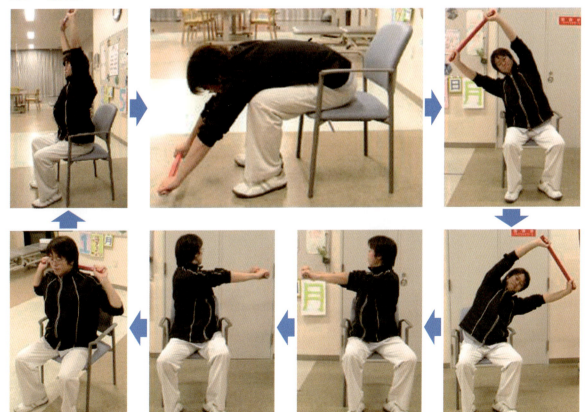

体幹の可動性改善を目的として，杖や棒を用いたストレッチングをセルフトレーニングとして指導する．

筋力増強練習

　筋力低下が生じている部位に対して，筋力増強練習を適切な運動様式（等尺性，自動介助，求心性，遠心性収縮）で，漸増負荷にて行う．PDでは，筋力増強練習によって過用性筋力低下を起こしたとする報告はなく，他の疾患によるリスクがなければ高負荷で実施しても問題はないと考えられる．

　求心性の筋力増強練習では無動の影響でROM全範囲の運動が生じない場合には，対象者に意識的に最終域まで動かすよう指示を与え，必要に応じて介助する．筋力増強効果をより上げるには，練習の際にリスクを考慮しながら強い力を発揮してもらうのが望ましい．症状の日内変動に伴い無動の程度も変化する場合は，無動の影響が少ないon期に実施するようにする．

　最大筋力を発揮するまで時間を要する場合があるので，ウォーミングアップを十分行ってから実施する．

　無動の影響が強い場合は，筋力増強練習の際，全関節可動範囲にわたって関節運動が生じない場合が多いので，随時口頭指示を与えながら実施する．また，目標となる視覚刺激（外的キュー）を提示したり（図22），「せぇのっ！」などと聴覚刺激を入れたりすることにより，強い力を発揮することが可能となる．

　無動の影響の強い部位は，日常生活において可動範囲が狭いことが多く，筋力低下も発生しやすいため，セラバンド®などを利用して負荷をかけた状態で全可動範囲を動かすセルフトレーニングを指導する（図23）．

図22　外的キューを用いた筋力増強練習　　**図23　セラバンド®を用いた筋力増強練習**

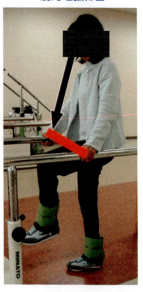
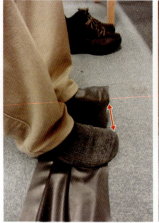
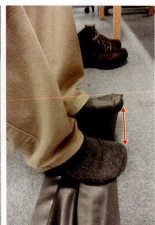

セラバンド®を用いた足関節背屈筋の筋力増強練習の様子を示す．足関節背屈は無動の影響が強く，左図のように不十分な可動範囲になりやすいため，右図のように十分な可動範囲にわたって動かすよう指導する．

持久力トレーニング

　全身持久力を向上させるためには，持久性運動である（トレッドミル）歩行，水泳，水中ウォーキング，自転車エルゴメータなどを実施する．

　すくみ足の顕著な症例では，歩行動作により持久性運動を実施することが困難であるため，他のリスクも配慮したうえで自転車エルゴメータなどを選択する（図24）．

図24 自転車エルゴメータによる持久性運動

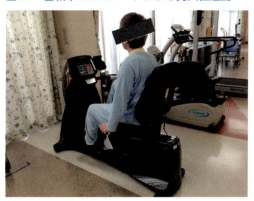

すくみ足を呈する症例が自転車エルゴメータを駆動する場面を示す。低床で背もたれのある安定性のあるタイプのものが望ましい。

　運動負荷としてはBorg指数のややきつい13程度（最大酸素摂取量の約60％に相当）とする。

　地域在住のH-Y stage 1～3のPD患者が，1回45分，週3回，6カ月間，Karvonen法により算出した予備心拍数（予測最大心拍数－安静時心拍数）の47％の負荷でウォーキングを定期的に実施したところ，全身持久力だけでなく，運動機能，疲労，気分，認知機能が改善したとする報告[37]がある。地域在住の患者にとっては，比較的低負荷でも持久性トレーニングを継続して実施することが望ましいと考えられる。

歩行障害に対して

　トレッドミル歩行練習はH-Y stage 1～3のPD患者の歩幅や歩行速度，歩行耐久性などを改善する。姿勢不安定性や転倒恐怖心が強い症例などに対しては免荷装置があれば，体重の30％以下の免荷量に設定して，歩行練習することを検討してもよい[38]。また，部分免荷装置を用いて床上歩行練習を集中的に実施することにより歩幅や歩行速度が改善することも報告されている[39]（図25）。

図25 部分免荷装置を用いた歩行練習

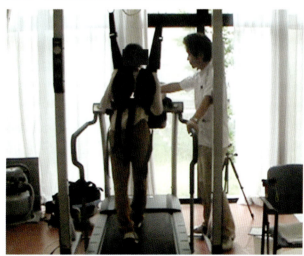
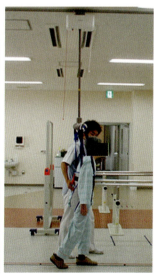

a　　　　　　　　　　　　　　　　　　　　　　　　　b

aは部分免荷装置を用いてトレッドミル歩行練習を，bは部分免荷装置を用いた床上歩行練習の様子を示す。

トレッドミルや聴覚刺激による歩行練習は歩行リズムを即時的に改善する。

すくみ足を呈する患者は，トレッドミル歩行時に歩幅が減少したり，すくみが助長されたりする場合があるため，適用に注意が必要である。すくみ足の無動の要素に対する治療戦略として，外的キュー，認知運動戦略，フィードフォワード，フィードバック誤差学習が挙げられる。外的キューとして，視覚刺激，聴覚刺激，体性感覚刺激が挙げられる。聴覚刺激が歩行障害に有効であるとする報告が多い。しかし，すくみ足を呈する患者に対する聴覚刺激は視覚刺激と比較して，すくみ足を発生させる割合が高いとする報告[40]もあり，すくみ足を呈する患者に対して聴覚刺激を利用する際は適用に注意を要する。

聴覚刺激としては，電子メトロノームなどを用いるとリズム調整が容易である。すくみ足を呈する患者に対しては，平均的な歩行速度より10％程度遅いリズムで，すくみ足を呈さない患者に対しては，通常の歩行より10％程度速いリズムに設定する[41]。

視覚刺激としては，ビニールテープなどで床に線を引く。線と線の間隔は，対象者の体格や歩幅に応じて調整する。また，線が短いと歩行時の歩隔が減少する傾向があるため，短くなりすぎないよう注意する。また，線の色は，歩行時に認識しやすいように，床面の色に対してコントラストの高い色を選択する（図26）。

図26　視覚刺激の設定

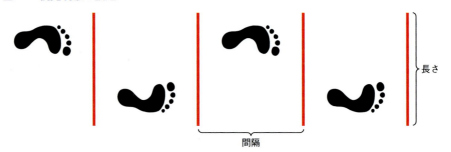

視覚刺激としての線と線の間隔は歩幅に，線の長さは歩隔に作用すると考えられる。

体性感覚刺激は，歩行開始時などに利用する。歩行開始時，振り出し開始側に体重移動したあと，支持側に体重移動し，下肢を振り出す。その際，振り出し開始側下肢の中殿筋の活動が起こるため，歩行開始時に振り出し開始側を確認したうえで，振り出し開始側の中殿筋の部位をタッピングすることにより，歩行開始時の振り出し開始動作を促す効果が期待される。

外的キューを用いた歩行は運動前野，頭頂葉，小脳などの外発的な随意運動を行うための神経ネットワークを介して発現する。外的キューを用いることにより，PDにおいて障害される内発性随意運動を行うための補足運動野，大脳基底核などの神経ネットワークを介さずに運動が発現されるため，即時的に運動が改善すると考えられている[42]（図27）。

外的キューを用いた歩行練習を3〜4週間続けることにより，外的キューを用いない際の歩行も改善することが報告されている[43]。また，外的キューを用いて歩行練習する際は，パフォーマンスの改善とともに，徐々にキューを与える頻度を減らしていくよう配慮することで，よりその効果が持続する可能性がある。

図27 外的キューの効果の神経機構

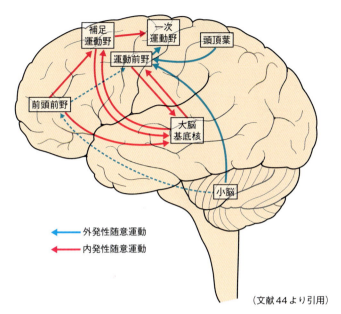

←── 外発性随意運動
←── 内発性随意運動

（文献44より引用）

図28 L字杖

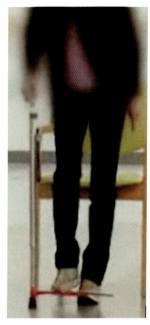

L字杖とはT字杖の先端に視覚刺激となるバーを付けたものである。L字杖により場所を選ばず歩行時に視覚刺激を促すことができる。

　すくみ足が顕著な症例に対しては，外的キュー（特に視覚刺激）を日常生活のすくみ足が出現しやすい場面に導入したり，L字杖（図28）などの歩行補助具を指導したりすることも考慮する。

　外的キューは代償的な神経ネットワークを利用した治療戦略であるが，認知運動戦略，フィードフォワード，フィードバック制御は内発性随意運動自体を改善しようとする戦略である。

　PD患者は，意図した運動ほど自身の運動の大きさが小さくなっていることを十分認識できていない場合がある。そのため，動作の練習を行う際，通常よりも強く「大きく」動かすことを意識してもらう。「大きさ」を意識し，自身の意図した運動の大きさと実際の運動の大きさとの誤差を認識してもらいながら，自発的に運動を発現する過程の改善をねらう。

　運動の大きさを修正するために動作の「速さ」を意識すると，動作は速くなるが小さくなってしまう傾向があるため注意する。

　歩行練習では，通常よりも大きな歩幅を意識しながら集中的に歩行練習を行う。その際，歩幅が不十分である場合には，口頭や必要に応じて徒手でフィードバックしながら，さらに大きな歩幅で歩くよう促す。

　必要以上の動作や，平衡を失ってしまうほどの動作にならないよう注意が必要である。下肢の運動は固有感覚の依存度が上肢の運動と比較して高くなることが多いため，図29のように自己の意図した運動と実際の運動との誤差を認識するように促す練習を閉眼で実施する。その際，必要に応じて視覚フィードバックを利用する。

　自身の意図した運動と実際の運動との誤差を認識するように促すため，練習を行う前に，これから行う練習の動作をイメージしてもらったり，前日の練習場面を撮影した動画を観察してもらったりしてもよい。

図29　自己の意図と実際の運動の誤差の学習

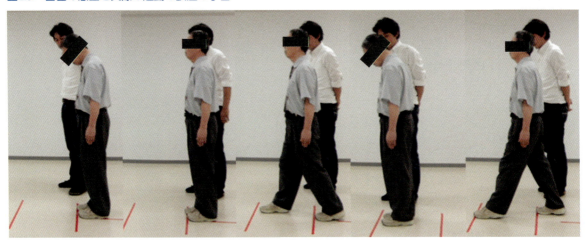

ステッピング前に目標地点を視覚的に確認し，固有感覚に注意を向けながらステッピングする．その後，自己の意図と実際に起きた運動に誤差が生じていないかまず自身で考えてもらう．視覚フィードバックを利用し，誤差の有無や誤差の程度を確認してもらい，次回のステッピングで運動を修正するよう促す．

　認知運動戦略，フィードフォワード，フィードバック誤差学習の治療戦略は，自己の運動に強く注意を向ける必要があるため，注意機能の低下が顕著でない症例において特に効果的であると考えられる．

　動作の自動性の改善や認知的に負荷の加わった状態の動作を改善するために，二重課題を負荷した歩行練習を行う．例えば，認知課題を負荷された状態での歩行を改善するための治療戦略として，認知課題自体の処理能力を上げること，動作能力を向上し，動作に要する認知の動員の必要性を下げること，第二課題と歩行のどちらを優先するべきかを指導することが挙げられる（図30）．

　「ナンプレ」のような認知トレーニングを一定期間継続して行うことにより，セット転換機能などの遂行機能が改善することが報告されている[44]．

　PD患者は二重課題の状態で動作を行う際，第二課題を優先してしまう傾向がある．そのため，二重課題を課しながら歩行練習を行う際には，歩幅が小さくなってきたり，歩行リズムが乱れたりし始めた際には，すぐにそちらに注意を向け修正するよう随時

図30　二重課題の障害のシェーマと治療戦略

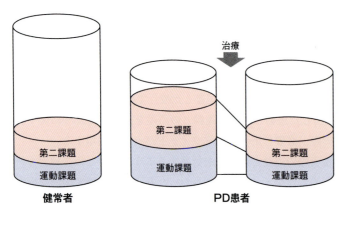

PD患者は，歩行や姿勢制御などの運動課題や第二課題を実施するための認知の動員の必要性が増加している．また，第二課題を課された際に，姿勢，歩行制御ではなく第二課題を優先してしまう傾向がある（posture second strategy）．治療戦略としては第二課題，姿勢，歩行制御などの運動課題の遂行能力をそれぞれ向上させ，認知の動員の必要性を低下させること，また第二課題を課された際に，運動課題をモニタリングし，運動課題にエラーが生じたり，生じそうになった際には運動課題を優先するよう指導する．

口頭で指示しながら練習する。

PD患者は，動作中に動作のパターンを切り替えることが困難であるため，歩幅，歩行速度，歩く方向の切り替え，歩行中の急な停止などの課題を課して練習する。動作の切り替えがどうしても困難な場合には，実際に動作を行う前に切り替えるタイミングを提示し，イメージしてもらったうえで上記のような動作パターンを切り替える練習を行うとよい。

狭い戸口を通過する際などにすくみ足が出現する症例に対しては，戸口の端に触れることで即時的にすくみ足が改善する場合がある。また，隙間を通り抜ける前に，通過時に体幹の回旋が必要かどうかをイメージしてもらってもよい。戸口を通り抜ける際に，戸口に視線を向けず，戸口よりも先に見える物に視線を向けることですくみ足を回避できる場合もある。在宅環境設定では，可能であれば，広い戸口を設定したり，引き戸にしたりすることが望ましい。

バランス練習

静的姿勢制御の練習を行う際は，評価時と同様に，感覚情報や支持基底面の状態を変化させたり，二重課題を負荷したりしながら，平衡を保持する練習を行う。

バランスマット上における立位では，足底からの圧感覚情報を有効に利用することができなくなる。そのため，バランスマット上で閉眼して平衡を保持する練習により，固有感覚や前庭感覚を用いて平衡を保持する機能の改善をねらう（図31）。その際，自身の身体が動揺しないようにするよりも，身体の動揺の結果生じるバランスマットの動きが小さくなるようにしたほうが姿勢動揺が小さくなるとする報告[45]がある。

前庭器官は頭部に位置し，頭部に加わる加速度を感知している。前庭感覚入力に伴う平衡保持機能の向上を目的とする際には，患者自身に頭部を前後屈，側屈，回旋してもらうなどして，平衡を保持する練習を行う。

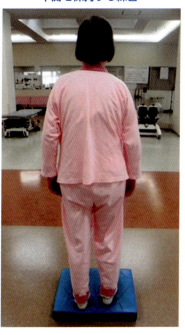

図31　バランスマットの上で平衡を保持する練習

外乱負荷応答の練習は，外乱の方向や強度，それらの条件の予告の有無などを変化させて行う。後方の外乱に対するステッピング反応では，つま先から接地するよう指導する。踵から接地すると地面を蹴り返すことができないため，後方突進傾向が強くなる。

外乱後，後方へのステッピング反応が出現しない場合は，外乱前に患者にどちらの足をステッピングするか決めてもらい，事前にイメージしておくとよい。それでも，反応が出ない場合はステッピングする側の下肢に視線を向けることにより，反応が改善する場合がある。側方外乱後の反応として，外乱方向の下肢のステップ，反対側の下肢によるクロスステップ，そしてステッピングが出ない場合がある。クロスステッ

プ後，その肢位を保持できないことが多く，ステップ後の平衡保持，ステップ後に元の肢位へ戻る練習も行う（図32）。

前方，左右へのステッピング反応を促すため，必要に応じて視覚刺激などの外的キューを利用する。リハビリテーション場面においては十分な練習量を確保できない場合が多く，安全な方法によるセルフトレーニングの指導も行う（図33）。

図32　ステップ練習

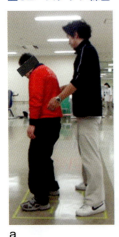
a

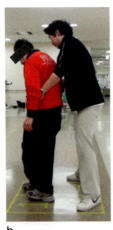
b

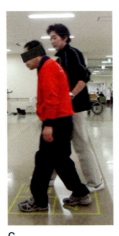
c

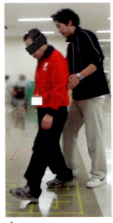
d

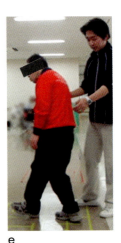
e

aはサイドステップ，bはクロスステップ，cは後方ステップ，d，eは右斜め後ろ，左斜め後ろへのステップの練習場面を示す。bのクロスステップでは不安定性が強く，機能的な練習と合わせて集中的な練習が必要である。eは左斜め後ろへのステップであるが右下肢をステップしている。左下肢をステップしたほうが安定することが多いため，評価のうえそのように指導する。

図33　姿勢制御戦略のセルフトレーニング

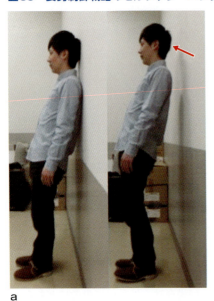
a

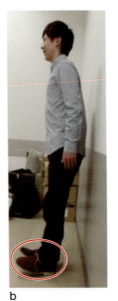
b

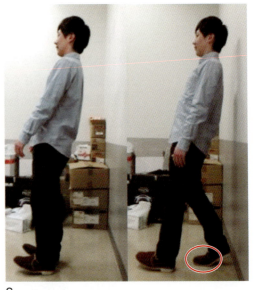
c

aは壁にもたれた状態から立ち直る練習で，殿部などで壁を押すのではなく，身体の前面の筋を用いて立ち直るよう指導する。bは，立位から安定性を失う限界ぎりぎりまで背屈する練習である。背屈反応を促すとともに，自己の安定性限界の認識を促す。cは背屈反応からステッピング反応へ切り替える練習である。これらの練習を壁を背にして行うことにより，転倒リスクや転倒恐怖心を軽減する。自主練習が可能となる。適用には安全性，必要性，実施可能性について評価が必要である。

随意運動に伴う姿勢制御の練習として，予測的姿勢制御，随意的な重心移動，ステッピングの練習を行う。予測的姿勢制御の練習を行う際には，評価時と同様に立位で四肢の運動を課し平衡を保持する練習を行う。また，肩関節屈曲角度を変化させたり，手首に重錘を巻いたり，両手を挙上したり，体幹回旋するなど多様性をもたせて練習を行う（図34）。

　随意的な重心移動の練習は，前後左右斜め方向に実施する。その際，足関節戦略を促すように指導する。また，練習のなかで自身の重心移動が可能な範囲の認識を促すため，足底の触圧覚情報に注意を向けるよう指示しながら，どの辺りの部位まで圧が強く加わったら平衡を失うかを学習してもらう。

図34　予測的姿勢制御の練習

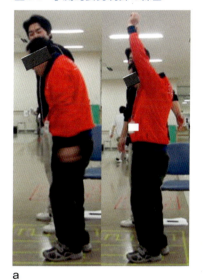
a

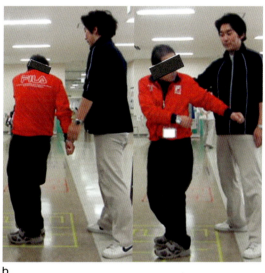
b

aは両側上肢の挙上動作時，bは体幹回旋時，予測的姿勢制御の練習場面を示す。

姿勢異常に対する練習

　姿勢異常に対する練習として，体幹，股関節周囲のストレッチ，体幹，股関節周囲筋の筋力増強練習，姿勢の垂直定位を促す練習，四肢の運動を課しながら姿勢を保持する練習などを行う。

　前屈姿勢に対するストレッチを行う際，上腹部，下腹部，股関節のどこで主に屈曲が生じているかを確認したうえで，問題となっている部位に対してストレッチを行う。ハムストリングスの短縮による骨盤の後傾が前屈姿勢を助長している場合もあり，評価のうえでストレッチを行う。側屈姿勢に対するストレッチを行う際には，側屈側と反対側への体幹側屈や股関節外転が制限される場合があり，評価のうえでストレッチを行う。

　前屈や側屈姿勢を修正するために体幹，股関節伸展筋や股関節外転筋，体幹側方の筋群の筋力増強練習を行うことは重要である。姿勢の垂直定位を促すため，傾いた姿勢から自身で垂直に戻す練習を行う（図35）。その際，必要に応じて鏡などによる視覚的フィードバックを利用して行う。

　姿勢に注意を向けているときは，比較的良好な姿勢を保持できるが，姿勢以外のこ

とに注意を向けると姿勢異常が増悪する場合が多いため，四肢に運動課題を課したり，認知課題を課したりしながら，姿勢を保持する練習も導入する（図36）。

姿勢異常に対する代償的な手段として，姿勢矯正バンドやリュックサック，フレームの高い歩行器などの利用も検討する。

図35　姿勢の垂直定位の練習

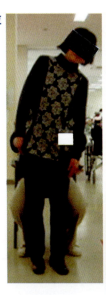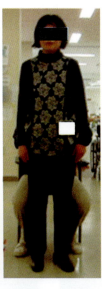

立位で他動で姿勢を側方傾斜させた状態から，自身で姿勢を垂直位に戻す練習。その際，固有感覚の統合による垂直定位を促すため，閉眼にて行う。

図36　前屈姿勢を呈する患者の上肢動作時の姿勢制御の練習

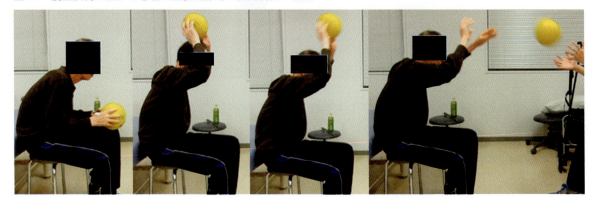

立ち上がり動作

立ち上がり動作の一連の要素のなかで，体幹や下腿の前傾が低下していることが多いため，それらの練習を集中的に行う。改善されているようであれば，徐々に前後の要素とつなげて練習を行う。下腿の前傾には，足関節背屈の関節可動域低下，筋力低下，無動の影響を強く受けるため，それらの機能に対する練習も併せて行うとよい。

立ち上がり動作における重心の前方移動の相から，上方移動の相への切り替えを促すため，視覚刺激や上肢の動きを用いた練習も検討する。

起居動作

寝返り，起き上がり動作の一連の要素のなかで，不足している動きを同定し，その動きを練習し，徐々に前後の要素とつなげて練習を行う。

パーキンソン病（関連疾患としてPSPを含む）

　寝返りでは頸部，体幹の回旋，肩関節水平内転の動きが不十分になることが多く，それらの大きな動きを強く意識して練習を行う．必要に応じて，背臥位から回旋し上肢をリーチする際の目標となる視覚指標を設けて練習を行う（図37）．

　起き上がり動作の練習では，下肢をベッドから下してから，on elbowになって上肢でpush upするタイミングや力を入れる方向を指導する．

図37　寝返り動作の練習

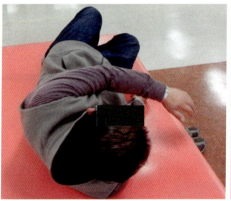 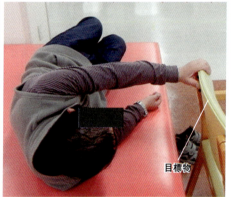

目標物

肩関節水平内転の大きな動きを意図した寝返り動作の練習場面を示す．自発的な運動で十分に大きな運動を行うことが困難な場合は，上肢の運動の目標物の利用も検討する．

車椅子駆動

　両手を同時に大きく動かすよう強く意識して練習を行う．握力低下が顕著な例では，ハンドリムに凹凸があるものや径が大きいもの，滑り止めのついたものの導入を検討する．

セルフケア

　巧緻動作の障害のため，箸の使用や薬を飲むための動作などが困難な場合は，つながっていて操作性に優れている箸や，薬をシートから出すための道具など便利な自助具（図38）を必要に応じて紹介する．

　歯磨きの連続した動作の障害が顕著な場合は，口腔内の清潔保持，肺炎予防の観点からも電動歯ブラシの使用を検討する．下衣の着脱などバランスを要求される動作は，できる限り座って実施するよう指導する．両手動作の障害のため，片手で食器を持って，もう片方の手で箸やスプーンを持ち食べるような動作が難しい場合は，縁にカーブがついた食器（図38a）などを滑り止めマットの上に置き，片手で箸やスプーンなどを操作して食べるよう指導する場合もある．握力低下や無動の影響が強く，食事動作に影響が強い症例においては，柄の太いスプーンなどを紹介するとよい（図38b）．

　バランスや姿勢異常，上肢の障害の影響でリーチ動作が困難な場合は，リーチャーの使用も検討する（図38e）．入浴時の浴槽内座位で，浴槽底面が滑りやすく浮力の影響のため，座位の安定性が低下している症例では，浴槽内で殿部がすべり溺死してしまう危険性があるため，浴槽内の滑り止めマットや手すりの設置を行う．

図38 自助具

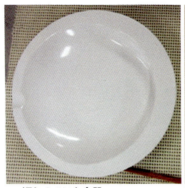
a 返しのついた食器

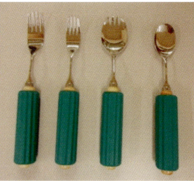
b グリップの太いスプーン，フォーク

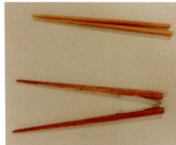
c つながった操作性の優れた箸（下）

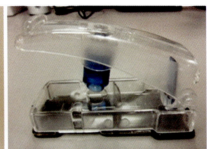
d 薬をシートから出すための自助具

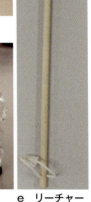
e リーチャー

書字動作

　書字動作の練習を行う際には，白紙に一画ずつ大きく書くよう意識して行う．練習の際は，速く書くことを意識せず，通常よりゆっくりとしたペースで練習する．
　2本の直線やマスなどの視覚刺激を入れて，書字動作を行うことで，即時的に小字症が改善する．鉛筆やボールペンではなく，筆ペンや習字用の筆を用いる際には，字が小さくならないことがあるため，それらを用いた書字動作の練習も検討する．

言語障害

　自身の声量を過大評価する傾向があるため，通常よりも「大きい声」を意識してもらい，発声の練習を集中的に行うことにより，声量低下の改善をねらう．その際，発声に関するフィードバックを与えながら，適切な声量による発話の獲得を促す．そのような練習を，4週間，週3回，1回30分以上実施することが望ましい．練習後は6カ月〜1年間は患者の状態をフォローアップすることが推奨されている[46]．
　大きな声を意識した練習としてLSVTや大きな声を意識しながらもピッチ（声の高さ）を制限したPLVTという方法がある．発語の練習をする際，通常以上の状態にならないよう注意が必要である．

PLVT：pitch limiting voice training

　大きい声で話す際，発話速度が速くなりすぎることは少ないので，上記のような練習により自然と発話速度も下がることが多い．しかし，練習後も発話速度の加速が生じる場合には，メトロノームやペーシングボードなどの利用を考慮する．それらの練習の発語の明瞭度に対する効果については十分明らかにされていない．
　言語障害は抗PD薬の薬効の状態によっても変化する．症状の日内変動が強い場合は，発語の改善を目的とした練習は，パフォーマンス能力の高いon期に基本的に実

施するが，off期の対処法を指導することも重要である。

嚥下障害

　嚥下障害に対する介入は主に，無動や固縮による運動低下による二次的な運動機能低下を予防・改善する目的で行われる。具体的には舌可動域練習，舌抵抗運動，声帯内転運動，メンデルゾーン法，頸部・体幹・肩の可動域練習，メトロノームを用いてペーシングしながらの嚥下練習，姿勢矯正などを行う。前述のような大きな声を意識した発語練習が，嚥下障害にもよい影響を及ぼす可能性がある。

　食物形態にも配慮が必要である。細かく刻まれた食物など口腔内や咽頭を通過する際にまとまりにくいものは，口の中で分散するため嚥下しにくかったり，咽頭残留が生じやすかったりするため，場合によってはそのような食物形態の食事をできるだけ避けるよう指導したり，増粘剤でとろみを増したりゼラチン状にしたりする。粘性を高くすることにより，咽頭で食物の流れを遅くし，嚥下反射が低下している症例などで時間に余裕をもたせることができる。

　PDでは胸椎後彎が増強し，顔面が正面に向いている際，頸椎が伸展位となっていることも多い。これは誤嚥のリスクが高まるため，やや下顎を引いて嚥下することが望ましい。

　梨状窩に食物残渣を認める症例に対する対処法として，頸部回旋がある。頸椎を回旋することにより，食物が通過しやすくなる。必要に応じて，これらの代償嚥下の方法を指導する。また，食物残渣があり，のどに詰まり感などがある状態で食事を続けることは避け，上記のような方法，あるいは飲水などによりいったん残渣を除去してから，食事を行うよう指導する。

　嚥下障害が抗PD薬の薬効の影響を受ける場合もあり，そのような場合には食前に薬を内服し，嚥下が良好な状態で食事を摂取するよう指導する。

呼吸障害

　拘束性換気障害の要素の改善のため，頸部，体幹，胸郭，肩甲帯周囲の可動性の改善を目的としたストレッチングやモビライゼーションを行う。

　咳嗽機能を改善させるため，腹筋群の筋力増強練習，声帯内転運動，必要に応じて徒手で介助しながら咳嗽の練習を行う。姿勢異常の改善は呼吸障害に好影響を与える。有酸素運動を実施することにより換気を促し，呼吸障害の改善効果が期待される。呼吸機能の改善は言語障害や嚥下障害の改善にもつながる。

進行性核上性麻痺の評価

関節可動域，筋力

　頸部，体幹の固縮が強く，それらの部位のROMは制限されやすい。疾患の進行に伴い頸部過伸展位となり，誤嚥，肺炎などのリスクにもつながるため，特に頸部のROMを定期的に評価するのが望ましい。

　四肢の固縮は強くないことが多く，四肢のROM制限は生じにくい。しかし，病初期からバランス障害が顕著で，活動性が低下し無動の影響で動作が小さくなる。二次的な四肢のROM制限や筋力低下が生じるため評価する必要がある。

バランス障害，転倒

　外乱負荷応答は後方だけでなく，前方，側方，斜めなどあらゆる方向が低下しており，ステッピング反応がまったく出ずに，そのまま平衡を失って転倒しそうになることが多い．静的姿勢制御も評価する．疾患の進行とともに静止立位の状態から急に平衡を失う場面も認められる．

　随意運動に伴う予測的姿勢制御や随意的な重心移動も評価する．その際，自身で平衡を保持できない程度の運動を起こしてしまう傾向が強い．これは，自身のバランス能力低下に対する危険認識の低下が影響していると考えられる．

　歩行中や方向転換など動的な場面の安定性も評価する．動的場面においても，平衡を失い転倒しそうになる場面がある．

眼球運動障害

　上下左右方向への追視により眼球運動の範囲を評価する．特に下方への眼球運動が障害されることが多い．下方への眼球運動障害が動作に与える影響を評価する．歩行時に敷居をまたぐ動作や，階段昇降動作など下方視野の重要性が高い動作において危険が増す．

認知機能障害

　遂行機能障害，行動抑制，危険認識，情動制御などの前頭葉機能を中心に評価する．日常生活における行動抑制の可否や危険認識についても評価する．例えば，車椅子に乗っている状態でリハビリテーション室のプラットフォームのすぐ横に移動し，患者に対して，「すぐ戻るので，乗り移らずに車椅子に座っていてください」と指示した際に，その指示を守ることができるかどうかである．また，日常生活場面においてはテーブルを前に椅子に座っていて，テーブルの上にある物や床の下に落ちている物に手を伸ばそうとして，転倒することがしばしば認められる．

　車椅子からの移乗動作の際のブレーキのかけ忘れやフットレストの上げ忘れなどが，何度注意しても改善しないことが多く，十分観察する必要がある．

摂食・嚥下障害

　先行期，口腔準備期，口腔期，咽頭期すべてにおいて障害される．先行期においては頸椎過伸展や下方眼球運動障害の影響で，食物の認知が不十分になることがあり，それらを確認する．座位においても姿勢不安定性が強く，それが摂食時の上肢の動作を阻害する場合もある．また，嚥下機能が低下しているにもかかわらず，速いペースで食物を口にどんどん入れてしまうことがあり，誤嚥や窒息の危険性につながるためペーシングの評価を行う．

　口腔準備期においては，口唇をしっかりと閉じることができているか，咀嚼の緩慢さ，小ささ，口腔内での食塊形成が障害されることが多く，それらを評価する．また，咀嚼が途中で止まったり，咀嚼の後に止まったりすることがある．

　口腔期における咽頭への食塊の送り込みが低下し，数回に分けて行うことがあるため確認する．また，頸椎過伸展による重力による咽頭への早期流入を認めないか確認する．

パーキンソン病（関連疾患としてPSPを含む）

咽頭期において頸椎過伸転位になっていると，喉頭の挙上や咽頭の収縮が阻害され，喉頭蓋谷の間隙が狭小化するため，喉頭侵入，喉頭蓋谷や梨状窩への食物残留がみられ，誤嚥のリスクが高くなる。

疾患の進行とともに球麻痺症状が加わり，食道入口部開大不全が生じる場合がある。食事の際のむせや嗄声などは誤嚥のリスクのサインとなるため注意を要する。咳嗽力についてもピークフローメーターなどを用いて評価する。むせがなくても誤嚥して不顕性肺炎を生じる場合があり，微熱発生の有無なども確認する必要がある。

嚥下障害が進行し十分に栄養を摂取できなくなると，体重減少が生じ，低栄養の状態となるため，状態に応じて胃瘻が増設される。

進行性核上性麻痺のリハビリテーション
二次的障害に対して

頸部（特に頸部屈曲）や体幹の関節可動域は，嚥下障害や呼吸機能低下に影響を与えるため，ROM制限が生じていなくても，疾患早期から予防的なストレッチを実施することが望ましい。

日常生活において転倒リスクが高く，活動が制限されることが多く，活動性の低下に伴い筋力低下も必発するため，リハビリテーションの場面では可能な限り筋力増強練習を行ったり，動作練習のなかで負荷を加えたりすることにより維持的な筋力低下の増悪の予防，改善を目指す。

全身持久力も低下するため，背もたれがあって座面が低く安定した自転車エルゴメーターで，一定時間有酸素運動を実施するのもよい。その際，自転車から急に立ち上がって転倒してしまう危険性もあるので，注意が必要である。

眼球運動障害に対して

眼球運動の改善を目的とした練習を導入する（図39）。

下方への眼球運動が顕著な症例では，下方プリズム効果のある眼鏡を装着することにより下方視が改善する可能性がある。しかし，プリズム効果のある眼鏡は遠近感覚にも影響を与える可能性があるため，慎重に適用する必要がある。

図39　ボードトレーナーによる眼球運動の練習

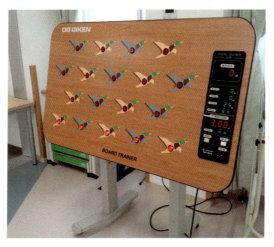

光っているボタンを眼球運動で視覚探索し，手で押す練習を行う。下方への眼球運動が障害されている症例では，下段のボタンも光らせるように設定するとよい。

バランス障害，認知機能障害に対して

　静的姿勢制御，外乱負荷応答，随意運動に伴う姿勢制御のすべての要素に対する練習を行う．立ち上がりや方向転換など動的な場面におけるバランス練習や，部分免荷した状態で集中的にトレッドミル歩行練習を一定期間行うことにより，バランス能力が改善したとする報告があり，それらの練習の実施を検討してもよい．後方への転倒傾向が非常に強い症例などに対しては踵補高の適用も検討する．

　バランス障害が顕著で，危険認識が低く行動抑制が低下しているために，日常生活において自ら動いて転倒を繰り返すような症例に対しては，ベッド周囲にタッチセンサーの設置や，保護帽の装着，本人や家族に説明し同意を得たうえで安全ベルトの使用についても検討する．刺激に対して易反応性を示す症例に対しては，本人が立ち上がったり，手を伸ばそうとしたりしないよう周辺の環境の整備に十分配慮が必要である．リハビリテーション場面においても急に立ち上がろうとすることもよくあるため，目を離さないよう注意しなければならない．

　また，椅子に座ってもらう際には安定した椅子を選択するようにする．在宅で生活している症例などでは，万が一転倒して頭部や顔面を打撲しても重篤な外傷が発生しないよう，家具の角などをカバーしておく配慮も必要である．

摂食・嚥下障害に対して

　進行性核上性麻痺の摂食・嚥下障害は姿勢不安定性や頸椎過伸展の影響を強く受けるため，それらの改善を目的とした機能練習や動作練習を行う．代償的手段としては，クッションや枕などを利用して座位姿勢を安定させ，頸椎を適切な肢位に保持できるよう配慮する．

　頸部前屈位は喉頭蓋谷の間隙の拡大，舌根の後方への突出，喉頭入口部を狭小化するため誤嚥防止対策に有効であると考えられ，嚥下障害が重度の症例に対しては可能であれば頸椎軽度屈曲位にポジショニングして食事をする．

　食事動作のペースが速くなりすぎないように，必要に応じて本人，病棟スタッフ，家族，介護者に指導する．食物を用いた直接練習のみでなく，顎，舌，口腔器官の機能練習も行う．食事動作時にむせを認め始めるころから食物形態の調整や増粘剤の利用を検討する．

謝辞
　本稿の作成に当たり，貴重な資料をご提供いただき，記載内容について大変貴重なご助言をいただきました西大和リハビリテーション病院リハビリテーション部スタッフの皆様に深謝いたします．

文献
1) 中島健二ほか：我が国におけるパーキンソン病の疫学研究. 日本臨床 67(4)：19-23, 2009.
2) 樽野陽亮ほか：パーキンソン病の疫学と診断. 老年精神医学雑誌 25(11)：1199-1208, 2014.
3) 中島健二ほか：パーキンソン病の疫学. Prog. Med 19：1398-1402, 1999.
4) Braak H, et al：Stages in the development of Parkinson's disease-related pathology. Cell Tissue Res 318(1)：121-134, 2004.
5) Hely MA, et al：The Sydney multicenter study of Parkinson's disease：the inevitability of dementia at 20 years. Mov Disord 23(6)：837-844, 2008.
6) 武田篤：重度嗅覚障害はパーキンソン病認知症の前駆徴候である. 臨床神経学 53(2)：91-97, 2013.
7) Taylor JP, et al：Poor attentional function predicts cognitive decline in patients with non-demented Parkinson's disease independent of motor phenotype. J Neurol Neurosurg Psychiatry 79(12)：1318-1323, 2008.
8) Baba T, et al：Severe olfactory dysfunction is a prodromal symptom of dementia associated with Parkinson's disease：a 3 year longitudinal study. Brain 135(Pt 1)：161-169, 2012.
9) Global Parkinson's Disease Survey Steering Committee：Factors impacting on quality of life in Parkinson's disease：results from an international survey. Mov Disord 17(1)：60-67, 2002.
10) Hughes AJ, et al：Accuracy of clinical diagnosis of idiopathic Parkinson's disease：a clinico-pathological study of 100 cases. J Neurol Neurosurg Psychiatry 55(3)：181-184, 1992.
11) 厚生省：厚生省特定疾患神経変性疾患調査研究班研究報告書(1995年度). p.22, 1996.
12) 織茂智之：進化するパーキンソン病の画像診断. Prog. Med 34：217-222, 2014.
13) 日本神経学会 監：パーキンソン病治療ガイドライン. 医学書院, 2018.
14) Witjas T, et al：Nonmotor fluctuations in Parkinson's disease：frequent and disabling. Neurology 59(3)：408-413, 2002
15) Kawashima M, et al：Prevalence of progressive supranuclear palsy in Yonago. Mov Disord 19(10)：1239-1240, 2004.
16) 饗場郁子ほか：剖検例からみた進行性核上性麻痺臨床像. 神経内科 56：143-149, 2002.
17) Williams DR, et al：Progressive supranuclear palsy：clinicopathological concepts and diagnostic challenges. Lancet Neurol 8(3)：270-279, 2009.
18) Litvan I, et al：Clinical research criteria for the diagnosis of progressive supranuclear palsy (Steele-Richardson-Olszewski syndrome)：report of the NINDS-SPSP international workshop. Neurology 47(1)：1-9, 1996.
19) 日本神経学会 監：認知症疾患治療ガイドライン2010. p.330-336, 医学書院, 2010.
20) Burrell JR, et al：Cognition in corticobasal syndrome and progressive supranuclear palsy：a review. Mov Disord 29(5)：684-693, 2014.
21) Fahn S, et al：Recent Developments in Parkinson's Disease, Vol 2. Florham Park, NJ. Macmillan Health Care Information. p.153-163, 293-304, 1987.
22) Goetz CG, et al：Movement Disorder Society-sponsored revision of the Unified Parkinson's Disease Rating Scale (MDS-UPDRS)：Process. format, and clinimetric testing plan. Mov Disord 22(1)：41-47, 2007.
23) Golbe LI, et al：A clinical rating scale for progressive supranuclear palsy. Brain 130(Pt 6)：1552-1565, 2007.
24) Tomlinson CL, et al. Physiotherapy versus placebo or no intervention in Parkinson's disease. Cochrane Database Syst Rev9：CD002817, 2013.
25) Keus SH, et al：Evidence-based analysis of physical therapy in Parkinson's disease with recommendations for practice and research. Mov Disord 22(4)：451-460, 2007.
26) Sturkenboom IH, et al：Efficacy of occupational therapy for patients with Parkinson's disease：a randomised controlled trial. Lancet Neurol 13(6)：557-566, 2014.
27) Ramig LO, et al：Intensive voice treatment (LSVT) for patients with Parkinson's disease：a 2 year follow up. J Neurol Neurosurg Psychiatry 71(4)：493-498, 2001.
28) Frazzitta G, et al：Intensive rehabilitation treatment in early Parkinson's disease：a randomized pilot study with a 2-year follow-up. Neurorehabil Neural Repair 29(2)：123-131, 2015.
29) Frazzitta G, et al：Intensive rehabilitation increases BDNF serum levels in parkinsonian patients：a randomized study. Neurorehabil Neural Repair 28(2)：163-168, 2014.
30) Frazzitta G, et al：Effectiveness of intensive inpatient rehabilitation treatment on disease progression in parkinsonian patients：a randomized controlled trial with 1-year follow-up. Neurorehabil Neural Repair 26(2)：144-150, 2012.
31) 立花久大：パーキンソン病の認知機能障害. 精神経誌 115(11)：1142-1149, 2013.
32) 稲田俊也 編：SIGMAを用いたMADRAS日本語版によるうつ病の臨床評価. じほう, 2004.
33) Giladi N, et al：Construction of freezing of gait questionnaire for patients with Parkinsonism. Parkinsonism Relat Disord 6(3)：165-170, 2000.
34) Nieuwboer A, et al：Reliability of the new freezing of gait questionnaire：agreement between patients with Parkinson's disease and their carers. Gait Posture 30(4)：459-463, 2009.
35) Doherty KM, et al：Postural deformities in Parkinson's disease. Lancet Neurol 10(6)：538-49, 2011.
36) FDA public health notification：diathermy interactions with implanted leads and implanted systems with leads. December 19, 2002.
37) Uc EY, et al：Phase I/II randomized trial of aerobic exercise in Parkinson disease in a community setting. Neurology 83(5)：413-425, 2014.
38) Miyai I, et al：Long-term effect of body weight-supported treadmill training in Parkinson's disease：a randomized controlled trial. Arch Phys Med Rehabil 83(10)：1370-1373, 2002.
39) 岡田洋平ほか：パーキンソン病患者に対する部分免荷装置を用いた床上歩行練習の影響. 理学療法学 37(2)：91-95, 2010.
40) Lee SJ, et al：The effects of visual and auditory cues on freezing of gait in patients with Parkinson disease. Am J Phys Med Rehabil 91：2-11, 2012.
41) Willems AM, et al：The use of rhythmic auditory cues to influence gait in patients with Parkinson's disease, the differential effect for freezers and non-freezers, an explorativevstudy. Disabil Rehabil 28：721-728, 2006.
42) Gazzaniga MS：Congnitive Neuroscience. WW Norton & Co, 2008.
43) Nieuwboer A, et al：Cueing training in the home improves gait-related mobility in Parkinson's disease：the RESCUE trial. J Neurol Neurosurg Psychiatry 78：134-140, 2007.
44) Paris AP, et al：Blind randomized controlled study of the efficacy of cognitive training in Parkinson's disease. Mov Disord 26(7)：1251-1258, 2011.
45) Wulf G, et al：External focus instructions reduce postural instability in individuals with Parkinson disease. PhysTher 89(2)：162-168, 2009.
46) ParkinsonNet/NPF. Guidelines for Speech-Language Therapy in Parkinson's Disease, 2011.

2 脊髄小脳変性症（多系統萎縮症を含む）

中城雄一，徳永典子，藤田賢一，加藤恵子，坂野康介

- 脊髄小脳変性症（SCD）は脊髄と小脳，脳幹を中心とした神経細胞の変性を起こす疾患群の総称であり，遺伝性のものと孤発性のものがある。
- 主症状は四肢体幹の運動失調であるが，病型によって錐体路や錐体外路，自律神経，末梢神経，高次脳機能などさまざまな障害を引き起こす。
- SCDのリハビリテーションでは，症状に合わせて臨機応変に評価を行うが，現在までの経過を把握して評価を進め，今後の症状進行を予測することが大切である。
- 運動機能や高次脳機能へのアプローチのほか，精神面へのアプローチや家族への配慮も重要であり，多職種による情報共有が必要となる。

疾患の概要

SCD：spinocerebellar degeneration

SCA：spinocerebellar atrophy

DRPLA：dentatorubropallidoluysial atrophy

CCA：cortical cerebellar atrophy

MSA：multiple system atrophy

OPCA：olivo-pontocerebellar atrophy

SND：striatonigral degeneration

SDS：Shy-Drager syndrome

MSA-C：MSA with predomination cerebellar ataxia

MSA-P：MSA with predomination parkinsonis

MSA-A：MSA-autonomic form

　SCDは脊髄と小脳，脳幹を中心とした神経細胞に進行性の変性をきたす疾患の総称とされている。その症候や進行は，同一の病型であっても画一的ではなく，親子，同胞であっても違う疾病像になることはまれではない。運動症状の代表的なものは四肢・体幹の運動失調や眼球運動障害，パーキンソニズム，構音障害，嚥下障害である。運動症状以外では後索の障害による深部感覚障害や起立性低血圧や排尿障害などの自律神経障害，高次脳機能障害，性格変化，睡眠障害などがみられることが多い。わが国の有病率は10万人当たり約18人であり，そのうち約70％は非遺伝性で，30％が遺伝性症例といわれている[24]。遺伝性SCDでは遺伝子診断により病型分類がなされている。

　わが国における遺伝性SCDでは，SCA3，SCA6，SCA31，DRPLA（歯状核赤核淡蒼球ルイ体萎縮症）の頻度が高い。孤発性SCDのうち皮質性小脳萎縮症（CCA）は，ほぼ純粋な緩徐進行型の小脳性運動失調を呈する。眼振，運動失調性構音障害，体幹・四肢の運動失調，失調性歩行，企図振戦を認めるが，パーキンソニズムや自律神経障害，認知機能障害は目立たないことが多い。孤発性のなかで頻度の多い多系統萎縮症（MSA）はオリーブ橋小脳萎縮症（OPCA），線条体黒質変性症（SND），シャイ・ドレガー症候群（SDS）を包括した疾患概念になる。それぞれは発症早期では臨床像に違いがあるが，経過とともに運動失調，パーキンソニズム，自律神経障害が出現し臨床像が似通ったものとなる。従ってMSAは，運動失調が主体となるMSA-C，パーキンソニズムが初発症状となるMSA-P，早期から高度な自律神経障害を主体とするMSA-Aに分類される。MSA-Aは，自律神経障害によりMSA-CやMSA-Pよりも比較的早く寝たきりになることがある。

疾患の徴候

運動失調（協調運動障害）

　小脳や脊髄が障害されると，フィードフォワードやフィードバック作用が働きにくくなり，運動の正確性が徐々に失われさまざまなADLが障害される。動筋は求心性，遠心性収縮の違いはあるが，活動開始のタイミングや強弱，スピード，持続性を調整し目的とした関節運動を達成する。拮抗筋は協働筋の1つで主動作筋と逆の働きをし，関節運動を滑らかに行うために作用している。拮抗筋の活動は脊髄の相反神経支配によって自動的に行われるが，異常筋緊張（痙性，固縮，低緊張）や脊髄の障害によって拮抗筋の活動が亢進，減弱する現象がみられる。

　主動作筋と拮抗筋が等しく活動し，筋張力や関節角度を正確にコントロールする状態を同時収縮という。同時収縮は動作時の体幹や四肢の関節を必要に応じて安定させ，目的動作を滑らかに行えるよう調整している。このように，筋は目的とする動作を遂行するために，作用をさまざまに変化させ，ときには運動側としての主動作筋や協働筋（拮抗筋）として活動したり，固定側として同時収縮を行い，関節や姿勢を安定させている。

姿勢制御能力低下の特徴

　小脳はさまざまな入力経路を介し，フィードバック制御やフィードフォワード制御をなしていて，それらは運動の組み立てや誤差修正機能として，姿勢制御における微調整を繰り返す働きをしている。さらに小脳の運動学習機能は調整した姿勢制御能を記憶保持する働きも併せもっている。脊髄小脳変性症では，それらの姿勢調節障害が，姿勢保持時の足圧中心（COP）軌跡長や動揺面積の増大となって現れる。さらに姿勢を少しでも安定させるために，随意的に関節を代償固定することで，肢節間や四肢体幹間の選択的・協調的な姿勢制御を損なわせ，動揺時に体幹や股関節戦略での応答が多く選択されてしまうことを多く経験する。姿勢の不安定さは，姿勢制御に必要な感覚情報の重み付けにも変化をもたらし，固有感覚の依存度を減少させ，視覚や前庭感覚の依存度を増加させるため，患者は絶えず足元を見ながら歩行することが習慣化してしまう。足元に限定した視覚情報の制限により，周囲環境を認知し，注意を配ることができなくなるうえに，運動学習機能の低下による運動自動化の低下も，注意の分配へ影響するため，歩行や生活上の労力は非常に大きい。

COP：center of pressure

動作障害

　筋の協調性障害や平衡機能障害により，姿勢や動作の多くが障害される。歩行障害の特徴は失調性歩行であり，身体の動揺，広い歩隔（wide base），頸部・上部体幹の過緊張，下部体幹・下肢の過緊張状態で歩くことが多くみられる。その他の移動手段（四つ這い，いざり）でもふらつきを認め，運動失調が進行すると転倒を認める。上肢機能障害や巧緻運動障害ではリーチ動作や書字，箸，ボタン掛けなど細かい作業がしにくくなる。

呼吸障害

　筋の協調性障害は呼吸運動の調整にも影響を及ぼす。腹筋群の協調運動障害により，腹式呼吸が持続してできないことや呼気量を少なくコントロールすることができずに小声が苦手になることがみられる。また，声帯の外転障害による吸気性喘鳴がみられることがある。MSAでは声帯麻痺による突然死がみられることがある。

コミュニケーション障害

　構音器官の協調性障害や呼吸障害により，失調性構音障害を認める。発音が不明瞭になることやリズムの崩れ，爆発性言語（声の大きさ），声の翻転（声の高さ）などがみられる。呂律が回らない，大声で話すなどといった症状は，ときとしてコミュニケーションをとる相手に誤解されることがある。

摂食・嚥下障害

　上肢の協調運動，巧緻運動障害，眼球運動障害による摂食アプローチの障害を呈する。さらに口腔期や咽頭期の障害によって誤嚥を起こす。特にMSAでは，症状の進行に伴い嚥下障害が重篤化し誤嚥性肺炎を繰り返すことがある。このような場合には，全身状態の維持のために誤嚥防止術が有効な場合があるが，気管を切開するため発声を失うことになる。

高次脳機能障害

　近年，小脳の高次脳機能へのかかわりを示す報告が散見されるようになった。SCDでは変性部位が小脳に限局しないSCA1，SCA2，SCA3などで認知機能障害，記憶障害，遂行機能障害，語想起障害を認めることが多くある。また，性格変化を認めることがあり，問題行動を抱えるため介護者にとって扱いにくく，介護負担感が大きくなり在宅生活が継続できない大きな原因となる。

リハビリテーションの目的

　SCDにおけるリハビリテーションの目的は，失われた機能や能力を再獲得することではなく，目の前にある課題やこれから出現すると思われる課題にどのように解決策を講じるかである。

　小脳は随意運動に対してフィードバック，フィードフォワード機構を休むことなく大脳皮質へ感覚入力し，運動の補正，調整に携わり運動の正確性に関与している。また，姿勢調節においても大脳基底核とともに脳幹や大脳皮質に情報を送り，随意運動や姿勢筋緊張の調整を行っている。SCDやその他の神経変性疾患では，これらの重要な神経機構が徐々に失われ，それらの神経細胞を蘇らせる方法は残念ながら確立されていない。

　臨床では，SCD患者に対してリハビリテーションを行うことで，機能や能力，運動パフォーマンスの一時的な改善を経験することがある。また，数週間の集中的なリハビリテーションを実施することによって効果が数カ月持続することが『平成22年度

運動失調症の病態解明と治療法に関する研究』で報告されている。さらに，近年の研究報告では小脳性運動失調患者に対してバランス練習を行うことで運動前野が活性化し，バランス能力の改善に関係するとされている。つまり，現在の医学やリハビリテーションでは病気そのものを根治することはできないが，病気が引き起こすさまざまな課題に対処することが可能であり，諦めずに対応していく必要がある。本書を読むセラピストには，病気の進行に負けずに患者や家族のためにその能力を振り絞って対応してほしい。

表1のような手段を用いて，患者と家族が直面している課題を解決していくことが，SCDのリハビリテーションの目的となる。

表1　SCDのリハビリテーションの目的

- 疾患に起因する機能低下の維持と改善
- 廃用に起因する機能低下の予防と改善
- 正常動作パターンや姿勢の学習
- 現在の運動能力や生活環境に合わせた動作パターンの獲得
- 補装具，自助具，家屋整備の選択と導入
- コミュニケーションの維持・獲得
- 嚥下・呼吸トレーニング，姿勢調整
- 高次脳機能トレーニング
- 家族への介護方法指導，精神的サポートなど

評価（検査）

ADL：activities of daily living

QOL：quality of life

表2に示すように，さまざまな神経学的検査や動作能力をみる検査，重症分類をみる検査によって日常生活活動（ADL）・生活の質（QOL）を把握するとともに，生活環境や家族を含めた全体像をとらえる必要がある。

表2　評価

・問診	・巧緻機能検査
・ROM-T	・起居動作観察・分析
・MMT	・姿勢，歩行観察・分析
・協調性検査（変換運動，指鼻試験，膝踵試験など）	・SARA
・深部腱反射	・ICARS
・病的反射	・UMSARA
・感覚検査（表在，深部）	・高次脳機能検査
・ロンベルグ徴候	・ADL・QOL
・筋緊張検査（痙性・固縮）	・家屋調査・住宅改修
・眼球運動試験	・生活状況
・バイタルサイン	・就労状況
・平衡反応（立ち直り，ステップ，保護伸展）	・家族構成

ROM：range of motion　**MMT**：Manual Muscle Testing　**SARA**：Scale for the Assessment and Rating of Ataxia
ICARS：International Cooperative Ataxia Rating Scale　**UMSARA**：Unified Multiple System Atrophy Rating Scale

問診について

　問診は大変重要な検査の1つであるが，検者の実力によって結果が異なってしまう検査でもある．話術，傾聴，冷静，コントロール能力のすべてが要求される．筆者は，問診から得られる情報で大切なものは，現在までの身体的・精神的な経過だと認識している．身体機能や運動パフォーマンスの変化，生活様式の変化，リハビリテーションの経験などを気持ちの変化，受け取り方と一緒に把握することが予後予測とリハビリテーションゴールの設定に非常に大切な情報となる．「手足や言葉が，いつ，どのように不自由になったのか」「いつから杖や歩行器，車椅子を使い始めたのか」「家のなかではどのように工夫をしているのか」「いつから，どのくらいリハビリテーションをしているのか」といった内容を，信頼関係を築きながら気持ちの変化を聞き出し傾聴して共感を示す．

協調性検査について

　協調運動障害の質と程度を知るために指鼻試験や膝踵試験を行う．上下左右にぶれる状態を運動分解（decomposition）といい，目的に正確に到達できない状態を測定障害（dysmetria）という．

　検査結果について，運動分解や測定障害「あり」と記すだけではなく，どの関節がどのように，どの筋肉がどのように活動していたのかを視診や触診を用いて精査する．検査時には体の一部を介助することによって結果が異なる場合がある．それは介助した部分が運動の障害にかかわっていることを示しているからである．

平衡反応について

　立ち直り検査は体幹のバランスをみるのに多く用いられる．姿勢は座位や立位，方法は内乱・外乱刺激となる．この結果も立ち直り「あり・なし」だけでは治療には結びつきにくい．検査を行うときは立ち直り反応とはどういうものかを患者に説明し，デモンストレーションを行い，動作練習してから検査を実施すると患者の最大能力を把握することができる．

　座位では，足底が接地するかどうか反応を構成する要素が異なり，足底が接地する場合は足部や膝関節の支持性が加わる．この場合，荷重は坐骨と大腿部，足部にもかかることになるので，荷重移動に伴う下肢の支持性と安定性が上部体幹の立ち直りにどのように影響しているのかが観察のポイントとなる．足底が接地しない場合は，支持基底面の縮小が体幹立ち直りに与える影響が観察のポイントとなる．体幹機能は，立ち直りが行える筋力や可動域が確保されているか，痛みはないかを確認し，触診によって筋活動がどのように行われているのかを把握する．「活動のタイミングは」「持続性は」「スピードは」「同時収縮は」などである．

　立位では，前後左右に内・外乱の刺激を与えて立ち直りやステップ反応を観察することが多いが，可能であれば実情に合わせた荷重移動の方向とスピードと荷重量を再現して観察することを勧める．ふらつきや転倒は，問診や観察からある一定のパターンがみてとれることがある．その特徴に合わせて刺激を行うことによって，荷重移動や荷重支持の方法，新たな支持基底面の作成の特徴が把握でき，ふらつきに対する治療方針の決定に役立たせることができる．

姿勢，歩行観察について

　ふらつきの多い姿勢や歩行では，観察して特徴をとらえることは難しい。一歩行周期を実況中継するような観察記録は無理ではないかもしれないが，労力のわりに実益が少ない。荷重移動と荷重支持を大まかにとらえることから始めるのがよい。正常パターンであるのか，否かは問題にせず，今どのようにして荷重を移動し，荷重を支え，新たな支持基底面を作成しているのかをとらえることが治療につなげるポイントである。

家屋調査，住宅改修について

　家屋調査によって得られる情報は，リハビリテーションの方法や目標を設定するのに役立つ。病院では自宅と同じ環境を設定することは困難であるが，似た環境でトレーニングすることは実生活をイメージしやすくなり，モチベーションの維持につながる。

　住宅改修については，手すりを付けるだけの簡便なものから段差解消や内装工事を伴う大規模なものまでさまざまな方法があり，患者の身体状況や生活状況，病気の進行予測を踏まえて行うことが基本となる。病気の進行が急を要しない場合でも数回の話し合いを設けて進めていくことを勧める。例えば，手すりを設置する際には，「本当に生活や動作のパターンに合っているのか」「患者や家族が本当にほしいと思っているのか」「この位置で本当に使いやすいのか」「何の役に立つのか」などを確認する。確認を怠ると数カ月後にはタオル掛けになっていることがよくある。

　生活様式に合わせて環境を調整していくことが基本となり，車椅子利用者はベッドが必要になることが多い。いざりや四つ這い移動が中心となる場合は，低いベッドや布団が利用しやすい場合がある。手すりは把持する目的だけではなく，「もたれる」場合や「こすりつけ」による動作スピードの調整に使用する場合がある。また，トイレや浴室などの空間は狭いほうが壁に手をかけたり手すりにつかまりやすくなるため，動作の自立につながる場合がある。

標準的な理学療法

運動療法

　抵抗の方向やタイミング，スピード，持続性，強度などを調節できることから，徒手による運動療法が最も多く用いられる方法である（図1）。バランス能力の改善を目的として，やや不安定な動作課題や環境を設定したり，道具を利用したり，フィードバックの工夫を凝らしてリハビリテーションを進めることがある（図2）。固有受容性神経筋促通法では四肢に注目しがちであるが，体幹に対するアプローチが活用されることがある。その他，協調性やバランス能力を高める補助的な方法としては，フレンケル体操や重錘負荷法，弾性緊迫帯法，装具療法などがある。

図1 下肢屈曲伸展運動徒手抵抗

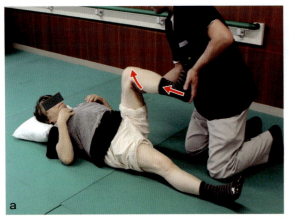
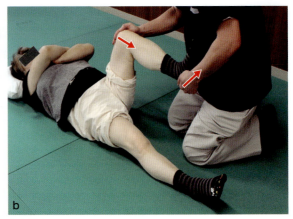

目的の筋活動を得るためにハンドリングの位置，抵抗方向，強さを変化させる。
a：下肢伸展運動時に膝高部から股関節屈曲方向へ抵抗。主に大殿筋を活動させる。足部は運動の安定性を確保する程度。
b：下肢伸展運動時に大殿前面と踵に抵抗。腸腰筋，腹筋群，ハムストリングスを活動させる。

図2 用具を使用したバランストレーニング

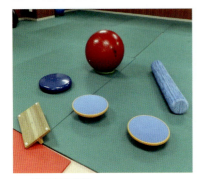
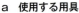
a　使用する用具

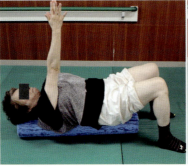

b　使用例

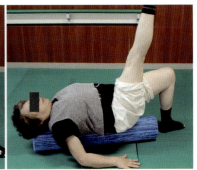

姿勢制御能力に対する運動療法

　患者の協調運動（動揺）の程度に合わせ，安定した姿勢保持を獲得するのが第一の目標となる。特に体幹や股関節は代償固定が強くなりやすく，状況に応じて，手すりの使用，ハンドリング（徒手的免荷やライトタッチ）による介助誘導，ホイストの使用などにて，動揺を制御し適切な反応につなげていく。座位では，体幹部をリラクセーションさせつつ，静的な姿勢保持から軽微な重心移動に伴う選択的な筋活動を誘導する（図3）。

FACT：Functional Assessment for Control of Trunk

　また，筆者は体幹機能評価として用いられるFACTを治療手法として代用している。立位では，体幹・股関節屈曲を過剰に固めすぎない環境をつくり，足関節戦略（特に下腿前傾制御）の応答を促す必要がある（図4）。協調運動に対する介入は，脊髄小脳変性症の姿勢制御能力低下の根本的な要素であり，小脳がもつ働きそのものであるため，介入は非常に難しい部分でもある。これらの介入のなかで特に重要なことは，「どういう運動軌跡をたどり，どの関節・どの筋肉を使って動揺を制御しているか」を患者自身が感じとり，重心移動に対する身体の使い方を再学習していく過程であり，練習ごとに内観を聴取するとよい。また，介入過程で姿勢を安定させるために，どうしても上肢支持が必要な場合だと判断した場合は歩行器などの歩行補助具を使用した練

図3 軽微な重心移動による筋活動の誘導

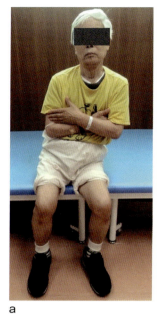
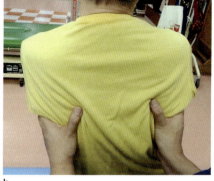
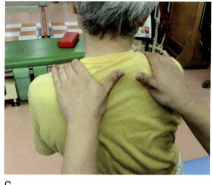

a：座位から側方への荷重移動時に体幹や荷重側股関節の動揺が出現しやすい。後方からの(b)胸郭の持ち上げ免荷介助や(c)肩甲帯部のライトタッチによる介助にて，動揺を制御して適切な反応につなげる。

図4 足関節戦略応答

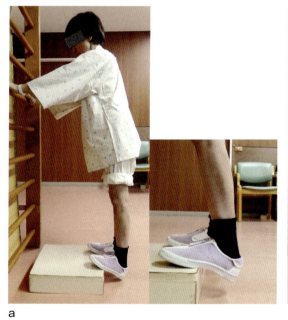
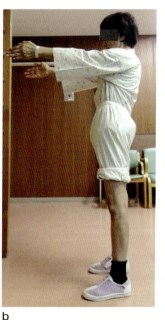
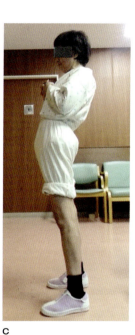

a：踵部を踏み台から外した立位での上下運動。下腿三頭筋の伸張と反射性の筋活動を促した。
b：上肢リーチ運動による前方荷重移動練習に加えて，cのように骨盤突出し練習による下腿前傾を伴う前方荷重移動練習により，足関節戦略応答を促す。

習でもかまわない。むしろどのような環境下で動揺を制御できるのか見極めることが重要である。

　前述した協調運動に対する介入方法が随意的に制御可能となった後に，閉眼にて同様の練習や足元を見ずに歩行練習を行い，視覚情報の依存度を減少させ，感覚再重み付け（sensory re-weighting）を促す。視覚情報が長時間に遮断された状態での練習で

は，患者の不安から関節の代償固定を再び出現させないように，閉眼と開眼を短時間で繰り返しながら練習していくとよい。さらに歩行中の頭部回旋などの練習により，頭部に加わる加速度を感知させ，前庭感覚情報を強化させたなかでの練習も必要となる。しかし，脊髄小脳や前庭小脳系ループの賦活が，高位中枢にどこまで影響するかという科学的根拠には欠けているのが現状である。臨床的には，感覚の再重み付け練習が姿勢制御の改善を認めることをしばしば体験するため，今後の報告やデータ構築が期待される。

　患者自身が最も安定する環境下で関節の代償固定なく，かつ自動的に動揺を制御できるようになった後に，歩行中に計算課題や語想起課題などの二重課題を負荷する練習を行う。非常に難易度が高く，ここまで到達できる患者は発症早期の軽症例に限られることが多い。近年では，立位でのリーチ練習中や歩行中にTMTを負荷するTrail Walking Testが報告されている。

病期別での運動療法
発症早期：ADL自立，転倒リスク(軽度)，転倒経験なし

- 筋力トレーニング　　　：体幹を意識したものを多く取り入れる(図5〜7)
- バランストレーニング　：能力よりも少し難しい課題を与え，積極的に行う
- 持久力トレーニング　　：エルゴメータや歩行練習を積極的に取り入れる
- ストレッチ　　　　　　：コンディショニングと筋緊張の調整
- その他　　　　　　　　：自主トレ指導，キャッチボール，サッカーのパス，ダンスのステップ，四股など

ADL自立：転倒リスク(中等度)，杖・歩行器歩行，転倒経験あり

- 筋力トレーニング　　　：筋活動に不均衡があるため，特に弱化している筋に対して行う。プレーシング(図8)は抵抗の方向や抵抗を加える場所，姿勢を変えることでいろいろな筋を活動させることができる。また，患者が筋活動を自覚できるように抵抗の強さを調節し，フィードバックを与える。
- バランストレーニング　：荷重移動と荷重支持，新支持基底面の生成を意識して行う(図9〜11)。介助，誘導を必要とする場合がある。
- ストレッチ　　　　　　：過用や誤用を起こす筋に対してリラクセーション目的で行う。
- 立ち上がり，起居動作練習：動作パターンの学習(図12，13)
- 歩行練習　　　　　　　：歩容の再学習。ノルディックポール(図14〜17)
荷重移動や荷重支持時の股関節や体幹の使い方が固定化してくる。使いやすい筋，安定する関節の位置を自然と学習し，徐々に正常パターンから逸脱する。
ふらつきが顕著になり転倒も多くなるため，歩行機会と耐久性が低下する。歩行器(図18)を用いて安全に運動量を確保する。
- その他　　　　　　　　：呼吸トレーニング(腹式呼吸，呼気の調節練習)，自主トレ指導，福祉用具・自助具の紹介や選定，家屋調査・改造

脊髄小脳変性症（多系統萎縮症を含む）

図5　寝返りによる体幹筋トレーニング①

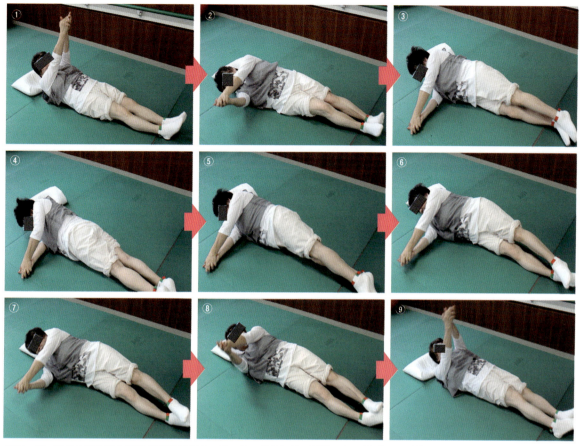

①②，⑦〜⑨は体幹上部の運動（下部は固定），③〜⑥は体幹下部の運動である（上部は固定）。上部体幹と下部体幹を分離して運動させることによって運動と固定が交互になる。

図6　寝返りによる体幹筋トレーニング②

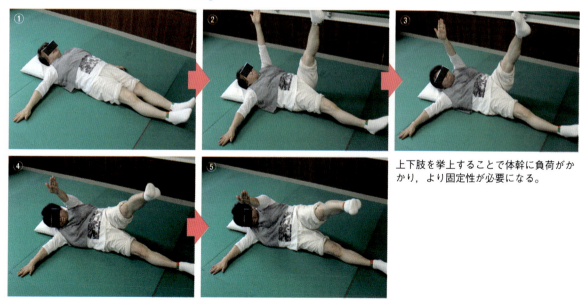

上下肢を挙上することで体幹に負荷がかかり，より固定性が必要になる。

図7　ブリッジ各種

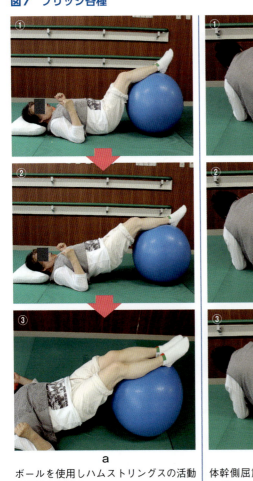

a
ボールを使用しハムストリングスの活動を意識して行う

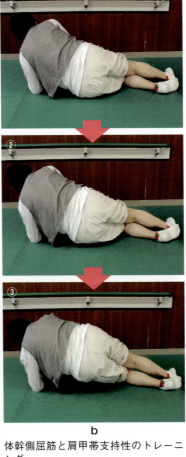

b
体幹側屈筋と肩甲帯支持性のトレーニング

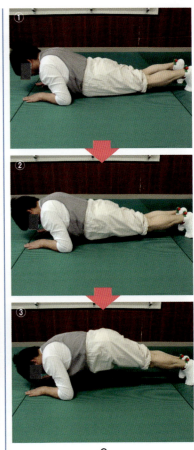

c
体幹・股関節屈筋による固定性の強化

図8　プレーシング（立位）

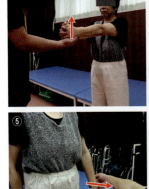
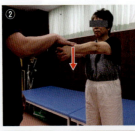
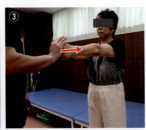
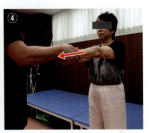
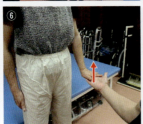
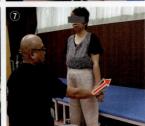

SCD患者の立位や歩行では伸筋の活動が優位になりやすく上部体幹も挙上して固定する場合が多くみられる。立位でも腹筋群などの活動を意識できるように学習する。
抵抗は筋活動が起こる程度の軽いもののほうが努力性が高くなりすぎず，患者が筋活動を意識しやすい。

図9 両脚立位から片脚立位

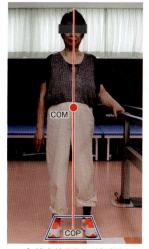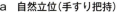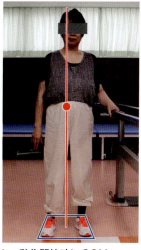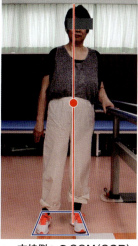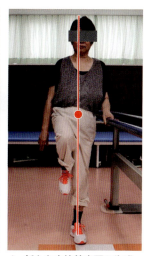

a　自然立位（手すり把持）　　b　動作開始時にCOM（COP）が若干右方向へ移動する　　c　支持側へのCOM（COP）移動が起こる　　d　新たな支持基底面の生成とCOM（COP）の支持基底面内への移動

荷重移動能力には，体幹や股関節の筋力および協調した活動と適切な姿勢反射が必要である。
姿勢保持には，これに加えて足関節や足趾の筋による細かな調整とフィードバック作用が必要である。両脚立位からの片脚立位動作は，歩き始めや階段昇降に類似している。
図ではa → bでCOM（COP）が正中位まで移動している。この動作は左下肢への荷重移動のフィードフォワード作用であり，先行随伴性姿勢調節（予測的姿勢調節，anticipatory postural adjustments：APA）とよばれる。
＊体重心（center of mass：COM），足圧中心（center of pressure：COP）

図10 座位バランス練習

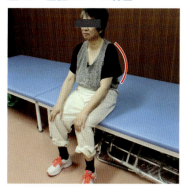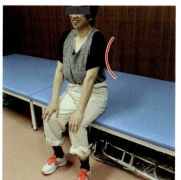

a　骨盤後傾運動　　　　　b　骨盤前傾運動

a：意識的な腹筋群の活動によって骨盤を後ろに傾けさせる。骨盤の前後傾による大きな荷重移動を学習するとともに，脊柱起立筋のリラクゼーションの効果もある。
b：骨盤前傾とともに下肢への荷重を促す。骨盤前傾保持は立ち上がり動作やリーチ動作の基本となる。
c：片方の坐骨，大腿，足部へ荷重を移動。骨盤が後傾位や上部体幹の回旋が起きないように注意。荷重活動時，姿勢保持時の腹斜筋，脊柱起立筋を触診し活動を確認する。
d：腹筋群，股関節屈筋群の活動により姿勢を保持する。

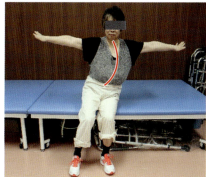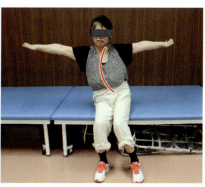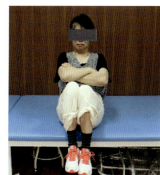

c　側方荷重移動　　　　　　　　　　　　　　d　後方荷重移動

図11 立位でのリーチ動作練習

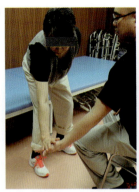
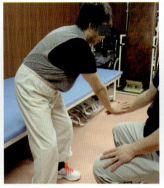
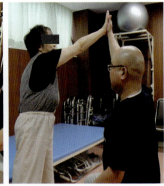

姿勢反射や股・膝関節の使い方を学習する。
ランダムにリーチを行い徐々に範囲を大きくしていく。
炊事や掃除，洗濯など日常生活で何気なく行われているリーチ動作である。

図12 立ち上がり連続写真①

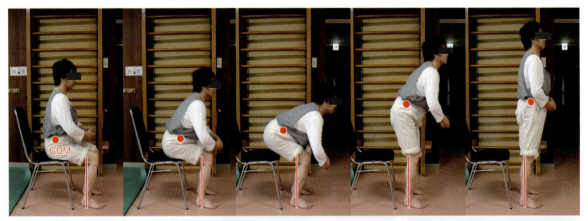

COMと足関節，膝関節のアライメント。体幹前傾と膝関節屈曲が起こりCOMが足部支持基底面内に移動し離殿が行われている。

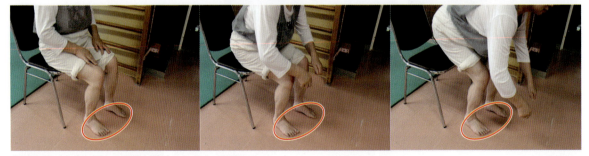

荷重移動が十分に行われ足趾が接地したままの状態になる。

図13 立ち上がり連続写真②

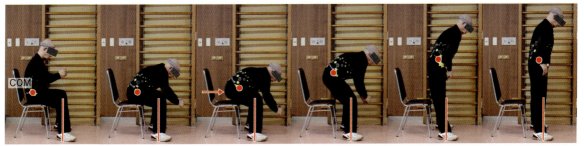

COMと足関節からの垂線との関係。膝関節の前方移動が不足し，COMが足部支持基底面から遠い位置で離殿が開始(→)。

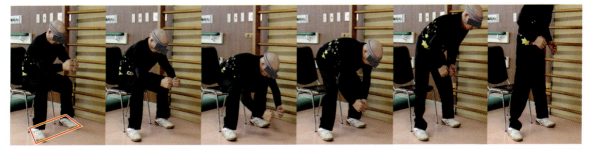

COMが足部支持基底面から離れた位置で離殿が行われるため，足部支持基底面を広げ股関節外転位にすることで前方への荷重移動を補っている。

図14 杖歩行の連続写真

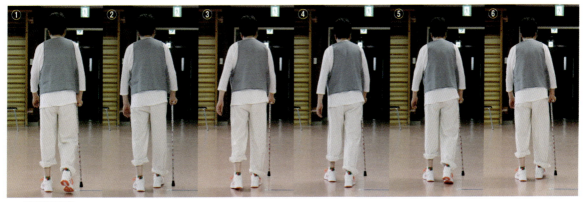

a　前額面後方

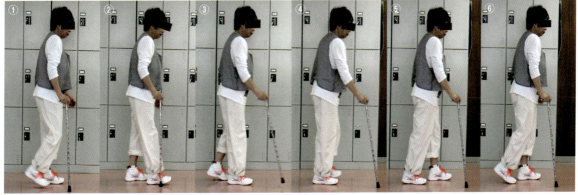

b　矢状面

図15 弾性緊縛帯による下肢協調性の補助

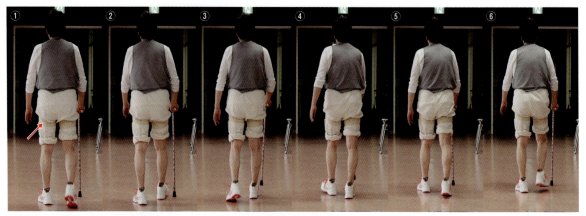

図14aと比較し，②，③に変化がある．杖歩行時よりも荷重移動が行いやすくなり，姿勢の改善を認める．

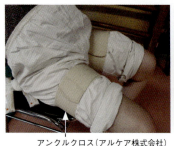

アンクルクロス（アルケア株式会社）

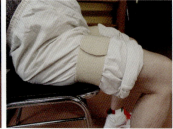

弾性緊縛帯としてアンクルクロスを使用
圧迫する場所は大腿近位部，遠位部が多い．

図16 ノルディックポール，弾性緊縛帯を使用した歩行練習

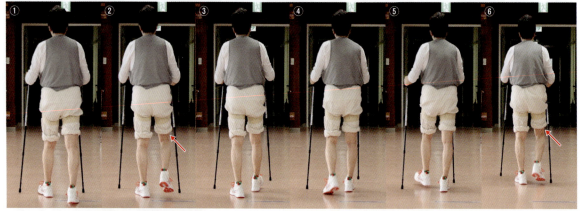

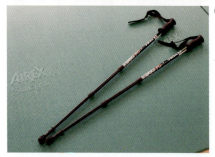

②，⑥の右膝関節（→）において，遊離時の膝関節屈曲高が大きくなり，歩幅，クリアランスの改善を認める．運動時の下肢の挙上が可能となり，スピードの向上を認める．
ノルディックポールを使用することにより，歩行練習に上肢の活動を参加させる．下肢，上肢を交互に運動させることにより共同運動のトレーニングとしても有効である．

図17　失調性歩行（ロフストランドクラッチを使用）

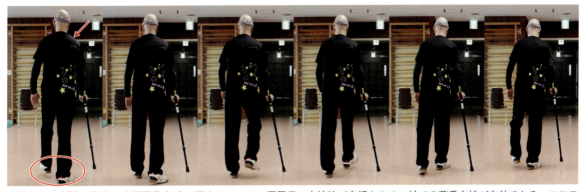

支持基底面（○）の拡大，右肩甲骨（→）が挙上している。肩甲帯の支持性が良好なため，杖での荷重支持が有効である。ロフストランドクラッチで支持基底面を拡大させることで姿勢を安定させている。

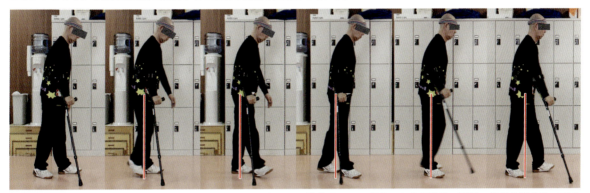

股関節が膝より後方にあることがわかる（―）。後方荷重位で股関節伸展による前方への荷重移動が不足。体幹を屈曲位で固定することで代替できている。

図18　歩行器

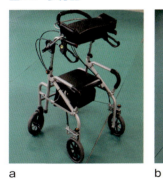
a

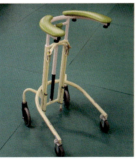
b

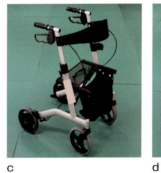
c

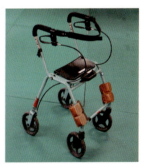
d

a，b：前腕支持タイプの歩行器a，bは上肢の協調性障害によりグリップを把持しにくい場合や体幹失調がある場合に有効である。bの歩行器は，顕著な wide base 歩行では足が引っ掛かるおそれがある。
c　：抑速ブレーキ付き歩行器，パーキンソン病の突進現象のある患者などに多く用いられるがSCDでもスピードをコントロールするのに有効である。
d　：歩行器に重鎮バンドを巻き転倒を予防している。

ADL介助：転倒リスク(高度)，車椅子，転倒経験あり

- 筋力トレーニング：不活筋への刺激，安定した姿勢保持の改善を目的にプレーシング(図19，20)を用いて同時収縮を促す。
- バランストレーニング
  ：リーチ動作，棒体操など座位姿勢での上肢コントロールを意識して行う。
- ストレッチ：筋の短縮，関節拘縮予防，過用筋のリラクゼーション，有痛性ジストニアなどの疼痛緩和。
- 起居動作，立ち上がり，歩行練習
  ：介助量の軽減を目的，立位や歩行はコンディショニングに有効
- その他　：自主トレ指導，福祉用具・自助具の紹介や選定，家屋調査・改造，家族への介護指導

ADL全介助

ベッドサイドでの関節可動域トレーニング，疼痛緩和，呼吸管理(非侵襲的人工呼

図19　プレーシング(座位)

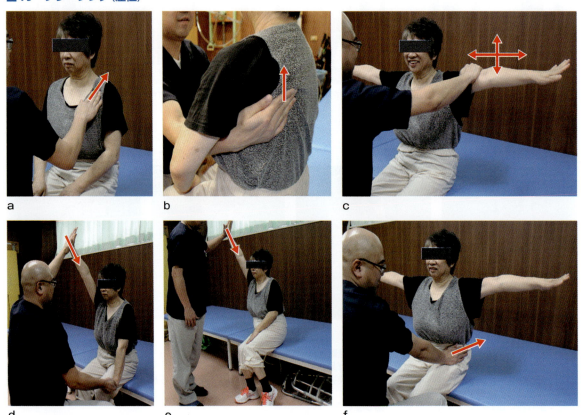

a，b：肩甲帯前面，後面から抵抗をかけ上部体幹の固定を高める。
c　　：上肢から上下左右，前後方などあらゆる方向へ抵抗を加え体幹の固定にアプローチする。
d　　：両上肢に違う方向の抵抗をかける。
e　　：立ち直りの支持性を高めるため上方から抵抗をかけ姿勢を保持させる。
f　　：骨盤後傾方向に抵抗をかけ骨盤前傾位保持を強調する。

図20 プレーシング（臥位）

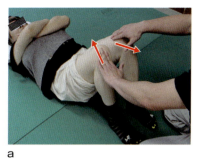
a

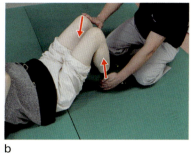
b

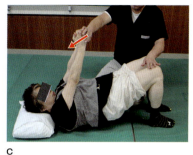
c

a, b：股関節や大腿の筋を活動させ，腹筋群による骨盤固定を目的とする。
　　　膝を立てた臥位で膝および足部に軽く，ゆっくりとした抵抗をかける。
　　　抵抗の位置，方向を変えるときは片方は抵抗をかけたままにして筋活動を持続させる。
c 　：プリッシングとプレーシング
　　　大殿筋，ハムストリングス，腹筋群の筋活動が同時に出現させるように抵抗をかける。
※赤矢印は抵抗の方向。抵抗の方向によって筋活動が変化する。触診で筋活動を確認しながらよい反応を引き出すようにする。

吸器NIV），ポジショニング，コミュニケーション手段の検討，気分転換（傾聴），家族への介護指導，福祉用具の紹介など。

作業療法

APDL：activities parallel to daily living

作業療法では徐々に低下していく運動機能，精神機能に対し，心身機能や環境面に対してかかわり，ADL，生活関連動作（APDL），QOLの維持，改善を目標にする。

病状の進行とともに生活では介助が必要になり，担っていた役割の遂行も難しくなってくる。長期的なかかわりのなかで患者から笑顔が消え，自分の存在価値を否定する事例に出会うこともある。作業療法では初期のころから患者が何を大切にどういう生活を送りたいと思っているか，個人の価値観を尊重し，明確にしながらそれを軸に治療目標を立てる。治療内容としては協調動作練習，日常生活動作練習，家事動作練習，環境調整などを行う。また，自主練習プログラムを作成し運動を継続できるようにもかかわる。

病型によりみられる症状，進行具合，生命予後は異なるため，進行が早い病型では現状だけでなく今後をイメージしながら環境調整などを積極的に活用する。

目標設定

CL：client

SCDの発症年齢は生下時から成人期と広く，ライフステージに応じさまざまな役割が存在している。また，進行性疾患のため身体機能，生活状況は変化し，出てくる課題も変わっていく。そのため早期より依頼人（CL）が大切に感じている活動を明確化することに加え，状況に応じて目標を柔軟に変化させ，共有する。それに対し，セラピストとCLの協業で課題に取り組むことにより運動機能やADL，QOLの維持，向上ができるのではないかと考える。作業活動の選択や焦点化は初期評価，面接などで決定されるが，そこで用いる有効なツールを紹介する。

ADOC

ADOC: Aid for Decision-making in Occupation Choice

　ADOCは作業療法において作業に焦点を当てた意思決定の共有を行うためのiPadアプリケーションである．ADOCでは，作業療法で目標とする作業を95項目のイラストのなかから，CLとセラピストがそれぞれの立場で選出し，両者で協議しながら最終的に優先順位をつけて決定する．また，介入効果を測定するために，選択された作業個々に対する満足度を5段階で評定することができる．

　特徴としてイラストを介してコミュニケーションを図るため，イメージ化が容易であり，操作も簡便である．

「MTDLP™」

MTDLP: Management Tool for Daily Life Performance

　日本作業療法士協会も推奨し，対象者が望む生活行為に焦点を当て，支援しようとする評価ツールである．デマンドの聴取には，興味・関心チェックシートが用いられ，CL自身が興味の高い活動を選択する．そして，選択した活動について，遂行困難な要因をICFの観点から分析し，達成可能な目標をCLとともに設定する．これを利用することにより課題選択が明確になり，目標も見つけやすい．また，この手法はQOLや多職種連携にも有効である．

ICF: International Classification of Functioning, Disability and Health

カナダ作業遂行測定（COPM）

COPM: Canadian Occupational Performance Measure

　作業遂行の問題に対するCLのとらえ方を知るための半構成的面接を通して，CLとセラピスト両者の協業が促進される方法である．CLが重要視する活動は，セルフケアや仕事，余暇活動の3領域に分けて聴取され，得られた活動の重要度や遂行度，満足度をCLが判定する．この面接評価を行うことでCLの作業遂行上の問題に対し内省を促すことができ，セラピストとCLとの協業も図れる．また，各個人で異なる意味のある作業の成果を数値化し評定できる．

上肢機能

　小脳症状による運動失調，振戦，筋緊張の低下，錐体路症状による痙性や運動麻痺，錐体外路障害による不随意運動，パーキンソニズム，廃用症候群による筋力低下などにより，対象物へ手を伸ばすこと（リーチング），物をつかむこと・つまむこと（グラスプ・ピンチ），放すこと（リリース）のすべてで運動の滑らかさ，効率性が失われる．過用・誤用症候群として肩関節，手関節に運動時痛がみられることもある．

協調運動障害が活動に与える影響

リーチング

　測定障害により対象物を越えてしまう，届かないといったことに加え，運動分解，振戦の影響により運動軌跡が動揺し近くにある物を倒す，運ぶ途中に落とす，物を離すタイミングがずれ，置くものが倒れるなどがみられる．

グラスプ・ピンチ

　指の力を入れる方向，タイミングが合わず物をつまみ損ねる，弾いてしまうなどがみられる．

姿勢について

　上肢の運動（自由度や安定性）が保障される条件として，姿勢の安定がある。患者の姿勢は体幹，下肢の運動失調により安定性が低下しやすい。姿勢を安定させる戦略として，腰椎前弯を増強させる（腰痛につながる），脊柱起立筋の過度な筋緊張の亢進（体幹の分節的な運動の欠如につながる），肩甲骨挙上位での固定（肩甲上腕リズムの崩れによりリーチ範囲の制限，肩の痛みにつながる）がみられることも少なくない。反対に骨盤は後傾し，体幹・頸部は屈曲しそこから伸展活動を起こすことが難しい場合もある。病状が進行すると座位姿勢を保つことが困難となる。いずれの場合でも手指の操作を保障する中枢の安定性を作ることが上肢を自由に操作するため重要となる。

知覚探索器官としての上肢機能

　人は能動的に活動することで感覚情報を探索し，その知覚により活動に適した運動を調整しているといわれる。

　患者は物品操作の際に失敗することも多く，手が震えないように，物を落とさないようにといった意識が先行し感覚情報の探索，入力に基づいた適応的な運動が難しくなっている。活動は努力的で過剰な運動出力となり，さらに感覚の入力を妨げているように思われる。

　患者の能動的，探索的な活動の場を提供し，適切な力の加減で動作を行えるようプログラムを考えることも必要である。

協調運動障害に対するアプローチ

　視覚，固有受容感覚からのフィードバックを利用し効率的な動きを再学習していく。

　症状が軽度な段階では正常に近い運動パターンの獲得と動作のバリエーションを増やし多様な場面に対応できることを考える。一方，症状が進行してきた段階では代償的な運動であっても長く継続できる実用的，効率的な活動を獲得することが目標となる。治療の具体例を以下に示す。失敗が少なく行える活動を選択する。

リーチング

・タオルのしわ伸ばし（図21）
目的：タオルをこする際に手掌面でタオルの感触を感じ取り，適切な力加減で運動を行う。生活場面での自主練習としても取り入れられる。
方法：机上で手掌面をタオルに接触させ，軽くなでるようにしわを伸ばす。洗濯物の感触を手掌から感じ取るよう意識することで適切な力加減で運動を行いやすい。
難易度：片手でなでる動作から，両手同時でのなでる動作へ。運動範囲を大きく，多方向にしていく。

・ボールを転がす（図22）
目的：ボールの重心を探索し，前後・左右への転がりをコントロールするための多関節の協調運動練習となる。柔らかいボールを用い，つぶさないように動かすことで体幹，上肢のプレーシングにもつながる。ボールを介して机上面との接点があるため，空間でのリーチングの前段階としても利用できる。

図21 タオルのしわ伸ばし

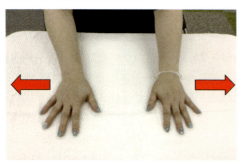

手掌面全体をタオルに接触させ，タオルの感触を感じとりながら，優しくタオルのしわを伸ばす。

図22 ボールを転がす

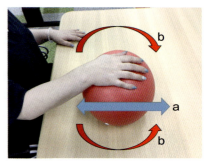

ボールを転がす方向を前後（a），回す（b）など方向にバリエーションをもたせる。動揺が大きい場合は運動範囲を狭くする，介助で運動を行うなど，調整をする。

方法：机上で柔らかい弾力のあるボールの上に手掌面をボールの形状に沿わせるように載せ，手掌をボールから離さないようにし，ゆっくり一定のスピードで転がす。

難易度：ボールを前後にといった直線的な動きから，ボールを回すような曲線的な動きへ。また徐々に動きを大きくする，スピードを変えるなどで調整。

グラスプ・ピンチ

・セラプラストつまみ（図23a）

目的：つまみ動作の際の対立する指と指の間の力の方向を合わせる。セラプラストの硬さが抵抗となり感覚入力が増強する。上手く対立位を取れない場合でも物を落とすことがないため，失敗体験と認識されにくい。

方法：棒状に伸ばしたセラプラストをつまむ。

難易度：指と指の間の力の方向のずれを小さくするよう練習を行う。

・洗濯ばさみの開閉（図23b）

目的：つまみ動作の際の対立する指と指の間の力の方向を合わせる。洗濯ばさみのバネの硬さが抵抗となり感覚入力が増強する。洗濯ばさみを閉じる際にもバネの抵抗がかかるため屈筋と伸筋の協調運動練習，力のコントロールの練習にもなる。生活のなかでの洗濯物を干す動作と組み合わせると自主練習にも使える。

方法：ゆっくり一定の速度で洗濯ばさみを開閉する。IP関節が過伸展位となることがあるためつまみの形にも注意する。

・ペグつまみ（図23c, d）

目的：つまみ動作の際の対立する指と指の間の力の方向を合わせる。ペグの傾きを視覚的に確認することで修正する方向の動きを理解しやすい。

方法：タオルの上などに置いたペグを長軸方向でつまみ上げる。

難易度：ペグの太さ，敷物の厚さ・硬さ，ペグを置く角度などで調整。

脊髄小脳変性症(多系統萎縮症を含む)

図23　つまみ動作の練習

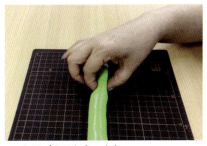
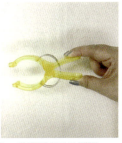
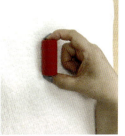
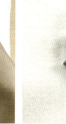

a：セラプラストをつまむ　　b：洗濯ばさみの開閉　　c：ペグを縦につまむ(大)　d：ペグを縦につまむ(小)

両手動作

・ボタン操作
目的：両手の協調動作の練習。
方法：ボタンを留める，はずす。
難易度：操作しやすく視覚で確認できる位置，大きめの物で練習をはじめ，小さいもの，胸元，首元などみえない位置での練習へと移行する。

その他

・書字練習(図24)

使用する筆記具，下敷き，文字の大きさ，枠線の有無などで難易度が異なる。筆を使った練習では線の止め，撥ね，払いなどでの力の入り具合を視覚的に確認しやすい。筆記具ではペン先のすべりのよいボールペンで線のコントロールが難しく，ペン先の摩擦のある万年筆，筆ペンなどはペン先からの抵抗感を感じ取りやすく，ボールペンに比べ文字の形が整いやすい場合がある。ボールペンを用いる際は下敷きにカッターマット，厚紙などを使うことでペン先にかかる圧の変化が受け取りやすくなる。また，ペンにグリップを巻くなど，手の中での安定しやすい太さ，コントロールしやすい重さを考え練習を行う。

図24　柄を太くしたボールペン

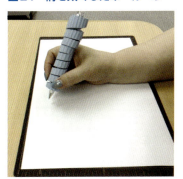

手の中で安定しやすい太さ。グリップに弾力がある事でも安定しやすい。

・リバーシ(図25a)

目的の枠へのリーチング，駒をひっくり返す手指の巧緻動作練習となる。枠付きのボード，マグネット式のものを利用することで駒のズレを防ぎやすくなる。1ゲームでも回数の多い繰り返しの練習となる。また，他者との社会交流にもつながる。

・ソリティア(ボードゲーム)(図25b)

使用するものの形状，大きさで難易度を調整できる。ゲームとして楽しめるため継続しやすい。

図25　ゲーム性のある活動

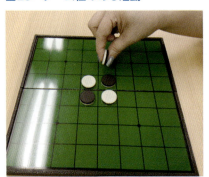

a：リバーシ
駒の大きさ，厚さ，枠の大きさなどにより難易度を調整できる。

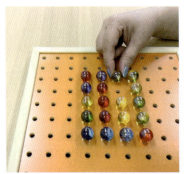

b：ソリティア
使用する道具，個数によって難易度が調整できる。

日常生活関連動作

　運動障害に加え自律神経障害，廃用・過用・誤用症候群などさまざまな症状が組み合わさり，日常生活動作へ影響を与えている。

　実際の生活動作の観察から支障となっている症状を推察，アプローチ方法を検討する。自立か介助かだけではなく動作の質を評価し，失敗が少なく安全に継続できることに加え，状況の変化にも対応できるよう，動作パターンにバリエーションをもたせることも同時に考えていく。残存機能，協調運動障害の予後予測，廃用・誤用症候群の改善予測，環境調整から個々に応じた動作パターンを選択する。環境を変更した後は新たな環境での動き方を獲得するまで練習を行う。また進行に伴う活動の変化を予測し対応策を事前に考え，対処することも重要である。

　生活場面での転倒は移動，起居動作だけでなく更衣動作，物を取る際などさまざまな場面で起きるため，それぞれの場面で転倒を防ぐ方法を検討することは必須である。

　以下にいくつかの場面での対応例を紹介する。

食事

　姿勢の安定と上肢の操作性，嚥下の状況を評価し環境を調整する。

椅子

　座面は姿勢を安定させるため足底が地面に接地する高さ，体幹が安定するように背もたれに適度に硬さのある座布団，クッションなどを入れる方法，アームレストの利用などを考える。

テーブル（図26）

　高さは姿勢の安定と食物の口元までのリーチ，嚥下状態を中心に検討し，患者にあった高さを選択，調整する。形はラウンド形状のものはテーブルの凹みが体幹の前面部分に沿っており，姿勢の安定性，肘を置く位置の自由度も高く使いやすい場合が多い。上肢の失調症状のコントロールには肘をテーブルに接触させ，中枢側の安定性向上，動作に参加する関節を減らすことも有効である。

図26 食事を想定しての環境設定

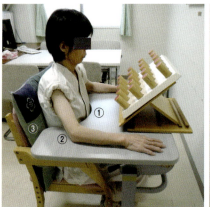
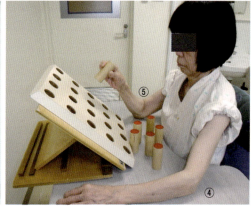

①体幹の形状に沿ったラウンド型
②肘を置けるスペースが広い
③体幹の安定性向上のための座布団

④前腕を設置させての姿勢保持
⑤肘を接触させての道具の操作

自助具（図27）

箸の形状，スプーン，フォークの柄の形状は手の中で安定しやすく，操作が安定しやすいものを選ぶ。スプーンは協調運動障害，振戦に影響を受けやすく，箸よりスプーン操作が容易とはならない場合がある。

食器など（図27）

スプーンを使用する場面での食器は，側面が高くなっている物を利用するとすくう動作が容易となる。お椀，コップは持ち手がついた物は操作しやすい。食器の滑りを防ぐため滑り止めマットや滑り止め加工されたトレイの使用も考える。トレイは汚れをトレイ内に留めることができ，丸洗いが可能で後始末は容易である。

図27 自助具など

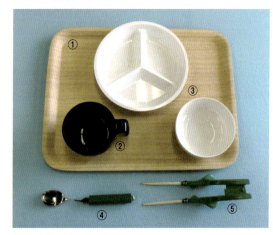

①滑り止め加工されたトレイ
②取っ手付きのお椀
③縁が高くなった皿・小鉢
④スポンジ付き曲げられるスプーン
⑤自助具箸

更衣動作

下衣操作

立位で行う場面では壁にもたれることで体幹の支持を，手すり，物に摑まるなど上肢の支持を用い姿勢の安定を図る。もたれる際の壁は平面よりコーナーを利用すると側方への動揺がコントロールされやすい。転倒のリスクが出てきた段階では座位で行うようにする。座位でも側方，後方へ倒れることがあり，下方へ手を伸ばした際は転

落の危険性もあるため注意する．対応策としては，外傷リスクが少ないベッド上で，転落を予防するため深く腰掛け，脚は開脚位で足底を床に着け支持基底面が広い中で動作を行えるような環境で行うことが挙げられる．

> ボタン操作

難易度が高い動作に挙げられる．失調症状が進行するとボタンエイドの使用は難しい場合が多く，袖口のボタンは衣服を着る前に留めた状態にしておく，ボタン部分をマジックテープに変更する，ボタンのない衣服を選択するなどの対応が実用的なことがある．

整容動作
> 立位動作

洗面台などにもたれることで骨盤以下を安定させる．

> 座位での活動

洗面台へのアプローチが容易な位置に椅子を設置，安全に手を伸ばせる範囲に物を配置するなどの環境調整を行う．

> 爪切り

高度な協調動作であり，積極的に道具の検討とその使用場面の設定を考える．台つき爪切りや，電動の爪削りの利用などが有効な場合がある．

調理
> 包丁操作

外傷のリスクの高い動作である．座位で活動を行う，はさみ，フードプロセッサーの利用などでリスクを軽減できる場合がある．刃物は安全な洗浄方法の検討も必要となる．

> 鍋

両手鍋は鍋の傾きをコントロールしやすい．片手鍋は鍋を移動させる際に，片手は流し台などにつかまることができる．平面を滑らせて鍋を移動できるような環境を設定することで転倒，火傷のリスクを軽減できる．

> 疲労

座って休むことのできる椅子を近くに準備するなど．

環境調整

住宅改修に加え家具の配置，選定，立位動作ではもたれられる環境設定も有効となる．

脊髄小脳変性症(多系統萎縮症を含む)

歩行(図28)

ソファーの背もたれ部分，テーブルなど倒れにくい家具を利用し，連続的に上肢で支持できるような配置を考える．家具と壁など両手で支持できる環境がより安全である．

立ち上がり

椅子は患者の動作，使用目的，頻度を確認し座面の高さ，傾き，硬さを提案する．立ち上がり直後の方向転換は転倒のリスクが高く，動線を考慮し転倒を回避できるような場所に椅子を設置する，上肢の支持に使えるものを椅子の周囲に準備するなどの対応が考えられる．

立位動作(図29)

もたれることを積極的に利用する．
・調理：流し台に腹部を接触させる
・トイレ：ズボンの上げ下ろしの際に下腿後面を便器に接触させる．失調症状が強い場合には額を壁に接触させる(空間が狭い環境の際)など支持面を増やす対応も検討する．

四つ這い，ずり這い

床からの立ち上がり方法の検討は欠かせない．どの場所で何を支持にして立ち上がるか環境面の検討と，安全に動作を行うための方法の検討，練習を行う．方法として膝立ち経由，高這い経由などが考えられる．這うことでの局所への圧迫，摩擦やずれなどが繰り返され疼痛，褥瘡のリスクが発生する．対応として膝のサポータの利用，殿部はヒッププロテクターの使用が有効な場合がある．

図28 伝い歩き

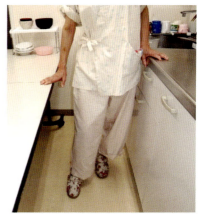

両手で支持できるよう家具の設置を調整．自宅では壁とソファーの背部分，棚とテーブルなど，いろいろな組み合わせで工夫できる．

図29 トイレ動作

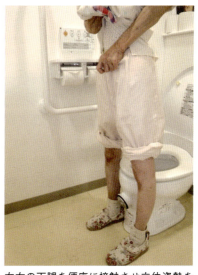

左右の下腿を便座に接触させ立位姿勢を安定させることでズボンの上げ下ろしが安全に行いやすくなる．

精神症候

脊髄小脳変性症，多系統萎縮症ではうつ状態を認めることがあり，自殺念慮がみられるケースもある．

SCA3の患者に6カ月間の作業療法を施行し，ハミルトンうつ病スコアの改善がみられた報告がある．このなかでは初回にCLから，生活の中で重要性が高く，困難さのある活動を聴き取っている．そして，CLと作業療法士でそのなかから優先順位が高く実行可能な目標を決め，計画に同意を得て介入(補償モデルに従った)を行っていた．

この報告をとおし，作業療法がCLのうつ状態の改善に対し有効である可能性がみえてくる。

自律神経障害

特に多系統萎縮症では自律神経障害が活動に与える影響が少なくなく，立ちくらみ，失神，転倒へのリスク管理が大切になる。起立，食事，運動，排尿，排便後は特に注意が必要である。作業療法では医師，看護師と連携しながらリスクを減らすための動き方を考える必要がある。実際の活動場面で血圧を確認することで患者，家族へリスクと対応の必要性への理解を促すことができる場合もある。

起立性低血圧の非薬物療法として下肢への弾性包帯，弾性ストッキングの着用があるが，介助を要することが多く着脱方法の検討が必要になる。動作時の工夫として臥位から座位，立位までの一連の動きをゆっくり行うようにする，長座位を経由する，ギャッジアップを利用し段階的に体を起こすようにする，起き上がり，立ち上がり時に足関節の底背屈運動を行うなどの方法がある。

食事性低血圧では，食後の血圧が低下する時間は運動を避けて安静を保つようにする。

排尿，排便時は座位での排尿の促し，排便後の立ち上がりはゆっくり行うようにする。

介護指導

生活環境，患者の能力，介護者の能力を考慮し介護方法を検討，練習，習得により在宅生活継続への不安，介護負担を軽減でき，患者，介護者ともに安全に生活を送れると考える。失調症状が強い患者では立ち上がり，移乗動作の際に後方へ突っ張るような動き方をする，支持基底面を超え重心が大きく動揺することがあるため，介護者の腰痛，転倒予防も念頭に置き方法を検討する。

生活場所の変化・入院

在宅生活のなかで治療方針，サービスの見直し，短期集中的なリハビリテーションの施行，レスパイトなどの目的で入院加療を行う場合がある。この際，病院スタッフは患者の在宅での活動状況を把握し入院生活の中で活動量を保つこと，移動については退院後の生活で選択される手段に合わせることが望ましい。在宅でかかわっているセラピストは，入院中のリハビリテーションが効果的となるようCLの生活，介護の状況などを情報提供する必要がある。特に自宅で転倒を繰り返しているレベルのCLは注意が必要となる。

言語療法

SCDでよくみられる言語症状としては，発声面では爆発性発声や声の翻転（裏返り）のように，大きさや高さが不安定となる。ケースによっては嗄声を伴うことがある。図30と図31に正常者とSCD患者の最長発声持続時間（MPT）の音響分析を示した。

MPT：maximum phonation time

図30 正常者の音響分析

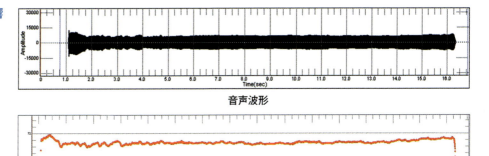

音声波形

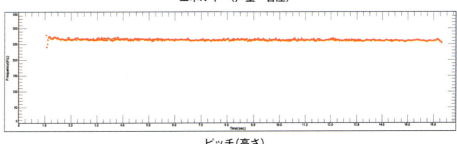

エネルギー(声量・音圧)

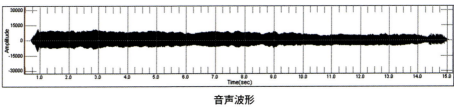

ピッチ(高さ)

図31 SCD患者の音響分析①

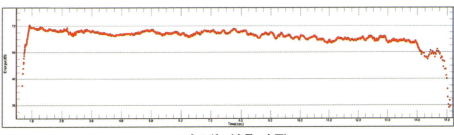

音声波形

エネルギー(声量・音圧)

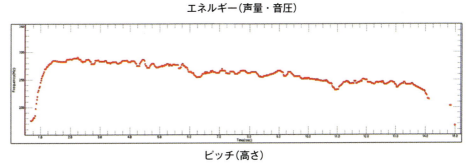

ピッチ(高さ)

最長発声持続時間(MPT)の音響分析による音声波形，エネルギー，ピッチの軌跡。声量の不安定さ，声の高さの不安定さが視覚的に確認できる。

音響分析ではSCD特有の声の大きさや高さの不安定さが視覚的に評価できる。構音面では構音の歪み，不明瞭化とともに発話速度が低下するかリズムが乱れ，浮動的になる（図32）。ときに他者から「酔っぱらっているような話し方」「怒っているような話し方」と表現されてしまう。発症初期は早口で話すと言葉のもつれを自覚したり，電話での応答で相手から聞き返されることや不明瞭さを指摘されることがある。進行すると発声と構音のタイミングのずれが増え，文脈にそぐわない息継ぎや，声が出ていないのに発話しようとすることがある。MSAでは小声，無力性嗄声，発話開始時の言葉のすくみなど，パーキンソン病でみられるような言語症状が合併することがある。

以下に，SCDの特徴的な言語症状とそれに対する言語療法を紹介する。

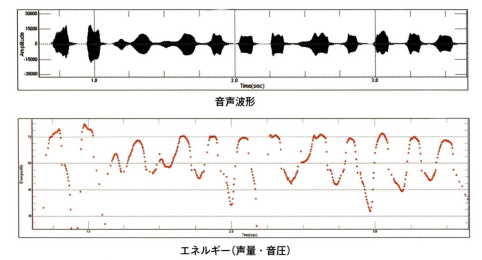

図32 SCD患者の音響分析②

音声波形

エネルギー（声量・音圧）

「pa pa pa…」と高速で繰り返す課題の音声波形，エネルギーの軌跡。
リズムが不規則で，速くなったり遅くなったり，音と音がつながったりしていることがわかる。
またエネルギーの軌跡では特に語頭で音圧が不安定である。

呼吸と発声のトレーニング

爆発性発声は特に語頭で生じやすい。また，そのような場合，発話開始時に呼気を大量に放出してしまうため，語尾まで呼気が続かない。これは，発声には呼気筋と吸気筋の拮抗作用が重要であるが，その滑らかな協調運動がうまく行われず，急激に運動が変化してしまうためである。

トレーニングは，声量を一定に保つこと，呼気を一定にコントロールすることを行う。

呼気を一定に出すことを目的としたトレーニング法としては，コップに一定量の水を入れ，ストローでブクブクと息を出し続ける方法がある（図33a）。必要以上に呼気が出てしまうとその勢いでコップから水がこぼれてしまい，逆に呼気が弱すぎると途切れてしまうため，適度な力加減で息を出し続けなければならない。その後，ストローをはずし呼気持続を行い（図33b），ある程度熟練したら「フー」「ウー」など単音での発声持続，そして単語の発声，文章の音読へとつなげる。破裂音はより破裂が強まり，爆発音化されやすい傾向があるので，トレーニングの際は，爆発音がなるべく生じにくい適切な音を選択して行うことも大切である。

図33 SCD患者の呼気のトレーニング

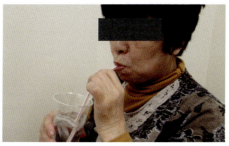
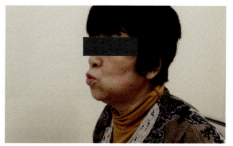

a　コップに入った水をストローで吹く呼気のトレーニング
b　呼気持続から発声持続へ段階的に行う

　また，呼気のコントロールに関しては，SCDでは通常より低い肺容量レベルで発話を開始する傾向がある．十分に吸気をせずに発話してしまうので，発話途中で呼気が足りなくなってしまい，文脈にそぐわない不自然な箇所で息継ぎをする．そういった患者には，発話開始前に「しっかりと息を吸ってから話し始めること」を意識付けることが大切である．課題としては3～5語文程度の短文の音読を，途中で息継ぎすることのないよう，音読開始前に十分吸気してから行う．

　発声の症状として，声の翻転や嗄声がみられることがある．翻転は，発声中の声帯の筋緊張を一定に保つことが困難なために起こる．努力性嗄声は急激な声帯の過内転で生じる．逆に声門閉鎖が弱すぎると，気息性嗄声や無声音となってしまう．いずれも声帯の極端な運動が要因であり，過度に力が入りすぎたり抜けすぎたりしてしまうためである．

構音のトレーニング

　比較的言語症状が軽度の時期から，同じ音が続くと発音しにくいと訴えることが多い．これは，SCDでは同じ力加減や同じリズムで運動を繰り返すということが不得手になる症状が現れるが，この症状が構音器官にも生じるためである．進行すると構音が不明瞭となり，スラードスピーチ(slurred speech)と表現される．

　トレーニングでは交互運動として，構音器官である口唇や舌などの動きをリズムよく繰り返すことや，舌をゆっくりと滑らかに動かすことを行う(図34)．構音トレーニングでは同じ音を連続して繰り返したり，言いにくい言葉を繰り返す(単語，短文)，早口言葉や文章の音読課題などを行う．

　また，一般的に失調性構音障害では構音の歪みは浮動的であるとされているが，実際の臨床場面ではそれぞれの患者によって言いにくい音や歪みやすい音があることがある．例えば，サ行音がタ行音に近い音に歪みやすいことがある．要因として，摩擦音を生成する際，前舌部分と前歯の間で作る「狭め」が重要だが，前舌を前歯に触れる直前で絶妙に止めることができず，前歯に接して構音してしまうためであると考えられる．

　トレーニングとしてはまず「/s:/(スー)」や「/ʃ:/(シー)」のように子音部分である無声音(ささやき声)を繰り返し発し，構音動作の再獲得を促す．それから「/sa/」，「/ʃi/」などのように母音を加え，単語，文へ段階を上げ歪みの軽減を目指す．

　ほかに，舌尖の巧緻性低下によりラ行音が歪みやすいこともある．サ行音，ラ行音

図34　発語器官の交互運動

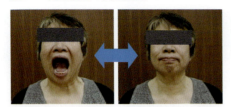

開口「ア」と閉口「ン」

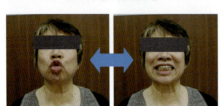

口唇の突出「ウ」と横引き「イ」

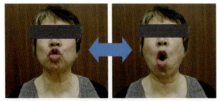

口唇の突出「ウ」と「オ」

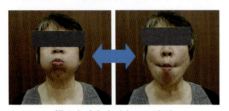

頰のふくらませとへこませ

口唇や下顎の交互運動の1例。
数回ずつリズムよく繰り返す。

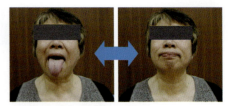

舌の突出と後退

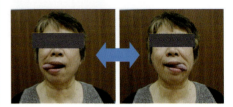

舌の左右

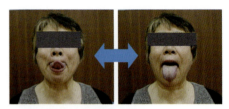

舌の上下

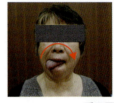

この運動だけ
ゆっくり
滑らかに行う。

舌の回旋運動

舌の交互運動の1例。
数回ずつリズムよく繰り返す。

は発達の過程で構音動作獲得の最後期に獲得される難易度の高いもの，ということも影響しているかもしれない．いずれにしても，言いにくい音や歪みやすい音がある場合，その音をターゲットにした構音トレーニングを行う．

　以上，SCDやMSAに対する言語トレーニングを紹介したが，症状が進行すると残念ながら発話によるコミュニケーションが困難となってしまう．そうなった場合，ほかの神経難病と同様に拡大代替コミュニケーション（AAC）が必要となる．AACには文字盤やコミュニケーションボードなどアナログ的な方法と，マイコンやパソコンなど電子機器を使用する方法がある．特に電子機器では，新たな技術開発の進歩が目覚ましいので，常に新しい情報を収集し，患者に最適なものを選定できるよう備えなければならない．

　導入の際は患者の身体機能にも配慮が必要である．特に上肢や手指の振戦が特徴としてある場合，文字盤では1文字1文字を的確に指し示すことが困難だったり，機器では操作の妨げになるため，工夫が必要となる．そのような患者には，文字盤に穴の

AAC：
augmentative and alternative communication

開いたもの(図35a)やくぼんだものなどのように，指先で差したとき何かひっかかりになるような工夫が必要となる．指で差し示すことが難しい場合，ワンタッチで操作できるスイッチを使用する機器や，視線を用いる透明文字盤(図35b)，視線で操作する機器の導入を検討する．

図35 文字盤

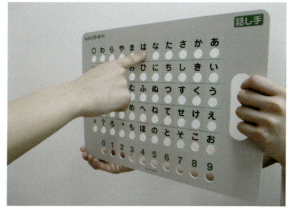

a 指し示しやすいように1文字ずつ穴がある文字盤

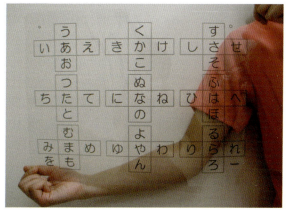

b 視線を用いる透明文字盤

摂食嚥下障害

SCDを含めた進行性の神経難病では摂食嚥下障害の併発は必須である．MSAでは発症から平均67カ月で嚥下症状が出現するとされているが，個人差が大きい．いつ症状が出現するか明確ではないので，早めに準備することが大切である．筆者の勤務する専門病院では，摂食嚥下障害を早期に発見・介入するため，入院時に患者全員を対象に，STが簡易的な評価を実施している．2016年7月から1年間でのべ141例のSCD患者が入院した．内訳は，藤島の摂食嚥下グレードで平均8.4，「Ⅳ正常」のGr.10は全体の16％，「Ⅲ軽度」のGr.9〜7は76％，「Ⅱ中等度」で経口と補助栄養が必要なGr.6〜4は4％，「Ⅰ重度」で経口不可能なGr.3〜1は4％だった．反復唾液嚥下テスト(RSST)は平均4.3回で，嚥下障害疑いと判断される0〜2回は25％だった．食事場面の評価では，11％にムセ込みがあり，嚥下後の湿性嗄声は10％で観察された．食形態に何らかの工夫をしているケースは31％だった．また，咳嗽力の低下が32％でみられ，嚥下後の口腔内の食物残渣は37％にみられた．咳嗽や口腔内の清潔は，誤嚥性肺炎の予防のためにも重要であるが，肺炎やムセ込みなど明らかな症状がなくても，以上のようなスクリーニングで徴候を検出し，早期に介入することが重要であると考える．以下に，具体的な介入方法を示す．

RSST: repetitive saliva swallowing test

介入方法

SCDでは物事に集中できなくなったり，注意散漫となってしまうケースがある．この症状は摂食・嚥下において，食物を取り込む前の先行期から咽頭期まで全般的に影響を及ぼす．このような場合，集中できる環境設定が大切で，例えばテレビを観な

がら食事をしない，他者と会話しながら食事をしないなど，食事中に注意が逸れる原因となるものはなるべく遮断する。

食物を取り込む際は，上肢の症状も関連して，食べ物をすくったり，つかんだりする動作や食べ物を口へ運ぶ動作がダイナミックで粗大となるため，一口量が大きくなりやすい。また，必要以上に吸気しながら取り込むこともあり，気道へ摂取物が直行する危険性が増す。

口腔期では口の中の舌や頬部を咬んでしまったり，十分に食塊形成がなされる前に咽頭へ流出してしまうことがある。これに対しては前述の舌の交互運動などでトレーニングを行う。前述の注意の問題も一因と考えられる。

咽頭期ではタイミングのズレで誤嚥が生じる。食塊が咽頭に送り込まれても嚥下が起きない場合（咽頭期前の誤嚥）や，嚥下が起きた後に食塊が気管に流入する場合（咽頭期後の誤嚥）がある。SCDでは構音の歪みが不規則であるように，嚥下の仕方も不規則で，一口上手に摂取できたからといって次も上手くできるとは限らないので常に注意が必要である。

食事中の姿勢に目を向けることも重要である。例えば，頭頸部の不安定さがあるために，その代償として肩をすくめるような姿勢をとっている場合，頸部や喉頭周囲に余計な力が入り嚥下に影響する。食事中の姿勢が崩れやすい場合や四肢体幹の失調症などで姿勢を一定に保てないような場合は，ポジショニングが必要である。

以上のように，ほかの進行性疾患と同様，症状の進行に合わせ食形態や姿勢などの工夫が大切で，その病期ごとに最も安全な方法を判断していかなければならない。しかし，病状が進行すると栄養や水分の摂取が経口だけでは不十分となってしまう。その場合，経鼻管や胃瘻・腸瘻などによる栄養や水分の補給，あるいは補液などの併用がなされる。誤嚥により肺炎を繰り返すような症例では嚥下機能改善手術や誤嚥防止手術なども検討される。

高次脳機能障害

小脳疾患患者のリハビリテーション場面において，病識の低さや頻回な転倒，不安定な情動，認知課題の低成績にしばしば遭遇する。これらの症状は他の中枢疾患患者に比べて軽度であることが多く実証は困難であった。

しかし，Schmahmannは小脳疾患において生じる遂行機能障害，空間認知障害，感情障害，言語障害などを小脳性認知・情動症候群（CCAS）の概念として提唱した[1]。

CCAS：cerebellar cognitive affective syndrome

近年の研究では，画像診断や各種高次脳機能検査結果から，高次脳機能においても大脳皮質と小脳の関連が指摘されている。

小脳核－視床（非運動核）－大脳皮質（前頭前野や帯状回，辺縁皮質など）－橋核でフィードバックを行い，フィードフォワードは，橋核を介して苔状線維から小脳へ投射しており，これらの神経路が高次脳機能と関連している。

評価

リハビリテーションの視点からは，患者の特異な症状を見つけるための評価ではな

く，患者理解のための評価であることが重要である。

評価の手順は①家族やスタッフからの情報収集と整理，②観察や面接による状態の理解，③各種神経心理検査の順で進める。画像情報も確認することが望ましい。

スクリーニング

高次脳機能のどの部分が障害されているのかをおおまかに把握するために実施する。今後，より詳細な検査が必要かどうかの判断材料にもなる。

意識水準はわが国で用いられている代表的なJCSを用いて分類する。国際的にはGCSが普及している。これらにより意識障害と診断されれば，神経心理検査の実施は難しい。

知能検査は改訂長谷川式簡易知能評価スケール（HDS-R）やMMSE，レーヴン色彩マトリクス検査（RCPM）が一般的に挙げられている。加えて近年では新たなスクリーニング法として日本語版MoCA（MoCA-J）が他のスクリーニング検査に比較して軽度認知機能低下も検出することができると注目されている。後述するSCDの主な高次脳機能障害に対するテスト項目が網羅されており，筆者らの調査によれば「注意」「視空間実行系」「言語」に低得点の傾向が強いことがわかっている（表3）。

情動に関する評価としては，日本版自己評価抑うつ尺度（SDS）や東大式エゴグラム（TEG）などが挙げられる。簡便な質問形式での検査であるが，疲労や抑うつ気分などを判断する。

JCS：Japan Coma Scale
GCS：Glasgow Coma Scale
HDS-R：Hasegawa's Dementia Scale-Revised
MMSE：Mini-Mental State Examination
RCPM：Raven's Colored Progressive Matrices
MoCA-J：Japanese version of Montreal Cognitive Assessment
SDS：Self-rating Depression Scale
TEG：Tokyo University Egogram

表3　SCDのMoCA-J結果（2017年当院調べ，n＝81）

検査項目	視空間実行系	命名	記憶	注意	言語	抽象概念	遅延再生	見当識	合計得点	年齢（歳）	教育年数（年）
満点	5	3	配点なし	6	3	2	5	6	30		
SCD平均	3.48	2.78	配点なし	4.11	1.04	1.28	2.16	5.01	20.68	65.93±17.15	11.45

健常域は26点以上であることから，平均点からは認知機能低下が示唆される。特に視空間実行系・注意・遅延再生に低得点の傾向があるが，項目間の相関はなかったことからSCD特有の傾向に関する明らかな結果は得られていない。

SCDの高次脳機能評価

高次脳機能障害には，失語，失行，失認や記憶障害，遂行機能障害などの脳局在の障害によるものや，全般性注意障害，社会的行動障害，一部の精神症状など情動も含めた複合的な原因によるものなど実にさまざまである。

SCDの代表的な高次脳機能障害とその症状，それらを評価する検査を示した（表4）。評価に際しては，薬物の副作用や脳血管障害，アルツハイマー病，正常圧水頭症などとの鑑別を行っておくことが重要である。

画像診断

脳CTやMRI画像で変性や萎縮を，SPECTで脳血流を確認することは小脳障害の詳細の理解に役立つ。

表4 SCDの主な高次脳機能障害と検査バッテリー

機能障害	症状	神経心理検査
1. 遂行機能障害	計画的に物事を実行できない 指示がないと行動できない 行動が途中で止まってしまう	Wisconsin card sorting test（WCST） trail making test（TMT） stroop test ギャンブル課題 frontal assessment battery（FAB）
2. 注意機能障害	注意が乏しい 注意が持続しない 集中力がない いくつかの事柄に同時に注意が向けられない	標準注意評価法（CAT） trail making test（TMT）
3. 視空間認知障害	物の距離感がわからない 物に気付かない	抹消試験（文字・星印など） 描画試験（時計・人物など）
4. 構成障害	複雑な形を作ることができない	図形模写（立方体など） コース立方体組合せテスト
5. 記憶障害	以前のことを忘れている 新しいことが覚えられない	ウェスクラー記憶検査（WMS-R） リバーミード行動記憶検査（RBMT） 三宅式記銘力検査 Rey複雑図形検査 ベントン視覚記銘検査（BVRT）
6. 行動と情緒の障害	周囲の人に頼りがちである 気分が沈みがちである 自分のしたいことを我慢できない 突然興奮して怒り出す コミュニケーションがとりにくい	SDS自己評価性抑うつ性尺度 興奮行動尺度 攻撃性表出尺度

リハビリテーション

遂行機能障害に対するリハビリテーション

　遂行機能障害は，知能検査や高次脳機能スクリーニング検査に異常がなくても出現することがあり，その存在すら気付かず，患者自身の病識も十分でないことが多い。したがって，症状から引き起こされる日常生活や社会生活の困難さを患者はもちろん，家族や支援者に適切に理解してもらうことが重要である。

各種机上課題

　非意識的に遂行しがちな問題を意識化することで適切に発散と抑制をコントロールするもので，単語の列挙や料理の献立を作る，新聞や雑誌の記事を要約する，交通機関時の時刻表を使って旅のしおりを作るなど，各課題に適した解決の方策を導く。

日常生活での行動変容への働きかけ

　不適応行動とよばれる日常生活での遂行機能障害に対して，認識と対策を支援するもので，非遂行的な事象の原因を認め，対処方法と実践機会を提供する。例えば「リハビリテーションの開始時刻に遅刻する」場合は，①開始時刻を記憶あるいは手帳に書く，②時刻を時計で確認する，③移動時間を考慮して出発するといった段取りを1つずつ確認し実行する。効力感や達成感がもてるようにすることを心がける。

> 環境調整

行動変容が困難な場合は，日常生活での影響を少なくするため生活環境を整備する。実際に行わなければならない活動の手順を細分化して表示する。表示する情報は視覚的構造化がしやすいように，目で見て理解できるものが望ましい。カレンダーやスケジュール表は常に見える位置に提示し，他者と確認しやすくする。

注意機能障害に対するリハビリテーション

注意機能は観察されることが多い基本的な高次脳機能の1つであり，障害されると他の機能への影響が大きいため，程度だけではなく障害の質も評価し，練習課題を設定することが重要である。

注意は，①持続性注意，②選択性注意，③転導性注意，④分配性注意に分類される。①に対しては，読み上げに対して指定の文字・数字に合図をするような課題の集中を高める課題，②③に対しては，指定された文字の抹消や，文字と数字を規則的につなぐなどの課題，④に対しては，文章を読みながら指定の文字を抹消する課題など，大量の刺激に集中を高めて処理する内容で実施する。ただし，注意機能検査と類似した課題は再検査に影響を与える場合があるので特段の配慮が必要である。

注意散漫や不注意に起因する誤りは，約束を間違える，戸締りを怠る，忘れ物が多いなどの日常生活に支障が生じる。生活環境の曖昧さをできるだけ排除し（例：「3時頃」ではなく「午後3時ちょうど」），注意書きや予定表は見やすい位置に貼る，テレビやラジオはつけたままにしないなどの整備も重要である。

視空間認知障害に対するリハビリテーション

身の回りの空間を適切に把握する能力の低下に加えて，主症状である失調やバランスに障害のある場合は衝突や転倒，転落といった事故のリスクが高まる。

また，複視や測定障害も加わると，物に手を伸ばして行う操作や安全に移動することも困難となる。よって，できるだけ日常生活での危険を減らす練習が急がれる。

具体的には，①病状理解の促進（見落としがある事実を知る），②注意の促進（空間における自分の行動やその手順を言語化する），③視覚以外の感覚の利用（寝返りや移乗時に手すりや椅子を手で確かめる，歩行時に手すりや壁を触る）など実体験を通じて障害を理解しその対策を実践することが重要である（図36）。

図36 高次脳機能リハビリテーション課題

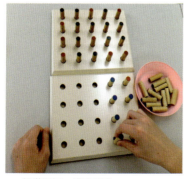

a 視覚認知・構成課題

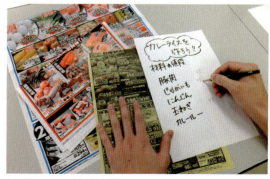

b 視覚探索・構成・計算課題

構成障害に対するリハビリテーション

構成障害は，視覚障害や運動障害を原因としなくても，構成的な課題に対して現れる障害の総体である．構成障害自体がADLに悪影響を及ぼすものではないが，注意機能や視空間認知と同様に，「正しく物事の位置と形を理解し再現すること」を課題とする方法もある．模写や積み木課題を繰り返し行うことで病識を理解することにつながる（図36）．ただし，注意散漫や易怒性がある場合は，練習に対する意欲が持続できるようにバラエティ豊かな教材を利用するのが望ましい．

記憶障害に対するリハビリテーション

記憶障害は，意識レベル，注意機能，遂行機能とも関係しており，評価の際はこれらの要因の関連も整理する必要がある．記憶の種類や分類はさまざまに論じられているが，大きくは時間軸によるものと内容によるものとされている．記憶障害の具体的なエピソードを評価することで生活に沿った対処法が検討できる．また病識が欠如している場合は生活能力の低下を引き起こすことから，病状の正しい理解を確立することが重要である．リハビリテーションは機能改善を図りながら，代償機能を開発し，環境を調整する総合的な支援で展開する．障害されている機能を反復練習する方法がよく用いられる．なかでも単語や絵カードを記銘して再生する方法は，学習効果により一時的に改善するように見えるが，日常生活での記憶改善に有効との報告はない．スケジュール帳や日記，携帯電話のアラーム機能などを用いてスケジュール管理を行う方法も用いられている．

行動と情緒の障害に対するリハビリテーション

この障害に対するリハビリテーションは未確立であり，治療研究も進んでいない．障害の原因が疾病だけではなく，病前の患者の状態（知能・性格・教育歴・職歴など）や，生活環境（家族関係・経済状況・医療資源・社会参加状況）などさまざまであることから，共通認識やエビデンスの高い研究が得られていないのが現状である．

しかし，環境調整はすぐに取り掛かることができる介入である．攻撃性が高い場合は刺激量を減らす，休息を増やす，成功体験の多い課題を導入することなどが経験上有効である．

攻撃的・破壊的行動に対しては断固注意喚起を行うが，その方法には配慮すべきである．行動に対して周囲が過剰に反応し助長させないこと，場合によっては一定時間無視をしたのち何事もなかったかのように振る舞う方法（time-out-on-the-shot）を用いる．ただし，適切な思慮深い行動には褒めることも必要である．

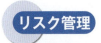

リスク管理

自律神経障害

自律神経障害を併発するSCDは少なくなく，MSAでは頻発する．なかでも自律神経不全（AF）が顕著なものはMSA-Aと分類されることがある．自律神経障害には心血管調節障害〔起立性低血圧（OH），食事性低血圧（PPH），膀胱直腸障害（蓄尿・排出

AF：autonomic failure

OH：orthostatic hypotension

PPH：postprandial hypotension

障害，便秘），睡眠時無呼吸，発汗異常などが多く認められる。OHおよびPPHは重篤な場合には失神をきたすことがあり，ADLを制限する要因となりうる。OHは臥床することで改善するため，臥床傾向が強くなり廃用をまねくことになる。リハビリテーションの場面でも注意が必要で，臥位から座位，座位から立位に姿勢を変化した直後，または少し後に低血圧を起こし失神に至ることがある。OHは自覚症状が乏しい症例を認める。収縮期血圧が60 mmHg台まで低下しても失神したり不調を訴えたりしない場合がある。しかし，OHでは脳や諸臓器の循環不全のおそれがあるためこのような状態にならないように血圧の変動には注意が必要になる。

　OHを防ぐ方法として，姿勢変換前後で足関節の底背屈運動を行うことや弾性ストッキングの装着が有効とされている。弾性ストッキングは簡便で使用しやすいが，サイズが限られているため人によって効果のばらつきがあり，使用を繰り返すと弾力が失われてしまうので注意が必要である。サイズが合わない場合には，古典的であるが弾性包帯を巻くのが効果的である。

　PPHが認められる場合は，食事中に失神や誤嚥を起こすおそれがあるため1人で食事をすることを控える。水分を多めに取り，糖質を抑えることが勧められている。腹部にコルセットを装着し腹圧を高める措置を取ることがあるが，腹部が苦しくなるので患者には不評である。

転倒

　失調性歩行が進行してくると転倒回数も増加傾向になる。体幹失調が進行する場合は特に目立つようになる。頑張って歩行能力を維持したいと思う反面，転倒によって外傷や骨折，脳損傷などを負うことがあり判断は困難になる。リスク管理としてかかわる場合，転倒のリスクがある → 車椅子といった対応では，管理ではなくリスクの排除になってしまい，廃用という新たなリスクを背負うことになる。転倒の危険性については患者にとって受け入れにくい場合もあると思われるが，杖や歩行器，車椅子の導入時期や使用方法を必要になる前から説明し，必要なときに受け入れやすいようにしておくことがスムーズな導入につながる。環境の整備では手すりの設置のほか，転倒時に大きなケガにならないように床をクッションフロアーにしたり，曲がり角にクッション素材を付けたり，ガラス製の物を置かないようにする。身体の保護には保護帽やヒップガードなどの使用についても事前にパンフレットなどで情報を提供すると導入しやすくなる。

呼吸苦，突然死

　呼吸苦は患者の主観的な苦痛であり，呼吸機能障害に加えて精神的ストレスや倦怠感なども影響する。また，呼吸機能障害と患者が訴える呼吸苦が一致しない場合もある。SCDではこの訴えが聞かれることがある。その場合は安静側臥位を取り，力まないように吸気を促し，ゆっくりと長く呼気を促す。

　一方，呼吸不全は呼吸機能障害に由来するもので肺活量や動脈血酸素分圧などの異常値により診断する。SCDでは，呼吸筋の協調運動障害や夜間無呼吸などが主因となる。通常，吸気時に声帯は開大しなければならないが，SCDのなかでもMSAでは声帯外転不全が急に起こり，声帯が開大しなくなり呼吸停止が起こり突然死となる場

合がある．呼吸中枢である脳幹の機能低下と，それによる自律神経障害などが要因と考えられる．吸気時喘鳴は声帯外転不全の予兆であるが，喘鳴がなくても突然死することがある．

SCD患者のリハビリテーションへのニーズと自主トレについて

　2014年に当院において実施したアンケート調査で，リハビリテーションに対するニーズを把握したところ，SCD患者において，動作に少しでも介助を要するようになるとマンツーマンのリハビリテーションに対するニーズが高まることがわかった．今までの個人的な印象では，SCD患者のリハビリテーションに対するモチベーションはパーキンソン病患者などに比べ低いと感じていた．調査結果は個人的な印象とは違っていたが，その理由としては，われわれは自主トレを一生懸命行う人を見るとモチベーションが高いと感じ，一方，指導した自主トレをしない患者に対してはモチベーションが低いと判断してしまう傾向にある．

　自主トレは大変重要で機能や能力の維持，廃用障害の予防に役立つものであるが，注意すべきは，誰にでも自主トレが有効ではないという点である．オリジナルのパンフレットを作成し，指導して，一緒に練習して，パンフレットを渡して，「頑張ってね」と声を掛けても「できない患者」あるいは「やらない患者」は実在する．パンフレットを渡したきりにならず，実施状況を把握し，自主トレができていない患者に対してはマンツーマンで対応ができる環境設定をする必要がある．

おわりに

神経難病の課題

　原因が解明されておらず治療法が確立していない変性疾患，特に神経難病では時間軸を逆行した病状の改善は期待できず，症状に対する対症療法が中心となる．慢性に進行を続ける神経難病では，発症早期から運動症状や非運動症状に限らず多くの問題を抱えることになる．

　リハビリテーションは対症療法の1つとして大変重要であるといえる．しかし，リハビリテーションの目的が機能や能力の回復，ADLやQOLの維持・改善であるとした場合，疾患の進行を止めることすら困難で，生命にかかわる症状が次々に出現する神経難病を対象とする場合には矛盾を感じる．病院など医療機関に勤めるPTやOT，STはこのような矛盾のなかで介入目的やリハビリテーションの意義を見失うことも少なくない．現に，神経難病を扱う病院に勤めるセラピストから，「発症早期で機能や能力に大きな問題がない患者に対して何もすることがない．何をしていいのかわからない」「重症患者に対して介入する術が乏しく専門性を見失う」と相談されたことがある．さらに，患者に深くかかわることで自分が患者や治療方法に対し感じていることを患者や家族も感じているのではと思いこむ心理的逆投影に陥り，客観的な立場でいられなくなるようなセラピスト，看護師に遭遇することが少なくない．

急性期，回復期，維持期など病院機能別に患者が転棟あるいは転院していく疾患と比べて，神経難病ははるかに長い時間(経過)を共有し，その病期とともに出現してくるさまざまな課題に対応していくことになる。

神経難病と緩和ケア

緩和ケアに関する世界保健機関の定義(2002年)では「緩和ケアとは，生命を脅かす疾患による問題に直面している患者とその家族に対して，痛みやその他の身体的問題，心理社会的問題，スピリチュアルな問題を早期に発見し，的確なアセスメントと対処を行うことによって，苦しみを予防し，和らげることで，QOLを改善するアプローチである」としている。つまり，緩和ケアとはがんの終末期に限ったアプローチを示すのではなく，広く神経難病の患者や家族にも当てはまる概念であることが理解できる。難病リハビリテーションは，運動症状に対するリハビリテーションに限ることなく，発症早期から抱える人生や生活に対する不安，就業や家族関係，自己の価値観など多くの課題に対し，そのときどきによってどのような支援が必要なのかを理解し，多職種でかかわりをもち解決策を講じていく総合的なケアを必要とするものであるといえる。

文献
1) Schmahmann JD, et al：The cerebellar cognitive affective syndrome. Brain 121：561-579, 1988.
2) 東山雄一ほか：小脳と高次脳機能．神経内科 78：667-673, 2013.
3) 鈴木匡子：症例で学ぶ高次脳機能障害．p.264-267, 中外医学社, 2014.
4) 武井麻子ほか：遺伝性脊髄小脳変性症に伴う高次脳機能障害．神経内科 80(1)：15-23, 2014.
5) 武井麻子ほか：脊髄小脳変性症の緩和ケアとリハビリテーション．Journal of Clinical Rehabilitation 23(6)：547-554, 2014.
6) 眞野智生ほか：脊髄小脳変性症の自律神経障害への対策．MB Medical Rehabilitation 93：45-51, 2008.
7) 寄本恵輔ほか：リハビリはあらゆる緩和ケアに不可欠 〜英国研修から学んだ緩和ケア〜．難病と在宅ケア 17(2)：7-12, 2011.
8) 中城雄一：運動失調の動作障害に対するアプローチ．理学療法 メディカルプレス 27(1)：98-104, 2010.
9) 菅田忠夫ほか：脊髄小脳変性症〜診断から在宅生活まで〜．総合リハ 25(10)：1017-1042, 1997.
10) 菊本東陽：運動失調の理学療法のための検査測定のポイントとその実際．理学療法 21(1)：29-34, 2004.
11) 高草木薫：運動制御と姿勢抑制(1)．ボバースジャーナル 31(1)：27-41, 2008.
12) 浅賀忠義：脊髄小脳変性症に対する住宅改造・環境整備．MB Medical Rehabilitation (93)：37-43, 2008.
13) Joseph R.Duffy 著, 苅安 誠 監訳：運動障害性構音障害 − 基礎・鑑別診断・マネージメント −．p.130-149, 医歯薬出版, 2004.
14) 苅安 誠ほか：改訂音声障害．p.244-260, 建帛社, 2012.
15) 日本神経治療学会治療指針作成委員会 編：標準的神経治療：神経疾患に伴う嚥下障害．神経治療学 31(4)：435-470, 2014.
16) 水澤英洋 監：脊髄小脳変性症のすべて．日本プランニングセンター, 2006.
17) 菅田忠夫 編：脊髄小脳変性症のリハビリテーション．MB Medical Rehabilitation 93：17-21, 2008.
18) 宮井一郎：小脳運動失調に対するリハビリテーションの戦略．Journal of Clinical Rehabilitation 23(6)：523-530, 2014.
19) 中馬孝容：脊髄小脳変性症患者のニーズと在宅での取り組み．Journal of Clinical Rehabilitation 23(6)：540-546, 2014.
20) 辻 省次ほか編：小脳と運動失調 小脳はなにをしているのか．p.64-74, 中山書店, 2013.
21) 石川 齊ほか編集主幹：図解作業療法技術ガイド第2版．p.498-506, 文光堂, 2003.
22) 柏木正好：環境適応 − 中枢神経系障害への治療的アプローチ．青海社, 2004.
23) 山本伸一 編：作業療法における上肢機能アプローチ．三輪書店, 2012.
24) 厚生労働省：平成14年度特定疾患事業の報告
25) 宮井一郎：脊髄小脳変性症のリハビリテーションの実際．臨床神経学, 53(11)：931-933, 2013.

26) 服部憲明：脊髄小脳変性症に対するリハビリテーション．The Japanese Journal of Rehabilitation Medicine, 53(7)：520-523, 2016.
27) 内田学ほか：脊髄小脳変性症患者の上肢・体幹に出現する運動失調と嚥下関連筋活動の関係．臨床福祉ジャーナル, 11(11)：69-76, 2014.
28) 濱田祐子ほか：在宅脊髄小脳変性症患者の転倒の実態．Osteoporosis Japan, 16(3)：186-187, 2008.
29) Silva RCR, et al: Occupational therapy in spinocerebellar ataxia type 3: an open-label trial. Brazilian Journal of Medical and Biological Research, 43(6)：537-542, 2010.
30) 宮井一郎：脊髄小脳変性症のリハビリテーションの実際．臨床神経学, 53(11)：931-933, 2013.
31) 東谷直美：脊髄小脳変性症の作業療法の実際．MB Medical Rehabilitation, 93：17-21, 2008.
32) 眞野智生ほか：脊髄小脳変性症の自律神経障害への対策．MB Medical Rehabilitation, 93：45-51, 2008.
33) 中馬孝容：神経難病のリハビリテーション．神経治療, 34：384, 2017.
34) 佐々木千波ほか：「生活行為向上マネジメント」を利用した難病入院患者の作業療法の効果．秋田大学保健学専攻紀要, 23(2)：107-113, 2015.
35) 友利幸之介：ADOC（作業選択意思決定支援ソフト）：作業で語る事例報告（編集：齋藤祐樹）．p.60-61, 医学書院, 2014.
36) 澤田辰徳：COPM（カナダ作業遂行測定）：作業で語る事例報告（編集：齋藤祐樹）．p.56-57, 医学書院, 2014.
37) 日本神経学会・厚生労働省「運動失調症の医療基盤に関する調査研究班」監修：脊髄小脳変性症・多系統萎縮症診療ガイドライン2018. 南光堂．

3 筋萎縮性側索硬化症（ALS）

笠原良雄，鳴海俊明，本間武蔵，原田明子

- 筋萎縮性側索硬化症（ALS）は，主に運動神経系が変性し，全身の随意筋の筋力が進行性に低下する疾患である。
- 筋力低下により，日常生活が障害されるが，特に呼吸，コミュニケーション，嚥下の3つに関しての問題が大きく，情動面の問題が顕在化することもある。
- 急速に進行する場合もあり，先を見越した対応が求められる。

疾患の概要[1〜3)]

ALS : amyotrophic lateral sclerosis

ALSは，運動神経系が主に障害される変性疾患で，上位運動ニューロンと下位運動ニューロンの両方が障害される。運動神経変性のため，随意筋の筋力低下や筋萎縮が全身に及び，その進行速度も速い場合が多い。呼吸筋の筋力低下のため2〜4年で呼吸不全となり，人工呼吸器なしでは生存困難となる場合が多い。

疫学

有病率は10万人に対して7〜11人と推計され，わが国の患者数は10,000人程度といわれている。好発年齢は50〜60歳代の壮年期が多いが，近年は70歳以降の高齢発症も増加傾向にある。原因に関しては遺伝性のものもあるが，大部分は孤発性に発症し原因はいまだに不明である。

臨床症状

上位運動ニューロンの障害により痙縮，腱反射亢進が起こり，下位運動ニューロンの障害により筋力低下，筋萎縮，線維束性収縮（fasciculation）が起こる。症状は身体の一部ないし一側から始まり全身に及んでいくが，症状が発現する順番，進行程度，上位・下位運動ニューロン症状の程度の差は個人差が非常に大きい。筋力低下が呼吸筋に及ぶと呼吸不全となり，口腔・舌・咽頭・喉頭部の筋に及ぶと構音障害や嚥下障害をきたす。早期から出現しない症状として，眼球運動障害・膀胱直腸障害・他覚的知覚障害・褥瘡・小脳症状があるが，長期の経過ではこれらの一部が認められることがある。また，認知機能低下・情動制止困難・錐体外路症状などの症状を合併することもある。

経過

手指が動かしづらい，腕が上がりにくいなど上肢症状から発症する例が全体の50〜60％と多いが，つまずいて転びやすくなったなどの下肢症状や呂律が回らない飲み込みにくくなったなどの球麻痺症状で発症する例もそれぞれ20〜25％存在する。まれに息切れがするなどの呼吸症状から発症する例もある。発症後の経過は個人差が

大きく，発症後1年も経たないうちに呼吸不全となる場合や，10年以上も歩ける症例もある。筋萎縮が顕著な例，全身の痙縮が強い例，歩けるが上肢近位筋力低下や頸部筋力低下から首下がりを呈している例などさまざまな障害パターンがあるが，最近は，高齢者で球麻痺から発症し呼吸障害も伴い進行が速い症例をよく経験する。嚥下障害の進行に対しては胃瘻など経管栄養が必要となる。また呼吸不全となった場合には，人工呼吸器で呼吸を補助しないと生存不能である。近年は，気管切開下陽圧換気(TPPV)による呼吸管理により10年以上生存できる例は珍しくない。病気が進行すると，複数の身体部位がわずかに動いても随意的に運動の開始やスピードを調整できず，また，随意運動と情動運動の解離も認め最低限のコミュニケーションしかできなくなる重度のコミュニケーション障害(MCS)になったり，眼球運動を含めてすべての随意運動ができなくなる完全閉じ込め状態(TLS)になる症例もある。

TPPV：tracheostomy positive pressure ventilation

MCS：minimal communication state

TLS：totally locked-in state

診断基準

ALSに特異的な診断マーカーはなく，除外診断を行って診断している。成人の比較的急速な四肢筋力低下や筋萎縮，深部反射亢進などの臨床所見とともに，筋電図・末梢神経伝導検査，脳・脊髄画像診断などで診断している（詳しくは日本神経学会監修の『筋萎縮性側索硬化症診療ガイドライン2013』を参照）。

診断基準としては，改訂El Escorial基準，Awaji基準が用いられている。

主な治療法

原因不明であり，根治療法はない。病態の進行を遅らせる効果がある治療薬としては，リルゾールとエダラボンがある。対症療法としては，流涎・疼痛・筋痙縮などに対する薬物療法，呼吸障害に対する人工呼吸療法，嚥下障害に対する経管栄養療法，ADLやQOL維持向上のためのリハビリテーションなどがある。

標準的なリハビリテーション

ALS患者に対するリハビリテーションは，基本的には脳血管障害など他の疾患と変わらない。筋力低下の進行を抑え，関節が硬くなるのを予防し，身体機能が低下してもADLレベルを維持しあるいはQOLの維持向上を目指している。ALSが他の疾患と異なる点としては，筋力低下が全身に及ぶことと，進行のスピードがきわめて速い場合があるということである。また，個人差が大きく，各患者での対応策が異なる場合もある。推奨度の高い疾患特異的な評価指標としては，ALS機能評価スケール改訂版(ALSFRS-R)がある[1]。

ALSFRS-R：a revised ALS Functional Rating Scale

理学療法

他の疾患に比べてALS患者の理学療法を担当することはそう多くないと思われるが，患者数は増加の傾向にあり，訪問リハビリテーションで担当する機会も多くなっ

てきている。ALS患者の理学療法を通じて経験した知識や技術は、他の進行性の疾患でもおおいに役立つと思われる。ALS患者を担当するときにまず戸惑うことは、どのように接したらよいかということである。病状説明がなされる前か直後か、すべてを理解している段階か、病状が安定している段階か不安定な段階かで患者の精神状態は大きく異なる。患者を担当する時期が、進行が著しく不安が大きいときかもしれないし、球麻痺が強く会話が困難な時期かもしれない。特に初回面接時は、その後の介入がスムーズに進められるようさまざまな配慮が必要である。病歴や生活歴などをカルテから確認し、病状説明がどの程度なされ、また患者自身がどの程度理解しているかを事前に知っておく必要がある。場合によってはすでに理学療法を受けた経験があるかもしれない。患者はいろいろな情報をインターネットなどからつかんでいる場合も多く、質問されることもある。一方、認知機能低下によってさほど深刻にとらえていない場合もある。いずれにせよチーム医療の一員としての対応が求められ、患者の不安を助長するような言動には注意する。病状説明がなされた直後は、それまでの目の輝きが一変する場合が多い。患者の訴えを傾聴し、目の前の問題を一緒に解決するよう寄り添う態度が医療スタッフに求められる。

評価とプログラム立案

進行性、全身性を考慮して評価を進める。まず全体像をつかみ、急を要する問題から対応する。詳細な検査は、プログラムを進めながら確認していく。検査測定で疲労させることのないように注意する。呼吸機能低下や体力低下に由来する苦しい姿勢や体位があるので、最も楽な姿勢で検査を行う。同じような評価を他部門でも行っていることがあるので、事前に確認し無用の検査は控える。進行を考慮し、少し先まで考えたプログラムを検討しておく。常にオーバーワークと廃用の危険があることを念頭に置いて介入していく。

評価の実際

情報収集

患者・家族から、現在困っていること、希望、自宅でのADLや生活環境についての情報を得る。他部門の情報(病歴・生活歴・家族の協力度など)もカルテや担当者から情報を得る。

関節可動域

ROM：range of motion

関節可動域(ROM)制限の程度とその原因を探る。痙縮や痛みのために制限されていることもある。詳細な角度よりも、どのような動作で制限が問題となるかを確認する。また、検査で痛みを増強させないよう注意する。手指や顎関節のROMはナースコールのスイッチや口腔ケア時に重要である。

筋力

MMT：Manual Muscle Testing

まず全身の筋力を大まかにつかむことが大切である。徒手筋力テスト(MMT)は疲労を伴いやすいので、検査後に筋力低下を起こさないよう注意する。日常の動作でおおよその筋力を判断することができる。理学療法士にとって顔面や顎・舌、眼球など

の筋力はなじみが薄いが，コミュニケーションで重要となることが多いので確認する．呼吸機能も関係するが，座位・立位の耐久性や起立・歩行などの動作から筋持久力や運動耐容能を評価する．筋萎縮や線維束性収縮の部位も確認しておく．

筋緊張

肩周囲の筋緊張低下から肩関節の亜脱臼，下肢の痙縮から尖足となる場合が多い．全身の筋緊張が亢進し四肢の痛みや拘縮をきたすケースも多く，この緊張は，進行とともに変動する場合が多い．筋緊張の状態を確認することで，車椅子移乗時などに肩の脱臼を防ぐことができ，また下肢痙縮を利用することで介助起立がしやすくなるときもある．

感覚（苦痛）

他覚的な知覚障害は少なくても，しびれ感，痛み，違和感，「身の置き所のなさ」などさまざまな苦痛を感じている場合が多い．どういったときにどこにどのような苦痛があるかを評価する．

呼吸

呼吸評価項目を表1にまとめた．検査部門で検査されている場合が多いので，それぞれの検査データを参考にする．理学療法部門では検査部門で検査されていない呼吸筋力や咳嗽に関する評価，また呼吸が楽な姿勢や苦しい姿勢，運動後の息切れなど日常生活における呼吸機能や自覚症状に関して評価する．球麻痺を合併していることが多いので，マウスピースの代わりにエアーマスクを使用するなど注意が必要であるが，測定自体が困難なこともある．筋力測定と同様に検査で疲労やむせを起こして苦しくならないよう細心の注意を払う．在宅では肺活量（VC）や最大呼気流速（PCF）を簡単な器具でチェックすることができる．まれに呼吸筋麻痺先行のケースもあるので，独歩可能な段階から，数カ月に1回程度定期的に評価する．

VC：vital capacity
PCF：peak cough flow

表1　呼吸の評価

	評価項目
在宅でも可能な評価	肺活量（VC），％肺活量，経皮的酸素飽和度（SpO₂），最大呼気流速（PCF），心拍数，呼吸数，呼吸パターンなどの触診・視診，呼吸音聴診，表情評価（チアノーゼなど），胸郭・脊柱変形，胸郭拡張差
特殊な器具が必要	努力性肺活量（forced vital capacity：FVC），1秒率，最大吸気圧，最大呼気圧，最大鼻腔吸気圧，最大強制吸気量，呼気終末二酸化炭素分圧
他部門の情報から	血液ガス，肺のX線像・CT・MRI，睡眠時の経皮的酸素飽和度・二酸化炭素分圧，人工呼吸器の設定など
自覚症状	息切れ，声量低下，食事・トイレなどでの呼吸苦・疲労感，断眠，朝の頭痛，排痰状況（色・量・粘性など），咳の状況（空咳，弱い，むせる），日中の眠気，安楽な姿勢・苦しい姿勢，体重減少

球麻痺症状

理学療法士の視点では見落としがちになるが，呼吸機能との関連も強いので，頸部・顔面・舌などの筋力や簡単な嚥下機能や構音機能の評価ができるとよい．詳しくは言語聴覚士や医師から構音機能，嚥下機能（食事形態・食事姿勢・むせこみの状況など），

栄養状態(摂取カロリー，体重，体格指数，最近の体重減少など)についても情報を得るようにする。

高次脳機能障害

ALS患者の50％に高次脳機能障害が認められるとの報告もある。認知機能や病識，失書など高次脳機能について，また心理・情緒面も含めて他部門の情報を参考に評価する。

ADL・QOL

日常のセルフケア(排泄・食事・更衣など)や起居・移動，入浴や会話(呼び出しスイッチなども含む)，家事など生活関連行為においてどのような介助や補助具を必要としているかを具体的にイメージできるように調査する。作業療法部門や看護部門からの情報も必要である。現在生活している状況(入院など)と今後の生活場面(自宅など)での評価が必要である。患者本人や家族などからADLの様子を聞き取り調査することが多いが，できれば実際のADL状況を観察することが望ましい。自宅の家屋構造や改造状況，また人的サービス導入状況，家族の健康状態なども確認し，実際の生活が1日単位・週単位でどのようになるかをイメージすることで，何が問題かがはっきりしてくる。また楽しみや趣味，余暇の過ごし方や家庭内での役割，社会参加についても患者や家族の希望を確認する。

理学療法プログラム

理学療法の目的は，筋力や持久力の維持向上・低下予防，拘縮や肺炎など合併症の予防・改善，痛みや呼吸苦など苦痛の緩和，ADLやQOLの維持向上，メンタルサポートと考えている。ALSは個別性の高い疾患であり，進行の状況は千差万別である。しかし，理学療法士がかかわるときには重要なターニングポイントが存在する。ALSの全経過を見渡したときのターニングポイントへの対応について考えたい。

ターニングポイントとなる時期の対応

診断名が告知される前後の時期

この時期は症状はまだ軽症である場合が多く，自主トレーニング指導や転倒予防などの生活指導が中心となることが多い。診断名が告知される前にハードな練習をして筋力低下がより進行するときがあるので，適切な運動量の指導が重要である。病名告知後は精神的なショックから自暴自棄になったり，うつ的になり理学療法を休みがちになることもある。メンタルサポートが大切なときでありチームでの対応が必要である。転倒などの危険を回避し規則正しい生活を継続することで，機能低下やADL低下を可及的に予防することが重要である。

症状進行が著しくADL低下が顕著な時期

先週はできたことが今週はできなくなってしまったなど，各症状が急速に進行するときがある。過用や誤用また転倒などの危険に注意し，患者の希望に少しでも応えられるように，1つの方法が厳しくても別の方法があるなど，アイディアをたくさん持

ち合わせているとよい．この時期は自主トレーニングができることは少なく，関節，筋・腱や胸郭の柔軟性維持，筋力や呼吸機能などの維持，合併症予防のための療法や指導が多い．自宅の改造や補助具を導入し，なるべく安全で介助者の負担も少なく患者本人の希望にも添えるような方法を他のスタッフとともに考える．

呼吸困難となる時期

呼吸機能低下は，少しずつ進行することもあるが，感冒や誤嚥で急速に進行する場合もある．呼吸機能の予後についての説明はなされていることが多いが，患者や家族は悩み，心が揺れ動いている．呼吸は生命に直結するので，その決断には苦渋の選択が求められる．呼吸補助の考えられる選択肢を図1に示した．TPPVを選択した場合は，呼吸は一応安定するため，その後のおそらく長い療養生活の安定とQOL向上のための介入が中心になると思われる．患者や家族は選択の悩みから解放され，現実の生活の悩みへと変わっていく．鼻マスクなどの非侵襲的陽圧換気（NPPV）や気管切開を選択した場合は，呼吸は一時的に安定し，今後を考える時間的余裕ができるが，TPPVを選択するかどうか悩む時間も増える．いずれも選択しない場合は，呼吸苦を和らげる治療が主体となる．いずれの場合も，呼吸理学療法は継続される．

NPPV：non-invasive positive pressure ventilation

図1 呼吸補助の選択

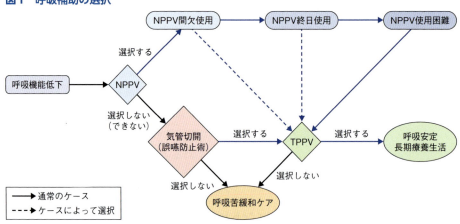

外科的医療処置（胃瘻造設，気管切開など）の時期

栄養障害と呼吸障害にかかわる処置が多いが，処置後の安静などでその後の理学療法が大きく変わることがある．特に気管切開や喉頭気管分離術後，ADLが低下する場合が多い．処置による体力低下，ALS自体の進行，安静による低下，精神的な落ち込みなどから，処置前に比べADLがワンランク以上低下することもある．例えば，歩行が可能だったのに寝たきりになってしまう場合もある．特にTPPV管理下になると，カニューレ部の痛みや呼吸回路の重さなどの違和感から寝返りや起き上がりも嫌がり，動くことに消極的になるケースもある．唾液によるむせや誤嚥により理学療法が思うように進まない患者も多いが，誤嚥防止術を受けたケースではスムーズに行くこともある．医師に理学療法の再開の是非や注意点を確認しながら，可能なところから可及的早期にかかわりを開始する．ADLを処置前に戻すために努力するが厳しい場合もある．

呼吸が安定している時期

　呼吸筋麻痺がまだ少ない時期や，NPPVや気管切開で呼吸が安定している時期もあるが，ここではTPPV後の呼吸に関して一応不安のない時期について考えたい。呼吸や排痰については対応できる段階であるが，合併症や事故への注意が必要である。まだ全身の筋力がある程度保たれ，起き上がりや起立など少し動ける段階では人工呼吸器はずれによる事故への注意が必要である。患者・家族は呼吸に関して最終的な結論を下し，今後の生活に前向きに取り組むことが多いが，生活の場が少なく困窮するケースもある。長い療養生活が続く場合も多いが，筋力低下はそれでも進行し，顔面筋や外眼筋も麻痺しコミュニケーションが厳しくなってしまう場合もある。安定した生活の継続のために，呼吸理学療法をはじめ徒手的なアプローチで身体的安定を図り，住居環境や人的サービスに関して患者・家族の生活が快適に送れるようなアドバイスを継続する。

終末期

　ここでの終末期とは，医療スタッフが死を予感する時期としたが，まだ終末期と予感していない時期でも死が訪れることがある。寄り添う医療，苦痛を緩和する医療に理学療法も含まれる。患者・家族の身体・精神的サポートが重要となってくる。関節痛・不動の苦痛・「身の置き所のなさ」・呼吸苦など理学療法における徒手療法などで少しでも軽くすることができるかもしれない。機能的な向上やADL改善を求めるあまり，苦痛を助長させることのないよう注意が必要と思われる。

理学療法プログラムの実際

筋力トレーニング

　ALSの最も主要な症状は筋力低下である。当然のことながら筋力回復を目指した介入が重要なアプローチであるが，問題は運動負荷の許容範囲が狭くオーバーワークになりやすいということである。どの程度の負荷が適切かは今のところわかっておらず，各個人により，各筋群や筋により異なる。病初期のころは，正常の運動単位が多く筋力トレーニングにおける最大負荷の原則も成り立ち，筋力や持久力が向上することもあるが，進行してくると筋力トレーニングの原則は成り立たなくなり，最大筋収縮後に筋力低下を起こすことも経験する。例えば，MMTで最大収縮した後で再度同じ検査を行うと低下していることや，頑張って起立練習を行った翌日に，今度は立つことができなくなってしまったケースを経験したことがある。一方，歩行ができていた患者が，気管切開術後の安静で立つこともできなくなってしまったが，理学療法再開後に下肢筋トレーニングや介助起立練習を重ねた結果，気管切開以前のように歩けるようになった例もある。これは，廃用性の筋力低下を起こしていたと考えられるが，ALSの場合実際のADL動作で筋力が維持されている場合が多く，生活環境が変化し今まで行ってきた動作ができなくなったときに廃用性の低下が起こる可能性が強い。理学療法を進めていくうえでは，常にオーバーワークと廃用の危険性を考慮しながら筋力トレーニングを行う。翌日の筋肉痛や疲労感・だるさ，トレーニング中の力の入り具合，また栄養状態も確認しながら筋力トレーニングの負荷量や回数を調整し，オーバーワークにならないよう注意する。入院前の活動性を把握し，入院後の過度の安静

や医療処置後の廃用症候群に注意する。筋群個々の筋力トレーニングよりADL動作や体操・散歩など全身調整的な運動のほうが効果的である場合が多い。

柔軟性を保つために

　筋力低下から運動範囲が狭まり，関節の可動性だけでなく筋・腱や関節周辺組織の柔軟性が低下する。長い経過のなかで関節拘縮を完全に防ぐことは困難かもしれないが，理学療法を行っていた場合と，していなかった場合では明らかに硬さの違いがある。拘縮を起こしやすい関節としては，肩・手指・足関節で，肩や手指は痛みを伴うことが多く，下肢の痙縮は尖足拘縮を起こしやすい。柔軟性を保つために，そして血行など循環の維持向上のためにROM練習や関節モビライゼーション・マニュピュレーションテクニック，また温熱など物理療法の手技も加味する。痛みが強い場合にはなるべく痛みを増強させないよう愛護的に行う。また痛くない範囲での練習でも効果は期待できる。コミュニケーションや口腔ケアのため顔面マッサージや開口練習を指導することもある。徒手療法以外でも立位練習など実際のADL動作で柔軟性が保てる場合もある。長期寝たきりで拘縮が強い痩せ型閉経後患者の股関節ROM練習で，大腿骨頸部骨折を起こした例もあり，常に細心の注意を払って理学療法を実施する。

　ベッドサイドで行っている痙縮の強い患者の徒手療法の例を示した（図2〜17）。

図2　肩甲帯のモビライゼーション

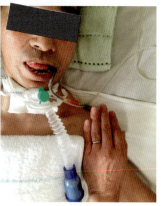

下の手で肩甲骨を保持し両手で肩甲帯を包み込む。
肩甲帯を上下・前後に胸郭上をスライドするように動かす。

図3　頸部の伸展

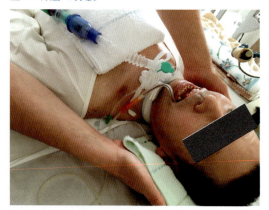

頸椎を持ち上げ頸部を伸展し，口を開ける。
頸後部のストレッチ，マッサージを行う。

図4　頸部の回旋

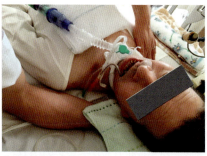

片手で頭部を手前に引き上げ反対の手で対側の肩甲帯を固定し頸後部をストレッチする。

図5　肩関節の屈曲

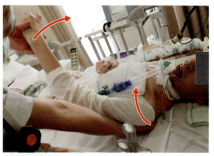

肩甲骨の動き（回旋し引き出す）をサポートしながら上肢を挙上する。

図6 肘の屈曲

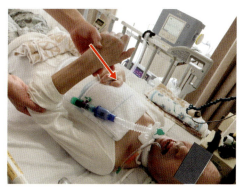

肘と手首を保持し，手を肩の方向にゆっくり動かし肘を曲げる。

図7 肘の伸展

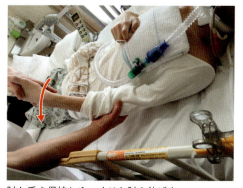

肘と手を保持しゆっくりと肘を伸ばす。

図8 手指の屈曲

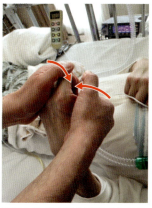

母指と他の4指を両手で包みこみ指を曲げる。

図9 手指の伸展

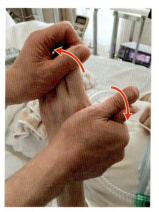

手を開きながら指を伸ばす。

図10 肘・手首・手指の伸展

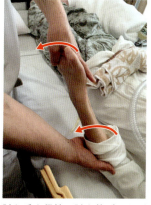

肘と手を保持し肘を伸ばしながら手首や手指も伸ばす。

図11 腰部の屈曲

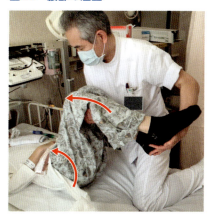

腰背部のストレッチ
両脚を保持し，屈曲しながら腰背部を丸めるようにストレッチする。

図12 腰部の回旋

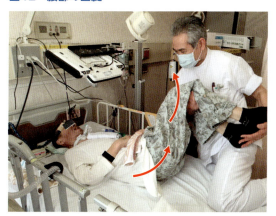

右腰側部のストレッチ
両脚を保持し，屈曲しながら手前に引っ張り対側の腰背部を伸ばす。

図13　股関節の外旋

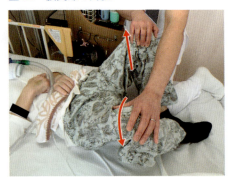

両膝を立て，両膝を離すようにゆっくり内股を伸ばす。

図14　股・膝関節の屈曲

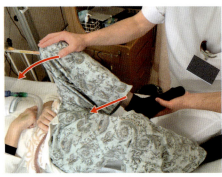

膝と足を保持し，膝を曲げながら股関節をゆっくり曲げる。

図15　股関節の外転

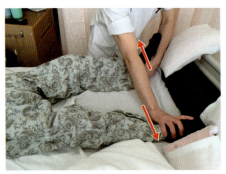

下肢伸展位で両足を広げるようにゆっくり内股を伸ばす。

図16　膝関節の伸展

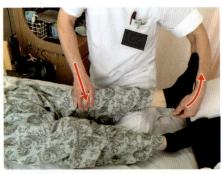

膝と足を保持し，膝を押しながら踵を持ち上げるようにして膝を伸ばす。

図17　足関節の背屈

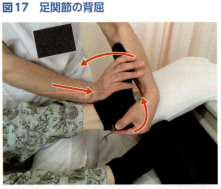

足首を固定し，踵を包み込み，腕でつま先を押しながらアキレス腱を伸ばす。

［筋緊張異常に対して］

　上肢近位筋の筋緊張低下がある場合，車椅子移乗時などで腕を引っ張るように介助をすると，肩を脱臼しやすいので注意が必要である。一方，下肢の痙縮を利用して介助起立できる場合もあり，車椅子移乗時介助が楽なこともある。全身の筋緊張亢進から筋痛や拘縮が強まり，ADL低下や苦痛が惹起される場合もある。ゆっくりとしたストレッチ，温熱，ポジショニングが効果的なこともあるが，投薬が必要なときもある。

呼吸理学療法

横隔膜や肋間筋などの呼吸筋力低下から，肺活量が低下し呼吸不全となっていく。また，球麻痺や腹筋の筋力低下も加わり咳嗽力が低下し，痰の喀出不足で肺炎など合併症が引き起こされる。呼吸の理学療法は，四肢など他の理学療法と基本的には変わりはなく，筋力維持，可動性維持，合併症予防を目的として実施される。呼吸障害とそれに対する呼吸理学療法については表2に示した。呼吸は生命に直結するため，より慎重な対応が求められる。呼吸練習後しばらくしてから排痰があり窒息を引き起こすこともあるので，吸引器やモニター類などの準備が必要である。また，胸郭を徒手で操作することが多いため，圧迫感や呼吸苦を誘発しないように，不快でなく心地よいタッチが求められる。呼吸筋麻痺が軽度な段階では，深呼吸や咳の練習など自主トレーニング指導が中心となる。この場合も四肢と同じように呼吸筋疲労に注意する。肺活量が低下してくると胸郭や肺の柔軟性が低下するため，呼吸介助手技や胸郭・肺可動性維持のための練習を行う。また，肺炎などの合併症予防のための気道クリアランス（徒手的・機械的排痰補助法）などを指導する。NPPVやTPPV管理下でも同様の呼吸理学療法は可能である。人工呼吸器装着ということで活動が制限され呼吸機能低下がより一層進行する場合がある。車椅子移乗など，なるべく離床を図っていくがマンパワーが必要なときもある。ALSの場合，球麻痺を合併し呼吸練習でむせを誘発したり，またうまく練習できないときがある。安楽な姿勢やむせを誘発しない手技を工夫して臨む必要がある。TPPV管理下での呼吸理学療法の例を示した（図18〜22）。ポストリフトの手技については図23を参照してほしい。

表2　呼吸障害と呼吸理学療法

呼吸障害	呼吸理学療法手技
呼吸筋力低下	深呼吸（腹式呼吸）練習，呼吸筋力強化練習，呼吸パターン指導，息ため・咳の練習，呼吸体操
胸郭・肺の柔軟性低下	胸郭・肋骨の捻転，徒手的呼吸介助，肋間筋ストレッチ，ポストリフト，強制吸気，息ため
呼吸苦・疲労感・過緊張	徒手的呼吸介助，ポストリフト，頸部・肩甲帯モビライゼーション，頸背部の温熱・マッサージ
排痰困難	体位排痰法，徒手的排痰補助（スクイージング，シェイキング，咳の介助），機械的排痰補助（MI-E）

MI-E：mechanically in-exsufflation

図18　上部胸郭の呼吸介助

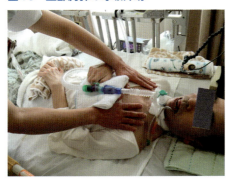

上部胸郭に両手を置き，呼気時に胸郭を斜め下方に呼気を介助する。

図19　下部胸郭の呼吸介助

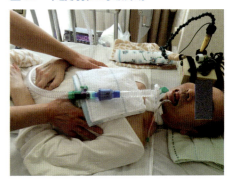

下部胸郭を包み込むように両手を置き，呼気時に胸郭を内側下方（臍の奥）へ呼気を介助する。

図20　胸郭背部の持ち上げ（ポストリフト）

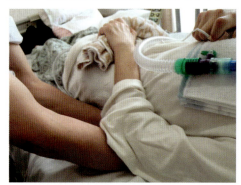

両手指の指腹を胸郭背部（肋椎関節付近）に当て吸気時に指を反り上げ，胸郭を少し持ち上げ吸気を助ける。

図21　上部胸郭の呼吸介助とポストリフト

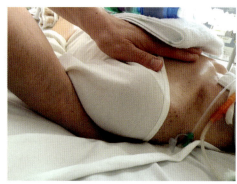

呼気時に上の手で呼気介助，吸気時に下の手でポストリフト（吸気介助）を行う。

図22　下部胸郭の呼吸介助とポストリフト

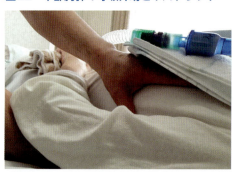

呼気時に上の手で呼気介助，吸気時に下の手でポストリフト（吸気介助）を行う。

図23　ポストリフト時の手の様子

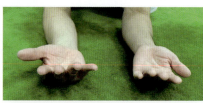

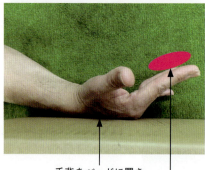

手背をベッドに置き支点にする

DIP関節付近を中心に手指を反り返し患者の背部を持ち上げる

a　手の動き

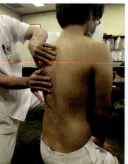

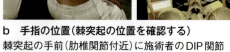

b　手指の位置（棘突起の位置を確認する）
棘突起の手前（肋椎関節付近）に施術者のDIP関節

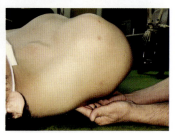

c　実際の様子

ADL動作練習・指導

　筋力トレーニングや可動性維持のためにも，実際のADL練習は大切で，実際の生活場面に即した方法での練習が必要である．より安全に安楽に安価に，また介助しやすい方法を指導する．ALSは進行が速いときもあり，時期を逸せず必要な自助具・補助具・福祉用具・家屋改造や多種多様のサービスを導入する．さまざまな対応策を紹介できると，それぞれの患者や家庭に合った方法が選択できる．進行を見越して少し先まで対応できるようにしておくとよい．

　理学療法部門では，主に起居・移動に関する練習や指導が多いが，注意する点もある．寝返りや起き上がり，また立ち上がり介助時には，肩や頸の不安定さを考慮し頭や肩をサポートするように介助する．座位・立位では重力も加わるため，肩のスリングや頸椎カラーで固定する場合もある．頸椎カラーに関しては，頭の不安定さや生活の活動レベルにもよるが，患者が満足できるものは少なく，車椅子移乗時や座位・立位時など特定の動作時のみに使用していることが多い（図24）．車椅子移乗に関しては，少しでも下肢の筋力や伸筋痙縮があると，ベッド端座位から起立介助で移乗できる場合が多い．起立が困難となっても体幹筋力が残存し少しでも座位保持が可能であれば，ベッド端座位からスライディングボードを利用して移乗できるかもしれない．体幹筋力低下が著しく体幹の固定が困難になるとベッド端座位からの移乗は厳しく，臥位のまま3人程度の介助者が抱える方法，スライディングボードやシートを利用して車椅子とベッド間を横移動する方法，またリフトを利用する方法をとることになる．どの方法を選択するかは，それぞれの居住環境・人的サービスや患者家族の希望などにより変わるが，実際に試すことができるとよい（図25～27）．福祉用具は日々進歩し便利なものが増えている．適切な時期にその家庭に合った方法が提供できるとよいが，作業療法士・ケアマネジャー・訪問看護師などと相談しながら進めていく．よく使用される補装具や介助用具を表3に，家屋改造に関しては表4に示した．

図24　頸椎カラー

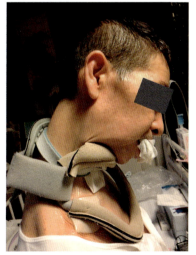

ヘッドマスターカラー®にカバーを装着．
ガーゼを噛んで流涎を予防している．

図25　リフト

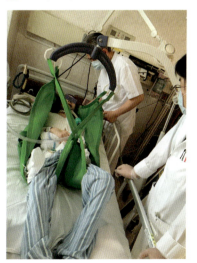

図26 人工呼吸器搭載ティルトリクライニング車椅子

図27 スライディングボードでベッドに戻る

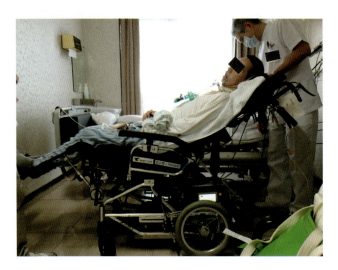
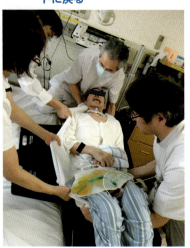

表3 補装具・介助用具

	種類	適応	注意点・問題点
頸椎カラー	ソフトカラー，Rカラー，ヘッドマスターカラー®，カナディアンカラー®	座位・立位や車椅子移乗・歩行時の頭部安定	顎，鎖骨の圧痛，呼吸苦
短下肢装具	プロフッター®，オルトップ®，シューホーンブレイス	下垂足のコントロール	痙縮による尖足が強いとコントロール困難
車椅子	昇降キャスター椅子，電動車椅子，ティルトリクライニング車椅子	室内移動には小回りの利く椅子，立ち上がり時電動昇降は便利，頸部不安定にヘッドレストとティルトで角度の調整	人工呼吸器を搭載するには別途改造が必要，室内用昇降電動車椅子はまだ少ない
リフト	床走行，ベッド備え付け，天井走行	車椅子など移乗時への介助量が軽減できる	準備や慣れが必要，吊り具の選択が重要

表4 家屋改造

	家屋改造，生活補助用具	注意点
居室	電動ベッド（寝返り・座位介助機能付），マット，クッション（エアーマット，体位変換マットなど），車椅子用にフローリングやスロープ	ベッドやマット類は，レンタルで対応し，自分に合ったものを選択する．呼吸器と吸引器のコンセントを一緒にしない．電気ブレーカーが落ちないように電気容量に注意し，患者や介護者の動線を考慮したスペース確保・段差解消を行う
トイレ	手すり（縦と横に），スペース（介助者用，車椅子用），昇降便座，ポータブルトイレ（脱臭，洗浄機能付きなど）	トイレまでの移動方法，便座への移乗方法，座位保持の方法，ズボン脱着方法，後始末の方法などを検討する
浴室	浴室内段差解消（すのこの補高など），手すり，シャワーチェアー，浴槽出入り補助装置（リフト，バスボード，浴槽内マット・台など）	滑りやすく転倒に注意，介助量が大きいが清潔・癒しにとって重要，人手が必要，訪問入浴やデイサービスでの入浴を利用する
玄関	手すり，踏み台，スロープ，段差解消機	スロープはスペースが必要，段差解消機は工事が必要である

苦痛緩和

　理学療法士は，直接患者の体に触れる徒手療法で身体的苦痛の軽減に寄与することができる．そのためには，より苦痛を緩和できる触れ方や動かし方になるよう，注意を払い技術を磨く必要がある．具体的にはROM練習・モビライゼーション・マニュピュレーションや呼吸介助手技など多くの手技がある．患者の反応に鋭敏になり，患

者に合った方法を選択する。温熱療法など物理療法を併用するときもある。ベッドとの圧痛改善のために，マットやクッション類の工夫また車椅子などの改良も必要となるときがある。定期的に体を動かしてもらえる理学療法を楽しみにしている患者も多い。

ALSにかかわる理学療法士として

　まだ病状説明がなされていない患者から「頑張ります，よろしくお願いします」と明るい声で元気よく挨拶されるとき，今後の患者の症状の進行を考えるとつらくなることがある。進行の速い患者や予想しなかった終末を迎えた患者を担当したときに，無力感や虚脱感を感じ，しばらく仕事が手につかないときもある。しかし，亡くなる前日に指でシーツの上に「アリガトウ」と書かれたことは忘れられない。次々にできないことが多くなっても常に希望をもち，前向きに生活されている方から生きる力をもらっている。

作業療法 [4,7,8]

はじめに

　ALS患者に対する作業療法は，入院中のみならず在宅生活におけるトレーニングや援助に至るまで，取り組みは多岐にわたる。担当セラピストは医学的知識から最新機器の知識（福祉機器やタブレット操作など），ときに雑学（趣味の内容の把握など）まで必要とされるなか，相談・協力し合えるスタッフや仲間（院内のチーム，院内外の作業療法士など）とともに患者本人，その家族，地域スタッフなどとかかわっていくことになる。そのなかで，患者の生活上の工夫や改善点についてこちらが提供する情報が有効であることもあるが，患者自身やその家族から提供されるアイデアにこちらが学んだりすることもある。学んだことは他の患者の生活上の工夫に応用され，スタッフ間の知識として蓄積される。

　多種多様な対応ができるように日々知識や経験を積み重ね，作業療法を有効に活用していきたい。

ALS患者への基本的対応

　作業療法における患者への対応は，そのときどきの対応に終始するのではなく，患者の近未来像を予測しながら行われるべきである。そのためには，事前の説明と体験が必要であり，その過程で患者や家族は生活のイメージをつくることができ，家族から「ここはこうしたほうがよい」などの意見を聞くことができる。しかし，これはマニュアル化された事務手続き的な流れではなく，患者評価のなかで患者や家族との信頼ある関係性が構築されたうえで初めて成り立つものである。例えば，入力スイッチを含めた意思伝達装置を制度を利用して入手する場合，申請してから1〜2カ月後に使用するものであるため，その時点での随意運動能力の予後予測が必要である。また，患者家族との関係性については，困難な状況に対してともに考え，ともに対応していけるような協働的な関係であると考える。

かかわりの多いスイッチの考え方

スイッチに関して，臨床的な観点からおさえておきたい点がある．それは随意運動の評価（**表5**）を参考にしながら，今後のスイッチ操作をする場所を決めていくことである．1つの考え方として，伸展方向と屈曲方向の比較ではどちらの方向が動作しやすいかを評価する．例えば，「通常のナースコール使用が難しくなってきたので腹部の上に置いたクリックスイッチを使用した場合」について考えてみたい．通常のナースコールは手指の「屈曲方向」のスイッチであり，腹部の上のクリックスイッチも手指の「屈曲方向」のスイッチなので問題ない．その後，クリックスイッチも使用困難になったので手指を伸展して触れるタッチセンサースイッチに変更したとする．この場合，今までの「屈曲方向」の動作のしやすさが生かされず，手指の「伸展方向」に変わっているので，患者は混乱することになる．すなわち，用具の操作性や感度性で決めるのではなく，動作のしやすさの方向を理解してスイッチの場所を決めていく必要がある．

表5　評価①

身体面	・ROM　　　　：拘縮，痛み，周囲筋の張りや凝り ・随意運動　　：伸展方向と屈曲方向の比較 　　　　　　　　遠位と近位の比較 　　　　　　　　左右の比較 ・上肢到達域：身体に触れる範囲 ・道具操作　　：つかみ，つまみ（代償動作や困難さ） 　　　　　　　　巧緻性（指使いの方法） 　　　　　　　　効率性（スピードや距離） 　　　　　　　　協調性（滑らかさ） ・座位状況　　：姿勢（体幹，頸部など） 　　　　　　　　耐久性（時間，疲労，痛みなど） （身体面では現状評価と1～2カ月前の状況も把握する）
精神面	・不安感，疲労感，焦燥感など
ADL面	・動作上の違和感・不安定感，要時間，部分的介助の動作など
趣味活動	・行っているもの，興味をもっているものなど
社会面	・仕事内容，地域活動など
指導，提案，紹介，体験	・自主体操を伝える（一例）（表6） ・生活援助，支援の概要説明（自助具，機器，福祉制度など） ・機器の紹介（スイッチ類，レッツチャット®，伝の心®，上肢支持装具など） ・患者家族会への参加を促す ・制度の利用説明 　　介護保険（レンタル用品など） 　　日常生活給付（レッツチャット®など） 　　補装具（伝の心®など） 　　障害者IT地域支援センター（体験，相談，ボランティア紹介など） 　　市町村支援（パソコンボランティアなど） ・自宅用コールの紹介（音声入力，各種スイッチが利用できるものなど） ・コミュニケーション方法の紹介（書字，制度の利用，文字盤など） ・自助具の体験，活用（食事用具など） ・機器の体験 ・趣味活動の援助（パソコン上での写真，日記，俳句，囲碁，将棋など） ・物品修理，物品改善，他の物品の体験や検討

表5 評価②

関節可動域・筋力・巧緻性・上肢動作

院内トレーニング場面の1例

- ボール握り（前腕回外位）

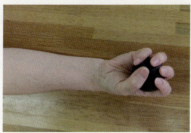

- ボール握り（中間位）

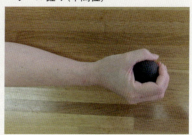

- ボール握り（回内位）

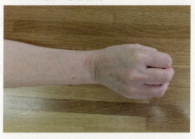

- 職的ペグ反転移動

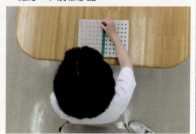

- サンディング（傾斜30°，負荷2kg）
  体幹を前傾させながら両手，片手で押す

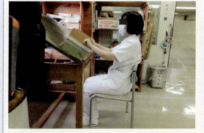

- 輪移動
  食事動作をイメージして高さは口元，前腕中間位で輪を持つ

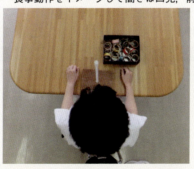

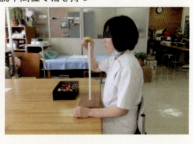

- テーブル拭き
  前，横，半円方向

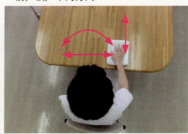

表6 自主体操

部位	体操（座って，休憩をとりながら行う）	回数	主な目的，（その他）
首 （無理に曲げない，ゆっくり）	・前後に曲げる ・左右に曲げる ・左右に回旋 ・左右に回す（大きく）	各2回	首周囲の筋力と柔軟性維持
肩	・肩をすぼめる（両肩が耳に着くイメージ） ・肩を回す（前・後，肩甲帯を回すイメージ）	各3回	肩周囲の筋力と柔軟性維持
腕全体 （テーブル拭き）	・両手で前方 ・片手で前方 ・片手で左右 ・片手で半円	各3回	腕全体と体幹の筋力維持
手指 （片手か反対の手でサポート）	・曲げ伸ばし ・開き閉じ（中指を中心に） ・握り（タオルか球状の物を使用） ・親指と各指を触れる（つまむように）	各3回	手指の筋力と関節可動域維持
口 （口の形をはっきり，声に出して）	・あいうえお（単音を短く切って） ・あ〜い〜う〜え〜お〜（単音を長く）	各2回	コミュニケーション能力維持
深呼吸	・鼻から吸って，口から吐く	3回	コミュニケーション能力維持 リラクゼーション

手作り用品と用具・機器類

　福祉用具・機器はタイミングよく提供すれば，十分に効果を発揮する。「できない」とあきらめていたことが，たとえ一時期であっても「再びできた」という新鮮な発見と体験につながりうる。決して重症な患者に複雑高度なことをするということではなく，全経過においてそのときの状況に合った工夫や適切な用品・用具・機器の提供，心理的な共感と安心感の提供が必要であると考える。

　そこで，以下に筆者らが生活上の援助効果があったと判断した用品や用具・機器について紹介する。

肩周辺の痛み対策

上肢脱力により肩や肩甲骨周辺の痛みに対する「たすき掛けベルト」（図28）

　歩行可能な時期や，座位生活中心の患者で肩の痛みを訴える患者が少なくない。そのようなときは，装具用のベルトや伸縮性が少しある生地で作ったベルトを両肩にたすき掛けのように（八の字の中心は背中の第7頸椎辺り）固定すると，肩関節や肩甲骨内側，首の付け根辺りにあった痛みが緩和されることがある。ある患者は，ベルトをつけたまま就寝すると夜間の背中の痛みも楽になったと述べている。

上肢脱力が強く，立位時に腕が揺れるために動作がしにくくなっている方に対する「腕吊りベルト」（図29）

　1本のベルトの両端を輪のようにし，脱力の強い上肢の肘の前腕部に輪の片方を通し，ベルトを腋の下から反対側の肩にかけて，元の上肢の手首辺りに輪を通す。手首に通す輪はベルト全体の長さを調節できるように，面ファスナーで輪の折り返しの長さを変えられるようにする。

図28　たすき掛けベルト

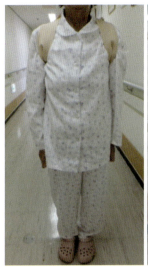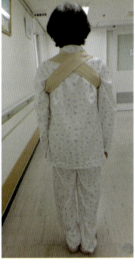

図29　腕吊りベルト

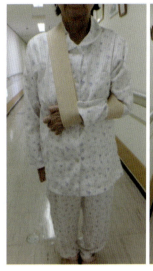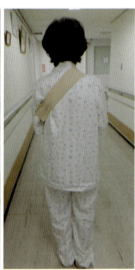

　両側に脱力が強い患者でも片側にこのベルトをつけ，反対の手を胸腹辺りの輪にひっかけることで楽になった患者もいる。また，このベルトが首の後ろから前へ下向きに押しつけるために，首の固定が楽になって顔を上げていられる患者もいた。

食事動作の援助

> 箸，スプーンが使いにくくなってきたときの自助具（図30）

　手指の脱力により巧緻動作に影響が出始めるころ，箸がうまく使えなくなる患者が少なくない。多くの患者は，箸が使いにくくなると自然とフォークを使うようになる。しかし，この時期，非利き手でも箸先が合うように工夫されたピンセット箸を使えば再び箸で食事ができるという患者がいる。ピンセット箸のなかには右手用・左手用のものもあるが，右手であっても左手用が使いやすい患者もいる。また，開き加減（バネの強さ）が強すぎると訴える患者もいるので調整が必要である。さらに，スプーンを使用する場合にもスプーン自体が重かったり，握れないこともある。したがって，患者にいろいろな自助具を実際に試してもらい，一番使いやすいものを選ぶようにしたい。

図30　食事用自助具の一例

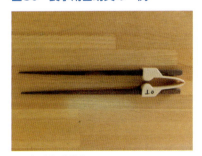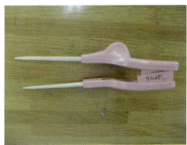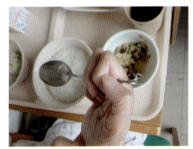

a　らくらく箸®　　　　b　箸ぞうくん®　　　　c　曲げ曲げハンドル（スプーン）®

上肢挙上が困難な患者の竹串の工夫（図31）

　ストロー3本を輪ゴムで束ね，できた隙間に長い（約30センチ弱）竹串を3本挟み込む。これで食物を刺すと軽い力で先端に挟み込むことができる。それを口元に運ぶときは前腕の回外動作も利用できるので，上肢の挙上動作に制限がある患者にも使用できる。また，先端で挟み込んでいるので，スプーンのような先端の角度の影響はなく，フォークのような刺した後の食物の不安定感もなく食べやすくなる。やや押しつけたご飯なら形も崩れずに口に運べる。

図31　竹串の工夫

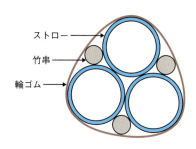
a　竹串の断面図

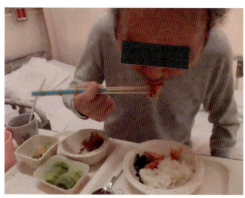
b　竹串を使用している様子

上肢動作安定のための支持用具（ポータブルスプリングバランサー®）（図32）

　テーブルに支柱を立て，そこから伸びるパンタグラフ式のアームに腕を吊ることで，腕にかかる重力の影響を軽減する装具がある。支柱の位置，内蔵スプリングの強さなど調整によって腕の動く範囲と操作性はおおいに異なる。トレーニング室だけでなく実際の療養環境でセットすることが可能である。これは食事以外ではパソコンのキー入力にも有効で，ある患者は，ほんの一時期だが再びフルートが吹けるようになった。

図32　ポータブルスプリングバランサー®

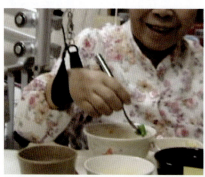 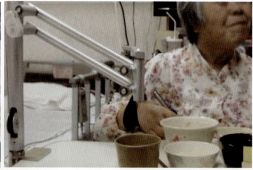

この患者は，PSBを使用したことで久しぶりに自分で食事をとることができ，喜びの表情を浮かべていた。

移動手段

移動，移乗動作補助のためのワーキングチェア（図33）

　座り心地がよく，肘掛けが広くて安定したワーキングチェアを使用した。座面昇降用のモーターが組み込まれているので立ち上がりを補助し，足で床を蹴れば360°ど

の方向へも行けるので，小回りも利く．足漕ぎするときは座面を下降して使用し，トイレなどへの移乗の際は高さを調節することで安心かつ少ない筋力で可能になる．

図33　ワーキングチェア（ユニ21 EL®）

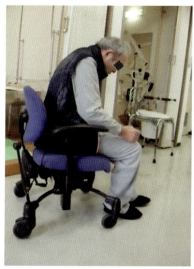
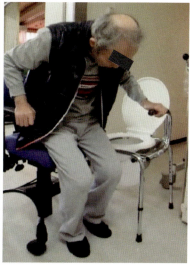

移動，移乗の介助用リフト（図34）

ALSの患者はリフトで吊り上げられると，身体がくの字に折れたハンモック状態になり胸が圧迫されて呼吸が苦しくなるため，適応しないと思われがちである．しかし，背中部分に芯が入ったハイバック式のスリングを用いることで「苦しくなく」吊り上げた状態を維持できる患者もいる．すなわち，スリング次第でリフトの利用は可能になるといえる．

リフトは，天井にレールを通して本体が横移動する天井走行，アームがついたフレームごと移動する床走行，およびベッドの隅に立てた支柱から伸びるアームの回転半径分だけ横移動できるものがある．ちなみに，天井走行は，天井にレールを取り付けなくても部屋の隅に橋げたとなる支柱を立てて橋を渡すように横レールを置くことができるので，工事は不要である．

図34　天井走行式リフト

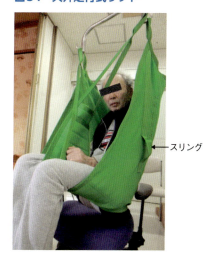

←スリング

QOL，意思伝達

パソコンなどのIT機器（図35）

現代生活では，パソコンがあれば買い物もでき，必要な情報も入手でき，外出できなくても地図ソフトで世界中の街並みを眺めることもできる．特に，意思疎通・コミュニケーション障害が増加していくなかで，症状が変化しても，スイッチの工夫によりパソコンを使い続けられることはQOLの向上につながる．また，意思伝達方法の1つの手段として利用することができる．

図35　代表的な意思伝達装置

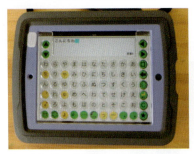
トーキングエイド(for iPad)®

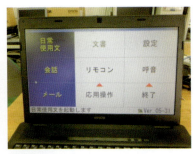
伝の心®

> スイッチ

　市販のスイッチから改良・手作りのスイッチまで，さまざまなものがあるが，いずれも少しの工夫を加えることで，さらに使いやすいものになる（図36）。

図36　代表的な入力用スイッチと自主改良品

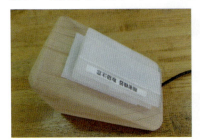
固定台とライトクリックスイッチ

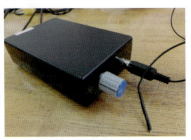
ピンタッチ式スイッチ®

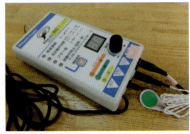
PPS（ピエゾニューマティックセンサー）スイッチ®

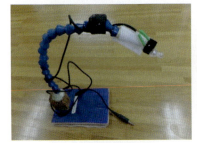
マイクロスイッチ改良品
マイクロスイッチにフレキシブルアームをつけた。

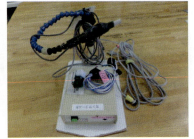
タッチセンサースイッチ改良品
タッチセンサーにフレキシブルアームをつけた。長押し機能をつけた。

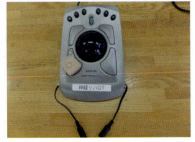
トラックボールマウス改良品
左クリック部分を高くした。他のスイッチをつなげられるようにした。

> 自宅用コール（図37）

　自宅において，用事や緊急を伝えるコールの方法はさまざまである。ベッド柵に鈴を付けて鳴らしたり，携帯電話を利用，赤ちゃん用の呼び出し機器，上記のスイッチを接続して使用するものなどである。いわゆる，病院でのナースコールやコミュニケーション手段としての役割がある。

> 書字，穴開き文字盤（図38）

　紙に文字を書く際には，用紙に書くスペースがなくなれば紙を取り替えるという作業が必要となる。かきポンくん®やブギーボード®では付属されたペンで書いたり爪

図37　無線式家庭用コール（入力用スイッチとつなげて使用する）

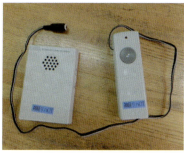
コードレスチャイムメロディース

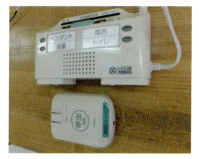
ワイヤレスホームコール

図38　筆談や指差しによる意思伝達装置

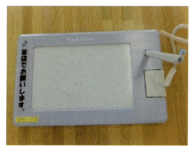
かきポンくん®

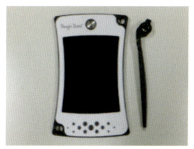
ブギーボード®

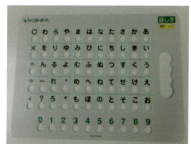
フィンガーボード®

で書いても，ボタンを押すと瞬時に文字が消える．また，フィンガーボード®は文字下の穴に指を入れて，意思を伝えることができる．

透明文字盤，口文字盤（図39）

　ALSでは眼球運動は比較的長期にわたって保たれるということから，ひらがな50音などの文字が書かれた透明な板を用い，患者と支援者の顔の間に板を置いてどこを見つめているかを探り当てながら文字を拾う方法がよく使われる．しかし，文字盤の使い方も統一されたよい方法が確立されているわけではないので，文字盤が苦手な支援者が多いことも事実である．当事者発案による大きなマス目に行文字（あいうえお）を書き，さらに絞り込む方式の文字盤など文字盤のデザインそのものも臨床現場での実践例から工夫・改善されてきている．また，口で選択候補文字を読み上げ（あかさたな…），患者の合図で文字を決める（かきくけこ）方法，口文字盤を使用している方もいる．経過の長い患者で最初から口文字盤だけという方もいる．

図39　視線で読み取る意思伝達用品

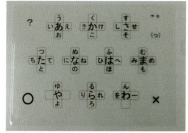
フリック（クロス）文字盤

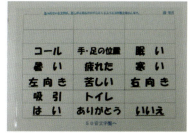
単語文字盤

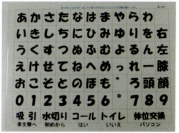
50音文字盤

ALSにかかわる作業療法士として

　独歩や杖，歩行器や車椅子で作業療法室を訪れるALS患者の多くは，落ち着いて話をしてくれて，淡々と日々を過ごしているかのように見えるときがある。しかし「治らない病気とわかっていても何とか治したい」という気持ちを抱え，就労継続の困難さ，生活のなかの細かい相談，先の見通しについて知りたい，ALSを抱えている身体によいとされていることを教えてほしいなど，悩みは多岐にわたっている。

　作業療法士として，過去にALS患者を担当した経験がなかったり，あっても数名で汎化できるまでの経験に乏しい場合，患者が発する悩みや訴えに対してそのときどきで「新たに一緒に考えていく」といった対症療法的なかかわりになっていくことが見受けられる。そうした経験不足を補完するには，相談・協力し合えるスタッフや仲間とともに患者のニーズを知り，常に悩みや訴えたい気持ちを感じながら，早め早めの対応ができるように心がけていきたいものである。

言語療法

食形態の調整

　ALSでは，摂食・嚥下障害や発話障害の症状や進行はさまざまであり，進行に合わせて早めに介入する必要がある。的確な評価に基づく介入および患者・家族に対する教育が言語聴覚療法の柱となる。

　ALSは従来，上位・下位運動ニューロンが障害される運動ニューロン疾患であり，認知機能は最期まで保たれるとされてきたが，言語障害や高次脳機能障害・認知機能低下を生じることが近年報告されており，前頭側頭葉変性症（FTLD）との関連が示唆されている[9]。

FTLD：frontotemporal lobar degeneration

摂食嚥下障害

　ALSの嚥下障害は，下位運動ニューロンの症状である球麻痺と，上位運動ニューロンの症状である仮性球麻痺による嚥下筋の運動障害と呼吸障害が複雑に影響している。口腔期から障害される場合，咽頭期から障害される場合，口腔期・咽頭期ともに同時に障害される場合といったさまざまな病態を示す。嚥下障害に対する患者の自覚症状は信頼性が高いため，その症状を参考にしながらより安全な食事を提案することが大切である[10]。

評価の実際

情報収集

　食べにくさやむせについて，自覚症状を聴取する。誰が料理をするのか，どのようなものを食べていたのか，柔らかく調理する・刻むなどの工夫をしていたかなどを確認する。食事時間や食事量・水分摂取方法・体重の急激な変化（多くの場合，減少）についても同様に聴取しつつ，患者・家族の嚥下障害への理解度を確認する。

嚥下機能評価

RSST: repetitive saliva swallowing test

　舌の可動域や反復唾液嚥下テスト（RSST）などの一般的な項目に合わせて，表7に示す評価表を用いるとわかりやすい。舌や口唇周囲に萎縮や線維束性収縮（細かい震え）がみられるときは球麻痺が強く疑われるため，注意深く観察する必要がある。

表7　ALSの摂食・嚥下・構音評価表（筆者オリジナル）

名前			ID		男　女		歳	
評価日　　年　　月　　日　　入院目的（診断・レスパイト・胃瘻造設・胃瘻交換）									
胃瘻（無　有）　呼吸器（無　有（NPPV　TPPV）　呼吸器使用時間（　　　））									
発症　　年　　月頃　　誤嚥性肺炎の既往　（無　有）									
酸素（無　有）　SpO₂ 安静時　　％　食事時　　％									
上肢麻痺（無　有）　下肢麻痺（無　有）　呼吸障害（無　有）　頸部筋力低下（無　有）									
球麻痺（無　有）　仮性球麻痺（無　有）　認知機能低下（無　有）									

嚥下障害	摂食・嚥下能力に関するグレード[13]			正常	軽症	中等症	重症
	先行期障害			無	軽度	中等度	重度
	口腔準備期障害			無	軽度	中等度	重度
	口腔送り込み期障害			無	軽度	中等度	重度
	咽頭期障害			無	軽度	中等度	重度
	食道期障害			無	軽度	中等度	重度
	食事回数　（回／日）			3	2	1	0
	食事形態	主食				
		副食				
		水分とろみ	無	有		
		栄養補助食品	無	有		
	姿勢						
	介助			不要	一部介助	半介助	全介助
	喀出力			十分	やや弱い	弱い	不可
	流涎			無	有		
構音障害	会話明瞭度			1	2	3	4　5
	異常度			0	1	2	3
	開鼻声			無	軽度	中等度	重度
	MPT			秒			
	コミュニケーション手段			発話　発話＋AAC　AACのみ（文字盤　書字）			
呼吸障害	食事時の息切れ			無　少し息が上がる　息が上がる　呼吸頻回			
	発話時の息切れ			無　少し息が上がる　息が上がる　呼吸頻回			
	％FVC			％			
	食事時酸素使用			無	有		
	食事時のSpO₂低下			無	有		
	夜間のSpO₂の低下			無	有		

嚥下障害の特徴

口腔期から障害される場合

舌の萎縮・線維束性収縮などの球麻痺症状が目立つ場合が多い。運動障害性構音障害(以下構音障害)が現れ，食塊形成・移送障害による口腔準備期・送り込み期の障害が生じる。口腔期障害に比べ咽頭期障害は保たれている。ミキサー形態の食事を長い間摂食可能な患者もいる。

咽頭期から障害される場合

口腔器官の運動障害を伴っていないことがあり見逃されやすい。食事や唾液のむせや夜間・日中の痰からみなどの症状を示す場合や，呂律不良はないが開鼻声が出現している場合は咽頭期障害を疑う。嚥下反射は惹起するも咽頭収縮が不十分な症例が多く，「喉につまった」経験のある患者が少なからずいる。

呼吸障害との関係

呼吸障害と嚥下障害は協調関係にあるため[10]，呼吸障害の進行に伴い嚥下障害は進行していく。嚥下障害や構音障害は目立たないが，呼吸障害のみ進行していく場合もみられ，息切れや疲労のため十分に食べられないことがある。状況に応じて食べやすくむせにくい食事形態へ変更する必要がある。

ST介入の実際

「むせる」「食べにくい」などの訴えがあり，言語聴覚療法が処方される場合が多い。経口摂取している場合は食事場面の評価を行う。わずかな誤嚥から呼吸状態が悪化する危険がある。そのため現状の食事形態や姿勢でむせていたり，口腔内残渣や湿性嗄声が生じている場合は，本人，家族，病棟スタッフに対し，食事形態，姿勢の変更について提案し，食事の際の注意点や誤嚥性肺炎の危険性を病棟スタッフに伝達しその危機感を共有するよう働きかける。

食事形態

硬いものよりは軟らかいもの，固形物よりは粒のないミキサー形態のほうが食べやすい。上肢麻痺がありながら自力摂取している場合は，フォークで刺せる大きさ・硬さのものを食べたいという要求がしばしばみられる。状況に応じて患者本人やOTと相談しながら食事形態を決定することもある。

水分摂取方法

必要に応じてとろみをつけるが，球麻痺進行例では粘度の高いとろみは口腔内・咽頭内に付着し誤嚥のリスクや不快感を訴えることが多い。そのため症状に合ったとろみの粘度(多くは薄め)を選択する必要がある。

食事姿勢

嚥下障害と身体麻痺の状況に応じて決定する。嚥下障害が軽度で身体機能が保たれている場合は，座位で食事をする。嚥下障害や身体麻痺が進行するにつれ，安楽な姿

勢(多くはリクライニング車椅子)へ変更する。リクライニング姿勢を推奨するが，座位でなければ食べられないと訴えることもある。頭部の筋力が低下すると顎を引いて嚥下することが困難になる。患者と相談し誤嚥しにくい姿勢とそれに合わせた食事形態を選択する必要がある。

体重

基礎代謝が亢進することが多い[1]ため，ADLの保たれている時期には十分量食べているにもかかわらず体重が減少することがある。加えて嚥下食へ移行することにより摂取カロリーが減少する場合がある。そのため，定期的に体重を測定し，維持するように注意する。食事の際疲労を訴えたり，数カ月間で体重が大幅に減少している場合は，濃厚流動食を使用することを提案する。経口のみでは必要栄養量の摂取が困難な場合は，非経口手段(胃瘻や経鼻胃管など)を併用する。安全に胃瘻を造設するためには，%FVC50%以上の時期を選ぶことが推奨[1]されており，十分に経口摂取可能な時期に増設する。胃瘻と並行して経口摂取を継続する際も，徐々に疲労感が強くなり摂取量が減少していく。嚥下反射は惹起するも咽頭内圧がかからないため，複数回嚥下を繰り返すため疲労し，大量の空気を飲み込みげっぷをしながら食べることがある。患者本人から「もう食べたくない」との訴えがあり経口摂取を終了することもある。

吸引

むせたり痰が絡んでいるときに十分に喀出できない場合は，呼吸筋を酷使しないためにも吸引を早めに導入する。

流涎

メラチューブなどで口腔内を吸引したり，ティッシュペーパーやハンカチなどを噛んで対処することが多い(図24参照)。

誤嚥防止術後の経口摂取

誤嚥防止術は嚥下機能を改善する手術ではないことを患者・家族に説明したうえで，嚥下機能に見合った食事形態・姿勢を調整する。多くの場合嚥下障害は重度であるため，リクライニング姿勢をとり，緩めのとろみ状のものから開始する。咽頭内残留物があると不快感を訴え吸引を頻繁に要求するため，付着性の低いものから開始するほうがよい。

TPPV装着後の経口摂取

嚥下機能が比較的保たれているが，呼吸障害の急速な進行により経口摂取できなかった患者のなかには，TPPVを装着することにより経口摂取を再開できる場合がある。嚥下反射の惹起が呼吸器の呼吸パターンと合うことが前提となる。カニューレや呼吸器の回路の重さにより，嚥下時に喉頭が十分に挙上できないことがあるため嚥下機能を適切に評価し，それに見合った食事形態や量を調整する。リクライニング姿勢で経口摂取するが，呼吸器の回路がはずれないように注意する。リクライニングを倒しすぎると重力を利用できないため咽頭内残留量が増えるので適度な角度に調整する必要

がある。

> 訓練

　呼吸障害がみられず体力が十分にある場合は，間接的嚥下練習を行う。球麻痺などで舌・口唇などを自力では動かせない場合はマッサージを実施する。間接的嚥下練習は筋疲労を招くため食事前には行わない。経口摂取をしている場合は，上記のような直接的嚥下練習を行う。嚥下機能が急激に悪化する場合もあるため，こまめに評価することが大切である。練習中はSpO_2を適宜計測し，低下している場合は回復するまで休憩するよう留意する。経口摂取を終了すると口腔器官を動かさなくなるため，開口障害が生じやすい。顎関節が拘縮しないように開口練習を行う。

発話障害

　ALSの発話障害は，球麻痺・仮性球麻痺や呼吸障害の具合によりさまざまな症状がみられる。上位・下位双方の運動ニューロンの障害がみられるため混合型の運動障害性構音障害と位置付けられている[11]。

評価の実際

　一般的な項目に併せて表7に示した項目もチェックする。重複している項目が多いため嚥下機能評価と同時に行う。構音検査や「北風と太陽」などのまとまった文章を音読する際，音読前後のSpO_2を計測し，低下がみられる際は呼吸障害が疑われるため，回復するまで小休止する。

発話の特徴

　声質は，努力性・絞扼性がみられる場合や，気息性・無力性・粗造性嗄声がみられる場合など多様である。呼吸障害が生じている場合は声量が低下する。

> 構音

　呂律が回らないと訴えることが多い。球麻痺の強い場合は，語音分離不良で母音の発話も難しい場合がある。開鼻声はほぼ全例に出現する。鼻をつまんで発話すると明瞭度が改善する場合は開鼻声を疑う。構音は保たれているが開鼻声のみ生じる場合や，話し続けていると次第に開鼻声が明らかになる場合もある。

> プロソディー

　発話速度は遅くなり，抑揚は平板になることが多い。呼吸障害が進行している場合は，頻繁に息継ぎするため発話が途切れ途切れになる。話していると疲れると訴えることも多い。失調様のリズム異常を示す場合[11]や発話速度が速く音の分離が不良な場合がある。

トレーニング

　構音器官の運動や発話トレーニングを行う。舌や口唇を自力で動かすことが難しい場合はマッサージなどで徒手的に動かす。呼吸障害が進行している患者には発話トレー

ニングや歌唱は積極的には行わない。発話速度が速い場合は，一音ずつ区切って話すよう指導する。

会話明瞭度が2（ときどきわからない）〜3（内容を知っていればわかる）の場合は，AAC（代替コミュニケーション手段）の導入を検討する。どの手段を選択するかOTと相談する。

AAC：
augmentative and alternative communication

言語障害

球麻痺が進行し構音障害を呈する患者の場合，書字障害を示す症例が少なからずいることが近年報告されている。重度の構音障害のため，言語を含む非運動症状が見逃されている可能性が示唆されるが，言語機能評価の一側面として書字能力を評価することが重要である[12]。

書字障害の特徴としては，仮名の脱字・錯書や漢字の置換，文法の誤りが生じる（図40）。これらの障害は球麻痺型のALSに出現することが多い。書字中枢であるExner中枢が中前頭回脚部にあり，運動野における口舌咽頭領域と近接していることに関連していると考えられている[12]。

書字障害を示す患者が文字盤を用いる際，書字と同様に脱字と錯書が生じることに配慮する必要がある（図41）。病状が進行すると文字を選択するのに要する時間が延長するため，表出する内容が次第に短く単純になる。それに脱字や錯書が加わると内容をさらに汲み取りにくくなってしまう。

図40　SLTA書字「4コマまんがの叙述」

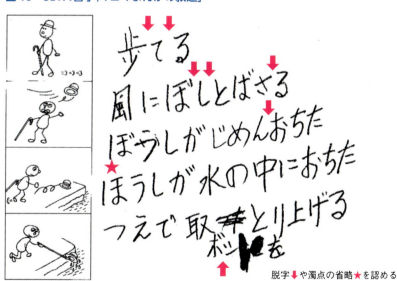

脱字⬇や濁点の省略★を認める

SLTA：Standard Language Test of Aphasia（標準失語症検査）

図41　レッツチャット®で打った文章

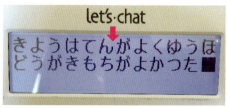

脱字⬇を認める

認知機能低下

　ALSは初老期に発症することが多いため，ALSと認知機能低下がほぼ同時期に発症する場合や，ALSが先行する場合，認知機能低下が先行する場合などさまざまな症例がある。認知機能低下の特徴は，人格障害や脱抑制行動などが主症状であり，記憶障害や視空間認知障害が主症状となる後方型認知症（アルツハイマー型認知症など）とは様相が異なる[9]。

情動の問題

　上位運動ニューロンの障害が加わったときに情動を抑えられなくなる症状が現れることがある[4]。

強制泣き・強制笑い

　自分の感情とは無関係に突発的に笑う，もしくは泣く表情になることがある。表情筋の上位運動ニューロンの両側性の障害（仮性球麻痺）によるものとされている[1]。

情動制止困難

　自分の身体を自由に動かせないときに，手足の位置がわずかにずれたり，身の回りのものが変わるなどの環境の変化があったときに，本来であれば我慢できる訴えや不安な気持ちを抑えきれずに繰り返し訴える（立て続けにナースコールを押すなど）ことがある。これは過度なストレスや身体の不調が引き金になり不眠などの日常生活のリズムが乱れ，引き起こされるとされている。仮性球麻痺の症状のある患者に生じやすい[4]。

ALSにかかわる言語聴覚士として

　ALSでは嚥下障害は必発で，誤嚥性肺炎により呼吸障害が急速に進行してゆく可能性がある。患者や家族は「食べたい，けれども誤嚥性肺炎がこわい」という思いを抱いている。現状の嚥下機能で安心して食べることのできる食材や調理法を提案したり，食事形態・姿勢を助言することにより，患者の「食べたい」気持ちをより長い期間支えることができる。また，誤嚥性肺炎を予防することにより，より長くADLやQOLを保つことができる。

　療養が長期にわたる場合，情動制止困難などにより介護者側が精神的に疲弊することが多いため，ALSの非運動症状についても説明を行うことがある。

　患者・家族は短い期間に胃瘻・呼吸器・気管切開などさまざまな大きな決断を迫られる。STは個室で対応することが多く，療養生活について医師から説明されたもののイメージがつかないなど患者から質問や相談を受けることが多い。それらの質問に平易な言葉で応え，患者の療養生活を支えることも大切である。

文献
1) 日本神経学会 監：筋萎縮性側索硬化症診療ガイドライン2013（http://www.neurology-jp.org/guidelinem/pdf/als2013 _00.pdf，2015年11月閲覧）．
2) 丸山仁司 編：神経障害系理学療法学．p.63-77, 医歯薬出版, 2014．
3) 黒川幸雄ほか編：臨床理学療法マニュアル 改訂第2版．p.547-554, 南江堂, 2007．
4) 日本ALS協会 編：新ALSケアブック・第二版．川島書店, 2014．
5) 内山靖ほか編：理学療法フィールドノート④ 地域・在宅．p.114-125, 南江堂, 2009．
6) 内山靖ほか編：臨床判断学入門．p.158-163, 協同医書出版社, 2006．
7) 中島 孝 監：ALSマニュアル決定版．日本プランニングセンター, 2009．
8) アメリカALS協会 編, 増永和也 訳：ALSマニュアル〜ALSと共に生きる〜．日本メディカルセンター, 2001．
9) 河村 満 編著：メディカルスタッフのための神経内科学．医歯薬出版, 2012．
10) 野﨑園子ほか編著：DVDで学ぶ神経内科の摂食嚥下障害．医歯薬出版, 2014．
11) Joseph R.Duffy 著, 苅安 誠 監訳：運動障害性構音障害－基礎・鑑別診断・マネージメント－．医歯薬出版, 2004．
12) 市川博雄：筋萎縮性側索硬化症における書字障害と孤立性失書．高次脳機能研究 29(2)：231-238, 2009．
13) 藤島一郎：脳卒中の摂食・嚥下障害．医歯薬出版, 1995．

Ⅲ 疾患別リハビリテーションの実際

4 多発性硬化症

菊地　豊，小林庸子，田中勇次郎，望月　久

- 多発性硬化症（MS）は中枢神経系の脱髄を病変とし，再発と寛解を繰り返しながら進行することが多い。
- 脱髄病変の部位により多彩な症状や機能障害を示すことから，神経系全般にわたる評価に基づいてリハビリテーションを行う必要がある。
- 易疲労性や高温環境での症状悪化などがあり，それらが再発につながることもあるので，運動強度や生活環境に注意する。
- 若年期の発症であり，女性に多く，就労・就学，妊娠・出産など多くの問題を抱えやすい。
- 症状の個別性の高さ，時間的経過による症状の変動，若年期の発症による社会的援助の必要性があり，医療介護分野にとどまらない多職種での包括的なリハビリテーションが必要である。

疾患の概要

MS：multiple sclerosis

DIT：dissemination in time

DIS：dissemination in space

　MSは，炎症性の脱髄性神経変性疾患であり，中枢神経のさまざまな部位（大脳，脳幹，小脳，脊髄，視神経など）の神経症状が再発・寛解を繰り返す時間的多発性（DIT），および空間的多発性（DIS）が特徴である。なんらかのウイルス感染を契機に，神経の軸索を被覆している髄鞘の膜構造蛋白を標的とする自己免疫反応が起こり，髄鞘が破壊された状態（脱髄）を起こすとされている。脱髄を起こすと神経伝達機能が侵されるが，破壊された髄鞘が再生すると，神経機能は改善する（再発と寛解）。しかし，障害が強い場合や脱髄が反復した場合，軸索にも障害が及び，神経症状が改善しないこともある。

NMO：neuromyelitis optica

　また，これまで同じ疾患ととらえられていた視神経脊髄炎（NMO）は，特異的バイオマーカーとしてアクアポリン4抗体（AQP4抗体）が発見され，単一の疾患として区別できるようになった[1]。

　症状の個別性の高さ，時間的経過により症状が変動し，若年期の発症により社会的援助を必要とするため，医療介護分野にとどまらない多職種での包括的なリハビリテーションが必要である。

病因

CSF：cerebrospinal fluid

　MSは中枢神経を侵す自己免疫疾患である。MS患者の65〜95％で免疫グロブリンの脳脊髄液（CSF）のオリゴデンドロクローナルバンドが増加していることから，自己免疫反応を引き起こしているウイルス感染があると考えられている。子孫が病気を受け継ぐことはないが，免疫システムの機能障害の遺伝的感受性を受け継いでいる可能性がある。

疫学と病因

わが国におけるMSの有病率は，7.7人/10万人と推定され，近年増加傾向にある。男女比は，男性1に対して女性は2.9と女性の有病率が高い。また，発症年齢が若年化しており，20歳代にピークがみられる。疫学的な研究からは，遺伝子感受性と，免疫反応の変化として幼児期に現れる抵抗力に加え，心理社会的ストレッサーを含む環境要因がMSの発症・再発に影響すると考えられている。MSは遺伝因子と環境因子の相互作用により，免疫的に媒介された炎症反応が中枢神経系内に生じ，発症すると考えられている。

診断と病型分類

診断基準は，病態解明が進むに伴い変更され，現在は2010年改定McDonald基準[2]（表1〜3）が用いられている。MSは疾患特異的なバイオマーカーが存在せず，他疾

表1　McDonald診断基準（2010年版）

臨床像	診断に必要な追加事項
2回以上の増悪と2個以上の臨床的他覚的病巣（1回の増悪でも病歴で増悪を示唆するものがあればよい）	なし[*1]
2回以上の増悪と1個の臨床的他覚的病巣	MRIによる「空間的多発性（DIS）」の証明（表2）またはほかの病巣に由来する臨床的増悪
1回の増悪と2個の臨床的他覚的病巣	MRIによる「時間的多発性（DIT）」の証明（表3）または2回目の臨床的増悪
1回の増悪と1個の臨床的他覚的病巣（CIS）	MRIによる「空間的多発性（DIS）」の証明（表2）またはほかの病巣に由来する臨床的増悪，およびMRIによる「時間的多発性（DIT）」の証明（表3）または2回目の臨床的増悪
MSを示唆する進行性の増悪（一次性進行型）	1年間の進行性の増悪，そして以下のうちの2つ ・特徴的な領域（脳室周囲，皮質直下，テント下）の少なくとも1領域に1つ以上のT2病変[*2] ・脊髄に2つ以上のT2病変[*2] ・髄液所見陽性[*3]

CIS：clinically isolated syndrome
[*1]：MSと診断するためには，ほかの疾患を完全に否定し，すべての所見がMSに矛盾しないものでなければならない。
[*2]：造影効果の有無は問わない。
[*3]：髄液所見陽性とは，等電点電気泳動法によるオリゴクロナールバンドもしくはIgGインデックス高値をいう。

（文献2より引用）

表2　空間的多発性（DIS）の証明

下記のいずれかを満たせば証明される。 1. 異なる病巣による2つの臨床症状 2. MRIにおいて，特徴的な臨床症状（脳室周囲，皮質直下，テント下，脊髄）の2領域以上に無症候性のT2病変[*]

[*]：造影効果の有無は問わない。

（文献2より引用）

表3　時間的多発性（DIT）の証明

下記のいずれかを満たせば証明される。 1. 1カ月以上の間隔を置いた2つの臨床症状 2. ある時点のMRIと比較して，再検したMRIで新たなT2病変の確認[*] 3. ある時点のMRIで2つ以上のT2病変があり，1個以上の造影病変と1個以上の非造影病変

[*]：造影効果の有無は問わない。

（文献2より引用）

患の除外なしに診断できない．そのため，診断においては臨床症状と検査所見から，確からしさ（蓋然性：probability）の程度に応じて，clinically definite MS，laboratory supported definite MS，clinical probable MS，laboratory supported probable MSの4段階の診断水準が設けられている．

鑑別診断は多岐にわたるが，MSとの臨床症状の類似性と病態，および治療の異同から，NMOとの鑑別が重要になる．従来，NMOはMSの一亜型である視神経脊髄型MSと考えられてきたが，近年，NMOに疾患特異的バイオマーカーとして血清抗アクアポリン4抗体（抗AQP4抗体）が発見され，両者の鑑別が進んだ．

MSの病型は，自然経過に基づいて再発寛解を繰り返す再発寛解型MS（RRMS）と，発症当初から慢性の経過をたどる一次性進行型MS（PPMS），RRMSとして経過した後に進行性の病態に移行する二次性進行型MS（SPMS）の3型に分類される（図1，2）[3]．さらに近年では，RRMSとSPMSにおいて，MRIによる病巣でみた活動性と臨床症状の進行とを組み合わせ，活動進行期，活動非進行期，不活動進行期，不活動非進行期の4つの臨床経過を加味して経過をとらえることが推奨されている[4]．

このようにMSでは，神経症候の変化を炎症性の病態による増悪寛解，脳容積減少による進行性変化の両者の観点からとらえていくことが重要になる．NMOは，重症の視神経炎と横断性脊髄炎を特徴とする．視神経炎では失明することもまれではなく，視交叉病変により両眼性視覚障害を起こすこともある．また，脊髄炎はMRI矢状断ではしばしば3椎体以上に及ぶ長い病変を呈し，軸位断では慢性期には脊髄の中央部に位置することが多い．

RRMS：relapsing-remitting MS

PPMS：primary progressive MS

SPMS：secondary progressive MS

図1 多発性硬化症の病型分類

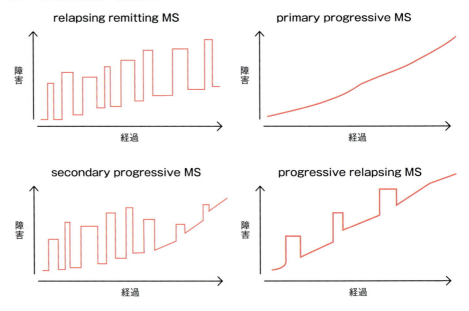

MSは経過から大きくRRMS，SPMS，PPMSの3病型に分類されている．PRMSはSPMSと合わせてMSのおよそ85％を占める．PPMSは全MSのおよそ10〜15％を占める．PPMSにRRMSの増悪寛解の要素が加わったものをPRMSとよび病型の頻度としては5％未満とされている．

図2 RRMSの自然歴

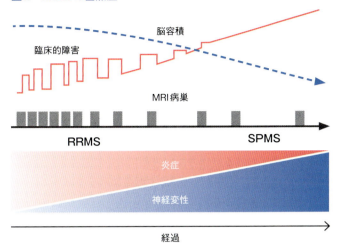

RRMSからSPMSへ移行する典型的な臨床経過では，初期に炎症性のMRI病巣が頻回にみられ，臨床的障害（実線）の増悪寛解がみられる。進行に伴い，疾患の炎症性の要因から神経変性による脳容積の減少（点線）になると明らかな増悪寛解ではなく緩徐な神経症状の進行を示すようになる。

病態生理

　MSの病態は脱髄である。脱髄は，髄鞘の炎症による破壊的過程によって生じる。髄鞘が破壊された結果，軸索は部分的ないし完全に露出し，神経インパルスの伝達が損なわれ，神経学的徴候が出現する。MSの神経損傷の過程は，血管周囲の炎症を契機にミエリンの欠乏，オリゴデンドロサイトの損失，アストログリアの増殖が起こる。この過程では再ミエリン化の制限，脱髄巣の形成を伴う。

　脱髄巣の生成過程には大きく4つの段階があり，第1段階は中枢神経系内の静脈周囲への炎症細胞，リンパ球および単球の集積，第2段階はマクロファージとミクログリアとの接触によるオリゴデンドロサイトと髄鞘の破壊，第3段階は露出した軸索内のオリゴデンドロサイトの欠乏，最終段階ではアストロサイトの再活性化，脱髄巣の生成による瘢痕形成の経過をたどるとされる。最近の報告では，炎症と脱髄にアポトーシス性のオリゴデンドロサイトの死滅が先行するとしているが，オリゴデンドロサイトの死滅の原因は不明である。

　MSで損傷が多くみられる部位としては，大脳の灰白質，白質の境界，脳室周囲領域，小脳白質，視神経，脳幹，頸髄であるが，損傷そのものは中枢神経系のどこでも発生しうる。

　脱髄は筋力低下や痺れのような陰性症状が主である。Uhthoff（ウートホフ）現象にみられるような，運動後や温水に浸かったあとの温度感受性の亢進は部分的な脱髄軸索によるものと考えられている。

　脱髄軸索に新しい髄鞘が形成されることを「再ミエリン化」または「再髄鞘化」とよび，これは損傷初期段階で起こり，古い損傷部位では生じにくい。一般的にMS損傷後の再ミエリン化の程度は，年齢や損傷部位のオリゴデンドロサイトとマクロファージの数と相関する。再ミエリン化を阻害する要因としては，ミエリンの残骸を除去するための食細胞マクロファージの能力低下が関与していると考えられており，MSで炎症反応は脱髄をもたらす一方で，再ミエリン化を促す役割も担っている。

　NMOは，液性免疫を主体としたアストロサイトの障害であることが明らかとなっている。抗AQP4抗体は診断に有用であるだけでなく，抗体自体が病原性を有し，な

んらかの誘引によって中枢神経内に侵入した抗AQP4抗体は，補体活性化を伴ってアストロサイト表面にあるAQP4を攻撃し，アストロサイト変性を生じて神経組織壊死に至ると考えられる。

神経画像

MSにおいて神経画像は，診断の根拠となるだけでなく，臨床症状の把握においても重要な情報を提供する。MSで汎用される神経画像はMRIで，画像のモダリティとしてはT2強調画像，FLAIR画像，T1強調画像が用いられる（図3）。

FLAIR：fluid attenuated inversion recovery

T2強調画像やFLAIR画像における高信号は急性期においては炎症や浮腫，脱髄を反映しており，慢性期では瘢痕化（グリオーシス）や軸索障害を意味する。FLAIR画像の矢状断では高信号の病変が多数みられ，Dowson's fingerとよばれる。これは脳室近傍の静脈に沿った病変を示す特徴的な所見である。T1強調画像における低信号はblack holeとよび，急性期では浮腫，慢性期では軸索障害や組織破壊を反映している。black holeがみられる同部位のFLAIR画像では，低信号と高信号の混合，T2強調画像では高信号として確認できる。このようなconventional MRIで描出困難な病変に対しては，DIR法を用いた撮影が行われる場合がある。

DIR：double inversion recovery

前述したとおり，MRIで病巣が活性化していなくとも臨床的障害が進行するため，すべての神経学的所見を病巣として確認できない場合があることを念頭に神経画像評価を行うことが望ましい。

図3　MSの神経画像例

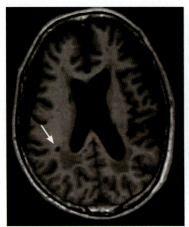

a　T1強調画像
矢印で示す低信号域にblack holeがみられる。

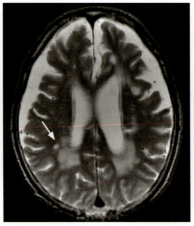

b　T2強調画像
aと同じ断面，矢印で示す同部位に高信号域を認める。

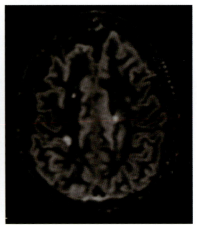

c　DIR法による神経画像
皮質下に高信号を認める。

臨床症候学

MSの脱髄病変によって直接的に引き起こされる一次的機能障害として，感覚障害，視覚障害，運動障害，認知機能低下，情動障害，膀胱直腸機能の低下などがある（図4）。

図4 MSの病巣部位と主な症状・機能障害

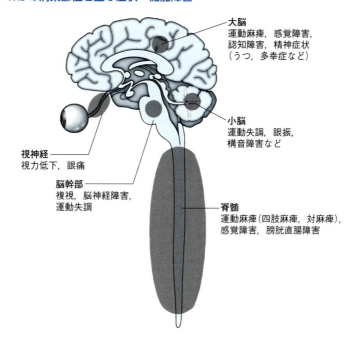

(文献20より引用)

感覚障害

完全脱失になることはまれで，顔や体幹・四肢末端の痺れや，ピンで刺されたような感覚異常を呈する場合が多い。MS患者のおよそ80％が痛みを経験し，持続性の四肢異常感覚性疼痛，三叉神経痛やLhermitte徴候などの間欠性中枢神経性疼痛，骨格筋性の有痛性強直性痙攣（painful tonic spasm）発作，非混合性の神経因性の混合性疼痛としての頭痛に分類される。

視覚障害

感覚が障害された側に出現する。目の霞みや視界の薄暗さ，あるいは片眼の失明を引き起こす。視野有中心部が見えにくくなる中心暗転が特徴である。眼球運動時の痛みを訴えることもある。暗転や暗部が視覚領域の中心で引き起こされない場合もある。NMOでは重篤な視力障害や両側性視力障害になることがある。MSに特徴的なMarcus Gunn瞳孔は，健常では光が眼に射しこむと収縮反射が生じるのに対し，MS患者では反射が生じず拡張をきたす場合がある。

運動障害

MSでは，皮質脊髄路あるいは運動皮質の二次的な損傷により上位運動ニューロン症候群の症候や症状を呈する。具体的には，不全麻痺，痙縮，腱反射の亢進，筋スパズム，クローヌス，病的反射陽性，皮膚反射の亢進が現れる。

痙縮はほぼ全てのMSでみられ，MSの進行度と平行して増悪を認め，一般的に上肢よりも下肢で著しい障害を示す。随意運動とそれに関連するADLを妨げるだけでなく，関節拘縮や痛みの原因となり，睡眠の制限，異常姿勢，皮膚の保全の問題の原因となる。痙縮は，末梢の温度や感染，刺激（きつい衣服など）によっても増悪するこ

とがあるため注意を要する。また、いくつかの抗うつ薬は痙縮を増悪させる危険性があるので慎重に投与する。痙縮は自然寛解することはなく、MSのリハビリテーションにおいて痙縮の制御は大きな課題である。

易疲労性は、多くのMSでみられる症状の1つである。午後の時間帯や夜に強く感じることが多い。温度や湿度の変化、激しい運動、うつ、ストレスによって増悪する。休息や睡眠、リラクセーション、適度な運動、冷水の飲水で改善することがある。

小脳性運動失調は、小脳および小脳経路の脱髄病変によって生じ、MSでは比較的多い症状の1つである。臨床的な症状としては測定障害、共同運動障害、拮抗筋反復運動障害、企図振戦、低緊張がみられる。

めまいは、小脳症状を伴うMSに多く、小脳や前庭経路を侵す病変により生じる。平衡異常、吐き気などを引き起こす。

そのほか、小脳や脳幹の障害により構音障害が生じる。MSでは発語が長く、単語が不明瞭で発語音量が低くなり明瞭度を欠く断綴性言語になることが多い。この背景には舌と口の筋の協調性の低下があり、進行すると嚥下障害を引き起こす。

高次脳機能障害・認知機能障害

MSではおよそ5割の患者に認知機能の低下がみられ、注意、集中、学習、概念的な判断、情報処理の反応時間の速度、遂行機能などが含まれる。特に就労期に発病が多いMSにおいて、認知機能の低下は就労機会に大きな影響を及ぼす。

精神症状

抑うつはMS患者のおよそ3〜5割の患者にみられ、自殺のリスクも高い。MSにより直接的に生じる抑うつに加え、MSで使用する薬剤（ステロイドやインターフェロン）の影響、ストレスによる心理的な反応として引き起こされる。特に疾患の進行の予測ができないことからくる将来の見通しの立たなさ、就労機会の喪失などが、低い自己効力感を引き起こし、抑うつに影響する。一方で、病状が進行すると笑うことや泣くことを制御できず、感情の調整が困難となる患者も少なからず存在する。

膀胱直腸機能

膀胱機能の低下はおよそ80％の患者で生じるとされる。MSで多くみられるのは核上性膀胱で、蓄尿障害により排尿の切迫、頻尿、排尿困難、夜間多尿、漏尿、失禁がみられる。膀胱機能の症状の強さはほかの神経学的徴候、主に錐体路障害と関連する。

症状・障害の評価

MSの臨床症状や障害は多岐にわたり、再発と寛解を繰り返しながら機能障害や活動制限が進行することが多いため、定期的に評価を行い、長期的に経過を把握することが重要になる。MSの機能障害の評価には、Kurtzkeの機能障害評価（FS, 表4）[5]が用いられ、総合的な身体活動能力の評価には総合障害度評価尺度（EDSS, 表5）[6]が用いられる。

FS：Functional Scale

EDSS：Expanded Disability Status Scale

表4 Kurtzkeの機能別障害評価（functional system：FS）

1. 錘体路機能	5. 膀胱直腸障害
0：正常 1：異常所見あり，しかし障害なし 2：ごく軽い障害 3：軽度ないし中等度の対麻痺，片麻痺，または高度の単麻痺 4：高度の対麻痺，片麻痺，または中等度の四肢麻痺，または完全な対麻痺 5：完全な対麻痺，片麻痺，または高度の四肢麻痺 6：完全な四肢麻痺	0：正常 1：軽度の遅延，切迫，尿閉 2：中等度の遅延，切迫，尿閉，または希な尿失禁 3：頻繁な尿失禁 4：ほとんど導尿を要するが直腸機能は保たれている 5：膀胱機能消失 6：膀胱直腸機能消失 v：不明
2. 小脳機能	**6. 視覚機能**
0：正常 1：異常所見あり，しかし障害なし 2：軽度の運動失調 3：中等度の運動失調 4：四肢全部の高度の運動失調 5：運動失調のため協調運動がまったく不能 v：不明 X：脱力（錘体路機能で3以上の障害のため判定しにくい場合は数字の後に「X」を入れる）	0：正常 1：暗点あり，矯正視力0.7以上 2：悪い方の眼に暗点があり，矯正視力0.7〜0.3 3：悪い方の眼に大きな暗点，または視野の中等度障害，矯正視力0.3〜0.2 4：悪い方の眼の高度の視野障害，矯正視力0.2〜0.1，またはgrade 3＋よい方の眼の視力0.3以下 5：悪い方の眼の矯正視力0.1以下，grade 4＋，またはよい方の眼の視力0.3以下 6：grade 5＋，よい方の眼の視力0.3以下 v：不明 X：耳側蒼白があれば次に「X」を加える
3. 脳幹機能	**7. 精神機能**
0：正常 1：異常所見のみ 2：中等度の眼振，または軽度のほかの障害 3：高度の眼振，高度の外眼筋麻痺，またはほかの脳神経の中等度障害 4：高度の言語障害，またはほかの高度障害 5：嚥下または構語まったく不能 v：不明	0：正常 1：情動変動のみ 2：軽度の知能低下 3：中等度の知能低下 4：高度の知能低下（中等度のchronic brain syndrome） 5：高度の認知症またはchronic brain syndrome v：不明
4. 感覚機能	**8. そのほか**
0：正常 1：振動覚または描字覚1〜2肢で低下 2：1〜2肢で軽度の触・痛・位置覚の低下，または振動覚の中等度の低下，または振動覚のみ3〜4肢で低下 3：1〜2肢で中等度の触・痛・位置覚の低下，または振動覚の消失，または3〜4肢で軽度の触・痛覚の低下，または2肢以上で中等度の触・痛覚の低下，または固有覚の消失 4：3：1〜2肢で中等度の触・痛・位置覚の低下，または振動覚の消失，または3〜4肢で軽度の触・痛覚の低下，または2肢以上で中等度の触・痛覚の低下，または固有覚の消失 5：1〜2肢で全感覚消失，または頸部以下で中等度の触・痛覚の低下，または固有覚の消失 6：頸部以下の完全脱失 v：不明	0：なし v：不明 1：MSに起因するそのほかの神経学的所見

（文献5より引用）

表5 総合障害度評価尺度（Expanded Disability Status Scale：EDSS）

EDSSスコア	説明
0	神経学的所見正常（すべての機能系でgrade 0，精神機能はgrade 1でも可）
1.0	能力障害はないが，1つの機能系で軽微な所見がある（例：精神機能以外にgrade 1が1つ）
1.5	視力障害はないが2つ以上の機能系で軽微な所見がある（例：精神機能以外にgrade 1が2つ以上）
2.0	1つの機能で軽微な障害（1つの機能系がgrade 2で，そのほかはgrade 0または1）
2.5	2つの機能で軽度の障害（2つの機能系がgrade 2，そのほかはgrade 0または1）
3.0	1つの機能系で中等度の障害（1つの機能系がgrade 3，そのほかはgrade 0または1），あるいは3～4つの機能系で軽度の障害（3～4つの機能系がgrade 2，そのほかはgrade 0または1）があるが歩行可能
3.5	中等度の障害があるが歩行可能（1つの機能がgrade 3かつ1～2つの機能がgrade 2，あるいは2つの機能がgrade 3：あるいは5つの機能がgrade 2で，そのほかはgrade 0または1）
4.0	比較的重度な障害があるが，装具なしに歩行可能．自分で身の周りのことができ，1日12時間以上活動できる．装具なしに500m歩行可能〔1つの機能がgrade 4で，そのほかはgrade 0または1，あるいは前段階（grade 3.5）の内容以上でgrade 3の組み合わせ〕
4.5	比較的高度の障害があるが，装具なしに終日歩行可能．十分な活動に制限があるか，もしくは軽微な補助が必要．装具なし，休みなしで300m歩行可能（通常1つの機能系がgrade 4で，そのほかはgrade 0または1，あるいは前段階の内容以上でgrade 3以下の組み合わせ）
5.0	装具なし，休みなしで200m歩行可能．高度の障害があり終日の活動（特別な配慮をせずに終日働くことなど）にかなりの制限がある（通常1つの機能系がgrade 5で，そのほかはgrade 0または1，あるいは前段階の内容以上でgrade 4以下の組み合わせ）
5.5	装具なし，休みなしに100m歩行可能．高度の障害があり，終日の活動が制限される（通常1つの機能系がgrade 5，そのほかはgrade 0または1，あるいはEDSS4.0の段階の内容以上でgrade 4以下の組み合わせ）
6.0	休み有無に関わらず，100mの歩行にときどき，または常時，一側の補助（杖，松葉杖，または装具）が必要である（通常2つ以上の機能系でgrade 3以上の組み合わせ）
6.5	休みなしに歩くには常時両側の補助（両側に杖，両松葉杖，両側の装具）が必要である（通常2つ以上の機能系でgrade 3以上の組み合わせ）
7.0	装具を用いても5m以上歩行できず，車椅子生活を余儀なくされる．標準型の車椅子の駆動と1人での乗り降りができる．12時間以上車椅子で過ごす（通常2つ以上の機能系でgrade 4以上の組み合わせ，きわめてまれに錐体外路のみgrade 5）
7.5	2, 3歩以上歩けず，車椅子生活を余儀なくされる．移乗に介助が必要．車椅子の駆動はできるが，標準型の車椅子を終日動かすことはできず，電動車椅子が必要（通常2つ以上の機能系でgrade 4以上の組み合わせ）
8.0	ベッド，椅子，車椅子に制限されるが，多くの時間はベッド以外で過ごす．多くの身の回りの動作は維持されており，両上肢を有効に使える（通常数個の機能系でgrade 4以上の組み合わせ）
8.5	1日の大半をベッド上に制限されるが，ある程度の上肢動作はできる．いくつかの身の周りのことができる（通常数個の機能系でgrade 4以上の組み合わせ）
9.0	ほとんど寝たきりだが，意思疎通と経口摂取は可能（通所ほとんどの機能系でgrade 4以上の組み合わせ）
9.5	まったく寝たきりで，有効な意思疎通や経口摂取，嚥下もできない（ほぼすべての機能系でgrade 4以上）
10	MSによる死亡

（文献6より引用）

医学的管理

医学的管理では，疾患全体の管理と，特異的な症状の管理（いわゆる対症療法）の大きく2つに大別される。

疾患の管理

MSの疾患管理は大きく2つある。1つめは疾患修飾療法（DMT）とよばれる基礎疾患に対する薬物療法で，炎症の予防（再発防止・進行抑制）を目的に行われる治療である。インターフェロンβ（筋肉内自己注射）を最優先に考え，治療抵抗例や使用が難しい場合には抗がん剤系の免疫抑制薬（経口，経静脈投与）が考慮される。2つめは，炎症の抑制（急性増悪期の短縮・障害度軽減）を目的とした治療で，副腎皮質ステロイド（パルス療法・高用量静脈内点滴投与から経口投与に移行して漸減）血液浄化療法である。

MSの最初の兆候（発作）はCISとよばれるが，近年ではこの段階で治療を開始し，MSへの移行を抑えようと試みられている。早期の治療開始により予後が改善するため，早期診断は非常に重要である。

DMT：disease modified therapy

CIS：clinical isolated syndrome

特異的症状の管理

対症療法は内科的対応が主である。痙縮および痙攣の管理には，骨格筋弛緩薬を使用する。使用においては，副作用の可能性と投与量のバランスが取れていることが重要で，高容量では全身的な筋力低下や鎮静（嗜眠状態）などの機能低下が生じる危険性がある。また，下肢の痙縮を支持として用いている症例の場合は，起立・歩行困難となる場合もあるため注意を要する。薬物療法に十分に反応しない患者には，カテーテルを用いて腰髄内へ直接バクロフェンを投与するバクロフェンポンプが役立つことがある。最近では，特定の筋を標的としたボツリヌストキシンを注射する方法が用いられている。内服薬と比べ全身性の脱力や鎮静の問題を回避できる点で優れている。

排尿の問題については，排尿動態の評価に基づいた対応が必要となる。核上性膀胱に対しては抗コリン薬の服用が適応となる。一方，弛緩性膀胱に対しては薬物療法よりもクレード法や間欠的導尿が用いられる。括約筋の協調不全の場合はαブロッカーの服用が適応となる。病態進行により，四肢の運動機能障害が強くなると自己間欠導尿が難しくなるため，留置カテーテルの処置がされる。

便秘の問題に対する基本的な対応は，食事内容の調整である。水分を多く摂取し，繊維質の多いものを摂取するように指導する。一方で，刺激性の下剤や定期的ないし連続的な浣腸の使用は，症状を一過性に増悪させる場合があるため控える。

疼痛の問題については，原因の特定に応じて対応する。痙縮や痙攣に関連する不快感や痛みの問題に対しては，抗炎症薬が適応となることが少なくない。痺れに対してはコルチコイドの短期投与が試みられる。三叉神経痛に対してはカルバマゼピンが用いられる。慢性疼痛，いわゆる中枢神経疼痛に対しては，認知行動療法（CBT）に薬物療法を併用することで症状の軽減が得られる場合がある。

CBT：cognitive behavioral theraphy

疲労の問題については，アマンタジンを投与することもあるが，数カ月で天井効果に達してしまうことが多く，間欠的な治療の継続が必要である。

抑うつの問題については，薬物療法と認知行動療法が有効であり，併用したほうが効果的である。電話カウンセリング，ソーシャルサポートの有効性も報告されている。

SSRI：selective serotonin reuptake inhibitors

薬物療法としては，セロトニン再取り込み阻害薬(SSRI)が第1選択となる。インターフェロン製剤による抑うつは，重度になると投与量の漸減や投与中止が必要なこともある。

妊娠・出産

MSは，女性患者が男性の3倍多く，妊娠可能な20〜40歳代が好発年齢である。MS患者から生まれた児の発達は正常である[7]が，インターフェロンβや免疫抑制薬は妊娠・授乳中の女性には禁忌であること，再発率が妊娠期に著明に低下し，出産後3カ月間に高くなる[8]ことを考慮し，十分に準備しサポート体制を整えて計画的に対応する必要がある。

経済的問題と社会的支援

MSは好発年齢が若年期であり，進学や就労に相当する年代での有病率が高く，経済的な問題などを抱えやすい。MSの治療に伴う経済的負担も少なくなく，このような患者に適切なリハビリテーションが実施できるように，医療従事者は指定難病医療費助成，身体障害者手帳(肢体不自由，視覚障害，聴覚・平衡機能障害，音声言語咀嚼機能障害，内臓機能障害)障害年金，障害者雇用促進法，難治性疾患患者雇用開発助成金など，MS患者が利用できる社会的な支援制度についても知っておく必要がある。就労時には，症状の変動や不定期で頻回な通院などに対して，職場の理解を得られるように医療従事者から説明することが有利になることがある。

リハビリテーション

MSのリハビリテーションのエビデンス

ANN：American Academy of Neurology

MSのリハビリテーションについて，1970〜2013年までに報告された論文を基に2015年にアメリカ神経学会(ANN)がガイドライン[9]を報告しており，MSに関する論文や現時点のエビデンスの状況を確認することができる。このガイドラインは，classⅠ〜Ⅱの研究デザイン(RCT以上)を対象としている厳格な基準があり，エビデンスとしては9つの論文しか採用していない。そのため，エビデンスがない＝効果がないではなく，結論が出ていない状況と解釈するのが妥当であろう。わが国においては，日本神経学会より2010年に最初のガイドラインが報告された。2017年の改定でリハビリテーションについての記載がなされ，EDSSを目安としたリハビリテーションの実施を推奨している[10]。

多職種チームによるリハビリテーション

HRQOL：health related QOL

前述のANNガイドラインでは，「理学療法，作業療法，言語聴覚療法を含めた包括的な外来・入院リハビリテーションはMSの機能障害を最小限に留め，能力障害を軽減し，健康関連QOL(HRQOL)を向上するか」といったクリニカルクエスチョンに対し，6週間の包括的な多専門職種による外来リハビリテーションは，FIMやEDSSで計測できる能力障害，機能障害の改善に有効であるとしている。ただし，HRQOLや自己効力感の向上，抑うつの軽減，入院リハビリテーションの効果については，デザインの研究が不足しており結論を保留している。

機能障害，能力障害の軽減，HRQOL向上の効果

訪問，外来および入院理学療法の効果比較

訪問理学療法，外来理学療法および介入なしの3群を比較した報告では，訪問理学療法と外来理学療法ともにRMIでみる移動能力は改善したが，両群間の差はなかったとしている。その他，バランス保持時間，6分間歩行距離，9ホールペグテスト，介護者評価による移動能力，抑うつの指標も同様の結果であった[9]。

RMI：Rivermead Mobility Index

筋力トレーニング，歩行とバランストレーニングの効果

筋力トレーニングはclass Ⅱ以上の研究がない。歩行とバランストレーニングの効果では，3週間のロボット歩行トレーニングと通常の歩行トレーニングを比較した研究において，20m歩行速度，膝伸展筋力，ステップ長，6分間歩行距離では差がないとしており，ロボットトレーニングの優位性はないとしている。また，バランスの感覚運動戦略をトレーニングした群と運動戦略のみをトレーニングした群，通常の介入をした3群比較では，バランスの感覚運動戦略トレーニング群で転倒者数の減少，Berg balance scaleでみる静的バランス，dynamic gait indexでみる動的バランスが有意に改善したが，activities-specific balance confidence scaleでみるバランスへの自信の程度には差がなかったとしている。

疲労・エネルギー節約についての介入

疲労を軽減させるための冷却衣類の短・長期的な効果，疲労に対する患者教育プログラム，健康増進プログラムについては，有効性を結論付けられないとしている[9]。

その他の介入の効果

BBWT：balance based torso weighting

SWP：standard weight placement

体幹部への重錘装着（BBWT）と四肢への重錘装着（SWP）を比較した研究では，BBWTでtimed up and go test，360°方向転換所要時間，25ステップ所要時間が短縮したとしており，BBWTの有用性を主徴している。

呼吸補助の上肢運動（シルベスター法）トレーニングを6週間行った群で，行わなかった群に対し，1秒量，6分間歩行距離の向上を認めたが，EDSS，呼吸困難感，最大吸気圧，最大呼気圧，1秒率は変化しなかったとしている。10週間のThreshold® IMTを用いた呼吸筋トレーニングでは，最大吸気圧の向上を報告している。これらの結果から，呼吸補助トレーニング，呼吸筋トレーニングは中等症のMSの歩行所要時間や，1秒量の向上に有効である可能性が高いが，疲労軽減や呼気筋力の向上効果は結論付けられないとしている[9]。

その他，ボディワーク（フェルデンクライス），全身振動法（whole body vibration method），水中運動療法，低負荷の心肺耐久性運動，反復経頭蓋磁気刺激の併用，在宅遠隔リハビリテーションは，研究が少なく有効性を結論付けることはできないとしている[9]。

理学療法

MSは，増悪と寛解を繰り返しながら障害が進行することが多い。そのため，増悪と寛解の経過，脱髄病巣の部位による障害の特性，各障害の重症度に合わせて二次的合併症を予防し，起居・移動動作やADL能力の維持・改善を図ることが理学療法の目標となる。

増悪と寛解の経過は，①炎症症状により髄鞘が破壊され症状や障害が進行する急性期，②再髄鞘化が始まり症状や障害が軽減する回復期，③寛解して症状や障害が安定している安定期に分けられる(図5)。

図5 MSの病期区分

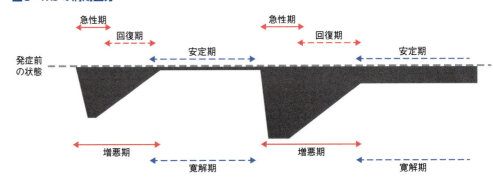

病期別の理学療法

急性期の理学療法

急性期は，炎症症状の鎮静化が重要な時期であり，安静を保つことが基本である。理学療法としては，安静臥床による廃用症候群を予防するために良肢位保持，体位変換，ROM運動，呼吸理学療法などを行う。

回復期の理学療法

急性期が過ぎ，炎症症状が軽減して症状や機能障害の回復がみられる時期である。機能障害は脱髄病巣の部位により異なり，運動麻痺(四肢麻痺，片麻痺，対麻痺)，運動失調，痙縮，感覚障害，視力障害，認知障害，排尿排便の障害などが起こる。そのため，神経系全体について評価を行い，症状や機能障害に応じた理学療法を行う必要がある。

MS患者の多くは易疲労性を示すことが多く，疲労が症状悪化の誘因になる可能性がある。また，MS患者はウートホフ現象にみられるように，高温環境下で症状が悪化する可能性があり，0.2℃の温度上昇でも神経伝導速度が低下し疲労が生じる。そのため，MS患者の理学療法においては，運動負荷強度や運動量，理学療法を行う場所の温度や湿度環境に注意する必要がある(表6)。

理学療法の内容は，片麻痺があれば脳卒中片麻痺，対麻痺があれば脊髄損傷による対麻痺，運動失調があれば小脳性の運動失調症に準じた理学療法を行う。具体的には，ROM運動，筋力増強運動，バランス運動，持久性運動，起居動作練習，歩行練習などを行う。

表6 疲労に対する対策（注意点）

- 過負荷に注意する（Borg指数，疲労感，検査値の変化などを参考にする）
- 翌日に疲れが残らないようにする
- 少量頻回の練習をする（一度に多くの運動をしない）
- 作業量に注意する（自己管理ができるように）
- 効率的な動作・作業方法を指導する

安定期の理学療法

　寛解によって症状や機能障害が発病前の状態まで回復すればよいが，経過とともに症状の進行は停止しても機能障害が残存することが多い。そのため，残存する機能障害や活動制限の維持・改善を目的に理学療法を行う。安定期であっても，易疲労性や温度環境に注意する。しかし，易疲労性に注意するあまり，低強度になりすぎると運動による効果も得にくくなる。軽度から中等度の運動を1日20〜60分，週2〜3回行っても，運動による有害事象（脳卒中の発症，腰痛や関節痛，転倒など）や症状の再発は，運動を行わない対照群と同意程度〔有害事象で運動群（2.0％）／対照群（1.2％）＝1.67，再発で運動群（4.6％）／対照群（6.3％）＝0.73〕であったとの報告[11]もあり，患者の疲労感や発汗の様子，パフォーマンスの変化などに注意して運動を行えば，中等度程度までの運動負荷は許容されると思われる。

　また，安定期では歩行やADL自立のため，代償動作の練習や自助具の使用，家屋環境の整備なども検討する。

理学療法の実際

ROM：range of motion

関節可動域（ROM）運動，ストレッチ運動

　運動麻痺や痙縮によりROM制限が生じるので，ROM運動やストレッチ運動を行う。伸張により，疼痛や痺れ感が増強することもあるので，軽めのストレッチから始めたり，患者自身がストレッチの強度を調整しやすいように自主的な運動を指導したりする。

筋力増強運動

　筋力増強運動は回復期に入ってから行い，易疲労性のため負荷強度や運動回数に注意して行う。患者がやや重く（やや強く）感じる程度の負荷強度で5〜10回を1セットとし，それを1〜2セット行う程度から始める。そして，患者が重く（強く）感じる程度まで負荷強度やセット数を徐々に増やすとよい。また，筋力増強機器や重錘などを用いるより，自重を利用して動作のなかで筋力増強を図る運動を行うと，自主トレーニングにつなげやすい（図6）。

バランス運動

　小脳や脳幹に病巣があると運動失調をきたし，バランス障害を起こしやすい。バランス運動として，狭い支持面での姿勢保持，重心移動練習，ステップ運動，立ち上がり・着座練習，歩行練習などを行う（表7）。足部に300〜1,000g程度の錘を巻いたり，弾性包帯やサポーターを近位の関節部に着用したりすることも試みる。重錘は重すぎると疲労につながることもあるので，重量に注意する。

図6 筋力増強運動

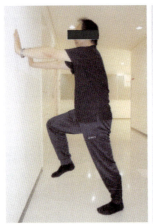
腿を上げる

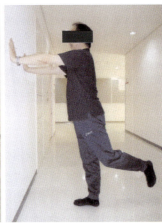
足を後ろに上げる

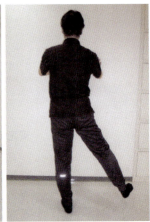
足を横に上げる

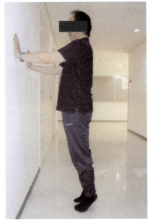
つま先立ち

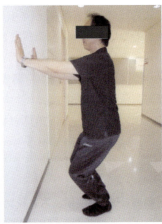
膝の屈伸

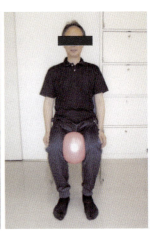
ボールをつぶす

表7 バランス運動の例

静的バランス練習	ボディイメージを高める運動
・片脚立ちなど狭い支持面での姿勢保持 ・閉眼,バランスマット上での姿勢保持	・狭い所や低い所を通る ・床の上の印に合わせて足を踏み出す
重心移動運動	**姿勢や運動の変換運動**
・座位や立位での前後・左右へのリーチ ・ボール渡し,ボール投げ,輪入れ	・起き上がり,立ち上がり ・方向転換,急な停止と開始
ステップ運動	**歩行練習**
・前後左右斜め方向へのステップ ・ステップを伴うボール投げ ・バドミントン,フリスビー	・継足歩行,後ろ歩き,横歩き ・障害物を置いた歩行(跨ぐ,避ける) ・速い歩行,遅い歩行
二重課題	**感覚調整**
・ボールを蹴りながら歩く ・計算をしながら歩く ・トレイに物を載せて歩く	・閉眼での運動 ・頸部を回旋

※安全な環境があれば転倒練習も行う。1種目5分〜10分、休みも入れながら行う。

持久性運動

持久性運動は安定期に入ってから行う。翌日に残るような疲労感や体温の上昇を避けるために，運動負荷強度や運動時間に注意する。Borg指数で「11：楽である」～「13：ややきつい」を目安とし，「13：ややきつい」を超えるようであれば負荷強度を減らすか，運動を終了する。運動失調などでバランス能力が低下している場合は，安全のために背もたれ付きのエルゴメータなどを用いる。

起居動作・歩行練習

片麻痺，対麻痺，運動失調などの機能障害に応じた起居・移動動作や歩行練習を行う。痙縮が強く足関節が底屈位になってしまうときは，支柱付きの短下肢装具が適用になる。また，杖，歩行器，車椅子なども患者の状態に合わせて使用する。運動失調が強い場合は，歩行器に錘を取り付けると安定感が増す。

ADL練習

安定で効率的な動作方法を指導する。入浴の際は，体温が上昇しすぎないように，湯の温度や，湯につかる時間などにも注意する。また，生活のなかでも，疲労を感じたら休憩をとる，高温の環境を避けることなどを患者自身や家族に指導する。

疼痛・異常感覚の緩和

MS患者は，痺れ感や疼痛を訴えることが多い。疼痛や痺れ感の緩和を目的に，軽めのストレッチ運動，リラクセーション，寒冷療法などを行う。

心理的サポート

増悪と寛解を繰り返しながら症状が進行することが多く，増悪時に新たな機能障害が加わることもある。ほかの神経難病に比べ若年期に発症するので，経済的，社会的な問題も生じやすく，MS患者は再発や障害の進行に不安を抱きやすい。理学療法士もそのような患者の不安を理解し，心理的なサポートを行う。認知機能障害，うつ症状や多幸症などの精神症状もみられるので，これらにも注意して接する必要がある。

作業療法

病期により内容は異なるが，全般を通して廃用による機能低下の予防と，装具や用具の適応による動作能力の回復が主な目的となる。加えて，疾病の不安に対する心理的支持と認知機能の低下がみられる場合は，その対応が目的になる。

なお，MSは若年で発症することが多いので，復職や就労に向けて作業の耐久性を向上させることや，通勤手段の獲得なども行う。一方，重度な障害をきたした例では，新たな役割の創出などが目的になる。

作業療法評価

中枢神経系の多病巣病変による多様な障害が現れる（図7）。主な症状を表8に示す。

図7　MSの多様な症例

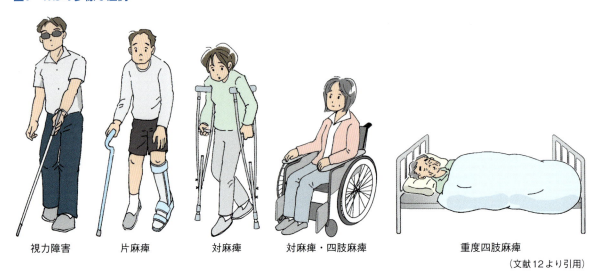

　　視力障害　　　片麻痺　　　対麻痺　　対麻痺・四肢麻痺　　　重度四肢麻痺

(文献12より引用)

表8　MSの主症状

1. 感覚障害
①感覚異常：痺れ，刺すような感覚，痛み，焼けつくような感覚，かゆみなど．回復期に有痛性強直性痙攣を示すことがある ②視力障害：視力の低下，複視，片方の眼の部分的失明と痛み，眼の霞みやぼやけ，中心視力の消失など
2. 運動症状
①運動麻痺 　・単麻痺　：脳あるいは脊髄障害で起こり，一肢の部分麻痺を示すこともある 　・片麻痺　：身体一側の麻痺は脳障害で起こることが多い 　・対麻痺　：下半身が両側性に麻痺する．運動麻痺では最も多い．脊髄障害による痙性麻痺で起こる 　・四肢麻痺：上頸部脊髄障害や脳幹部障害で起こる痙性麻痺である ②小脳失調　：小脳・脳幹障害により，体幹失調，四肢の運動失調，企図振戦，眼振，複視，構音障害などを示す
3. 精神症状
気分の変動，病的な高揚感や眼がくらむ感じ，うつ状態，情動を抑制できない（理由なく泣き出したり，笑い出したりするなど），無関心，記憶障害などを示すことがある
4. その他の症状
①神経因性膀胱　：脊髄障害の初期には麻痺性膀胱による尿閉を起こすことがあり，しばしば導尿を要する．回復期には無 　　　　　　　　抑制性膀胱となり，頻尿と排尿困難あるいは失禁を訴える ②発作性掻痒 ③Uhthoff徴候　：体温上昇をきっかけとして症状が増悪する ④Lhermitte徴候：脊髄症状が強い場合，頸部を前屈したときに背中中央から下へ電撃痛が放散する ⑤MS fatigue　　：特有の強い倦怠感を示す場合がある

(文献12より改変引用)

　なお，再発回数が多い患者ほど早く症状が進行し，15年以上を経て歩行ができないレベルに達することが多い．最終的には認知障害や認知症を伴い，寝たきりの状態になることもある．作業療法に必要な評価項目を**表9, 10**に示す．このほか，MSに特異的な検査であるEDSSは，通常，医師が評価を行う．

表9 MSの作業療法に必要な評価項目

1. **身体機能**
   a. 運動面
      筋力：MMT，握力測定，ピンチ力測定　　　関節可動域：ROMテスト
      筋緊張：MACS（modified Ashworth clinical scale）　中枢性麻痺：共同運動テスト，連合運動テスト，反射テスト
      協調運動：協調運動テスト　　　　　　　　上肢機能：簡易上肢機能テスト（STEF）
   b. 感覚面：知覚・感覚テスト
2. **認知・高次脳機能**：コース立方体組み合わせテスト，MMSE
3. **動作面**：a. ADL：バーサルインデックス，FIM　b. IADL
4. **就労・作業能力，社会生活上の適応力**：職業適性検査
5. **興味・関心**：興味・関心チェックシート（表10）
6. **QOL**：MSQOL-54，MSQLI，FAMS

表10 興味・関心チェックシート

氏名：＿＿＿＿＿＿＿＿　年齢：＿＿＿歳　性別（男・女）　記入日：H＿＿年＿＿月＿＿日

　表の生活行為について，現在しているものには「している」の列に，現在していないがしてみたいものには「してみたい」の列に，する・しない，できる・できないにかかわらず，興味があるものには「興味がある」の列に○を付けてください。どれにも該当しないものは「している」の列に×をつけてください。リスト以外の生活行為に思いあたるものがあれば，空欄を利用して記載してください。

生活行為	している	してみたい	興味がある	生活行為	している	してみたい	興味がある
自分でトイレへ行く				生涯学習・歴史			
1人でお風呂に入る				読書			
自分で服を着る				俳句			
自分で食べる				書道・習字			
歯磨きをする				絵を描く・絵手紙			
身だしなみを整える				パソコン・ワープロ			
好きなときに眠る				写真			
掃除・整理整頓				映画・観劇・演奏会			
料理を作る				お茶・お花			
買い物				歌を歌う・カラオケ			
家や庭の手入れ・世話				音楽を聴く・楽器演奏			
洗濯・洗濯物たたみ				将棋・囲碁・ゲーム			
自転車・車の運転				体操・運動			
電車・バスでの外出				散歩			
孫・子供の世話				ゴルフ・グランドゴルフ・水泳・テニスなどのスポーツ			
動物の世話				ダンス・踊り			
友達とおしゃべり・遊ぶ				野球・相撲観戦			
家族・親戚との団らん				競馬・競輪・競艇・パチンコ			
デート・異性との交流				編み物			
居酒屋に行く				針仕事			
ボランティア				畑仕事			
地域活動（町内会・老人クラブ）				賃金を伴う仕事			
お参り・宗教活動				旅行・温泉			

本シートの著作権（著作人格権，著作財産権）は一般社団法人日本作業療法士協会に帰属しており，本シートの全部又は一部の無断使用，複写・複製，転載，記録媒体への入力，内容の変更等は著作権法上の例外を除いて禁じます。

（文献15より許可を得て転載）

プログラム立案

プログラム立案時は，筋力維持・増強練習においてオーバーワークによる筋力低下をきたす可能があることに留意しなければならない。運動量や加重の設定は余裕をもって，体感限度の5〜6割程度から開始し，漸次増加させる方法をとるのが一般的であるが，このとき運動量や荷重負荷量については，翌日に疲労感や違和感が残らないことが前提であり，血液検査からはCK（クレアチンキナーゼ）値を確認する。

作業療法士の作成したプログラムによる指導によって，日常生活上のリスク管理の認識が高まり，活動の自主管理が容易となり，設定した目標に到達しやすくなることが報告されている[9]。

治療プログラムの立案は，まずケースの臨床経過から再発頻度とその期間を確認して，再発・増悪の原因となる要因について傾向を調べ，状況に応じた生活指導を行うことである。MSの症状増悪・再発に関与する要因は，体温上昇・感染，疲労，手術・外傷，ストレス，妊娠が主なものであり，これらの情報の周知を徹底することが重要である（表11）。機能低下に対して代償的な方法を用いることが可能な場合は，積極的に導入を図る。このときの作業療法の役割として，残存機能の活用や能力への対応よりも，ケース自身の問題解決能力を高めることが大切である。

表11　MSの症状増悪・再発に関与する要因

1. 体温上昇・感染　2. 疲労　3. 手術・外傷　4. ストレス　5. 妊娠

（文献12より引用）

病期別作業療法

病期の定義は理学療法と同等である。

急性期の作業療法

心身の安静が基本であるが，拘縮や廃用予防のための関節可動域練習や不安への心理支持を行う。

回復期の作業療法

身体の持久力を含めた筋力増強や巧緻動作練習を行う（図8）。視覚障害や感覚障害

図8　回復期の作業活動例（巧緻動作）

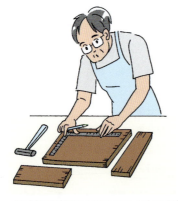
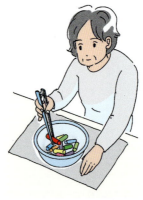

趣味的活動要素を取り入れた木工作業　　改良箸を利用した箸の使用練習　　（文献12より引用）

などの症状がみられる場合はそれらへの対応を行い，状況に応じて優先順位をつけて実施する。

安定期の作業療法

再発を予防するため，生活プランをチェックする。活動量やストレスなど心理状況を確認しながら指導する（表12）。また，訪問リハビリテーションなどの地域での対応時の回復期の障害別の観察ポイントを表13に示す。また，医療機関から地域リハビリテーション担当者に依頼内容を伝える際には，日本作業療法士協会が作成した「生活行為申し送り表」の利用が地域リハ担当者との連携に役立つであろう（表14）。

表12　MSの病期に沿った作業療法プログラム

対応場面	1. 急性期	2. 回復期	3. 安定期
		医療機関	地域
OTゴール	・身体・精神的安静 ・関節拘縮予防（廃用症候群） ・心理面の安定化（体温上昇や疲労は禁忌）	・身体機能維持・回復（筋力維持・増強，感覚改善） ・ADL自立化 ・環境整備（福祉機器・用具） ・視力障害-照明，障害物の撤去，盲人用杖 ・心理面の安定化 ・QOLの調整	・身体機能維持 ・QOL
		活動量・精神面（疲労，ストレス）の自己管理	
プログラム	・両肢位保持，体位変換 ・ROM練習 ・心理的サポート	・機能トレーニング（身体機能・体性感覚） ・ADLトレーニング，心理的サポート ・生活プラン対応（生活習慣の設定：活動量調整，計画・実施・確認・変更） ・気分転換	・生活プラン対応（生活習慣の設定：活動量調整，計画・実施・確認・変更） ・気分転換

（文献13より改変引用）

表13　MS回復期の障害別観察ポイント

障　害	観察ポイント
運動障害	・疲労感（倦怠感） ・運動麻痺の部位と範囲 ・運動失調の程度
感覚障害	・痺れ，冷感，痛み，違和感 ・感覚障害の部位と程度 ・有痛性・強直性痙攣の有無
視力障害	・複視，かすみ，疼痛 ・視力低下の程度
膀胱直腸障害	排泄状況と尿路感染の有無
言語障害	言語明瞭化
精神・認知機能障害	・感情変化 ・情動面 ・知能低下の有無と程度

（文献14より引用）

表14 生活行為申し送り表

氏名：_____ 年齢：___歳 性別（男・女） 作成日：H___年___月___日

退院後も健康や生活行為を維持するため，下記のとおり指導いたしました。
引き続き継続できるよう日常生活のなかでの支援をお願いいたします。

担当者：

【元気な時の生活状態】	【今回入院きっかけ】 □徐々に生活機能が低下 □発症（脳梗塞など） □その他（　　　　）	【ご本人の困っている・できるようになりたいこと】
【現在の生活状況】（本人の能力を記載する） ※該当箇所にレをつける		【リハビリテーション治療における作業療法の目的と内容】

ADL項目	している	していないができる	改善見込み有	支援が必要	特記事項
食べる・飲む	□	□	□	□	
移乗	□	□	□	□	
整容	□	□	□	□	
トイレ行為	□	□	□	□	
入浴	□	□	□	□	
平地歩行	□	□	□	□	
階段昇降	□	□	□	□	
更衣	□	□	□	□	
屋内移動	□	□	□	□	
屋外移動	□	□	□	□	
交通機関利用	□	□	□	□	
買い物	□	□	□	□	
食事の準備	□	□	□	□	
掃除	□	□	□	□	
洗濯	□	□	□	□	
整理・ゴミだし	□	□	□	□	
お金の管理	□	□	□	□	
電話をかける	□	□	□	□	
服薬管理	□	□	□	□	

【日常生活の主な過ごし方】

【アセスメントまとめと解決すべき課題】

【継続するとよい支援内容またはプログラム】

本シートの著作権（著作人格権，著作財産権）は一般社団法人日本作業療法士協会に帰属しており，本シートの全部又は一部の無断使用，複写・複製，転載，記録媒体への入力，内容の変更等は著作権法上の例外を除いて禁じます。

（文献15より許可を得て転載）

事例

概要

　音楽大学2年生時の20歳で発症。主たる病巣は脊髄で，ピーク時のEDSSは1，病巣のMRIガドリニウム造影効果が認められ，9回の入院歴があった。治療として，ステロイドパルス療法とプレドニン®(PSL)の経口投与(慢性投与22.5 mg/day)を行った。経過から再発を繰り返すNMOであり，継続的な免疫療法を要する状況である。

　リハビリテーションの治療方針として，上肢・手指機能は実用レベルであるが精神的にストレスを抱えやすい傾向があり，仕事復帰(24歳時より教員)の際にはあまり高い目標を設定しないよう留意する必要があった。

経過

　入院歴からは，視力低下と痺れ感・ヒリヒリ感といった感覚障害の症状が現れ，異常感覚の内容と程度はそれぞれ入院ごとに異なる状況であった。なお，運動麻痺はなく，機能障害は感覚障害が原因であった。

　教職就労後には，機能トレーニングと並行して体調管理を行うため活動量や疲労などのストレスの自己管理を促した。また，急性増悪の前には発表会の準備や合宿など活動量の増加，精神的な負担の要因がみられたため，そのような状況下では自らがそれらのコントロールを行う必要があることをオリエンテーションした。

　プログラムは，休息しながら比較的長時間継続できる手芸，病院生活のストレス軽減・復職技能の確認のためキーボード演奏を中心に実施した。

　物事に対応するとき，緊張が高く疲労やストレスを抱えやすい傾向がみられたため，活動時には平穏な気持ちで余裕をもって取り組むように指導した。このとき，スケジュール帳を作り活動量の自己点検を促すとともに，母親にこれらのリスクを説明して，生活上で助言が受けられるよう環境面を調整し，活動量とストレスを自己管理できるように配慮した。各回の入院の概要と作業療法の内容について**表15**にまとめた。

表15　各回の入院の概要と作業療法の内容

入院	年齢	病変部位	症状	作業療法	その他
第1回（3日）	20歳 音大2年	視神経	右視神経炎による右視力低下	なし	ステロイド療法を1カ月実施し症状改善
第2回（74日）		C2-7	左手指巧緻性低下（手指のしびれ感のため），左手指巧緻動作は右の1.5倍の時間要	手指感覚練習 革細工（ペン立て）	強いしびれ感のため，一時車いすを使用
第3回（41日）	21歳 音大3年	C2-7	胸腹部と右手掌面のしびれ・右足の歩きにくさ 右上下肢に軽度失調，両下肢振動覚・位置覚が顕著に低下	手指感覚練習	
第4回（92日）		視神経	右視神経炎（右目奥の痛み・まぶしさ，目を動かすときの頭痛），両手指遠位部に腫れてのふくれ感	手指感覚練習	教育実習のストレス要因あり
第5回（17日）	22歳 音大4年	C2-7	左足親指の内側面にしびれ感軽度，頸部の痛み，右足の違和感。頸部の疼痛が増悪し左体幹〜左大腿にヒリヒリ感。四肢の筋力低下なく左側腹〜背部の感覚過敏が残る	手指機能は良好。学業復帰・気分転換によるストレス解消・心理的安定目的に，ピアノ演奏とストレスにならない程度の手工芸を実施	
第6回（18日）	23歳	Th10-11背側	両大腿内側面のヒリヒリ感，手指のしびれ（−） 感覚鈍麻による巧緻動作障害がみられ，精神的に不安定 軽度のDTR左右差と髄液検査にて細胞増多	入院生活によるストレスを発散でき，楽しめる各種作業を実施	1カ月前に教育実習，教員の採用試験あり
第7回（22日）	24歳 教員	C2-3後索	両側手尖のしびれ，両下肢のしびれ，頸部〜肩の痛痒，体幹の感覚鈍麻	手指のしびれがあるが，問題ないレベル キーボード演奏による手指機能練習を実施	仕事のため短期で退院
第8回（18日）	25歳 教員	C2右後索	後頸部の疼痛と右上肢のしびれ感・使いにくさあり（書字困難）（手指のしびれにより巧緻動作障害がみられ，書字は視覚代償が必要。また，肩・頸部筋の過緊張あり）	手指機能練習	
第9回（25日）		C2-4後索	疼痛を伴う右肩のしびれ・過敏，使用後のだるさ	キーボード演奏，ペーパーフラワー	目標を持ち生活に張りがあるとよいが，一段落すると体調を崩す傾向

（　）は入院日数　　　　　　　　　　　　　　　　　　　　　　　　　　　　　　（文献13より改変引用）

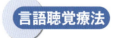

嚥下障害に対するST

　嚥下障害とは，食物が円滑に胃に移送されない，または誤った方向に導かれる状態であり，MS患者のおよそ30％以上にみとめられ，EDSSスコアが高くなるにつれて，頻度が高くなる。MSの嚥下障害は，嚥下中枢および嚥下運動に関連する神経路（具体的には，島皮質，一次運動野，一次感覚野直下の白質と錐体路，橋の三叉神経，顔面神経，延髄の舌咽神経，迷走神経，舌下神経）の障害により生じるため，神経障害部位により多彩な嚥下障害を示す。

嚥下障害の評価

　全身状態として，栄養状態や意識状態，脱水の有無を把握する。続いて，神経学的所見として脳神経機能を確認する。顔面神経は口腔期の口唇閉鎖（口腔内圧の上昇），頰部の緊張に関与する。三叉神経は，両側性障害で口腔内の知覚および下顎運動に影響する。舌下神経は舌の食塊形成運動，口腔から咽頭への送り込みの運動に関与する。空嚥下時の喉頭挙上範囲と強さをみることで評価できる。舌咽・迷走神経は咽頭運動に関与する。アー発声にて，軟口蓋麻痺と咽頭筋麻痺（カーテン徴候）を確認する。聴診で一側の梨状陥凹への唾液貯留が確認できた場合は，同側の咽頭筋麻痺を示唆する。

　嚥下機能を簡便に評価するスクリーニングテストとして，30秒間に行える空嚥下回数をみる反復唾液嚥下テスト（RSST），3 mLの水を嚥下させてむせの有無や呼吸状態の変化をみる改定水飲みテスト（MWST），茶さじ1杯のプリンを食べさせて口腔内残渣や梨状陥凹の貯留，むせなどを評価するフードテストがある。これらは，ベッドサイドで簡易的に行える利便性はあるものの，安全性を十分に担保するものではないため，嚥下造影や嚥下内視鏡検査を適時組み合わせて評価することが望ましい。

RSST：repetitive salvia swallowing test

MWST：modified water swallowing test

嚥下障害に対するアプローチ

筋力増強運動

　口腔内での食塊形成・咽頭移送能力を高める目的で行われる。舌の筋力増強運動には，スプーンを使い，舌背を挙上させる舌背挙上練習や，舌尖を上顎前歯の歯茎部に押し付ける舌尖挙上練習がある。頸部の筋力増強運動には頭部挙上練習（shaker運動）があり，背臥位から頭部挙上し保持させる。

嚥下反射誘発法

　レモン水に浸して凍らせた綿棒で前口蓋弓を軽く圧迫しながらこする冷圧刺激法と，臼後三角後縁のやや後方内側面を凍らせた綿棒などで刺激するK-point刺激がある。K-point刺激の刺激中は開口が促されるため，咬反射が強い患者の開口誘導としても使用できる。

姿勢調整法

　姿勢により食物の通過をコントロールする方法である。適切な体位はスクリーニングテストのみならず，嚥下造影検査なども組み合わせて行うのが望ましい。chin down（頭頸部屈曲位）は喉頭挙上低下例に対して行い，顎を引いた姿勢にすることで，喉頭挙上距離を補完する。

　それぞれの姿勢により効果が異なり，頭部屈曲は舌根が咽頭壁に近づき咽頭腔を狭めるため，咽頭残留の減少と嚥下後誤嚥の防止が期待できる。頸部屈曲は前頸部の緊張を緩め喉頭蓋谷を拡げるため，嚥下前誤嚥の防止が期待できる。頸部回旋は回旋側の咽頭が狭まることで反対側の咽頭が拡がり，食物の通過を促す。咽頭残留と誤嚥防止では麻痺側に回旋させるが，嚥下後の梨状窩残留を除去する場合は残留側と反対に回旋し追加嚥下を行う。リクライニングと組み合わせると食塊が回旋側に流入する場合があるので注意が必要である。

嚥下手技

　誤嚥や咽頭残留がある患者に，新しい嚥下方法を習得させるための方法である．息こらえ嚥下（supraglottic swallow）は，意識的に息をこらえることで嚥下反射の前から嚥下反射中にかけて声門を閉鎖し，誤嚥を防ぐ．気管に入り込んだ異物を咳で喀出する効果もある．声帯閉鎖の減弱，咽頭期嚥下の遅延が対象となる．努力嚥下（effortful swallow）は舌に力を入れて嚥下をすることで舌根部の後退運動を増強し，喉頭蓋谷への残留を減少させる方法で，喉頭蓋谷に残留のあるケースで適応となる．Mendelsohn手技は，嚥下反射時に甲状軟骨を高い位置に保たせ，その後脱力させる方法で，舌骨喉頭挙上の運動範囲拡大，挙上時間の延長を図る際に用いる．

高次脳機能障害へのST

　MSでは，高次脳機能障害を認める例が少なくない．古くはMSの認知機能障害は全体の3％程度とされていたが，近年になり認知機能障害についてのさまざまな知見が集積され，認知機能障害を有するMS患者は45〜65％にものぼることが報告されている．認知機能障害が日常生活や就労に大きな影響を与えることが指摘されており，MS発症から10年以内に80％が失職しているとの報告[16]もある．

　MSで出現しやすい高次脳機能障害として，情報処理速度の低下，短期記憶障害，作動記憶障害，遂行機能障害，言語性抽象化，視空間知覚の障害がある．このなかで頻度が高いのは，情報処理速度の低下と記憶障害であることから，大槻[17]は情報処理速度の低下はMSのあらゆる高次脳機能障害の中核症状あるとしている．一方，全般的知的機能や言語機能は比較的保たれていることが多い．

　情報処理速度は，あらゆる高次脳機能に関与しているため，他の高次脳機能障害が出現している場合に，それが一義的な障害なのか，処理速度の低下によって二義的に出現しているか検討が必要となる．

　MSの認知機能障害に対する評価としてはMSの神経心理学的簡易検査法（BRB-N, 表16）が1990年に開発され国際的に使用されている．わが国では2009年に日本語版が報告されている[17]．BRB-Nは7つの下位項目の検査からなり，検査の所要時間は30〜40分ほどであるが，患者の理解度や精神的な耐久性によってはさらに時間を要す場合もある．

　Niinoら[18]は，わが国のMS患者184名を対象にBRB-Nによる評価を行い，高次脳機能に影響を及ぼすとされているアパシー，疲労，うつとの関連を調査している．その調査によると，BRB-Nは年齢と教育歴と相関があるとしており，対象者の評価を行う際に注意を払う必要がある．また，BRB-Nの下位項目とはうつとアパシーとの相関はあるものの，疲労との相関はなかったとし，MSにおいては気分障害が高次脳機能に影響を及ぼすとしている．

　具体的にMSの高次能機能障害に介入を検討したものでは，記憶障害に対する介入が報告されている．short memory techniquesとよばれる新しい記憶を長期記憶とイメージや文脈と関連付けて記憶する戦略を学ばせるセッションを8回行った群で，記憶の向上がみられ，その改善効果は16週後にも持続していたことを報告している[19]．

BRB-N：brief repeatable Battery of Neuropsychological tests

表16 MSの神経心理学的簡易検査法(BRB-N)

評価項目	評価内容
選択想起検査(SRT)	言語の学習(12個の単語リストを聴覚的に提示し繰り返しによる学習効果を評価する)
視空間認知検査(SPART)	視空間記憶(基盤に10個のコマを視覚的に提示し記憶させ,隠した後に同じ位置に再現させる)
符号数字モダリティー検査(SDMT)	注意と情報処理能(符号と数字の組み合わせのうち符号を提示し,それに相当する数字を書くことを求める)
連続聞き取り加算検査(PASAT)	注意と情報処理能(1桁の数奇を3秒間隔または2秒間隔に聴覚的に提示し、それぞれの前後の数字の足し算の答えを求める)
選択想起検査(遅延再生)(SRT-D)	言語学習の遅延再生(SRTの12個の単語リストの再生を求める)
視空間想起検査(遅延再生)(SPART-D)	視空間記憶の遅延再生(SPARTの10個のコマ位置を再生を求める)
単語リスト生成検査(WLG)	語の流暢性(果物と野菜の分類に含まれる単語をできるだけ多く言ってもらう)

SRT:selective reminding test, **SPART**:spairal recall test, **SDMT**:symbol digit modalities test, **PASAT**:paced auditory serial addition test, **SRT-D**:SRT-delay, **SPART-D**:SPART-delay, **WLG**:word list generation test

文献
1) 日本神経学会 編:多発性硬化症治療ガイドライン2010(http://www.neurology-jp.org/guidelinem/koukasyo.html, 2015年11月閲覧).
2) Polman CH, et al:Diagnostic criteria for multiple sclerosis:2010 revision to the McDonald criteria. Ann Neurol 69:292-302, 2011.
3) Widener GL:Multiple Sclerosis. Umphred, DA. Umphreds Neurological Rehabilitation 6ed, Elsevier Health, pp585-600, 2013.
4) Lublin FD, et al:Defining the clinical course of multiple sclerosis: the 2013 revisions. Neurology, 83(3):278-286, 2014.
5) Kurtzke JF:On evakuation od disability in multiple sclerosis. Neurology 11:686-694, 1961.
6) Kurtzke JF:Ration Neurologic impairment in multiple sclerosis:an expanded disability status scale (EDSS). Neurology 33:1444-1452, 1983.
7) Poser S, et al:Multiple sclerosis and gestation.Neurology 33:1422-1427, 1983.
8) Confavreux C, et al:Rate of pregnancy relate relapses in multiple screrosis. N Engl J Med 339:285-291, 1998.
9) Haselkorn, et al:Summary of comprehensive systematic review: Rehabilitation in multiple sclerosis Report of the Guideline Development, Dissemination, and Implementation Subcommittee of the American Academy of Neurology. Neurology 85:1896-1903, 2015.
10) 日本神経学会編:多発性硬化症・視神経脊髄炎診療ガイドライン2017. 医学書院, 286-290, 2017.
11) Pilutii LA, et al:The safety of exercise training in multiple sclerosis: A systematic review. J Neurological Science 343:3-7, 2014.
12) 長﨑重信 監:改訂第2版 作業療法学 ゴールド・マスター・テキスト 身体障害作業療法学, p.392-410, メジカルビュー社, 2015.
13) 菊池恵美子 編:OT臨地実習ルートマップ. p.123-134, メジカルビュー社, 2011.
14) 加倉井周一ほか編:神経・筋疾患のマネージメント-難病患者のリハビリテーション-. p.75-83, 医学書院, 1997.
15) 日本作業療法士協会:生活行為向上マネジメント(http://www.jaot.or.jp/science/mtdlp-newpage.html, 2015年11月閲覧).
16) Grant I, et al: Deficient learning and memory in early and middle phases of multiple sclerosis. Journal of Neurology, Neurosurgery & Psychiatry 47(3): 250-255, 1984.
17) 大槻美佳:多発性硬化症の認知機能障害の特徴. 神経内科 80(5):562-568. 2014.
18) Niino M, et al: Apathy/depression, but not subjective fatigue, is related with cognitive dysfunction in patients with multiple sclerosis. BMC neurology 14(1): 3, 2014.
19) Chiaravalloti N, et al: Treating learning impairments improves memory performance in multiple sclerosis: a randomized clinical trial. Multiple Sclerosis Journal 11(1): 58-68, 2005.
20) 柳澤 健 編:理学療法学ゴールド・マスター・テキスト5 中枢神経系理学療法学, メジカルビュー社, 2010.

Ⅲ 疾患別リハビリテーションの実際

5 筋強直性ジストロフィー，多発性筋炎などの筋疾患

国立精神・神経医療研究センター病院　身体リハビリテーション部

- ベッカー型筋ジストロフィー（BMD）は本質的にはデュシェンヌ型筋ジストロフィー（DMD）と同一の病態であるため，DMDに対するリハビリテーションが参考となる。
- BMDは一般的に15歳を過ぎても歩行可能である。症状は幅広い。
- BMDは近位筋優位の筋力低下がみられ，腓腹筋の短縮による足関節背屈可動域制限が生じやすい。
- BMDは心機能障害が生じやすいため，運動療法実施の際のリスク管理として，アンダーソン・土肥の基準などを参考にする。
- 筋強直性ジストロフィー（MyD）の主症状は筋力低下，ミオトニア，多臓器障害と多岐にわたり，リスク管理が重要ではあるが，症状の出現程度は非常に個別性が高い。
- MyDは子の世代に遺伝するに従って重症化する傾向があり，主な死因は呼吸器感染症および呼吸不全である。
- MyDは嚥下障害は自覚に乏しく早期に出現するため，積極的に具体的な評価を進めていく必要性が高い。
- MyDは運動機能の維持を基本にするが，起こりうる障害を予測してかかわり，福祉用具を活用することでQOLの高い生活を支援することがリハビリテーションの目標である。
- 顔面肩甲上腕型筋ジストロフィー（FSHD）の自然歴について，評価の標準化とクリニカルトライアルが実施されている。
- FSHDの歩行期のリハビリテーションについては下垂足に対する装具療法が重要である。
- FSHDの車椅子期の選択は，起立困難を想定した車椅子機構の導入，過度の腰椎前彎に対するシーティングが重要である。また社会参加に合わせた車椅子の選択が重要である。
- 多発性筋炎の症状の進行は個人によって異なるため，運動機能・生活状況を詳しく評価する。
- 多発性筋炎は経時的に身体機能が比較できるように評価方法を工夫する。
- 多発性筋炎の運動療法は炎症の活動状態を把握し，リスク管理を行ったうえで実施する。

筋疾患に対するリハビリテーション

BMD：Becker muscular dystrophy

DMD：Duchenne muscular dystrophy

MyD：myotonic dystrophy

FSHD：facioscapulohumeral muscular dystrophy

筋疾患について

　筋疾患は，筋線維の機能異常により，主症状として筋力低下を，そのほかにも筋痙攣・筋強直などの症状をみる疾患の総称であり，ミオパチー（myopathy）とも表現される[1]。筋疾患の多くは遺伝性のものであり，そのなかで最も頻度が高い疾患は筋ジストロフィーである。後天性の疾患としては多発性筋炎や皮膚筋炎が挙げられる（表1）。
　筋疾患は種類が多く，理解しづらいと思われることもあるが，主症状としては「筋力の低下」で，それに伴う機能障害，活動制限，社会的制約もセラピストであれば容易に想像がつく。ただし，筋力が低下しているからといって筋力増強練習をやみくも

表1　筋疾患の分類

1. 炎症性筋疾患	6. 筋緊張症候群
2. 筋ジストロフィー	7. 周期性四肢麻痺
3. 先天性ミオパチー	8. 筋痙攣
4. ミトコンドリア病	9. 内科疾患などに伴うミオパチー
5. 代謝性筋疾患	10. 神経接合部異常

（文献1より引用）

に行えば筋の破壊を招き，疼痛やさらなる筋力低下を引き出す可能性がある。また，関節可動域の制限が生じているからといって，最終域での必要以上の矯正が，筋やそのほかの結合組織を痛めてしまう可能性もある。長い時間をかけて選択的に弱化している筋や結合組織は，正常な状態と比べると外力に弱くなっている。

筋疾患の動作

　動作の側面では，DMD患者でみられるGowers徴候（図1）のように，代償運動を含めた特徴的な動作で活動を維持しているため，代償運動を理解したうえで動作分析を行う必要がある。一般的に正常といわれる動作や姿勢に近づけようとすると，その動作自体が行えなくなってしまうこともある。仕事や学習，趣味などの社会活動を継続するために，やむを得ず無理な代償運動・動作や姿勢をとっている場合もあり，それらは，変形や疼痛などその機能予後に悪影響を与えていることもある。筋疾患に対するリハビリテーションは，それらの疾患の特徴，機能面，活動面の特徴を理解したうえで，機能維持・改善，変形の予防，ADL・IADLなどの活動面の維持改善，就学・就労や復学・復職などの社会生活面の安定と継続を目標にして，環境因子や個人因子も考慮しながらアプローチを行う。特に，福祉機器も含めた道具の工夫・住宅改修などの環境の調整によって，できる事柄が大きく変化することも特徴といえる。また，身体機能面だけでなく，精神機能面の特徴も併せもつこともあり，リハビリテーションでは考慮する必要がある。これも病型による特徴を把握する必要がある。

　本項では，地域で働いているセラピストが筋疾患の対象者を担当したときに，その対象者を理解し適したアプローチを行えるよう，多彩な疾患のなかから一部の疾患を取り上げ，その特徴を説明したうえで具体的な例を紹介する。具体的に取り上げる疾患は，BMD，MyD，FSHD，多発性筋炎（PM）とする。DMDは成書を参照してほしい。

ADL：activities of daily living

IADL：instrumental activities of daily living

PM：polymyositis

図1　Gowers徴候（登攀性起立）

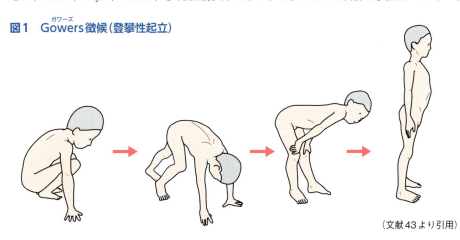

（文献43より引用）

筋ジストロフィー

筋ジストロフィーの特徴

筋ジストロフィーは「筋線維の変性・壊死を主病変とし，臨床的には進行性の筋力低下をみる遺伝性の疾患」[6]と定義されている（図2）。筋ジストロフィーは遺伝形式により表2のように分類されている。なかでもDMDは最も頻度が高く，男児出生3,000～4,000人に1人，人口10万人に2～3人といわれている。発症年齢は，先天性・幼少期や成人発症などさまざまではあるが，病型により特徴がみられる。DMDでは2～5歳頃，BMDは10歳前後から60歳代までと幅広く，FSHDは10歳頃に発症する。MyDの分類には幼年型・成人型・先天性がある。筋力低下を生じやすい筋や，関節可動域（ROM）制限を生じやすい関節，歩行での移動が可能な時期なども各病型により特徴がある。また，呼吸機能，嚥下機能，心機能の低下も多くの病型に特徴的で，日常生活上のリスクや生命予後に影響がある。そのほかにも，変形などの整形外科的な特徴，認知機能面，合併症などさまざまな特徴がみられる（表3）。

ROM：range of motion

図2 筋ジストロフィーの組織
壊死と再生を繰り返し筋線維が減少する様子

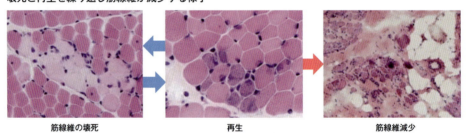

筋線維の壊死　　　再生　　　筋線維減少

〔写真提供：小牧宏文先生（筆者同所属）のご厚意による〕

表2 遺伝形式からの筋ジストロフィーの分類

遺伝形式	病型
性染色体劣性遺伝	デュシェンヌ型（DMD） ベッカー型（BMD）
常染色体劣性遺伝	肢体型 先天性（福山型） 遠位性（三好型）
常染色体優性遺伝	顔面肩甲上腕型 眼咽頭 筋強直性

筋ジストロフィーのリハビリテーション

筋ジストロフィーは病型により特徴があるが，まずはすべての病型に共通する特徴と評価，リハビリテーションについて述べる。筋ジストロフィーは，進行性の筋力低下とそれに伴うADL動作能力の低下を認める疾患であることから，経時的に筋力やADL動作能力を評価し，それらに対してサポートをしていく必要がある。筋の変性

表3 筋疾患による機能障害の特徴と評価および対応

	特徴	評価について	対応方法や注意点
筋力低下	・一次性は筋線維の破壊と結合組織増生による筋の伸張性の低下により，二次性は廃用などによりROM制限が生じる ・伸筋と屈筋のアンバランスにより，筋の伸張や短縮が生じることや，重力作用や日常動作の姿勢・習慣(代償動作)などで関節拘縮や変形が生じ，それが進展してしまう	筋力の評価法として，MMTは評価者間でばらつきが出る場合もあるとされるためMMT3以上の場合にはハンドヘルドダイナモメーターを用いた定量的筋力テストが客観性の高い評価法として有用とされている[3]	・MMT3以上で筋力増強トレーニングの効果があるとされるが，高負荷での筋力増強運動は過用による筋線維の破壊を起こし，過用性筋力低下を生じさせるため，低負荷・高頻度で行う[5] ・運動量の統一した見解はないが，運動中から翌日にかけて，筋力低下や筋痛・疲労を訴えない範囲が目安となる
拘縮や変形		・拘縮が生じた要因を分析することが重要 ・一次性と二次性を見極め，予防の効果，改善の可能性，進行の遅延などを予測する ・どのような生活習慣・代償運動が影響しているのか，姿勢や動作の分析も同時に行う	・ストレッチやROM運動では筋線維が脆弱化しているため，過伸張に注意が必要である。DMDでは，最大伸張位で15～20秒保持×3回，1日2～3セットが有効とする報告がある[2] ・姿勢や習慣，代償運動が原因の場合，それらの改善を目的に環境の改善や福祉機器を含めた道具の工夫を実施する
呼吸機能障害	筋ジストロフィーの呼吸リハビリテーションの目的は，肺と胸郭の可動性と弾力を維持し，気道クリアランスを保ち，肺の病的状態(無気肺，気胸，肺炎など)を予防することにある[3]	肺活量(VC)は流量計を使用し，咳の最大流量(CPF)はピークフローメーターを使用して定期的に評価する(できるだけ座位と臥位の両姿勢で測定する)[3]	・%VC≦40%か，CPF≦270L/minの場合，咳介助法を導入する ・%VC≦40%以下になったら，MICを得るための練習を開始する[3] ・CPF≦270L/minの場合には，機械による咳介助(MI-E)を行う。詳細については，Ⅱ-4呼吸障害の項目および文献を参照
歩行など基本動作	歩行は，各疾患特有の筋力低下や関節拘縮に伴う代償歩行であり，特徴として下垂足，鶏歩，反張膝，動揺性歩行，膝折れ歩行などを呈する。立ち上がり動作としては，ガワーズ徴候といった代償性の基本動作を呈する	基本動作は，特定の運動にかかる時間の評価または，特定の時間内にどれだけの運動が可能かを評価する試験であるタイムドテストが有効である。例として，床からの立ち上がり(Gowers' time)，10m走行，6分間歩行負荷試験(6MWT)などがある	・下垂足や変形が歩行に影響している場合には，インソールの工夫や装具療法が適応になることが多い ・長距離歩行が困難になった場合には，車椅子を導入する ・立ち上がりが困難な場合は，座面を高くする工夫や，昇降タイプの立ち上がり補助機能付き福祉機器を導入する場合がある

MMT：manual muscle testing，MI-E：mechanical in-exsufflation　VC：vital capacity，CPF：cough peak flow

や萎縮による一次性機能障害に対しては，リハビリテーションによる改善は困難である。廃用・過用による二次性機能障害を予防・治療し，動作能力の維持・改善に努めることが重要である。機能障害の維持・改善が難しい場合は，身体機能に応じた装具・福祉用具を導入し，生活の質の維持・改善を図る[2]。

ADLと福祉機器を含む環境調整のポイント

　動作の自立の程度だけでなく，動作の，どの部分が可能でどの部分が不可能なのか，どのような動作で行っているのかという細かい内容を評価することが重要である。

　筋力低下の分布とADL動作を照らし合わせて動作分析することで，代償動作の理解や自助具・福祉用具の検討が可能となる。少しずつ運動が制限されるなかで，代償運動・動作を利用している場合が多いので，実際にどのような動作でADLを行っていて，何が困難(問題)になっているかを動作分析から導き出すことが重要である。

移動動作の分析

移動については,「歩行期」「歩行・車椅子併用期」「車椅子移乗自立期」「車椅子移乗全介助期」と分けて考えると移行期の理解につながる。歩行期には少しでも長く安全な歩行を維持することが主眼となり,筋萎縮と関節の拘縮変形をできるだけ抑制するための運動療法が必要である。歩行障害が進行した場合,装具療法による筋力の代償,関節の拘縮変形抑制が有効である(表4)。

表4 装具の適合

筋力低下部位	症状	装具
前脛骨筋	下垂足	オルトップ®,SLB
大腿四頭筋	膝折れ	SLB,LLB,CBブレース
	反張膝	
体幹筋	過前彎	体幹コルセット

SLB:short leg brace(短下肢装具)
LLB:long leg brace(長下肢装具)
CB:center bridge

ADLでは,移動・移乗能力のほかに「リーチ範囲」と「姿勢保持能力」が大きく影響する。また,環境の工夫や福祉機器の利用により可能な範囲が大きく変わるので,筋疾患患者へのそれらのアプローチは重要である。「ADL(身辺処理動作)検査表」(表5)の活用も有効である。

代償動作による負担の度合や効率性,そのほかの方法の検討や福祉用具も含めた道具や環境の工夫も検討する。実際に試すことが必要であり,難しい場合は,同様の条件でのシミュレーションが重要となる。関連する制度の利用に関する情報提供や,他職種・行政との連携が必要な場合も多い。

対象者が受け入れられる範囲で,疾患の進行による次の対応を説明することで,適切な時期での福祉機器の導入がスムーズに行える場合が多い。ただし,主治医からの告知がどの程度行われているか,対象者がそのことを正確に理解しているかを慎重に情報収集する必要がある。

社会的側面の分析

社会的側面については,一般就労で通勤や業務内容に問題を抱えている人,ADL全介助だが家族やヘルパーなどの援助を受けて在宅就労している人,就労以外にも社会活動や趣味活動などを行っている人など,障害の程度や環境因子・個人因子により参加面の程度もさまざまで,アプローチする視点や方法もさまざまである。

対象者の要望やニーズ,生活状況,目的とする活動とそれに付随する活動や手段,利用する機材や環境(物的・人的),そこでの役割,心理的側面,リスク,相乗効果,疲労度,痛みなどの情報収集を行い,問題の焦点化や因果関係を把握する必要がある。

社会活動や役割活動,趣味活動などが継続できるよう,問題の改善につながる動作の工夫,道具や環境の改善,生活スタイルの変更の提案,制度の利用の提案などを行う。

昨今のIT技術の進歩により,活動に制約があってもITの活用で社会参加も可能となっている。パソコン・タブレット・スマートフォンなどの導入や継続利用を目的とするリハビリテーションも有効である。

表5 ADL（身辺処理動作）検査表

氏名 ＿＿＿＿＿＿　性別 ＿＿＿＿　年齢 ＿＿＿＿　下肢ステージ ＿＿＿＿　上肢ステージ ＿＿＿＿

排泄	
排尿	介助内容，環境設定を記入または○で囲む
4　立位で自立	
3　立位で可能だが一部介助	（ズボン・ファスナー）上げ下げ
2　尿器使用にて自立	
1　尿器使用で介助を要する	尿器の処理，ファスナーの上げ下げ・その他 ＿＿＿＿＿
0　臥位で全介助	
排便	介助内容，環境設定を記入または○で囲む
5　和式トイレでしゃがんで1人で用がたせる	
4　洋式トイレで1人で用がたせる	（立位から・車椅子から）便座につく
3　a　洋式トイレで用がたせるが一部介助を要する 　　b　そのほかのトイレ（　　　）で自立	立ち上がり・車椅子 → 便座移動・便座 → 車椅子移動・尻拭き ズボン，パンツの上げ下げ・その他 ＿＿＿＿＿
2　便器に座っていることは可能だが全介助	便器の種類（洋式・掘り込み式・その他 ＿＿＿＿＿）
1　支持座位可能だが全介助	支持方法（　　　）
0　臥位で全介助	
更衣（前開き・かぶりシャツ・ズボン・靴下）	介助内容，衣類内容などを記入または○で囲む
6　立ったままで速やかに1人で着替える	
5　座ったりしながら1人で着替える	
4　時間をかければ1人で着替える（15分位）	所要時間（　　　分）
3　テーブルなどを利用して1人で着替える	所要時間（　　　分）
2　特定のものなら1人で着替える	上衣：前あき・かぶり・その他 下衣：ゴムウエスト・改良ズボン・その他 ＿＿＿＿＿
1　着脱のいずれかは一部介助にて着替える	可能な衣類：（着）＿＿＿＿＿（脱）＿＿＿＿＿ 介助内容：＿＿＿＿＿
0　全介助	
入浴（浴槽の出入り～体を拭く動作まで）	介助内容，環境設定を記入または○で囲む
4　体や髪を洗う・拭く，浴槽の出入りなど必要なことは1人で行える	浴槽の種類：＿＿＿＿＿
3　浴槽の出入りは介助，ほかは1人で行える	
2　一部介助を必要とする	浴室の出入り・浴槽の出入り・洗体・洗髪・湯をかける・体を拭く
1　部分的に洗体・洗髪のみ行える	動作可能な部位：＿＿＿＿＿
0　全介助	姿勢：独立座位・支持座位・臥位
整容（洗顔・手洗い：蛇口の開閉～タオルで拭く，歯磨き：粉をつける～口をゆすぐ）	介助内容，環境設定を記入または○で囲む
6　立ったままで洗顔・手洗い・（整髪）が1人で行える	蛇口の種類：
5　座ったままで洗顔・手洗い・（整髪）が1人で行える	座位（椅子・車椅子） 蛇口の種類：
4　座ったままで洗顔・手洗い・（整髪）が行えるが一部介助を要する	座位（椅子・車椅子・床） 蛇口の種類：＿＿＿＿　洗顔（洗面台・洗面器） 介助内容　歯磨き：＿＿＿＿　洗顔：＿＿＿＿ 　　　　　手洗い：＿＿＿＿　整髪：＿＿＿＿
3　用意されれば座ったまま，1人で顔・手を拭く，歯磨き，（整髪）が行える	座位（椅子・車椅子・床） 実施場所：＿＿＿＿＿
2　用意されれば座ったまま，部分的に行える	座位（椅子・車椅子・床）実施場所： 介助部位および内容　歯磨き：＿＿＿＿　洗顔：＿＿＿＿ 　　　　　　　　　　手洗い：＿＿＿＿　整髪：＿＿＿＿
1　用意されれば臥位で1人で行える	（手・顔）を拭く・歯磨き・その他
0　全介助	
食事	可能な動作，環境設定を記入または○で囲む
4　どんな食物でも1人で食べられる	座位（椅子・車椅子・床）
3　どんな食物でも食べられるが食器の操作において代償動作，一部介助を要する	座位（椅子・車椅子・床） 可能な動作：食器を持ち上げる・傾ける・近づける 食物を細かくする・魚などをほぐす
2　環境設定すれば1人で食べられる	座位（椅子・車椅子・床）テーブルの改良：＿＿＿＿＿ 姿勢保持用，そのほかの道具：＿＿＿＿＿ 食器の位置：＿＿＿＿　食器の種類：＿＿＿＿
1　環境設定すれば一部介助にて食べられる	座位（椅子・車椅子・床）テーブルの改良：＿＿＿＿＿ 姿勢保持用，そのほかの道具：＿＿＿＿＿ 食器の位置：＿＿＿＿　食器の種類：＿＿＿＿
0　全介助	

（厚生労働省研究班作成）

表6 福祉機器を含む環境調整のポイント

	検討項目	考慮点・注意点	イメージ
起居歩行	立ち上がり	昇降機能付きのベッド，補高便座，昇降便座（トイレリフト），電動昇降式座椅子など，座面を高くすることで立ち上がりを容易にする機器を利用。上肢を利用する場合は，手すりや台を利用することが多い	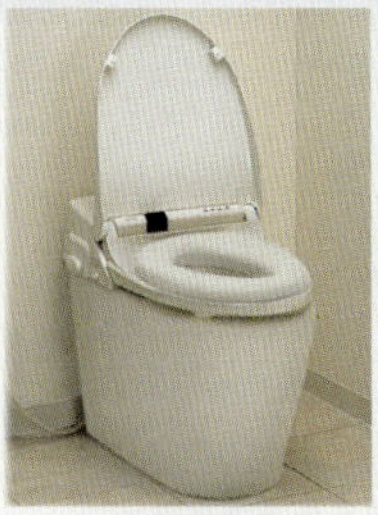 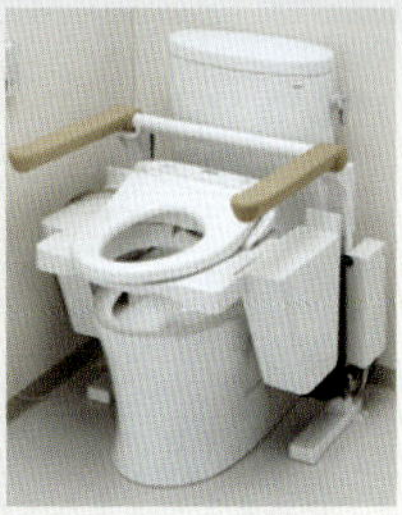 補高便座　昇降式便座 （TOTO株式会社製，許可を得て掲載）
	歩行	屋内では，家具などにつかまりながら歩行することがある。そのような場合，家具の配置の少しの変化で移動できなくなることもある。屋外は，各種歩行補助具の使用を検討する。負担と転倒リスク軽減のために，早い段階からの電動車椅子の利用を勧める場合もある	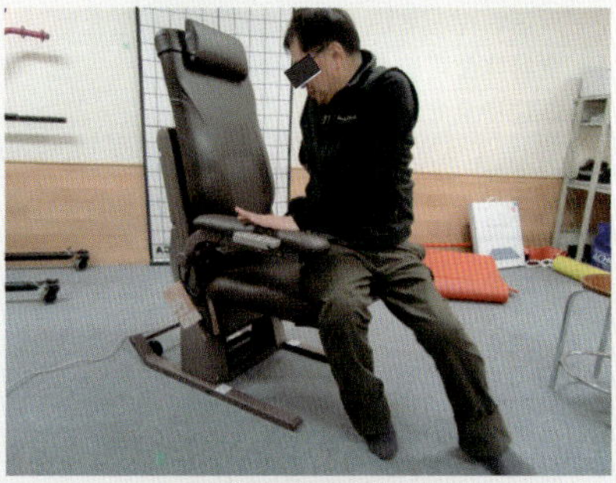 電動昇降式座椅子
	階段	階段の昇降は歩行が不自由になる前に困難になる。座りながらの昇降が困難な場合には，生活スペースを1階にすることや，階段昇降機を導入する場合がある。階段昇降機は右図のような椅子に安全に座っていられる座位保持能力が必要である	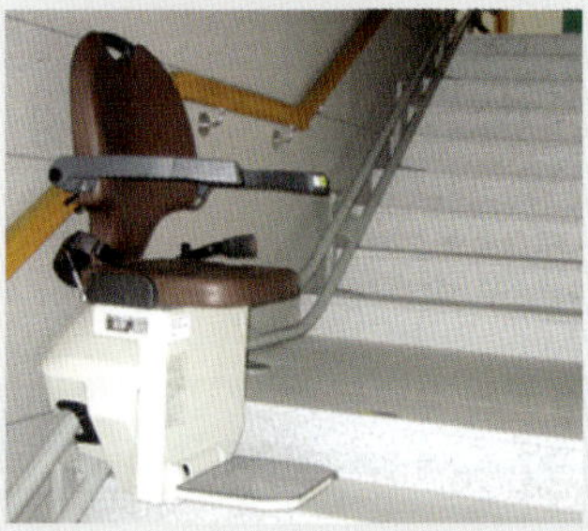 （株式会社リフテック製，許可を得て掲載）
身辺処理動作	入浴	福祉機器としては，シャワーチェア，シャワーキャリー，バスボード，浴槽内昇降機，リフトなどを自立度，介助量などに合わせて選択する。リーチが困難な場合には，洗体の際浴槽の縁に肘をつくなどしてリーチ範囲を補ったり，長柄のブラシ，リング状にしたタオルを使用する場合がある	
	排泄	前述した立ち上がりを補助する機器のほか，プッシュアップ台の工夫，尿器やポータブルトイレの使用の検討も必要なことがある。入浴も同様だが，全面的な介助が必要な場合は，リフトを導入する	

筋強直性ジストロフィー，多発性筋炎などの筋疾患

	検討項目	考慮点・注意点	イメージ
机上での動作	スプーンやコップなどを口まで届かせる（上下操作）	・他方の手でのアシスト ・肘置きの工夫 ・前腕部～手部を支点にした方法（右の写真はテーブルの端に手根部を乗せることで操作を可能にしている）。テーブルの高さや前腕を支える場所などが重要 ・長柄のスプーン，ストローの使用	
	テーブル上の物品の操作（平面操作）	・他方の手でアシスト ・筋力が残存しているところでカバー（指でテーブル上を這わせて届かせる） ・リーチャー，回転皿の利用	
	機器の利用	上肢装具としてポータブルスプリングバランサー（PSB）やMOMOなどを利用する場合がある。近位筋の萎縮が著しい場合は，固定ができず使用しづらい場合もある	MOMO（テクノツール株式会社製）
車椅子	移乗や立ち上がり	立ち上がりや移乗を考え，フットサポートのスウィングアウト機構，アームサポートの跳ね上げ機構や脱着機構，電動昇降機能を検討	
	駆動方法	四肢の機能（疲労含む）と移動量を考慮し，自走式（手・足駆動），電動アシスト，簡易電動，電動（生活スタイルや住環境なども影響する）などを選択する	簡易電動車椅子　電動アシスト付
	姿勢保持・除圧	・体幹頸部の安定性を評価し，背・座張り調整，座・背クッション，各シーティングシステム，ベルト類，ヘッドサポート，ティルト・リクライニング機能を検討する ・座位時間や除圧方法，介助方法，休息方法なども考慮する	
	ADL，仕事，趣味，環境	・アームサポートの目的や動作，取り回しなどを考慮する（休息，作業する際の効率，立ち上がりのサポート，テーブルに近づけるための工夫）。高さの調整，形状や跳ね上げ機能などを選択する。電動ではジョイスティックについても同様に評価する ・電動昇降機能は，リーチ範囲の拡大のみではなく，起立の補助，机上動作の補助，床生活への対応に適する場合がある ・屋内外，活動する範囲について，車椅子の動線が確保されているかを評価する	ベッドと高さを合わせてずり這いにて車椅子から移乗する 肘パッド 作業しやすいテーブルの高さとジョイスティック位置の確認

III 疾患別リハビリテーションの実際

ベッカー型筋ジストロフィー（BMD）

概論

疾患概要

BMDはDMDより軽症で，15歳を過ぎても歩行可能な軽症例に付けられた臨床診断名である。DMDではジストロフィン蛋白が完全に欠損するが，BMDでは不完全ながらジストロフィン蛋白が生成されるため，DMDより軽症になるとされる。X染色体劣性遺伝型で，原則男児に発症する。有病率は，DMDより少なく男児10万人に3～6人程度とされる。根本的な治療法は未確立である。ステロイドの有効性は証明されていないが，DMD同様，進行期の小児では有効な可能性があるとされる。

臨床症状

臨床症状は幅広く，成人後も自覚症状のない軽症例から，DMDに近い重症例まで存在する。

近位筋優位の筋力低下，腓腹筋の仮性肥大は一般的で，心機能障害が主な死因となる。足関節の背屈可動域制限はよくみられるが，側彎は生じたとしても軽度である。DMDと比較すると呼吸機能障害は軽微であり，構音や嚥下の障害を生じることは少ない。10％程度のBMDに精神発達遅滞が合併し，自閉症の発症はそれより少ない。

経過

軽症例では天寿を全うする場合もあるが，重症例では20歳代で死亡する場合もあるなど症状の幅が広く，予後予測は困難である。不整脈や心不全などの心機能障害が主な死因である。自然歴（Bushbyらによる調査[4]）については表7参照。

表7 Bushbyらによるイギリスにおける1992年の自然歴調査［平均30.3歳（6月～88.5歳）67名］

運動機能のピーク	平均12.7歳（3～25歳）
筋の問題の出現	平均11.2歳（生後10カ月～38歳）
現在の症状	下腿部痛27.5％，転倒16.3％，動作緩慢15.0％，階段昇降困難12.5％，動揺性歩行10.0％，爪先歩き8.8％など
上肢の症状の出現	平均31.6歳，下肢の症状から平均20.4年後
歩行不能	平均37.6歳（11～78歳，車椅子生活者12名中），症状の出現から平均26.4年後
死亡	平均47.3歳，（23～89歳，15名中）
FVC	平均2.9L（0.75～5.2L，41名中）
CK	5202 IU/L（630-35340 IU/L，平均19.7歳（6月～52歳）52名中）

FVC：forced vital capacity, CK：creatine kinase

（文献4より引用）

リハビリテーション

BMDは本質的にはDMDと同一疾患であるため，知見が得られているDMDに対するリハビリテーションを参考にすることができる。

筋力低下の特徴は，近位筋優位の筋力低下が生じ，下肢は骨盤帯から，上肢は肩甲帯から症状が現れ，進行すると手指など遠位の機能障害も生じる。大腿四頭筋は顕著な筋力低下を示す。

一般的には，上肢の筋力低下は下肢より遅れて出現し，屈筋群に比べ伸筋群が早く侵される傾向がある。筋力低下には順序性があり，筋力低下が左右不均等に生じる傾向がある。筋力低下の明らかでない軽症例では，易疲労性や運動後の筋痛・有痛性筋痙攣が主訴のことも多い。

　30歳までに何らかの心機能障害が認められ，主な死因となる。DMDに比し運動機能が保たれるため，労作により心機能に負担がかかる。心機能障害が生じた場合は，アンダーソン・土肥の基準や，『心血管疾患におけるリハビリテーションに関するガイドライン2012』[5]を参考とする。

　四肢の可動域制限・脊柱側彎については，DMDに類似した障害を呈するが，歩行困難年齢が思春期を過ぎてからであることが多いため，DMDに比して，四肢の拘縮・側彎は軽度である。

　歩行可能期には，腓腹筋の短縮による足関節背屈可動域制限が最も生じやすく，傾斜板を利用した立位での足関節背屈ストレッチが予防・改善に有効である（図3）。歩行が困難となっても，立位保持が可能であれば，なるべく立位を保持する機会を設けることが，両下肢の拘縮予防に有効である。立位保持が困難になると，座位姿勢時間の延長に伴い膝・股関節伸展制限が進行しやすいので，tilt tableでの立位トレーニングや徒手的なストレッチなどによる予防が重要である（図4）。

　呼吸機能障害については，DMDと比較すると呼吸機能障害は軽微であるが，重症例では呼吸管理が必要となる。呼吸機能障害が生じた場合の対応については，2章-4呼吸障害の項目（p.92）を参照してほしい。

図3　傾斜板を用いた足関節背屈ストレッチ（写真は健常者）

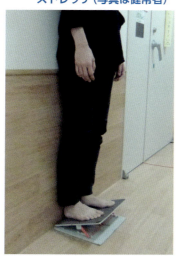

図4　60歳代BMD患者（歩行不可）

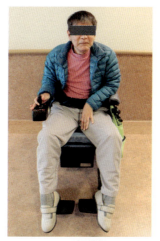
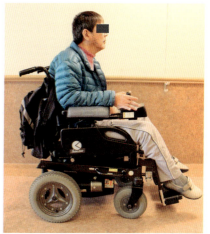
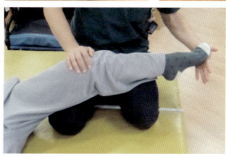

左下肢を最大伸展位にしたところ

歩行

腰帯筋などの近位筋や大腿四頭筋は，比較的早期から筋力低下がみられる。そのため歩容は，腹部を前方突出させ，膝関節をロッキングし，身体を左右に揺らした動揺性歩行(waddling gait)を呈するのが特徴である(図5)。歩行能力の維持には膝関節のROM維持が重要である。また，歩行が不安定となった場合は，歩行器や杖の使用が役立つ場合がある。

ADLについては，移動や立ち上がりなどの下肢の機能が必要な入浴，排泄，下衣の更衣動作で歩行が困難となる時期から介助が必要となる。それに対して，食事や整容など上肢が主体となる動作は比較的自立度が保たれる。

図5 50歳代BMD患者(歩行可能)

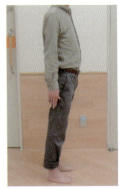
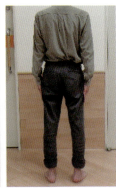

立位

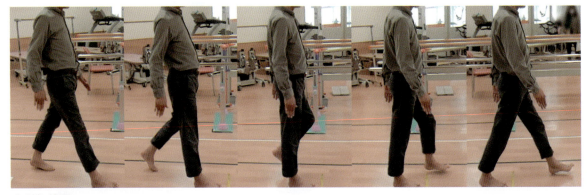

歩行矢状面

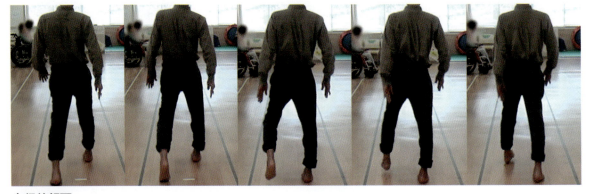

歩行前額面

排泄

補高便座を検討する。歩行困難な場合は尿器を使用することが多く、座位のままズボンの前部分を開けることができるよう服を改良することもある。

更衣

ベッド上長座位で行う場合もある。また、手指の筋力低下によりズボンを引き上げることが困難な場合、ズボンのゴムを軟らかいゴムに替える工夫や、ズボンの横にループ状の紐をつけ、手にひっかけて引き上げるなどの工夫が考えられる。

上衣の着脱は、上肢近位筋の筋力低下により困難が生じる。洋服を肩まで上げることが難しくなるため、被りものの服はテーブルや台に肘をつき頸部・体幹を前屈させることで、手を頭より高くして頭を通す。前開きのシャツは下のボタンを留めて被り型にすると着脱しやすくなる。洋服は肩部に余裕があるもの、滑りやすい素材のものにすると肩部に服を通しやすい。

整容

手が顔や頭に届かない場合には歯磨きや整髪などで困難が生じる。肘を台の上に載せることや、片方の手でもう片方の肘や前腕を支える。ドライヤー用のスタンドを使用することで上肢の負担が軽減する場合もある。

社会参加

通勤して就労をしている人は少なくない。車椅子でも通えるように職場環境を整備することや、自動車の改造により運転操作を工夫することで社会的な活動の維持・拡大を図ることができる。

筋強直性ジストロフィー(MyD)

概論

疾患概要

MyDは常染色体優性遺伝形式をとる遺伝性疾患である。親よりも子、子よりも孫のほうが症状が重く発症時期も早いことが知られている。有病率は10万人に5人とされるが、本人が症状を自覚しないことも多いため、診断に至らないことも多い。病型は先天型、小児型、成人型に分類される。本項では成人型のMyDについて述べる。

臨床症状

症状は、ミオトニア(筋強直)、筋萎縮、筋力低下に加え、多系統の臓器障害が特徴的である。

ミオトニアは、手を握ったあとすぐに開けない把握ミオトニアなどがみられる。緩徐進行性の筋萎縮のほか、高次脳機能障害、不整脈、耐糖能異常をはじめとする多系統の臓器障害が特徴である(表8)。

発症年齢が早いほど重症化する傾向があり、その症状は歩行機能が維持される例から、呼吸器を装着する例まできわめて多様で幅広い。

表8 MyDにみられる多系統の臓器障害

神経系	脳病変(神経原線維変化,脳萎縮,認知症,性格変化,過眠症,先天性MyDでは高度の知能障害)
眼	白内障,網膜変性症,眼圧低下,眼瞼下垂,眼球運動障害,衝動性眼球運動が少ない,瞬目が少ない
耳	感音性難聴
皮膚	若年禿頭/頭髪脱毛,石灰化上皮種
消化器	齲歯,咀嚼障害,嚥下障害,食道拡張,胃拡張,イレウス,巨大結腸症,便秘(まれに下痢),胆石
呼吸器	肺胞低換気,呼吸調節障害,嚥下性肺炎
循環器	心伝導障害(房室ブロック,心房細動),心筋病変,動脈硬化症
内分泌代謝	耐糖能異常(インスリン過反応/糖尿病),高脂血症,男性不妊(精巣萎縮),高頻度の流産,月経異常,早期閉経
免疫系	低ガンマグロブリン血症
骨格系	頭蓋骨肥厚,後縦靱帯骨化症,関節脱臼(顎関節など),副鼻腔巨大化
腫瘍	種々の悪性/良性腫瘍が発生,女性は子宮筋腫がきわめて多い

経過

多くは20～50歳頃に発病し,発病後15～20年で歩行ができなくなるといわれている[12]。死因は呼吸器感染症および呼吸不全が約6割であり,誤嚥・窒息,不整脈・心不全,突然死,合併症・偶発症がそれぞれ1割である。平均寿命は55歳程度といわれている。

リハビリテーション

把握ミオトニアは強く握った後の素早い離し動作が困難になるが,日常生活では大きな問題にならないことが多い[17]。また,寒冷により悪化し,手指屈伸の反復運動により改善する。把握ミオトニアに対しては日常的なストレッチを指導し変形や疼痛発生の予防を行う。

中枢神経症状

中枢神経症状として,性格変化や記憶障害,知的機能低下などを生じることがある。病識が乏しく,周囲は困っていても本人は困っていない場合や,本人から病歴や症状が聴取できない場合もみられ,治療やリハビリテーションの阻害因子となる[18]。

筋力の低下

早期から筋萎縮を伴う顔面,頭頸部,体幹屈筋,四肢遠位筋の筋力低下が始まる(図6,表9)。

上肢は,深指屈筋から萎縮が始まることが多く,手内筋は保たれる傾向がある。進行するとスワンネック変形が生じやすい。

頸部は,頸部伸筋群の筋力低下が明らかになり,首下がり姿勢を呈する。このような例では,頸椎カラーを適応する。

下肢は,前脛骨筋の筋力低下が進行すると下垂足が生じ,歩行中のクリアランスが低下する。大腿四頭筋の筋力低下が早期から進行する場合は,反張膝を呈し,将来的に膝関節痛を生じる可能性がある。また,歩行中や立位保持時に不意な膝折れを起こ

図6　斧様顔貌(hachet face)

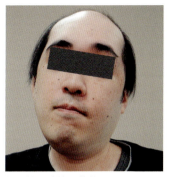

側頭筋と咬筋が萎縮している。そのほかの特徴として，前頭部が禿げ，眼瞼下垂がみられる。

表9　障害されやすい筋群と症状

障害されやすい筋群	症　状
眼瞼挙筋	眼瞼下垂
顔面筋群	表情の変化の消失
側頭筋	斧様顔貌(hachet face)
咬筋	下顎の下垂，口呼吸，顎関節脱臼
咽頭筋	嚥下障害・開鼻声
胸鎖乳突筋	仰臥位で頭部挙上困難
腹直筋	仰臥位のままからの起き上がり困難
前腕深部屈筋群	握力の低下，細かい作業ができない
前脛骨筋	下垂足

AFO：ankle foot orthoses

し，転倒の主な原因にもなる。AFO，膝装具，コルセットなどの装具療法が適応となることが多い(図7)。

　他の筋ジストロフィーに比べ，関節の拘縮は起こりにくいといわれている[12]が，長時間の車椅子乗車により股関節，膝関節，足関節にROM制限が生じやすくなるため可動域を維持を目的とした運動を行う必要がある。

　筋力低下に対しては，廃用による二次性筋萎縮の予防と改善のための適度な運動療法が必要である。

図7　装具診察の様子

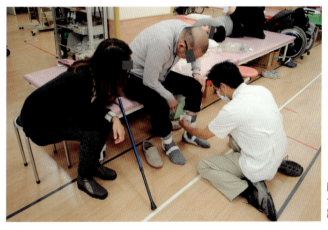

医師・理学療法士・義肢装具士で下腿装具の種類と適応を評価する。

摂食嚥下

　摂食嚥下障害は7割の患者に出現するとの報告があり，口腔期と咽頭期両方に障害が現れる。

　口腔期の障害としては，咀嚼力，咬合力低下による食塊形成困難や口腔機能低下による口腔から咽頭への送り込み不良がある。病気の進行とともに悪化する傾向があるが，病初期から摂食嚥下障害が認められることもある。

　咽頭期の障害としては，咽頭腔の拡張，咽頭収縮不良および食道入口部開大不全による咽頭残留，そして誤嚥である(図8)。

本疾患では，摂食嚥下障害の自覚に乏しい患者が多いので，医療従事者は患者の主観に惑わされず，客観的に評価していくことが大切となる。まず，本人への情報収集を丁寧に行う。「飲み込みの状態はどうですか」という漠然とした質問だけではなく，「食べ物が喉に詰まりかけて苦しい思いをしたことはありませんか」「食事に時間がかかりませんか」など具体的な質問を投げかけて状態を細かく把握していく。

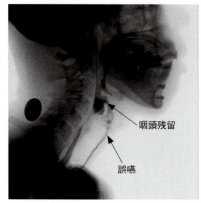

図8　誤嚥の様子

咽頭残留
誤嚥

（筆者所属施設より提供）

嚥下スクリーニング検査や食事評価を行い異常が認められた場合は，主治医に患者の摂食嚥下に関する症状を報告し嚥下造影検査（VF）の実施を検討してもらう。咀嚼力が不十分と感じた場合は，歯科医に咀嚼力，咬合力の精査を依頼できないか，主治医に相談する。

VF：videofluorography

口腔期の障害に対しては，食形態の調整を行う。常食を摂取している患者で，食事に時間がかかる，あるいは丸飲み状態になっている場合は，状態に応じ主食を軟飯，または粥，副食を舌と口蓋間で押しつぶせる程度の硬さのものにする。また，食物のサイズを1cm刻みなどに小さくカットすることが必要な場合もある。咽頭期の障害に対しても，食形態の調整が大切である。

そのほかにも一口量を少なめにする，一口を飲み込んでから，次の一口を入れる，など食事摂取方法について指導する。食道入口部の開大不全があるときは，バルーン拡張法が有効な場合もある[21]。

発声・構音

運動性構音障害のなかの，弛緩性構音障害をしばしば呈する[21]。発話の特徴としては，開鼻声が目立ち，呼気鼻漏出による子音の歪みや，不正確な子音，気息性嗄声が挙げられる。摂食嚥下障害と同じく，本人の自発話への意識は乏しく，相手が聞きとれているかどうかを確認せずに，不明瞭な発話を続けることも珍しくない。

構音検査と口腔顔面機能検査を行い，発話明瞭度を低下させている問題点を把握する。そのうえで，どの問題がアプローチしやすいか，また，その問題にどのように働きかけていけるかを考える。

発話速度の調整や，疲労が出ない程度の口腔顔面の運動などもプログラムに入れるとよい。適度な発話トレーニングで，本疾患患者の発話明瞭度が改善したとの報告もある[22]。当院での経験では，遅延聴覚フィードバック（DAF）法が有効な場合もあった。

DAF：delayed auditory feedback

呼吸障害

呼吸障害は，呼吸筋筋力低下，ミオトニア，呼吸調節中枢の障害が関与するとされる。高率で咽頭筋の筋力低下や肥満による閉塞性睡眠時無呼吸をきたすのも特徴である。さらに，球麻痺症状が強いため，誤嚥による喀痰の増加や，上気道の易閉塞性が病態を複雑にしている。呼吸障害は拘束性換気障害パターンを示す。加えて嚥下障害

をきたすため，誤嚥による喀痰の増加や繰り返す気道感染が呼吸障害をより悪化させている。

運動機能障害が比較的軽度の時点から呼吸障害が出現するとの報告があるため，運動機能障害の程度にかかわらず，早期に肺活量や咳嗽力など呼吸機能を評価することが望ましい。

呼吸機能に低下がある場合，早期から胸郭可動域練習や呼吸介助，咳嗽介助などの呼吸理学療法を開始し，家族への排痰および吸引指導だけでなく，積極的な日常離床を行うことが望ましい。臥床傾向に陥ってしまうと，舌根沈下による上気道狭窄が呼吸努力，横隔膜運動の阻害による微小無気肺の生成を促してしまう。また，気道感染を予防するため非侵襲的排痰補助装置（cough assist® など）を使用した排痰方法も検討する。呼吸理学療法の詳細については別章（p.92）参照。上顎の特徴的な形態も相まって斧様顔貌（図6参照）を示すため，マスクフィッティングが困難な例もある。

車椅子について

体幹の骨格は比較的保たれており，座位保持装置を使うことはまれである。関節拘縮が起こりにくい[12]こともあり普通型車椅子を使用することが多いが，頸部筋力低下がある場合はヘッドサポートを取り付ける（図9）。

自走式車椅子ではハンドリムでの走行が困難な症例が多いため，比較的保たれている膝関節屈筋を使っての足こぎ[12]ができるように環境設定する。進行すると殿筋群の筋腹も薄くなるので，仙骨部や坐骨部を除圧できるクッションを使用する。

電動車椅子操作に当たって評価するポイントは，①上肢・手指の筋力低下，②頸部のROM制限による視野の制限，③注意力低下傾向[11]の程度である。また，手指のミオトニアがある場合は操作レバーを離せなくなることがあるため，使用限界の指標になる。対応策としては，走行速度を落とす，動き始めの加速を遅くする，バックミラーを付ける，介助者が車椅子を止められるスイッチを設けるなどがある。急発進することも予想されるため，ヘッドレストや頸椎装具の検討も必要である。

図9　取り付けるタイプのヘッドサポート

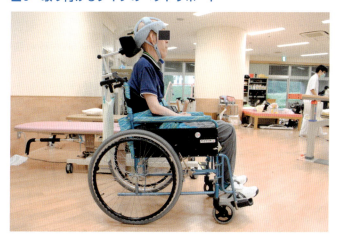

ADL

　手指の筋力低下や変形により，特殊な手指の使い方で把握することが多く，把握動作が困難になることもある．ADL上の困難な動作に関しては自助具などを検討する．ペットボトルオープナーや，スプーン・筆記具の柄を太くする，更衣動作ではボタンの代わりに面ファスナーをつけて開閉する工夫もある．

　そのほか，各症状に対するリハビリテーション対応を表10にまとめる．

表10　各症状に対するリハビリテーション対応

症状・障害	特徴
ミオトニア	手指や舌，ときに足にみられ，寒冷で悪化し，反復運動で改善する．ミオトニアを戻すのが困難で疲労しやすく，無理して戻すときに筋痛の訴えがある．母指拘縮がある
歩行障害	下垂足，易転倒がある．殿筋・背筋が保たれていれば独特の前傾姿勢になり，股関節周囲・体幹筋力の低下が早期から起これば腰椎前彎・股膝伸展になり，ほかの筋ジストロフィーと類似の歩容となる
腰痛	体幹の前傾または腰椎前彎が影響する
手指筋力低下	MP屈曲で母指と対立させてつまむ．手指伸展拘縮，巧緻動作障害（ボタン，箸，歯磨き，書字，そのほかつまみ動作）
上肢挙上困難	更衣・入浴動作困難，高いところに手が届かない（訴えは多くない）
摂食・嚥下障害	咀嚼筋力の低下，高口蓋，咬合異常，習慣性顎関節脱臼，齲歯，嚥下開始の遅延，咽頭蓋谷・梨状陥凹の拡張および食物残留，食道拡張・蠕動運動低下，食物の食道内停滞・逆流がある
呼吸障害	横隔膜を主とする呼吸筋力低下による拘束性換気障害・仰臥位での悪化．痰喀出力低下，中枢性低換気，呑気がある
コミュニケーション障害	聴力低下（感音性聴力低下，慢性中耳炎，乳突蜂巣の発達不良）．構音障害（ミオトニア，開鼻声，早口）．理解力低下，マイペース
肥満・耐糖能障害	初期はインスリン過分泌，その後インスリン分泌能が低下，食後血糖の上昇，腹部の肥満により換気障害が悪化

顔面肩甲上腕型筋ジストロフィー（FSHD）

概論

疾患概要

　FSHDは常染色体優性遺伝形式をとる頻度の高い筋ジストロフィーで，罹病率は人口10万人当たり0.2～5人である．発症年齢は0～65歳と幅広いが，ほとんどの症例が20歳までに発症する．症状の進行は緩徐で，心筋や呼吸筋は侵されないため生命予後は良好である．筋萎縮は顔面頬部，肩，上腕部に強い．初発症状は，表情が乏しい，目を開けたまま寝る，上肢の挙上困難，翼状肩甲といった顔面筋，あるいは肩甲帯の筋群の罹患を示唆する症状が主訴となる場合が多い．一方，腰，下肢は早期には比較的保たれていることが多い．また，網膜症や神経性難聴の合併が比較的高頻度にみられる．一般に中枢神経症状は認めないが，若年発症例では精神発達遅滞，痙攣などを高率に合併する．臨床症状は同一家系内でもきわめて多彩である．

臨床症状

　FSHDの典型的な筋力低下の推移として，①顔面・肩甲帯・上腕筋の筋力低下，②前脛骨筋（下腿遠位），③大腿四頭筋・ハムストリングス，④殿筋群，⑤腹筋・体幹筋の筋力低下が挙げられる．筋力低下の進行は他の筋疾患と違い，左右非対称性の筋力

低下を呈する。ROM制限は軽度で，胸郭はまれに漏斗胸を呈する。上肢については三角筋や肩甲挙筋が残存しやすく，前鋸筋が萎縮しやすいため，典型的な翼状肩甲(図10)を呈することが多い。翼状肩甲に左右差があることも多い。肘関節の拘縮は生じにくい。手内筋の萎縮は生じにくいが，筋力が弱くなることがある。下肢については下垂足(図11)，体幹障害として腹部の突出(図12)が挙げられる。

図10 翼状肩甲

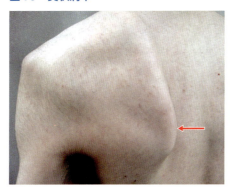

図11 下垂足

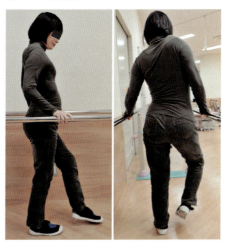

図12 腹部突出

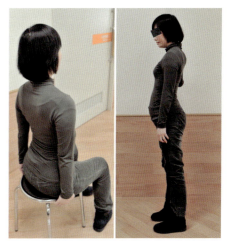

経過

FSHDの自然歴としてStatlandらが報告している[32]。Statlandらの報告では初めての補装具使用開始年齢は40.1歳であった(表11)。Emeryら[33]の報告により，約20%の症例が40歳までに車椅子生活となり，罹病期間の延長とともに車椅子の使用率も高くなるとされており，それぞれの病期に合わせた対応が必要となる。

表11 補装具使用開始年齢

補装具	使用開始年齢
Ankle foot orthosis, n＝91	40.1(36.7〜43.5)
Ankle knee orthosis, n＝48	43.4(38.8〜48.0)
Cane, n＝124	49.2(46.6〜51.9)
Walker, n＝79	57.1(53.3〜60.9)

(文献32より引用)

標準的なリハビリテーション

FSHDの身体機能評価としてKirkwood[34]らは，FSHDの自然歴評価の標準化を実施している。評価項目としては定量的筋力評価，徒手的筋力評価，運動機能評価（上肢機能評価，下肢機能評価：**表12，13**。日本語訳された文献はない）が用いられる。定量的筋力評価と徒手的筋力評価の評価部位として，肩関節外転・外旋・水平内転・水平外転，肘関節屈曲・伸展，膝関節伸展・屈曲，足関節背屈が実施されており，それぞれ評価者間・評価者内信頼性が検討されている。

表12　上肢機能評価

1. Starting with arms at the sides, the patient can abduct the arms in a full circle until they are vertical ; elbows are extended throughout maneuver
2. Can raise arms above head only by flexing the elbow (ie, shortening the circumference of the movement) or using accessory muscles
3. Cannot raise hands above head but can raise a 180-mL (6-fl oz) glass of water to mouth, using both hands if necessary
4. Can raise hands to mouth but cannot raise a 180-mL glass of water to mouth
5. Cannot raise hand to mouth but can use hands to hold pen or pick up pennies from table
6. Cannot raise hands to mouth and has no useful function of hands

表13　下肢機能評価

1. Walks and climbs stairs without assistance
2. Walks unassisted and climbs stairs with aid of railing
3. Walks and climbs stairs using bracing or takes over 12 seconds for four standard steps
4. Walks and rises from chair unassisted but cannot climb stairs
5. Walks unassisted but cannot rise from chair without assistance or climb stairs
6. Walks only with assistance of ankle-foot orthoses
7. Walks only with assistance of cane or walker
8. Cannot walk but can stand with assistance
9. Uses wheelchair
10. Bedridden

（表12，13：文献34より引用）

リハビリテーション

関節可動域について

車椅子併用期では，立位・歩行の安定を図るための足関節背屈を維持する必要がある。また，症状の進行に伴い立位，座位姿勢での脊柱前彎姿勢が問題となることが予測されるため，早期から脊柱の屈曲，股関節伸展，胸郭などの可動域練習を開始する。車椅子の使用時間の延長により，同一姿勢でいることが増えるため，より姿勢を重視した可動域練習に重点が置かれる。本疾患では呼吸障害のリスクは低いとされているが，脊柱の変形，胸郭可動性低下に伴う拘束性障害を生じることがあり，胸郭可動性を維持することが重要である。

摂食嚥下障害

本疾患では，顔面筋が罹患し，口唇の力が低下するため，口腔期障害として食物の取り込みに困難が生じることがある。咽頭期の障害はまれである。しかし，進行期になると，摂食嚥下障害が出てくることがあり，摂食嚥下障害を本疾患の除外基準とすることに警鐘を鳴らす報告もある[29]。

移動について

症状の進行は緩徐であり，病初期には顔面，肩甲帯，上腕部から筋力低下が出現し，腰帯，下肢の筋力は比較的保たれる。しかし，症状の進行とともに前脛骨筋，ハムストリングス，大腿四頭筋など下肢遠位から特徴的な筋力低下が進み，姿勢，移動などが問題となる。

歩行障害が進行した場合，T字杖やロフストランド杖の利用，装具療法による筋力の代償，関節の拘縮変形抑制が有効である。

歩行・車椅子の併用期には，歩行・移乗を安全に行うための動作指導，関節可動域，筋力の維持が重要となる。また車椅子の作製に当たり使用場面や移乗方法を確認し，上肢の過負荷を避けるため，早めの簡易電動車椅子の検討を行う（図13）。

日常の移動を車椅子で行う車椅子期では，併用期の対応に加え脊柱前彎に対する姿勢管理，呼吸へのアプローチの重要度が高くなる。簡易電動もしくは電動車椅子の使用に加え，変形に対する座面や背もたれ，ベルトなどの工夫が必要になる。

図13 車椅子を併用

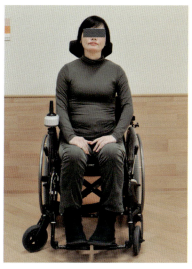
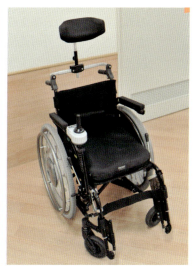

コミュニケーション

顔面筋罹患により，下唇の突出や閉口不全が出現することがあるため，マ行，パ行，バ行などの両唇音が歪むことが多い。しかし，他の音に関しては，大きな歪みがないことが多く，コミュニケーションに大きな支障をきたすケースはまれである。表情が乏しいため，「何を考えているのかわからない」と周囲から言われ，悩む患者をしばしば目にする。特に女性が気にすることが多いので，あまりにも悩んでいる場合は，主治医に報告し，心理面へのアプローチを考えてもらう。

ADL

肩甲帯，上肢近位部の筋が緩徐進行性に障害されるため，上肢の挙上が困難となり，物を持ち上げたり手を空中に保持することが必要な食事，整容，入浴などのADL動作に支障をきたす。オーバーワークで筋痛を生じやすいため，萎縮筋を過用するよう

な使用方法に対しては，方法の変更や補助器具の導入を検討し，負担を軽減する必要がある。

　頭頂部，後頭部へのリーチ動作が難しくなるため，整髪やドライヤーの使用が困難となる。台に肘をつき頭頸部・体幹を回旋させ，後頭部を手に近づけて行う代償動作を用いることがある。

　更衣動作では，特に上衣の着脱で困難が生じる。洋服を肩まで上げることが難しくなるため，Tシャツのような被りものの服は頸部・体幹を前屈し，肘を台に載せ頭部より上肢を高くし，頭を通して着る。前開きのものはベッド上に洋服を広げておき，その上に横になり袖を通して着ると，通しにくい肩部にも袖が通りやすい。また，洋服は肩部に余裕のあるもの，滑りやすい素材の洋服にする。バッグは軽めのものを使用して，日頃から肩周囲の負担軽減を図るとよい。

　家事動作では，使用頻度の高いものを肩より低い位置に設置すると使いやすくなる。調理道具や物干し竿などの位置の変更を勧める。また，包丁動作が困難な場合は柄が握りやすく工夫されているグリップ包丁を使用するとよい場合がある。

　本疾患は，一般的には中枢神経症状を認めず，下肢機能は早期には比較的保たれるため，電車などの公共交通機関や自動車を利用して就学・就労しているケースも多い。また，車椅子期になった場合も通勤手段や上肢の使用方法を工夫することで仕事の継続が可能となるケースも多い。

症例

　20歳代後半，女性。小学校高学年から翼状肩甲が出現，20歳代前半からつまずきやすくなる。下肢関節可動域は左足関節優位に軽度背屈制限を呈している。下肢筋力は全体的にMMT2～3と低下しており，特に腸腰筋，中殿筋，前脛骨筋，腓腹筋が左側優位に著名に筋力低下し，両側に軽度下垂足を認める。屋内歩行では両側ロフストランド杖を使用して独歩可能だが，遊脚相で軽度下垂足に伴うフットクリアランス低下を認めていた。本症例に対し，ダイナミックAFO（図14）を処方することで遊脚相での下垂足が軽減し屋内歩行での両側ロフストランド杖が不要となった。

図14　ダイナミックAFOの使用

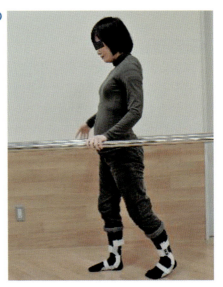

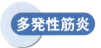 多発性筋炎

概論

　多発性筋炎は，自己免疫性の炎症性ミオパチーで，指定難病の1つである。また典型的な皮膚症状を伴うものを皮膚筋炎という。かつて多発性筋炎と皮膚筋炎は異なる病態と考えられていたが，現在では筋炎症状と皮膚炎症状を病態とする炎症性ミオパチーという1つのスペクトラムでとらえられている。疫学的には男女比1：2と女性に多く，有病率は10万人当たり2～5人とされている。内科治療では，ステロイド治療や免疫抑制剤を用いた介入が行われる。また，封入体筋炎という多発性筋炎/皮膚筋炎に近似する疾患も存在する。封入体筋炎の特徴としてステロイド療法の効果に乏しく，多発性筋炎/皮膚筋炎と比較して予後不良とされている。また，遠位筋の障害や早期に大腿四頭筋の筋力低下を認めることから，早い段階で補装具などの検討が必要となる。

症状（表14）

表14　筋炎の主症状

全身症状	炎症に伴う発熱，倦怠感，体重減少など 急速進行性間質性肺炎や悪性腫瘍を合併する症例は生命予後不良とされる
筋症状	四肢近位筋や体幹筋・頸部筋・咽頭筋に左右対称な筋力低下や筋萎縮，筋痛を主症状とする
皮膚症状	皮膚筋炎に特徴的な皮膚症状は，ヘリオトロープ疹とよばれる上眼瞼の紅斑やゴットロン丘疹とよばれる紫色の丘疹ないし紅斑を生じる
肺病変	5～30％の確率で間質性肺炎を発症するとされており[1]，肺機能検査では拘束性障害のパターンを呈する
心病変	心筋炎や刺激伝導系の障害により，心不全や不整脈をきたすことがある

リハビリテーション

セラピストのかかわりについて

　本疾患は，進行性疾患のため経時的に変化する患者の筋力・筋持久力，ADL動作能力，個別に必要な生活動作を評価し，随時サポートしていくことが必要である。また，内科的治療の効果判定の指標となる客観的な身体能力のデータを示すことも，チーム医療の一員として重要な役割であろう。

運動介入に対する評価項目

血液所見

　血清では，筋逸脱酵素（クレアチンキナーゼ，アルドラーゼ，乳酸脱水素酵素，AST，ALT）値やミオグロビン値が上昇する。血液所見ではC反応性蛋白などの炎症所見で高値を示す。これらの値を経時的に評価することが，運動負荷量を決定する場合に重要な指標となる。

画像所見（図15）

MRI検査の所見ではSTIR法で，炎症を起こしている筋では高信号を得る。

図15　多発性筋炎患者の上腕MRI画像（STIR法）

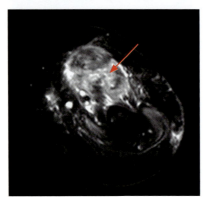

上腕屈筋群に高信号を得ている。
〔写真提供：森まどか先生（筆者同所属）のご厚意による〕

筋力評価

筋炎の国際研究グループであるIMACSが提唱しているMDACSでは，MMTの項目では頸部屈筋・伸筋，僧帽筋，三角筋中部，上腕二頭筋長頭，大殿筋，中殿筋，腸腰筋，ハムストリングス，大腿四頭筋，手関節屈筋・背筋，足関節底背屈筋を計測することが推奨されている。また，MMTのような尺度では測定値の変化が観察されにくい場合は，ハンドヘルドダイナモメーターを用いた客観的なデータも重要となる。

IMACS：The International Myositis Assessment and Clinical Studies Group

MDACS：Myositis Disease Activity Core Set

筋持久力評価

特に発症初期や発症年齢が若い場合，筋力測定のみでは最大値に偏ってしまういわゆる天井効果を示してしまい，経時的な変化を評価しにくいことが経験される。このような場合には，Functional Index 2という筋炎患者の筋持久力を評価するために作成されたバッテリーが有用である（表15）。

Functional Index 2の計測方法

① 肩関節屈曲（図16）

背もたれのない椅子に座り，手関節部に1kgの重錘をつけ肩関節を屈曲させる。右手から始める。できるだけ多く繰り返し，左右実施する。

図16　肩関節屈曲

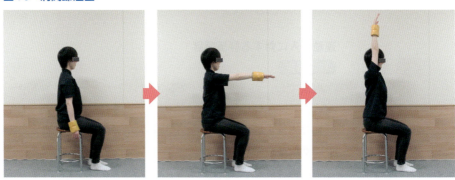

表15 Functional Index 2

課題		メトロノーム速度(分)	反復回数(0〜60回)	反復回数(0〜120回)	%/最大反復回数	Borg CR-10
①肩関節屈曲	右	40				
	左					
②肩関節外転	右	40				
	左					
③頭部挙上		40				
④股関節屈曲	右	40				
	左					
⑤Step Test	右	40				
	左					
⑥踵部挙上		80				
⑦足趾挙上		80				

- 患者への指示
  すべての課題で，できるだけ多くの回数を繰り返し，最大回数繰り返したら終了して下さい。もし筋疲労や痛み，全身疲労を感じた場合，そこで止めてもかまいません。
- 検査者への指示
  各課題で，5回練習した後，反復回数を記録する。
  他動関節可動域が正常で自動関節可動域に制限がある場合は回数を0とし，その課題は実施しない。もし，他動関節可動域と自動関節可動域が同じ場合，実際の関節可動域の範囲で課題を実施する。
  測定終了基準：a）患者がペースを保てず3回以内に修正できなかった場合，b）代償動作を伴い3回以内に修正できなかった場合とする。各課題終了後，患者にBorg CR-10スケールで筋の努力度を評価するよう指示する（0＝努力性なし，10＝最大努力）。
  メトロノームは各課題の運動速度を標準化するために使用する。40bpmでは1分間に20回反復し，80bpmでは1分間に40回反復できる。最大回数反復した場合，1つの課題につき3分かかる。

（文献36より引用）

② 肩関節外転（図17）

背もたれのない椅子に座り，手関節部に重錘はつけずに肩関節を外転させる。できるだけ多く繰り返し，左右実施する。

図17 肩関節外転

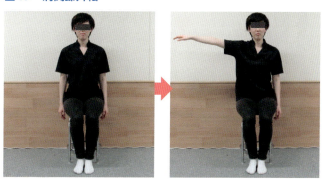

③ 頭部挙上（図18）

　枕を使用せず治療台に背臥位になる。頭を持ち上げ，できるだけ多く繰り返す。

図18　頭部挙上

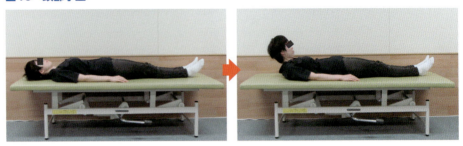

④ 股関節屈曲（図19）

　枕を使用し治療台に背臥位になり，SLRをできるだけ多く繰り返す（踵を治療台から40 cm上げる）。左右実施する。

図19　股関節屈曲

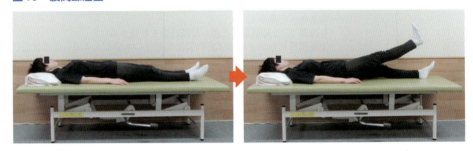

⑤ Step Test（図20）

　25 cmの高さの台を壁から40 cm離したところに置く。片手を壁につき，右足から上り左足から下りる。できるだけ多く繰り返し，左右実施する。

図20　Step Test

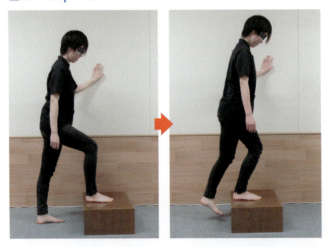

⑥ 踵部挙上（図21）

片手を壁につき，踵を床面から少なくとも1cm持ち上げる。

図21　踵部挙上

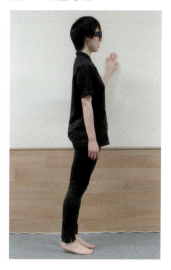

⑦ 足趾挙上（図22）

壁に背と殿部をつけ，踵を壁から15cm離す。足趾をできるだけ高く持ち上げる。すべての中足趾節間関節が床から離れなければならない。

図22　足趾挙上

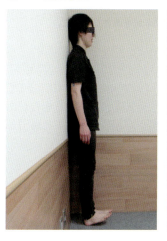
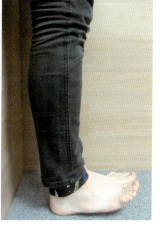

有酸素運動能力

本疾患は，血管内皮細胞の障害および毛細血管の減少とそれに伴う筋肉への血液循環量の減少により有酸素能力の低下を認める。よって，最大酸素摂取量などの有酸素運動能の評価が重要となるが，呼気ガス分析などを実施できる環境がない場合は，Minorらの提唱している8-min submaximal treadmill testを用いるとよい[37]（図23）。

図23 8-min submaximal treadmill test

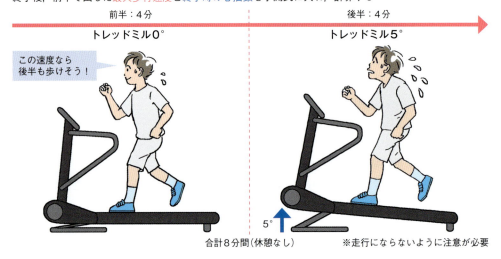

最大酸素摂取量(mL/kg/min)の予測式
15.1＋(13.55×最大歩行速度)－(0.327×終了時の心拍数)－(0.16×最大歩行速度×年齢)＋(0.00504×終了時の心拍数×年齢)＋(5.98×性別【男性＝1，女性＝0】)

【前半4分間：トレッドミル0°】
①徐々に速度を上げる
②後半の4分間を歩行できる速度をトレッドミル上で歩行しながら決定する(最大歩行速度の決定)
【後半4分間：トレッドミル5°】
③トレッドミルを5°に設定　※5°に設定するときも歩行は継続する
④前半で設定した最大歩行速度を一定にして4分間実施
⑤終了時の心拍数を測定する
終了後，前半で出した最大歩行速度と終了時の心拍数を予測式に入れ，計算する

呼気ガス分析を用いずにトレッドミルを用いて最大酸素摂取量を導きだす方法。

呼吸機能評価

呼吸筋の筋力低下により，拘束性換気障害を認める場合がある。また，間質性肺炎の合併も呼吸機能低下の大きな要因となり，肺活量，咳嗽力を評価する必要がある。

急性期の介入

本疾患では，明確な急性期についての定義は存在しないが，診断初期および薬剤の初期治療開始時期を本項では急性期とする。

この時期では，内科的治療が優先される。理学療法では，治療期間中の二次的障害を予防することが重要である。この時期に起こりうる二次的障害としては，炎症による筋・筋膜の拘縮と安静による廃用性筋萎縮が挙げられる。特に四肢・体幹の大関節を跨ぐ筋群の拘縮予防は早期から行うべきである。また，筋力増強トレーニングは筋逸脱酵素値や炎症所見が高値を示すことから禁忌とされてきたが，近年の研究では自重負荷程度での運動であれば，血液所見の悪化を示すことなく行えるという結果が報告されてきている[37,38]。いずれにせよ翌日に疼痛や疲労が残存しない負荷量で，積極的な離床・運動介入を行うことが望ましい。また，運動介入前後の筋逸脱酵素値や炎症所見の変化が確認できれば，より安全な負荷量の設定が可能である。

慢性期の介入

　この時期はステロイド療法の開始により症状の改善を認めている時期であり，積極的な運動介入を行うことが推奨される。有酸素運動の効果については，小規模なランダム化比較試験では，50〜70％ $\dot{V}O_2$max の有酸素運動を12週間行った群で，$\dot{V}O_2$max の向上を認めている[39,40]。有酸素運動が筋炎の症状を増悪させたという報告もない。筋力増強トレーニングの強度および効果についての，質の高い研究は現段階ではない。しかし，この時期でもステロイド療法は継続されているため，ステロイドミオパチーのリスクがある。また，活動量の低下による廃用性筋萎縮も予防しなければならない。よって，筋力増強トレーニングは積極的に行われるべきである。負荷量の設定としては，翌日に疲労や疼痛が発生しない程度が望ましいと考えられる。

　頸部筋の筋力低下から頭部下垂を生じている患者では頸椎カラー，大腿四頭筋の筋力低下から膝折れを生じている患者では膝伸展装具の適応となることがある。また，足部および足関節の背屈筋力が低下することで，下垂足を生じることがある。下垂足が生じることで足部クリアランスを保てなくなり，つまずきやすさから転倒しやすくなる。そのため，背屈を保持するためにリハビリテーション用足首サポーター（アンクルソフト®）や短下肢装具（オルトップ®）などが適応となることがある。

ADL

　ADLでは下肢の抗重力伸展を要する階段昇降動作，トイレからの立ち上がり動作などに困難を生じることが多い。また，上肢近位部の筋力低下により，肩より上部への上肢の挙上や物品の運搬が困難となる。さらに，頸部・咽頭筋の筋力低下に伴い頭部の挙上動作や嚥下機能に支障をきたすこともある。

　困難が生じている動作について，患者のなかには動作方法を変更したり，疲労を感じながらも時間をかけ自立している場合もある。そのため，ADL評価は各動作の自立度だけでなく，代償動作の有無や各動作に要する時間，疲労感を併せて評価することが大切である。

　ADLの低下に伴い福祉機器の導入が必要となる場合は，表5が参考になる。

コミュニケーション

　本疾患は，呼吸・発声・構音に関連する筋が障害されると，弛緩性構音障害が出現することがある[41]。主な特徴としては，声量低下，開鼻声，呼気鼻漏出による子音の歪み，両唇音や舌音の歪みである。個体差が大きく，構音障害がほとんど目立たない患者もいる。

　評価として，構音検査，口腔顔面機能検査を行う。治療により症状が改善することがあるため，治療前後の構音障害の変化を追うことが大切である。

　本疾患の構音障害に対するリハビリテーションは十分に研究されていない。開鼻声や呼気鼻漏出による子音の歪みが目立つ場合は，ノーズクリップを使うと，発話明瞭度が改善することがある。外見に変化があるため人目につく場所で利用することをためらうこともあるが，電話で会話する際は相手の顔が見えないため利用している患者もいる。そのほか，疲労しない程度の口腔顔面の運動やブローイングトレーニングなどを取り入れてもよいかもしれない。

摂食嚥下障害

　本疾患では，急性期，慢性期にかかわらず，摂食嚥下障害が起こりうる。多発性筋炎，皮膚筋炎患者74人を対象に嚥下障害について調べた研究[42]では，74人のうち13人に食道造影検査を行ったところ，8人に喉頭蓋谷と梨状陥凹に残留を，6人に誤嚥を認めたと報告されている。当院でも，本疾患で，誤嚥や多量の咽頭残留を呈する患者がいる。重症の場合は，食道入口部がほとんど開かず，食べ物が咽頭に停留したまま食道にほとんど入っていかない患者もいる。

　評価としては，まず，本人から情報収集を行う。本疾患の患者は，自分の状態をよく把握していることが多く，本人からの情報は症状把握に有用である。口腔期機能評価，嚥下スクリーニング検査を行う。摂食嚥下障害が疑われた場合は，食事評価を行い，また，主治医に嚥下造影検査(VF)を検討してもらう。

　対応は，摂食嚥下障害の重症度にもよるが，食形態の調整，一口量の調整を考える。食道入口部開大不全に対しては，バルーン拡張法が奏効することがある。また，輪状咽頭筋切断術の適応となることがあるので，主治医や耳鼻科医，関係スタッフとの情報共有が大切である。窒息のリスクが高い患者へは，ハイムリッヒ法など，窒息の解除法についても情報提供する。

文献
1) 内野　誠 監：筋疾患診療ハンドブック. p.2, 中外医学社, 2013.
2) 大竹　進 監：筋ジストロフィーのリハビリテーション. 医歯薬出版, 2002.
3) 日本神経学会ほか監：デュシェンヌ型筋ジストロフィー診療ガイドライン2014. 南江堂, 2014.
4) Bushby KM, et al：The clinical, genetic and dystrophin characteristics of Becker muscular dystrophy. J Neurol sci 240(2):105-12, 1993.
5) 日本循環器学会ほか監：心血管疾患におけるリハビリテーションに関するガイドライン(2012年改訂版), 2014.
6) 埜中征哉 編：小児筋疾患診療ハンドブック. p.105-109, 診断と治療社, 2009.
7) 日本神経学会ほか監：デュシェンヌ型筋ジストロフィー診療ガイドライン2014. 南江堂, 2014.
8) 厚生労働省：厚生労働省精神・神経疾患研究開発費, 筋ジストロフィーの集学的治療と均てん化に関する研究 編：筋ジストロフィーのリハビリテーション・マニュアル, 2011.
9) 大竹　進 監：筋ジストロフィーのリハビリテーション. 医歯薬出版, 2002.
10) 後藤健吾ほか：当院筋強直性ジストロフィー患者の車いす安全ベルトの改良の取り組み. 医療68(3)：147-148, 2014.
11) 及川奈美ほか：電動車椅子乗車時に事故を起こしたMyD患者2名の検討.
12) 石川秀俊ほか：図解リハビリテーション技術シリーズ 筋強直性ジストロフィー患者の援助技術. 医療 61(12)：819, 2011.
13) 埜中征哉 監：小児筋疾患診療ハンドブック. 診断と治療社, 2009.
14) 江藤文夫ほか編：神経難病のリハビリテーション－症例を通して学ぶ. 医歯薬出版, 2012.
15) Liquori CL, et al：Myotonic dystrophy type2 caused by a CCTG expansion in intron 1 of ZNF9. Science 293：864-7, 2001.
16) 石浦章一：筋強直性ジストロフィー発症のメカニズム. 日本臨牀 63(3)：515-521, 2005.
17) 筋ジストロフィー治療のエビデンス構築に関する臨床研究班：筋強直性ジストロフィーにおける診療・治療マニュアル. 新星社, 2008.
18) 大澤真木子ほか：小児期筋強直性ジストロフィーの臨床. 脳と発達 41：163-170, 2009.
19) 髙橋正紀：ゲノム医学からみた筋強直性ジストロフィー症の病態発生機序の解明. ゲノム医学 4(1)：9-14, 2004.
20) 早乙女貴子：筋強直性ジストロフィー患者の歩行障害へのアプローチ. MB Med Reha171：56-62, 2014.
21) Ertekin C, et al：Electrophysiological evaluation of oropharyngeal swallowing in myotonic dystrophy. J Neurol Neurosurg Psychiatry 70：363-371, 2001.
22) Leonard RJ, et al：Swallowing in myotonic muscular dystrophy：a videofluoroscopic study. Arch Phys Med Rehabil 82：979-985, 2001.
23) 日本摂食・嚥下リハビリテーション学会医療検討委員会：嚥下調整食分類2013. 日摂食嚥下リハ会誌 17(3)：255-267, 2013.
24) 下條　美ほか：バルーン引き抜き法が有効であった筋強直性ジストロフィーの1例. 嚥下医学 3：150-151, 2014.
25) de Swart BJ, et al：Myotonia and flaccid dysarthria in patients with adult onset myotonic dystrophy. Journal of neurology, neurosurgery, and psychiatry 75：1480-1482, 2004.
26) de Swart BJ, et al：Warming up improves speech production in patients with adult onset myotonic dystrophy. J Commun Disord 40：185-95, 2007.
27) 尾方克久ほか：呼吸機能と夜間酸素飽和度との対比からみたDuchenne 型および筋強直性ジストロフィーにおける呼吸不全の相違. 臨床神経学 36(7)：850-853, 1996.
28) 中島　孝ほか：筋ジストロフィー診療の現状- 診断から治療までその1（症状から検査へ）. 超音波検査技術 34(6)：688-698, 2009.
29) Wohlgemuth M, et al：Dysphagia in facioscapulohumeral muscular dystrophy. Neurology 66：1926-1928, 2006.
30) Yamanaka G, et al：Tongue atrophy in facioscapulohumeral muscular dystrophy. Neurology 57：733-735, 2001.
31) 内野　誠 監：筋疾患診療ハンドブック. p.152-159, 中外医学社, 2013.
32) Statland JM, et al：Risk of functional impairment in Facioscapulohumeral muscular dystrophy. Muscle Nerve 49(4)：520-7, 2014.
33) Emery AE：Population frequencies of inherited neuromuscular diseases-a world survey. Neuromuscul Disord 1：19-29, 1991.
34) Personius KE, et al：Facioscapulohumeral dystrophy natural history study: standardization of testing procedures and reliability of measurements. The FSH DY Group. Phys Ther 74(3)：253-63, 1994.
35) Schwarz MI：Pulmonary and cardiac manifestations of polymyositis-dermatomyositis. J Thorac Imag 7：46-54, 1992.
36) Alexanderson H, et al：Functional index-2: Validity and reliability of a disease-specific measure of impairment in patients with polymyositis and dermatomyositis. Arthritis Rheum 15：55(1)：114-22, 2006.
37) Minor MA, et al：Validity and reliability of a submaximal treadmill test to estimate aerobic capacity in woman with rheumatic disease. J Rheumatol 23：1517-23, 1996.
38) Hicks JE, et al：Isometric exercise increases strength and does not produce sustained creatinine phosphokinase increases in a patient with polymyositis. J Rheumatol 20(8):1399-401, 1993.
39) Alexanderson H, et al：The safety of a resistive home exercise program in patients with recent onset active polymyositis or dermatomyositis. Scand J Rheumatol 29(5)：295-301, 2000.
40) 山口　明ほか：慢性期のリハ処方と問題点. Journal of Clinical Rehabilitation 4(10)：920-924, 1995.
41) 下島恭弘：多発筋炎・皮膚筋炎：難治性病態とその治療戦略. 信州医誌 59：213-222, 2011.
42) 星野功ほか：皮膚筋炎・多発性筋炎における嚥下障害. 耳鼻臨床 10：1163-1167, 1997.
43) 柳澤　健 編：理学療法士 イエロー・ノート 専門編 2nd edition, p.288, メジカルビュー社, 2010.

IV 神経難病患者の在宅リハビリテーション

IV 神経難病患者の在宅リハビリテーション

1 管理栄養士の立場から

村上奈央子

- 神経難病患者は病状の進行から食思不振，摂食嚥下障害，消化吸収障害などが生じ栄養状態が低下してしまうことがしばしば起こる。
- 栄養状態の低下は筋力や免疫機能の低下などを助長し，患者の在宅療養生活の質を左右する大きな一因となる。
- 本項では在宅神経難病患者に接するにあたり，セラピストでも知っておきたい栄養状態の評価法，栄養の基礎知識および神経難病患者に多い摂食嚥下障害と低栄養患者へのアプローチ法について述べる。

はじめに

　私たちは光合成のできる植物とは違い，身体の外から「栄養素」を取り込むことで生命活動を続けている。「栄養素」は身体に取り込まれることで細胞を動かすエネルギーを産出したり身体の構成成分となったりしているため，なんらかの障害が生じそれらが不足してしまうと，その身体は生命活動を維持できなくなってしまう。

　神経難病患者においてはその疾患の進行から外的および内的要因により「栄養素」の取り込みに障害が生じることが多い。

　また，私たちにとって「食事」という行為は，単に「栄養素」を取り込むことだけを目的としておらず，空腹感を癒したり料理を味わい楽しんだりと精神的な満足度を上げる目的を含むことも多い。そのため，神経難病患者にとっても「食事」とは「栄養素」の充足だけでなく精神的な満足度の向上も目指されるべきである。

　しかし一方で，口から食べることにあまりにこだわりすぎると栄養失調や脱水，摂食嚥下障害からの窒息などといった，生命の危機につながってしまう。在宅療養生活においては，患者本人やその家族たちの思いに沿うことは大前提であるが，そのうえでケアに携わる医療者から適切な知識が伝えられ，病状に合わせて治療や生活の選択肢が広がること，ひいては生活の質（QOL）の向上にもつながると考えられる。

QOL：quality of life

栄養状態のアセスメント

　筋萎縮性側索硬化症（ALS）患者では日常生活活動（ADL）が保持されている病初期から体重減少がみられるが，他の神経難病疾患においても慢性的な偏食や食思不振などの摂食障害からくるビタミン・ミネラル欠乏症，運動神経・自律神経系の機能不全に伴う摂食嚥下障害，胃食道逆流症と胃内容物の気管への流入・喀出障害による誤嚥性肺炎，脳機能障害に付随する消化管機能障害，運動障害や麻痺による褥瘡やサルコ

ALS：amyotrophic lateral sclerosis

ADL：activities of daily living

管理栄養士の立場から

ペニア肥満など，栄養障害が悪循環になるリスクを多く抱えている。これらの患者に接するに際し，初回に限らず定期的な栄養状態のアセスメントが行われることは栄養障害の早期発見早期対応につながり，患者の予後を大きく左右するものと考える。

簡易栄養状態評価表（MNA®）

MNA®は，1994年にネスレ株式会社より公開された問診表を主体とする簡便なアセスメント法である。もともとは6個の予診項目（14ポイント）と12個の問診項目（16ポイント）とからなるものであり，簡易版として予診項目のみを取り出したMNA®-SFが2001年に公開された。

MNA®-SFの問診表は，少ない項目ながらも，①過去にあった栄養障害（体重減少），②今現在の状況（BMIや下腿周囲長），③今後栄養障害が起こる可能性（歩行や精神状態）が総合的に評価できる内容となっている。また，現在の体格評価としてBMIでなく下腿周囲長で代替できるため，体重測定が頻繁にできないこともある在宅療養患者の評価として利用しやすい点として挙げられる。栄養知識に長けていない者でも簡便に評価でき，かつ信頼性の高い法として現在主に在宅現場においてスクリーニング表として活用が広がっている。

使用上の注意点としては，①基本的には65歳以上の高齢者を対象としたものであること，②下腿周囲長による評価は浮腫がある場合やサルコペニア肥満が起きている場合も高く評価されてしまうことが挙げられる。

主観的包括的アセスメント（SGA）

SGAは，問診や身長，体重測定をはじめとする簡単な身体計測によって得られる所見のみから実施可能な栄養アセスメント法として1982年にBakerらによって報告された[1]。

アセスメントの内容は「病歴」として，①体重変化，②食事摂取状況の変化，③消化器症状，④身体機能，⑤基礎疾患と栄養必要量の関係をチェックし，次に「身体所見」として，①皮下脂肪の減少，②筋肉量の減少，③くるぶしの浮腫の存在，④仙骨部の浮腫の存在，⑤腹水を視診や触診にて判断する。そして，前述の項目すべてを考慮するなかで，特に体重減少，食事摂取状況，皮下脂肪や筋肉量の減少に注目して栄養状態を3段階に分類する。現在日本の臨床現場ではSGAは子どもから高齢者，あるいは集中治療室（ICU）患者から術前患者，肺結核患者や癌患者などスクリーニング対象が広く，使用法が極めて簡便といった特徴から，主にスクリーニング法として多く用いられている。

一方で，「subjective：主観的」の名のとおり判定はあくまで主観によるため，判定者によるばらつきが大きくなる可能性が高い。そのため，判定結果の信頼性をできるかぎり担保できるよう，判定者は少なくともSGAの評価基準を事前に正しく理解しておく必要がある。

スリーステップ栄養アセスメント（NA123）

スリーステップ栄養アセスメント（NA123）は，主に問診からなる栄養アセスメント法として2004年に在宅チーム医療栄養管理研究会より公開された。

NA123は居宅サービス担当のあらゆる職種でも簡便に把握・問診できる10項目からなる食事リスク調査としての第1段階（NA1），同じくどの職種でも食事の種類（主食，主菜，副菜など）および水分の摂取量の問診から，飲水量だけでなく食事に含まれるものも含めて水分摂取量の概算がわかる脱水発見調査としての第2段階（以下，NA2），そして第3段階（NA3）ではおおまかな1日の食事内容をある程度具体的に聴き取り，栄養価計算を管理栄養士が行い食事状況調査を行う。このなかでも特にNA1，NA2において「危険」と判断され特に緊急性がみられる場合は，早急に主治医やケアマネジャーをはじめチーム医療へとつなげる必要がある。

　NA123は在宅高齢者や施設入所者など高齢者を対象に根拠の検証が行われているため，小児や中高年齢での有効性は実証されていない点に注意が必要である。

神経難病患者に必要な栄養

　神経難病患者に起こっている栄養障害を進ませないためには，生化学的情報から必要量を知り，充足率を把握することが重要となる。しかし，必要栄養量の算出には患者の既往症や生活状況，食事摂取状況，摂食嚥下機能など複雑に重なった状態を考慮したうえで目標値が設定されるため，以下に栄養素および必要量の算出に使用される数式などを提示するが，あくまで参考とし実際の患者には主治医および管理栄養士に目標数値の設定を依頼してもらいたい。

栄養素について

　神経難病患者に限らずすべての人には「五大栄養素」とよばれる「糖質」「タンパク質」「脂質」「ビタミン」「ミネラル」が必要である。

　これらの働きはわかりやすく図1のように車に例えられることが多い。

図1　栄養素の役割

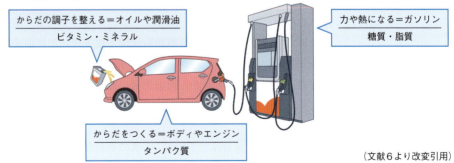

（文献6より改変引用）

糖質

　「糖質」は体内で分解されブドウ糖へと変化し脳の主なエネルギー源となる。特に脳の中枢神経系では唯一のエネルギー源となるため，不足すると意識障害などの症状が出現することがある。また，糖質から得られるエネルギーは他の栄養素から得られるものに比べ摂取してから最も速く変化するため，運動前後に糖質を摂取することでトレーニングによって消費されるエネルギーを素早く補い筋肉の減少を防ぐことができ

る。一方で，治療薬としてステロイド薬を長期に使用している場合はステロイド性の糖尿病を罹患するリスクが高まるため，血糖値およびヘモグロビンA1c（HbA1c）を確認したうえで糖質の摂取量を検討する必要がある。

タンパク質

「タンパク質」は人間の身体のうち約6〜7割を占める水分の次に多い成分であり，筋肉や内臓，血液や爪，髪や皮膚，骨などをつくっているだけでなく，免疫抗体の原料，エネルギーやホルモン，ヘモグロビンなど，さまざまな形で身体のなかに存在している。

身体の成分となるタンパク質は20種類のアミノ酸からできており，そのうち9種類は体内で合成されないため必須アミノ酸とよばれ食べ物から摂る必要がある。タンパク質の摂取量は腎機能障害の程度により制限が必要とされる場合があるため，残腎機能の確認を合わせて行う必要がある。

脂質

「脂質」は糖質同様主なエネルギー源となるが，糖質やタンパク質に比べ同じ量でも約2倍という高いエネルギーを得ることができる。脂質には身体の中でつくることができない必須脂肪酸が含まれており，身体の細胞膜の成分やホルモンの材料などになっている。さらに，脂質は油脂に溶ける脂溶性ビタミン（ビタミンA，D，E，Kなど）の吸収にも役立っている。最近では一般的な油よりも早く消化・吸収され短時間でエネルギーになりやすい中鎖脂肪酸（MCT）が注目されさまざまな栄養補助食品で活用されている。

MCT : medium chain triglyceride

ビタミン

「ビタミン」はこれまでに13種類が発見されており，それらは他の栄養素が円滑に体内で利用されるのを助ける働きをしている。ビタミンの必要量は他の栄養素に比べると少量であるが，身体の中でほとんどつくることができないため，食べ物からとる必要がある。また，ビタミンには水溶性ビタミンと脂溶性ビタミンがあり，水溶性ビタミンは尿などから身体の外へ排泄されやすく，脂溶性ビタミンは身体の中に蓄積されやすい。そのため，水溶性ビタミンは少量を頻回摂ること，脂溶性ビタミンは脂質と一緒に摂ることが推奨される。

ミネラル

「ミネラル」は地球上に多く存在するが，そのうち人間に必要とされているものは16種類ある。ビタミンと同様に体の機能の維持・調節に欠くことができず，少量で重要な働きをするが，ミネラルはビタミンと異なりナトリウム，カルシウム，鉄などのように，身体の構成成分にもなっている。

ビタミン，ミネラル

「ビタミン」「ミネラル」はいずれも過剰摂取による弊害がみられる場合があるため，厚生労働省「日本人の食事摂取基準（2015年版）」では耐容上限量が設定されている。

よって健康食品やサプリメントの安易な利用へは注意が必要である。

　神経難病においては特定の疾病において食事療法という形では確立されておらず，その症状に合わせて対処的な対応をすることが求められる．神経難病の多くは運動神経，自律神経の機能不全によって摂食嚥下障害をきたし，食事が困難になったり不随意運動などにより消費エネルギー量が増大したりすることが多く，エネルギー量の不足はタンパク異化亢進を促進し，栄養障害を起因とする除脂肪体重(LBM)の減少は最終的に窒素死(nitrogen death)を引き起こす[2]（図2）．

LBM：lean body mass

図2　除脂肪体重の減少と窒素死の流れ

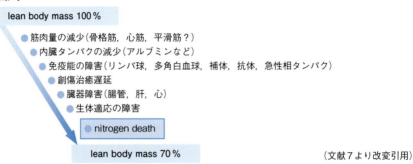

（文献7より改変引用）

必要エネルギー量について

　一般的に必要エネルギー量は身長と体重の数値を用いて算出される．算出に使用される計算式は❶基礎代謝量(BEE)を求め，活動係数およびストレス係数を乗じる(図3，表1)，または❷ボディマス指数(BMI)を用いて算出された標準体重へ身体活動量を乗じる方法(図4，表2)である．❶の方法で使用するBEEは，Harris-Benedictの式(図3a)，Harris-Benedictの式(日本人版)(図3b)，日本人のための簡易式(図3c)のいずれかを用いて算出される．

BEE：basal energy expenditure

BMI：body mass index

図3　BEEを用いた必要エネルギー量の計算式

❶ 必要エネルギー量(kcal/日)＝BEE×活動係数×ストレス係数

a　ハリス・ベネディクトの計算式を用いたBEE計算式

男性：66.47＋(13.75×W)＋(5.00×H)－(6.78×A)
女性：655.1＋(9.56×W)＋(1.85×H)－(4.68×A)

W：体重(kg)，H：身長(cm)，A：年齢(歳)

b　ハリス・ベネディクト方程式(日本人版)を用いたBEE計算式

男性：66＋13.7×W＋5.0×H－6.8×A
女性：665.1＋9.6×W＋1.7×H－7.0×A

W：体重(kg)，H：身長(cm)，A：年齢(歳)

c　日本人のための簡易式を用いたBEE計算式

男性：14.1×W＋620
女性：10.8×W＋620

W：体重(kg)

図4　BMIを用いた必要栄養量の算出式

❷ エネルギー摂取量(kca) ＝ 標準体重(kg) × 身体活動量(kcal)
　標準体重の求め方：標準体重 ＝(身長)m² × 22

表1　活動係数(AF)およびストレス係数(SF)

活動係数(AF)		ストレス係数(SF)	
寝たきり(意識低下状態)	1.0	飢餓状態	0.6～0.9
寝たきり(覚醒状態)	1.1	術後(合併症なし)	1.0
ベッド上安静	1.2	手術	軽度1.1
			中等度1.3～1.4
			高度1.5～1.8
ベッド外活動あり	1.3～1.4	長管骨骨折	1.2～1.3
一般職業従事者	1.5～1.7	癌/COPD	1.2～1.3
		腹膜炎/敗血症	1.2～1.3
		重症感染症/多発外傷	1.2～1.3
		熱傷	1.2～1.3
		発熱(1℃ごと)	1.2～1.3

表2　身体活動量の目安

やや低い(デスクワークが主な人・主婦)	25～30 kcal/kg標準体重
適度(立ち仕事が多い職業)	30～35 kcal/kg標準体重
高い(力仕事の多い職業)	35～ kcal/kg標準体重

　上記❶の計算式の場合，BEEを求めるにあたって栄養障害が進んだ患者の現体重を使って算出すると，あくまでも現体重を維持するためのエネルギー量となり体重の増加は期待できない．そのため，理想体重を使用すると最終的に理想体重に近づく．

　また，上記❷の計算式の場合，わが国ではBMIが22 kg/㎡で有病率が最小になることからこれに相当する体重を理想体重として算出するが，実際の現体重と比較して，あまりにるい痩が進んでいる場合などエネルギー摂取量が現実的ではない数値となる場合があるため，普通体重18.5～25 kg/㎡の間で調整して算出すると無理のない栄養計画につながる．

　筋萎縮性側索硬化症(ALS)患者においては，いまだ適切な栄養療法は模索されている段階であるが，ADLの維持されている病初期に急激な体重減少をきたすことが多く，それにより予後は大きく左右される．日本人ASL患者のエネルギー必要量については，簡易熱量計によるALS患者の消費エネルギー量が経口摂取可能なALS患者では約1,200～1,600 kcal，経腸栄養施行のALS患者では約700～1,200 kcalであったとする報告[3]がみられるほか，二重標識水(DLW)法を用いて測定した調査では，総エネルギー消費量(TEE)は約1,400～1,900 kcalであり，体重1 kg当たりに換算すると約30～35 kcal/kgであったとする報告も挙げられている[4]．

　一方，24時間の人工呼吸補助と経管栄養を導入し，6カ月以上経過した安定状態で，11例(Ⅰ群の完全閉じ込め状態，Ⅱ群の完全四肢麻痺，Ⅲ群の不完全四肢麻痺)の消

DLW：doubly labelled water

TEE：total energy expenditure

費エネルギー量を測定した報告では，全群で夜間に代謝が下がり，エネルギー必要量はⅠ群，Ⅱ群，Ⅲ群でそれぞれ約800 kcal，約900 kcal，約1,000 kcalであったとしている[5)]ことより，進行期では筋萎縮の進行，脳活動の低下などにより基礎代謝量が低下していることが推測され，疾患の進行に伴い必要エネルギー量も適切に見直しを行う必要が示されている。

立位困難者または円背者の身長計測法

必要エネルギー量の算出には体重だけでなく身長のデータも必要となることが多い。その際，円背なく立位可能であれば通常の直立式の身長計測法にて求めることができるが，それができない場合に代替できる身長計測法を紹介する（表3）。

表3 身長の5点法による測定方法

●身長の5点法測定
※以下の5点を各3回ずつ計測し，その平均値を求める。
※各部分ごとに真っ直ぐメジャーを沿わせて計測する。
※誤差が生じやすいので，必ず計測は同一人物が，同じ条件で行うこと。

①頭の頂点から首の付け根
②肩から腸骨
③腸骨から大転子
④大転子から膝中央
⑤膝から踵（足首は直角に曲げること）

必要タンパク質量について[6)]

必要タンパク質量は，代謝亢進の程度や低アルブミン（Alb）血症の程度から0.8～2.0 g/kg/日の範囲で算出する。代謝亢進の程度によっては表4のように決定する場合もある。ただし，腎機能や肝機能の低下が認められる場合は病態悪化を避けるため0.6～0.8 g/kg/日程度とし，逆に著明な代謝亢進・タンパク需要増大があれば2.0～4.0 g/kg/日まで増量する。

表4 代謝亢進レベル別の必要タンパク質量

代謝亢進レベル	必要タンパク質量（g/kg/日）
正常（代謝亢進なし）	0.8～1.0
軽度（小手術，骨折など）	1.0～1.2
中程度（腹膜炎，多発外傷など）	1.2～1.5
高度（多臓器不全，広範熱傷など）	1.5～2.0

必要脂質量について[6)]

必要脂質量は経腸・経口摂取では一般に必要エネルギーの20～30％とする。なお，換気障害を伴う場合，代謝の過程で発生するCO_2産生抑制のために呼吸商（RQ）の低い脂質の割合を多くRQの高い糖質・炭水化物の割合を少なくするほうが有利であり，糖尿病の場合も同様に血糖上昇を防ぐため脂質の割合を増量（～60％）することがある。

RQ：respiratory quotient

必要糖質量について[6]

　必要糖質量は，必要エネルギー量からタンパク質と脂質のエネルギー量を減じて求める。糖尿病の場合は必要エネルギー量の50〜60％とする。

ビタミンおよびミネラルの摂取量について[6]

　ビタミンおよびミネラルは，特に欠乏症がなければ厚生労働省「日本人の食事摂取基準（2015年版）」に掲載されている必要所要量を目安にするが，栄養不良状態では複数の欠乏症が存在する可能性が予想される。

　経腸栄養剤を使用している場合，現在はほとんどの経腸栄養剤は「日本人の食事摂取基準2005年版」を基準にビタミン・ミネラルが含有されているが，投与量が少ない（1200 kcal以下）と必要量を満たさない製品があるため，長期間同一栄養剤を使用している場合は注意が必要である。

必要水分量について[6]

　必要水分量は一般に投与エネルギー量（kcal）と同量（mL）か，あるいは（体重kg）×30〜35（mL）で求める。ただし心不全・腎不全など水分制限がある場合は減量が必要である。

　経腸栄養剤に含まれる水分量は64〜85％と幅があり，特に半固形および1 mL当たりのエネルギー量が高い栄養剤中の水分含有量は少ないため，脱水を引き起こさないよう十分量の白湯投与が必要となる。

摂食嚥下障害への食事の対応

　私たちは食物を「食べる」ことによって栄養素を体内に取り込み，その栄養素からエネルギーや細胞組織をつくることによって生命活動を維持している。この「食べる」という行為は健常であれば成長の過程で自然に学習し獲得されていくため普段意識する機会は少ないが，その一連の流れに注目すると実に複雑な工程が絡み合っている。

　まず，食べ物を目に入れた段階で視覚や嗅覚などの情報が脳へ送られその大きさや硬さ，味や温度などが過去の記憶から引き出される。そして，その記憶をもとに食べ物に適した箸やスプーンなどの食具を選び適切に食具を持ち適切な力加減で食べ物をつかみ，的確に口の位置まで運ばれる。その際受け入れる口は適切な大きさで開かれている必要があり，口へ運ばれた後はその食物の形状に合わせて唇や舌，頬を動かし口の中へ取り込まれる。

　口の中へ取り込まれた食物は上下の前歯が適切にかみ合うことで細かくなり，細かくなった後は舌の動きによって左右の奥歯へ送られ，すりつぶされ，唾液と混じり滑らかなペースト状へと変化する。そして，舌は柔軟に形を変えてペースト状の飲み込みやすい大きさの一塊にまとめ，喉へと送る。喉の間近へ食物が届くと，舌はさらに力を込めて食物を喉へ押しやる。その際喉では呼吸のタイミングに合わせ気管や鼻への入り口を閉じ，食道筋が緩められていることで食物は食道へと入っていく。食物が食道へ入ったのと同時に止まっていた呼吸は再開され，食道の蠕動運動によって胃へ

と食物は届けられる。これらの動きは一つでも動作不良が起きると不具合を感じてしまう。その状態を，摂食嚥下障害という。

　神経難病患者において摂食嚥下障害は多くの疾病で発症することの多い合併症である。摂食嚥下障害が起こり重症化すると，食事を食べることが困難になるため必要栄養量が不足し低栄養や脱水に陥る。低栄養は体重減少だけでなく筋タンパクの異化亢進を進行させ，皮膚の新陳代謝速度を遅くするため，さらなる嚥下筋の低下による窒息や褥瘡のリスクも高まる。また，栄養不良による免疫機能の低下から誤嚥性肺炎も発症しやすくなり，入退院を繰り返す結果につながってしまう。

　摂食嚥下困難者に対しては機能に応じた食事の提供が必要であるが，同時に本来楽しいものである食事が苦しみにならないよう，食環境を整えるとともに機能低下を予防して改善への働きかけをし，窒息などの緊急事態にも対応できるようにしなければならない。

嚥下困難に適した食形態

　嚥下困難の程度や，口腔内の食塊の保持ができない，舌運動が障害されているなど，各症状で適した食形態は異なる。例を挙げると，咽頭反射が保たれている人は粘度は気にせず通常の食事で大丈夫だが，咽頭反射が低下していたり舌に運動障害のある人はベタベタした食事が飲み込みにくく，ツルっとした食事が適している。

　また，摂食嚥下障害の症状によっては，咀嚼をすることで嚥下反射が惹起される場合もある。そういった場合は摂食嚥下機能の低下がみられるからといって食形態をペースト状にすると，かえって食物と認識されず口腔内にため込んでしまうこともあるため，軟らかくある程度の大きさがある食べ物のほうが食べやすい。

　粘度の高いものは咽頭に残留しやすいので，望ましいのは交互嚥下である。交互嚥下とは食事をした後でゼリーやお茶を交互に摂取することで，それによって咽頭の残留物が除去でき，誤嚥の危険を軽減できる。

　飲み物に増粘剤を使用する場合は，粉末を加えてから粘度が安定するまでに時間がかかるものがあり，この間に粘度を強くしようと増粘剤を加えすぎてしまうことがあるので注意が必要である。具体的には，飲み込みが悪く流し込むように食べる人にはゼラチンで固めたゼリーを，口の中にいつまでもため込んでしまう人にはキサンタンガム系の増粘剤（**表5**）を使用するとよい。ゼラチンゼリーは口の中の体温で水分が分離しやすくむせの原因となるので，舌が動きづらく食塊がつくれない人や口の中に食べ物を溜めこんでしまう人は増粘剤を利用するとよい。

食形態を変える目安

　次のような状態で患者が食べにくさを感じるようになったら，今までの食形態を変える必要がある。①食事に時間がかかるようになった，②噛めないものが増えて食事を残すことがある，③汁物やお茶で流し込んでしまう，④むせやすくなった，⑤口の中にため込んでなかなか飲み込まない，⑥食後，口の中に食物残渣がたくさん残っているなどである。

　摂食嚥下障害がある人は，ただ刻んで細かくしただけの食事はポロポロして口の中でまとまりにくく，また口に運びにくかったり喉に残りやすかったりなど危険がある

表5 増粘剤の種類

分類	デンプン系(第1世代)	グァガム系(第2世代)	キサンタンガム系(第3世代)
特徴	・粘度がつきはじめるのが早い ・安定性に劣る(唾液や味噌の中の酵素の影響をうける) ・とろみをつけるのに使用量が多い ・においが変わる	・温度によって粘度の発現がばらつく ・少量で粘度がつき経済的 ・使用量が多くなると付着性が極端に増す ・経時変化が大きい	・透明感がある ・付着性が少なく,凝集性がある ・味,においが少ない ・温度によって粘度の発現がばらつく ・経時変化が少ない
製品名	トロメリン® ムースアップ® エンガード® トロメリン顆粒®	スルーソフトS® トロミアップA® スカイスルー® ハイトロミール®	ソフティア1® トロメリンHi® スルーキング® つるりんこ® トロミパーフェクト® トロメイクSP® ネオハイトロミールⅢ®
牛乳や流動食にとろみをつけたい時		スルーソフトリキッド® つるりんこ® 牛乳・流動食用 リフラノン® REF-P1®(レフピーワン) トロミパーフェクトEN®	

ので,素材の軟らかさや大きさに配慮した工夫が必要である。口の中でまとまりやすくなるよう,餡をかけたりマヨネーズで和えたりなどひと手間かける工夫が必要である。

嚥下困難者の食事作りに便利な食事用具

食べる機能に配慮した食事作りには,小型のすり鉢,蒸し器,裏ごし器,小型ハンドミキサーなどがあると重宝する。

嚥下困難者が飲み込みにくい食材

食材によってはそれを食べた際に口腔内に付着しやすいものがあり,それらは嚥下困難者にとって非常に飲み込みにくく,窒息の危険も高い。具体的な食べ物としては,茹で卵の黄身,あん,ウェハースやカステラ,食パン,もち,白玉団子,焼きいも,ワカメ・海苔などの海藻類,葉物などである。ただし,これらも切り方や調理方法などによって飲み込みやすく工夫ができるため,一概に食べられないからと避ける必要はない。その他,飲み込みやすくする調理の工夫を表6に示す。

表6 飲み込みやすくする工夫

・軟らかく煮る
・煮る前に細かく切る
・火を通して硬くなるものは避ける(こんにゃくなど)
・粘着性のある物は避ける(餅,すいとんなど)
・とろみをつける
　→パサパサしたものは片栗粉やくず粉で,水分は増粘剤で,カステラ・パンなどはむせないように牛乳に浸して用いるとよい
・喉に貼りつきやすい食品(ワカメや海苔など)は別の食品に混ぜ込む
・汁と具に分かれるものは増粘剤を用いるなどしてバラバラにならないよう工夫する

低栄養（PEM）への食事の対応

PEM：protein energy malnutrition

　低栄養（PEM）とは，主にタンパク質とエネルギーが身体の必要量より不足している状態のことをいう。タンパク質とエネルギーの不足に伴い，各種ビタミンやミネラル類の不足もまねく。PEMの指標として，①6カ月間で2〜3kgの体重減少がある，②BMIが18.5kg/㎡未満である，③血清アルブミン値が3.5g/dL未満である，④出された食事を1/4以上残すが挙げられる。このうち③の血清アルブミン値については，必ずしも栄養不良だけが原因で数値が減少したりするわけでなく，また脱水がある場合は高値になることもあるため，その他項目を合わせて総合的に判断する必要がある。

　PEMになるまでの経緯は人によってさまざまである。なぜ食べられなくなったのか，個々の食事の問題点や原因，背景を探ることがまず大切である。そのうえで食習慣や栄養指標を総合的に判断して，食の細い人には少量頻回食や1食の栄養価を上げる工夫を提案する。

　栄養をきちんと摂取してもらうには，その人が長年慣れ親しんできた味や食習慣へのこだわりを受け止め，「食べたいという意欲」をもってもらうことから始める必要がある。場合によっては，栄養補助食品の使用を試みるのもよい。

　一般的にPEMは慢性的なエネルギーやタンパク質の補給不足が原因で起こるため，栄養補給を行うときは腎臓疾患がないかぎり良質なタンパク質を含むエネルギーの高い食事が望ましいとされている。

エネルギーアップのコツ

MCT：medium chain triglyceride

　主なエネルギー源となるのは糖質と脂質である。特に脂質は少量で高エネルギーなので積極的に食事に取り入れたい（表7）。油脂類でもオリーブオイルなどはコレステロール値を上げにくいとされており，亜麻仁油やエゴマ油は抗酸化作用のあるω3系脂肪酸が多い。また最近一般市場でも販売されるようになった中鎖脂肪酸（MCT）100％のオイルは，他の油と比べて消化吸収が早く短時間でエネルギーとして使われるため注目されている。なお，ω3系脂肪酸やMCTオイルは高温に弱い特性があるため，炒め油や揚げ油には使用できない。

表7　エネルギーアップのコツの1例

- サラダにはノンオイルでないドレッシングやマヨネーズを添える
- 炒め物や揚げ物を献立に取り入れる
- スープや味噌汁にオリーブオイルやごま油，MCTオイルなど，をひと回し加える
- 飲み物は牛乳や飲むヨーグルト，コーンスープやポタージュなどを選ぶ
- シチューやコーヒーなどに使用する牛乳を生クリームに替える
- 牛乳を普通牛乳から特濃牛乳に替える
- 主食はドリアやグラタン，バターライスなどを選ぶ
- 食材としてアボカドや揚げ玉を利用する
- マグロの刺身は赤身より中トロや大トロを選ぶ
- チョコレート1枚，クッキー1枚でも間食を食べる
- ヨーグルトにハチミツを加える
- パンやホットケーキにバターやハチミツ，メープルシロップなどを多めにかける

タンパク質アップのコツ

　タンパク質はさまざまな食品に含まれているが，特にアミノ酸スコアといわれる必須アミノ酸の含有バランスを数値化した指標の高いものを選ぶことが重要である（表8）。このアミノ酸スコアは，食品に含まれている9種の必須アミノ酸のうち一番少ないものに合わせて利用される。そのなかで，いわゆる動物性タンパク質とよばれる「肉類」，「魚類」，「卵」，「牛乳・乳製品」のアミノ酸スコアはすべて100（上限）であり，良質なタンパク質であることを示している。植物性のなかでは唯一「大豆・大豆製品」がアミノ酸スコア100となっているため，この5種類の食品を毎食摂取することが薦められる。

表8　タンパク質アップのコツの1例

- コーヒー，紅茶などの飲みものに牛乳や豆乳を加える
- 間食としてチーズやヨーグルトを食べる
- 冷奴やお浸しにかつお節やしらす干しをかける
- ごはんは卵かけごはんにして食べる
- ヨーグルトをギリシャヨーグルトに替える
- 味噌汁に豆腐や油揚げを加える
- せんべいを黒豆入りのものに替える
- 缶詰（ツナ，サバ，サンマなど）を利用する
- ヨーグルトにきなこを加える
- 栄養補助食品を利用する

訪問栄養食事指導について

　在宅患者への訪問食事指導（訪問栄養指導）は，1994年診療報酬の改正に伴い，「在宅患者訪問栄養食事指導料」が新設され，法律上の根拠を得た。2000年に施行された介護保険法では，「居宅療養管理指導」として，訪問栄養指導が設定された[9]。

　現在，いまだ数は少ないものの着実に病院や診療所などの医療機関に所属する管理栄養士により訪問栄養食事指導の実施が全国的に増加している。

　神経難病の病名や進行度，在宅での食環境などは患者ごとに異なり画一的な栄養管理は困難であるため，栄養状態の改善を望む患者に接した際はぜひ管理栄養士との連携を試みてもらいたい。

文献
1) Baker JP, et al：Nutritional assessment ; a comparison of clinical judgement and objective measurements. N Engl J Med, 306 : 969-972, 1982.
2) 川井 充 ほか 編：埼玉県難病患者支援事業 難病患者支援マニュアル4 神経難病と栄養, 埼玉県難病医療連絡協議会, 2009.
http://esaitama.org/nanbyo/manual/pdf/manual_04.pdf#search=%27%E7%A5%9E%E7%B5%8C%E9%9B%A3%E7%97%85＋%E9%A3%9F%E4%BA%8B%E7%99%82%E6%B3%95%27
3) 宮内眞弓ほか：経腸栄養を行っている筋萎縮性側索硬化症患者の栄養評価. 神経内科 75 : 259-265, 2011.
4) Shimizu T, et al：The measurement and estimation of total energy expenditure in Japanese patients with ALS: A doubly labelled water method study. Amyotrophic Lateral Sclerosis and Frontotemporal Degeneration, 18(1-2) : 37-45, 2017.
5) 清水俊夫ほか：呼吸器補助・経管栄養下のALS患者の必要エネルギー量の検討. 臨床神経 31 : 255-259, 1991
6) 栗山とよ子：栄養必要量の算出, NPO法人PDN（Patient Doctors Network）,最終閲覧日（2018年12月10日）, http://www.peg.or.jp/pdn/index.html,
7) 大塚製薬HP カロリーメイトマメ知識 マメ知識3「元気なからだをつくる5大栄養素」
https://www.otsuka.co.jp/company/virtual-factory-tour/caloriemate/trivia.html
8) 大柳治正：栄養状態と生理機能. 「コメディカルのための静脈・経腸栄養ガイドライン」（日本静脈経腸栄養学会）, p.5, 南江堂, 2000.
9) 爲房恭子ほか：在宅療養者の訪問栄養食事指導の実態とその課題（第1報）—在宅医療・介護に関わるスタッフへの質問紙調査結果から—. Bull Mukogawa Women's Univ Nat Sci, 56 : 113-119, 2008.

IV 神経難病患者の在宅リハビリテーション

2 介護福祉士の立場から

溝呂木大介

- 求められる介護福祉士像と神経難病患者の事例を紹介する。
- 療養通所介護の開始と課題について解説する。
- 課題に対するカンファレンスを実施する。
- カンファレンス実施後の様子を解説する。
- 病状が進行していった状況とそれに伴ったサービス提供担当者会議の実施について述べる。
- 思いの実現と意欲向上、そして看取り。
- 介護福祉士の視点と多職種理解について解説する。

神経難病患者と介護福祉士

難病は治療法が確立しておらず、長期にわたり療養が必要である。今後の見通しが立たないまま、病状の苦痛や思うように動かない身体とともに生活することは、患者、家族ともに大きなストレスを抱えやすいうえに、地域で支える介護サービスも十分とはいえない状況である。

平成29年に改正された「求められる介護福祉士像[1]」(図1)には「介護ニーズの複雑化・

図1 厚生労働省 求められる介護福祉士像

平成19年の改正	平成29年の改正（目指すべき像）
1. 尊厳を支えるケアの実践	1. 尊厳と自立を支えるケアを実践する
2. 現場で必要とされる実践的能力	2. 専門職として自律的に介護過程の展開ができる
3. 自立支援を重視し、これからの介護ニーズ、政策にも対応できる	3. 身体的な支援だけでなく、心理的・社会的支援も展開できる
4. 施設・地域（在宅）を通じた汎用性ある能力	4. 介護ニーズの複雑化・多様化・高度化に対応し、本人や家族などのエンパワメントを重視した支援ができる
5. 心理的・社会的支援の重視	5. QOL（生活の質）の維持・向上の視点をもって、介護予防からリハビリテーション、看取りまで、対象者の状態の変化に対応できる
6. 予防からリハビリテーション、看取りまで、利用者の状態の変化に対応できる	6. 地域のなかで、施設・在宅にかかわらず、本人が望む生活を支えることができる
7. 多職種協働によるチームケア	7. 関連領域の基本的なことを理解し、多職種協働によるチームケアを実践する
8. 一人でも基本的な対応ができる	8. 本人や家族、チームに対するコミュニケーションや、的確な記録・記述ができる
9. 「個別ケア」の実践	9. 制度を理解しつつ、地域や社会のニーズに対応できる
10. 利用者・家族・チームに対するコミュニケーション能力や的確な記録・記述力	10. 介護職のなかで中核的な役割を担う
11. 関連領域の基本的な理解	+
12. 高い倫理性の保持	高い倫理性の保持

（社会状況や人々の意識の移り変わり、制度改正など）

（文献1より引用）

QOL：quality of life

多様化・高度化に対応し、本人や家族などのエンパワメントを重視した支援ができる」「QOL（生活の質）の維持・向上の視点をもって、介護予防からリハビリテーション、看取りまで、対象者の状態の変化に対応できる」「関連領域の基本的なことを理解し、多職種協働によるチームケアを実践する」などが掲げられている。介護福祉士は難病患者とその家族の支援においても、多職種連携の下、病状やさまざまな環境などの変化に対応しながら最期までよりよい生活を支えることが求められている。

PD：Parkinson's disease

本項では、パーキンソン病（PD）の診断を受けた後、療養通所介護（以下、通所）（表1）を利用しながら、長期的に在宅生活を継続したA氏の事例を通し、神経難病患者に対する介護福祉士の行う介護実践について紹介する。

表1　療養通所介護とは

療養通所介護は介護保険で利用できる居宅サービスの一つである「通所介護」に含まれる通所サービスである。

サービスの目的	社会的孤立の解消 心身機能の維持 家族の身体的精神的負担の軽減
対象	難病やがん末期の要介護者の方で、常に医療の観察を必要とする方 ※気管切開・呼吸器・胃ろう・褥瘡など医療的なケアを必要とする方を対象とする
人員基準	看護職員と介護職員 職員1人当たりがみる利用者の人数は1.5人
サービスの内容	食事・入浴・排泄など日常生活介助 送迎 医療処置

事例の概要（表2）およびADL（表3）

表2　事例の概要

年齢・性別	70歳代後半　男性
家族形態・介護者	妻と2人暮らし
要介護度	要介護5
寝たきり度	B1
認知症高齢者の日常生活自立度	Ⅱ

- 主な病気：パーキンソン病（PD）
- 病歴：70歳代前半にてPD発症
- 利用中の在宅サービス：訪問マッサージ
- 利用者・家族の希望と主訴：
  本人（A氏）『家で暮らしたい』
  家族（妻）『家で過ごしてもらいたいが、自分の負担が大きい。デイサービスなどを利用してもらえると助かる』
- 主な生活歴：父が文学家であったことから出版社関係の仕事に就く。
- 家族構成：妻と2人暮らし。妻が付きっきりで介護している。

PD：Parkinson's disease

表3 Bathel indexによるADL評価

患者番号		生年月日			
患者氏名	A 様	性別	男	年齢	70歳代
傷病名	PD	発症日			
評価日		評価担当			

評価項目	点数	コメント	得点
食事	10	自立，自助具などの装着可，標準的時間内に食べ終わる	5
	5	部分介助	
	0	全介助	
車椅子とベッド間の移乗	15	自立，ブレーキ，フットレストの操作も含む	5
	10	軽度の部分介助または監視を要する	
	5	座ることは可能であるがほぼ全介助	
	0	全介助または不可能	
整容	5	自立	0
	0	部分介助または不可能	
トイレ動作	10	自立	5
	5	部分介助，体を支える，衣服，後始末に介助を要する	
	0	全介助または不可能	
入浴	5	自立	0
	0	部分介助または不可能	
歩行	15	45m以上の歩行，補装具の使用の有無は問わず	0
	10	45m以上の介助歩行，歩行器の使用を含む	
	5	歩行不能の場合，車椅子にて45m以上の操作可能	
	0	上記以外	
階段昇降	10	自立，手すりなどの使用の有無は問わない	5
	5	介助または監視を要する	
	0	不能	
更衣	10	自立，靴，ファスナー，装具の着脱を含む	0
	5	部分介助，標準的な時間内，半分以上は自立で行える	
	0	上記以外	
排便コントロール	10	失禁なし，浣腸，坐薬の取り扱いも可能	5
	5	ときに失禁あり，浣腸，坐薬の取り扱いに介助を要する者も含む	
	0	上記以外	
排尿コントロール	10	失禁なし，収尿器の取り扱いも可能	5
	5	ときに失禁あり，収尿器の取り扱いに介助を要する者も含む	
	0	上記以外	

合計点数	30

地域の特性と社会資源の分布

居住地は首都圏にあり，自治体の人口約500,000人の住宅地である。近隣は低層の戸建て住宅が密集しており，駅まで徒歩圏内である。自治体の福祉への取り組みは積極的で訪問診療，訪問看護，訪問介護，訪問入浴，通所介護，薬局，配食サービス，福祉用具などの在宅系サービスも充実している。

療養通所介護への申し込みの経緯

70代前半に階段で転ぶことが多くなり，神経内科のある総合病院に受診し，PDの診断を受ける。その後，受診先の病院を近所の内科病院に変更する。妻の軽介助にて日常生活に支障のない期間が3年ほど続くが，70代半ばになると食事動作や歩行動作，排泄面での介助量が急に増える。

週1回の訪問マッサージと月1回の内科病院の受診およびリハビリテーションを実施する以外，妻が付きっきりで在宅介護をしていた。

このように妻の介護量は増大していたが，A氏が社会参加に極端な嫌悪感を示していたことから，新たな在宅サービスを追加してこなかった。しかし今後，進行性難病の長期にわたる医療的対応の必要性を考え，通所を利用することとなった。

通所開始と課題

自宅での様子

通所日の前夜は緊張のためか睡眠時間が少なく，朝になると妻に，倦怠感と通所の拒否を訴え，多汗とともに大声を上げるパニックがみられた。妻からは，A氏は流涎が多いため人前に出たくないとの報告があったが，A氏が通所環境に適応するのには時間を要することを妻が想定していたことと，不安の増強時には妻が通所に同行することで，通所を中止することは一度もなかった。

送迎時の移動手段

送迎時の移動方法は玄関より5段の階段（図2）を介護福祉士による手引き歩行で降り，道路に用意した車椅子に移乗。その後は車椅子で送迎車まで移動した。手引き歩行時にはすくみ足，静止時に両下肢に中等度の振戦がみられ，これらの症状には日内や日差変動があった。特に状態がわるいときには立位後に歩行を開始することができないこともあり，そのような場合，一度座位をとり間隔を空け，静止時の振戦が落ち着いた後に再度手引きを行っていた。

図2 自宅玄関からの階段

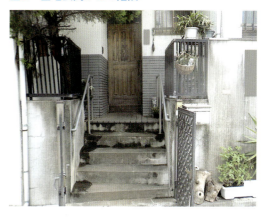

通所介護での様子

　送迎車内では，利用者の隣に付き添う看護師や運転をする介護福祉士が前回の通所日以降の日々の出来事について話しかけることで精神状態は安定し，多汗や大声といったパニックは自然と落ち着いていた。

　しかし，呂律が回らずに上手く言葉で伝達できないことや，流涎が多いことを恥ずかしがり，伝達意欲が低下してしまうことがあった。その結果，介護福祉士および看護師の通所スタッフは信頼関係を上手く構築することができなかった。唯一入浴をしているときに表情は和らぐが，常に帰宅願望がある状態であった。

リハビリテーション内容

　内科病院でのリハビリテーション内容は表4のとおりである。

　担当の理学療法士（PT）より，自宅ではトイレや食事，入浴以外ベッド上で過ごすことが多く，移動距離も短いため，通所利用時には歩行頻度や距離を増やしてほしいとの依頼があった。

　介護福祉士により食堂からトイレ，またはベッドへの5m程の手引き歩行を実施した。

PT：physical therapist

表4　リハビリテーションによるアプローチ

目標	生活の活性化
	転倒予防
	身体機能の維持
アプローチ	デイサービスへの定期通所への促進
	バランス
	関節可動域
	筋パワー
	妻への指導

介護福祉士および看護師の通所スタッフによるカンファレンス実施

　通所を休むことはないが，A氏自身が通所することに積極的ではないことが課題であった。妻が通所に同行する日は比較的安心しているが，妻が途中で帰るとすぐに不安な表情を浮かべることから，A氏の思いや意思を上手く介護・看護スタッフが受け止められていないことが原因であると考え，A氏から信頼を得て介護やリハビリテーションに取り組めるように，看護師2名と介護福祉士5名にてカンファレンスを実施した。

カンファレンス内容

司会（介護福祉士）
・A氏の通所に対する意欲が低下している。原因と対策を話し合いたい。

スタッフ1（看護師）
・PDの症状もかなり進行している。現状において意欲低下の要因は大きく分けて，睡眠障害による倦怠感，手引き歩行時のすくみ足による転倒への恐怖，言語的コミュニケーションによる意思疎通が困難なことが挙げられるのでないか。

スタッフ2（介護福祉士）
・発語があってもスタッフが聞き取れないこと，聞き返すことが多いため，伝達意欲も低下させてしまっているように感じる。
　機能維持の目的で言語での会話は継続するべきだが，聞き取れないときの代替え手段を確立しておく必要があると思う。

スタッフ3（看護師）
・意思疎通の方法は言語的コミュニケーションを主とはするが，聞き返しはしないほうがよいと思う。指さし文字盤の利用で思いを伝えてもらうのがよいのではないか。

スタッフ4（介護福祉士）
・医療スタッフを信頼してもらうためには，A氏の思いを丁寧に聴く必要があるが，われわれは他の利用者を含め身体介護業務に追われてしまっている。忙しさを理由に共に過ごす時間をないがしろにしている。

スタッフ5（介護福祉士）
・業務の間にはわずかであっても時間がある。その時間をA氏とコミュニケーションをとる時間に充てるべきだと思う。それに，すべて個別で実施している，送迎・入浴・食事・排泄介助，どの時間も無言で介護する訳ではない。思いを丁寧に聴くことを重ねていけば，自然と信頼関係は構築されていくように思う。

スタッフ6（介護福祉士）
・丁寧にコミュニケーションをとるための時間（30分程度）を定期的に設定しておくことも大切なのではないか？ 例えば，天気にもよるが，散歩の時間を設定しておくなど。14時からスタッフ1人を空けるようスタッフ配置ができるのではないか。

司会（介護福祉士）
・以上の内容を取り組む順に整理する。
①介護福祉士・看護スタッフ共に信頼関係の構築のため，通常の介護業務時に，わずかな時間を利用してでも思いを丁寧に聴く。
②介護福祉士は散歩など，丁寧にコミュニケーションをとるための時間を定期的に設定する。
③介護福祉士・看護スタッフともに①や②の結果を踏まえて，コミュニケーションを円滑にするための文字盤の利用を活用する。

カンファレンス実施後の様子

　カンファレンス後，通常の介護福祉士が行うさまざまな業務のなかで，A氏と寄り添い思いを丁寧に聴くことを繰り返した。A氏の訴えは，口渇，尿意，便意，室温調整，姿勢の違和感（車椅子・ベッド上），臥床や離床の要望などが主であることがわかってきたため，何を訴えようとしているのか，何を思っているのかを介護福祉士が想像できるようになった（表5）。結果，発語能力は変わらないが，言語の聴き取りが

表5　観察

内容	観察ポイント
口渇	施設内設置のウォーターサーバーに視線
姿勢を直す（車椅子・ベッド上）	最終の体位交換時間から1時間以上経過
臥床	入浴後や昼食後など，通所時の臥床パターンの確立
離床	ベッド上で覚醒している 頻繁にＴＶのチャンネル変更の要求がある
尿意	排尿間隔 飲水量
便意	最終排便の把握，お腹の張り具合

良好になった．どうしても聴き取れないときは，文字盤での指さしと発語を同時に行うことで円滑に意思をくみ取れた．入浴中等，文字盤が使用できない環境では，あ段を介護福祉士が読み上げるとA氏が一度頷き，続いて頷いた行を読み上げることで文字盤がなくても意思を伝達できるようになっていった．

昼夜逆転による日中の居眠りは続いたが，幸い定期的に設けられた散歩の時間をA氏も楽しめるようになっていった．現地滞在を含め全行程20分程度の散歩で，商店街，お寺，神社などでいずれもA氏の希望に沿って実施された．妻より散歩をした後の夜は良眠することが多いとの報告があった．

また，かつて妻が花屋であったこともあり散歩先に花屋を選んだが，車椅子で店内を移動するには狭く，来店する他の客が買いにくくなることも考えられた．今後の散歩の継続と花屋との関係性を保つため，花屋の休店日に花の水やりを介護福祉士が中心となり利用者を交えて実施した．このことで花屋の店主も地域とのつながりに協力的となっていった．花屋の店主とA氏は顔見知りの関係となり，通所スタッフ以外とのコミュニケーションも楽しめるようになった（図3）．

流涎の多さは変わらないが，タオルをいつも首元に準備することで過度に気にすることもなくなった．笑顔や笑い声は増えた．

このころよりA氏は，通所迎え時のパニックはほぼなくなり，通所することを楽しみにするようになった（表6）．その後，安定した心身状態が続き1年ほど問題なく通所を継続することとなる．

図3　散歩先の花屋

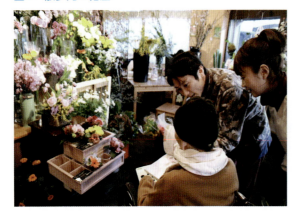

表6　1日の過ごし方

時間	サービス内容	
8:40	バイタル	送迎
9:00	水分補給	便処置
10:00	入浴	水分補給
11:00	ベッド臥床	
12:00	食事・口腔	
13:00	ベッド臥床	
14:00	散歩	水分補給
15:00	ベッド臥床	送迎

病状の進行

病状の進行は食事時の激しいむせ込みの増加がきっかけだった．歩行状態の悪化，口渇，排尿障害を訴えることも増えた．

嚥下状態の悪化に伴い，食欲の低下も著明で月を追うごとに体重は減少した．そのことをA氏自身も気にかけていたが，食事時間になっても空腹感がないこと，またむせ込んでしまうのではないかとの恐怖もあり，量を食べなくてはいけないとの観念から笑顔が減り，これまでのように活気のある生活は失われた．

幸い通所は継続できたが，階段の昇降も妻の介助では困難となり，内科病院の受診とそこでのリハビリテーションには行けないことが増えていった（表7）．

表7　Bathel indexによるADL評価

患者番号			生年月日			
患者氏名	A　　　　　様		性別	男	年齢	70歳代
傷病名	PD		発症日			
評価日			評価担当			

評価項目	点数	コメント	得点
食事	10	自立，自助具などの装着可，標準的時間内に食べ終わる	0
	5	部分介助	
	0	全介助	
車椅子とベッド間の移乗	15	自立，ブレーキ，フットレストの操作も含む	5
	10	軽度の部分介助または監視を要する	
	5	座ることは可能であるがほぼ全介助	
	0	全介助または不可能	
整容	5	自立	0
	0	部分介助または不可能	
トイレ動作	10	自立	0
	5	部分介助，体を支える，衣服，後始末に介助を要する	
	0	全介助または不可能	
入浴	5	自立	0
	0	部分介助または不可能	
歩行	15	45m以上の歩行，補装具の使用の有無は問わず	0
	10	45m以上の介助歩行，歩行器の使用を含む	
	5	歩行不能の場合，車椅子にて45m以上の操作可能	
	0	上記以外	
階段昇降	10	自立，手すりなどの使用の有無は問わない	5
	5	介助または監視を要する	
	0	不能	
更衣	10	自立，靴，ファスナー，装具の着脱を含む	0
	5	部分介助，標準的な時間内，半分以上は自立で行える	
	0	上記以外	
排便コントロール	10	失禁なし，浣腸，坐薬の取り扱いも可能	5
	5	ときに失禁あり，浣腸，坐薬の取り扱いに介助を要する者も含む	
	0	上記以外	
排尿コントロール	10	失禁なし，収尿器の取り扱いも可能	5
	5	ときに失禁あり，収尿器の取り扱いに介助を要する者も含む	
	0	上記以外	

合計点数　20

サービス提供担当者会議の実施

病状の進行に伴う新たな課題を話し合う目的で，通所スタッフ（介護福祉士）よりケアマネージャー（CM）に担当者会議の必要性が提案され実施となる。

CM：care manager

会議参加者
A氏・妻・内科病院医師・CM・PT・看護師・介護福祉士

A氏と妻の意向
A氏：病院や施設は絶対に嫌。自宅で過ごしたい。体重が減ることがつらい。このまま死んでしまうのではないかと考えることがある。

妻　：通所に通ってくれていることが救いである。自宅で過ごさせてあげたいが，いろいろ限界を感じることもある。何か方法がないか助言がほしい。また，玄関の階段がなければ軽い散歩などをもう一度2人ですることができる。解消する方法も教えてほしい。

通所スタッフ（介護福祉士・看護師）から現状の課題について
1. 難病の重度化に伴う医学的管理の必要性
　①食欲の低下による栄養状態の悪化
　②重症化に対応した医療体制が整っていない
2. 歩行状態の悪化に伴う外出意欲の低下によるリハビリテーション受診の困難
3. 妻の希望である玄関前の段差の解消法

1-①への対応
医師より，今後，胃瘻を造設することを視野に入れることが提案された。

会議参加者からは，食事前の嚥下体操が提案されたが，医師からは嚥下機能の改善は難しいこと，体重の減少や加齢に伴い体力は低下していくこと，胃瘻造設への判断が遅れると造設自体が難しくなることなどが説明された。

1-②への対応
難病の進行に伴う生活上の注意および調整については，通所に併設された訪問看護を利用することが提案された。また，内科病院主治医とCMより，神経難病に力を入れている往診医が紹介され，A氏と妻が面接をすることとなった。

2への対応
歩行意欲低下を伴う通院の困難について，リハビリテーションを内科病院から訪問リハビリテーションに変更することにした。

3への対応
介護福祉士より玄関前の階段は急でありスロープの活用は困難であることが伝えられると，玄関から反対側の道路に面した庭から出入りできるように改築することを妻自らが提案する（実際に費用面でも問題がなかった）。これについては賛成意見が多く出された。

サービス提供担当者会議後の生活の変化

　往診医との面接も予定どおり実施され，主治医を変更することが決定した。また，それまで妻が行っていた排便処置，このころから必要となった喀痰吸引，今後必要となる胃瘻の管理については，新たに訪問看護により指導および管理されることになった。また，通所と訪問看護は看護師が兼務であったため，通所で担当していた看護師が訪問看護も行うこととなる。

　胃瘻を造設後，A氏は満足している様子だった。体重や体力の減少を低減することができた。食欲がなくても食べなければ死んでしまうという，抱えていた苦痛と恐怖感からも解放されたようだった。

　自宅改修も決定され，壁の取り壊しおよび扉の設置と庭の整備が行われ，少ない段差で出入りが可能となった（図4, 5）。

図4　草木に覆われていた庭にコンクリートの通路

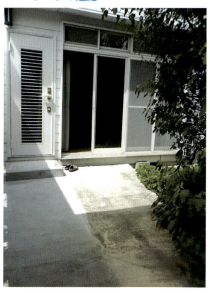

図5　壁を壊し，新たな出入り口の作製

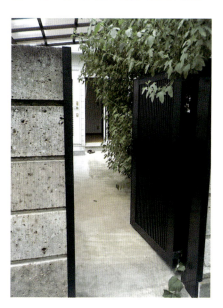

通所とリハビリテーションの連携によるアプローチ

　リハビリテーションは病院での内容を引き継ぎ，月1回から週1回の実施となった。また，訪問リハビリテーションが通所の併設事業所になったことで，通所スタッフ（介護福祉士，看護師）とセラピスト（PT）との連携が以前より増して強くなった。できるだけ在宅サービスを少なく設定してほしいと思っているA氏も，通所で顔見知りのPTによるリハビリテーションの導入はとても好意的であった。

　PTはリハビリテーション計画のなかで，バランス訓練や歩行訓練と併せて，A氏自身が『動きたい』と思えるようアプローチし生活を活性化することを目標とした。そのきっかけとして，通所介護では雨の日などで散歩ができない日に妻の協力で集められた過去の写真をみながら，A氏に思い出を回想してもらうかかわりを介護福祉士が実施した。

　A氏は以前妻と行った温泉旅館の話に夢中となり，もう一度行きたいとの意思を示すようになった。

外出支援

　介護福祉士から看護師とPTに，もう一度思い出の温泉旅館に行く方法がないか検討をもちかけると，移動時の体力や行き先での環境面の問題から，実施には無理があるとの意見だった。

　そこで，移動時間や距離が短く，バリアフリー環境が整っている旅館がないかを介護福祉士が探すこととなり検討を行った（図6～8）。旅館との電話による環境面の確認も介護福祉士が担当し，看護師とPTに再検討を依頼。この条件であれば，現状の体力が維持できれば旅行することが可能であるとの見解であった。主治医とCMに旅行先を提案することとなった経緯とともに報告し了承を得て，A氏と妻に提案する。

　A氏はもう一度旅行に行くと強い意欲をみせる。リハビリテーション内容も旅行に向け，最も重要である車椅子での座位可能時間の延長に注力した。また，介護福祉士とPTより車椅子の変更を提案。A氏と妻も納得しCMの手配により，リクライニングおよびティルト機能がついた車椅子（図9）へと変更された。旅行計画立案から実施に及ぶまで半年ほどの期間があったが，その間のリハビリテーションに対する意欲は明らかに向上した。機能向上は望めなかったが，その間の明らかな低下もみられなかった。

　A氏は介護福祉士と看護師のボランティアを活用し，妻との旅行を実現することとなる。

図6　バリアフリー対応客室
　　　（介護支援電動ベッド）

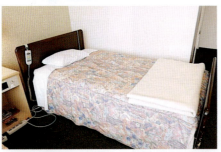

（かんぽの宿寄居HPより許可を得て掲載，掲載の写真はイメージです）

図7　貸切風呂（介護機能付き）
　　　※温泉（加温・加水・循環ろ過）

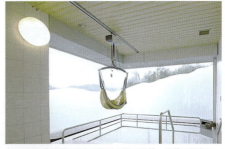

（かんぽの宿寄居HPより許可を得て掲載，掲載の写真はイメージです）

図8　温泉脱衣所

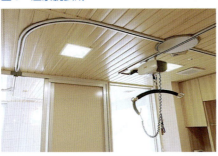

（かんぽの宿寄居HPより許可を得て掲載，掲載の写真はイメージです）

図9　リクライニングおよびティルト車椅子

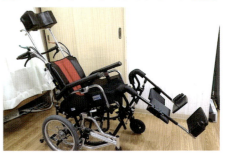

看取り

　旅行後2年，通所開始から4年が経過していた。A氏は他界した。ある朝，妻が様子をみにいくと，息を引き取っていた。

最期は吸引が昼夜問わず常に必要な状態となり，通所以外はベッド上で過ごす生活を送っていた。体力的に通所することは厳しい状態であり，送迎での移動もフルリクライニングが可能な車椅子で行っていた。しかし，A氏は一度として通所を休むことはなかった。通所中も入浴時以外，ベッド上で過ごすことが主ではあったが，スタッフとのコミュニケーションでは笑顔をみせており，パニックや精神的な落ち込みがみられることはなかった。

　A氏の他界の知らせを受け，通所スタッフは自宅に駆け付けた。A氏が生前に観たいといっていた，生まれ育った場所である「ひたちなか」の海のビデオを自宅のTVにつなぎ，妻と通所スタッフに見送られ旅立たれていった。

介護福祉士の視点

　本事例の重要な点は，病状が進行してからの支援の方向性を，「最期のときを自宅で迎えたい」というA氏の思いに向かい，最期のときから逆算し，その時々の必要なケアを実施し続けた点にある。A氏が最期のときを自宅で迎えられるように，介護福祉士は以下の視点をもち続けた。

生活の継続のために

健康状態を保てる

　一日を通してかかわる時間が多い介護福祉士だからこそ気が付ける，体調や精神状態の変化がある。また，その状態を基に環境整備や新たなサービスの提案を多職種にする。

日常生活に楽しみをもてる

　散歩やコミュニケーションを中心としたレクリエーションや，個別での入浴時間の確保，利用空間を快適に過ごすための環境整備など，日常生活のなかに楽しみを見出せるような支援を行う。

地域とのつながりを支援する

　社会参加を支援するなかで，新たに築かれる人々との関係性から自分らしくいられるようにする。

思いが叶うと希望を持てる

　今の自分だから新たに出会えた人がいる，新たに行けた場所があると，病気や障がいをポジティブにとらえる。

尊厳と自立が保てる

　健康状態や障害状況にかかわらず，本人の意思を尊重し，他職種協働の下にサポートする。

介護福祉士が行う介護の実際

患者との信頼関係をベースにした社会参加への支援

　介護福祉士は患者の日常生活において最も時間の共有が多い職種である。一般的に食事，排泄，入浴の三大介護が介護福祉士の主な仕事と思われがちだが，それだけではない。長時間患者と時間を共有するなかで，患者とかかわる時間の使い方には2つの要素が含まれている。

　1つ目は定時でのかかわりである。訪問，送迎，服薬などがそうであり，定時に実施しなければ，患者やその家族の生活や心身状態に損害を与えてしまう。

　一方，2つ目は，介護福祉士が利用者との関係構築のために意識的につくり出す時間である。定時のかかわりにのみに追われるのではなく，間に流れる時間を創り出し，思いを丁寧に聴くことで信頼関係は構築されていく。それらの積み重ねから，患者は新たに社会とつながったり，これまでの生きてきた過程を振り返り，新たな楽しみに向けて生活を整えていくこともできるのである。

多職種へのニーズの代弁

　患者のもつ真のニーズとは，変化し続けるものである。生活のなかでの活動状況の些細な変化や，日頃の人間関係をベースに得られる患者の思いを多職種に代弁し続けることが重要である。

おわりに

　療養通所介護に通所を開始した当初のA氏は，進行性の病気を受容できず，後ろ向な状態であった。介護福祉士としてのアプローチで状況に応じたアセスメントを行い，信頼関係を構築することでA氏の理解とニーズの把握をし，それを多職種へ代弁することを行ってきた。事例からも，多職種がチームとなりアプローチすることで，A氏の気持ちが外向きとなり，病気を受容していくさまを読み取ることができるのではないだろうか。

　介護福祉士は福祉職でありその目指すところは自立した生活を継続するための支援である。

　しかし，自立した生活を継続するための支援をするためには，治療による健康状態の改善および維持が必要となり，医療職との連携が必要不可欠である。医療と福祉の連携の重要性はこうしたことが背景にあるのではないだろうか。

　当事例のように，患者自身が思いを叶え続け，意欲をもって自立した在宅生活を送るために，多職種が互いの理解を深め，何より同じ患者の真のニーズを共有することで，医療と福祉はさらに高め合う関係性であり続けたいと考える。

文献　1) 厚生労働省ホームページ：第20回社会保障審議会福祉部会資料「介護人材に求められる機能の明確化とキャリアパスの実現に向けて」，平成29年12月18日．
https://www.mhlw.go.jp/file/05-Shingikai-12601000-Seisakutoukatsukan-Sanjikanshitsu_Shakaihoshoutantou/0000188577.pdf，(参照2018年12月20日)

Ⅳ 神経難病患者の在宅リハビリテーション

3 作業療法士の立場から

田中勇次郎, 渋谷亮仁

- 神経難病患者の作業療法の目的は,「二次的機能低下の予防」と「主体的活動の継続」といえる。地域包括ケアシステム構築が叫ばれるなか, 神経難病患者も住み慣れた地域で自分らしく最後まで生き続けられるようケア体制を整備する必要がある。そのためには, 在宅リハビリテーション(以下, 在宅リハ)の継続は重要であり, 作業療法士(OT)には,「主体的活動の継続」に視点を置いた評価とプログラムの立案が求められる。
- しかし, 神経難病は稀少疾患であり訪問OTにとって経験を積む機会が少なく, 対応に苦慮する状況がみられる。このような場合, 経験を積んだOTが訪問OTを支援する仕組みがあると, 安心して対応でき良好な結果を得ることができる。このことは, OTに限らず理学療法士(PT)や言語聴覚士(ST)などの訪問セラピストでも同様である。
- 筆者(田中)が東京都立神経病院(以下, 神経病院)在宅診療や東京都医学総合研究所(以下, 医学研)で実施した東京都神経難病医療ネットワーク事業のコミュニケーション支援などで得た経験を紹介し, 筆者(渋谷)が新潟県内で訪問STとの連携により, 患者の「思い」を達成させることができた事例を紹介する。

神経難病患者の訪問作業療法

OT : occupational therapist

PT : physical therapist

ST : speech-language-hearing therapist

ALS : amyotrophic lateral sclerosis

MSA : multipe system atrophy

ICT ; information and communication technology

機能維持と支援用具の適合

支援用具の活用が期待できる神経難病の代表的な疾患に筋萎縮性側索硬化症(ALS)と多系統萎縮症(MSA)がある。

ALSの運動の特徴は, 筋力低下による抗重力運動のしづらさや疲労による運動停止などがある。この対応として, 抗重力運動を支援する用具の適合や工夫を実施する。

MSAの運動の特徴は運動失調であるが, パーキンソン症状などが加わることで反復運動において一定のリズムを保てなくなり, 経時的に運動が減衰するようになる。これらの対応には人的介助運動による支援が必要になる。

病状の進行で臥床状態になっても主体的な活動を継続するための手段として, パーソナルコンピューター(PC)やスマートホンなどの情報通信技術(ICT)を応用した機器が有効である。これを操作するための操作手段の選定と適合がOTの役割になる。

在宅生活で主体的に活動を継続するうえで有効な支援用具を, ADL, 移乗・移動, コミュニケーションに分け病期別に分類し, これに現場で工夫した用具類を加え表1に示す。

表1 ALSとMASの病期と主体的活動を支援する主な用具

ALSに適応：Ⓐ　MSAに適応：Ⓜ

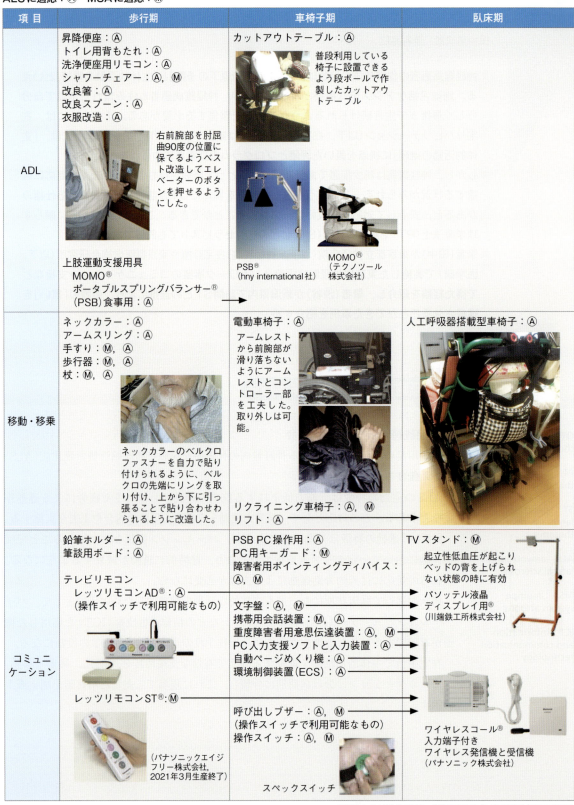

（文献1より改変引用，製品写真はすべて許可を得て掲載）

支援用具導入に際しての留意点

　福祉用具などの情報はインターネットを介して患者自身や家族にも容易に入手できるようになった．反面，障害の特性を理解せずに思い込みで福祉用具を入手し，活用に至らない例もみられる．

　保健所の地域支援事業で経験したMSA患者の例であるが，会話によるコミュニケーションが取りづらくなったことで，家族が重度障害者用意思伝達装置（以下，意思伝）の導入を決め，操作スイッチの選定と使用方法の説明は業者に任せて開始した．しかし，結局活用できずにいる状況になった．この改善策として訪問OTの導入を提案したが，訪問リハの制度上の問題からマッサージの枠で理学療法を導入することになった．そのPTに意思伝の操作方法を解説した動画を見せて対応を依頼した．結果，訪問時には意思伝を活用できるようになった．

　意思伝に用いられている文字等走査入力方式（スキャン入力方式）は，スキャンタイミングに合わせたスイッチ操作が必要になるが，MSAは前述したようにパーキンソン症状などが出現するため，一定のリズムで動作を繰り返すことが困難になり活用できない例が多い．この場合，操作スイッチを作動させるため動作を介助したり，操作スイッチの作動を促すためのキュー（Cue）を出したりして利用を支援する．

　意思伝をはじめとする支援用具を適合する場合，患者の運動機能だけでなく，以下のことに留意する必要がある．

患者自身に関すること
①**能力**：使用方法を理解して使いこなすことができるか判断する．
②**心理**：機器操作に不慣れな場合は簡単に結果が得られる内容のものを利用する．現状が受け入れられない場合は，今までのやり方に近い方法が利用できるものを提供する．
③**使用目的**：明確な使用目的をもつ．

利用環境に関すること
①**介護者の負担**：患者自身の希望に沿うだけでなく，支援用具の装着やその準備にかかわる介護者の精神的・肉体的負担を考える．
②**使用環境**：設置場所の広さや介護者の有無，使用頻度などを知る．

神経難病患者の支援者支援

東京都神経難病医療ネットワーク事業による支援

　東京都では前述の東京都神経難病医療ネットワーク事業として，神経難病患者のコミュニケーション問題に関する地域保健師からの相談への助言・指導を実施した．

　表2は，2012年11月から2017年3月末までに神経難病患者31名に延べ45回訪問した実績である．

　疾患の内訳は，ALS：25名，筋ジストロフィー（以下，筋ジス）：2名，脊髄小脳変性症（SCD），MSA，多発性筋炎，脊髄性筋萎縮症（SMA）Ⅰ型：各1名であった．支

SCD：
spinocerebellar degeneration

SMA：spinal muscular atrophy

表2 コミュニケーション支援実績

療養者	疾患名	性別	年代	訪問回数	支援者	相談内容
1	ALS	男	50歳代	2	配偶者	視線入力CA[*1]適応評価
2	ALS	女	60歳代	1	配偶者	脳波によるYes/No判定器適応評価等のコミュニケーション評価
3	ALS	男	50歳代	1	訪問OT	視線入力CA適応評価とPC操作方法の評価
4	ALS	男	30歳代	1	訪問OT	本のページめくり機
5	ALS	男	50歳代	1	訪問OT	ホームコールの検討と意志伝適応評価
6	ALS	女	60歳代	1	訪問Ns	電子メール活用のための機器適応評価
7	ALS	男	60歳代	1	訪問OT	PC操作方法の評価
7	ALS	男	60歳代	3	配偶者	施設内コールの工夫とPC操作のための環境調整
7	ALS	男	60歳代	2	配偶者	オペレートナビ[*3]，光電センサ，スイッチコネクタの設定と呼吸器アラームでのコール作動評価
8	ALS	男	40歳代	1	訪問OT	ワイヤレスホームコールの誤作動改善。PCの家電制御リモコンなどの評価
9	多発性筋炎	女	20歳代	1	訪問PT	上肢運動支援用具の適応評価
10	ALS	女	60歳代	1	訪問Ns	レッツチャットの適応評価
11	ALS	女	60歳代	1	訪問Ns	レッツチャットの操作スイッチ手段変更の関する評価
12	筋ジス	女	50歳代	1	保健師	PC操作の困難さの現状把握と，改善策の評価
13	ALS	男	70歳代	3	訪問OT	ワイヤレスホームコール用送信機の操作手段変更に関する評価
13	ALS	男	70歳代	1	訪問OT	伝の心[*4]の操作方法変更
13	ALS	男	70歳代	1	訪問OT	右中指の屈曲でスイッチ操作しているホームコールが作動しない
13	ALS	男	70歳代	1	訪問OT	室内ブザーのスイッチが使えない
14	ALS	男	50歳代	1	訪問OT	意思伝達装置トビーの貸出と試用方法の説明
15	ASL	女	50歳代	1	訪問OT	①トイレ動作時介助者への負担軽減②自力での体位変換③PC操作方法の評価
15	ASL	女	50歳代	1	保健師	夜間ナースコールの設置
16	ALS	女	60歳代	1	病院PT	ナースコールの工夫
17	ALS	男	60歳代	1	訪問Ns	訪問Ns コミュニケーション機器利用状況の把握
18	ALS	女	60歳代	1	訪問OT	伝の心の評価　①情報の提供　②操作方法とスイッチの選定
19	ALS	女	70歳代	1	訪問PT	指で文字を描く方法でのコミュニケーション伝達と今後の手段の評価
20	ALS	女	40歳代	1	訪問PT	コミュニケーション機器の適応とジェリービーンスイッチの設置方法の検討
21	筋ジス	男	40歳代	1	保健師	ホームコールの検討。顎操作による室内ブザーの試用評価
21	筋ジス	男	40歳代	1	訪問OT	介助者を呼ぶ手段として舌打ち音が，夜間弱くなった
22	ALS	男	50歳代	1	保健師	コミュニケーションの現状把握と評価
23	ALS	男	60歳代	1	保健師	CAの適応評価（トビー，アイスイッチは利用できなかった）
24	ALS	女	60歳代	2	保健師	ピエゾセンサーで伝の心を使う
25	SCD	男	30歳代	1	訪問PT	コミュニケーション手段の評価
26	MSA	女	70歳代	1	保健師	コミュニケーション手段の評価
27	ALS	女	50歳代	1	保健師	家族への連絡ができる
28	ALS	女	60歳代	1	訪問OT	伝の心を使いたい
29	SMA I型	女	学童	1	訪問PT	レッツチャットのスイッチと付属装具等の調整
30	ALS	男	60歳代	1	訪問OT	コミュニケーション手段の評価
31	ALS	男	60歳代	1	訪問OT	PC-eye[*6]の適合評価

療養者31名　　延訪問45

*1：コミュニケーションエイド　*2：携帯用会話補助装置の一種　*3：上肢機能障害者用Windows®操作支援ソフト

作業療法士の立場から

対応内容	成果
視線入力CA（マイトビー）を販社から借り試用評価を実施，導入に結びついた。	○
脳波によるYes/No判定器は必要でなく，家族がワイヤレスホームコール導入に動いた。レッツチャット[*2]のデモ機を借りて試す。	△
PC入力支援ソフトと入力スイッチの導入を提案。ピエゾセンサーと改造マウスを貸し出す。訪問OTがフォローした。	○
電子ブックでの読書の紹介とアームサポート用具を利用してのページめくりを試すも導入にいたらず。	△
家庭用コールとして，タッチセンサーと固定具と意志伝装置用スタンドを貸し出す。訪問OTがフォローした。	○
意志伝の利用は可能。試用のためのレットチャットを手配したが，支援者不在でフォローできず終了。	×
機能低下に応じた用具の導入検討のため，訪問OTに筋力測定などの評価実施を依頼したが，療養者が入院し終了。	△
呼吸器アラームでのナースコール操作はマルチケアコールの音センサーを利用して，オスイッチを作動させた。PCスイッチ操作のためのタッチスイッチの適合。環境設定評価はオペナビ，光電センサー，スイッチコネクターを設定，訪問リハ導入を提案。	○
PCの調整とオペレートナビ活用の指導に，訪問OT導入を再度，提案・情報提供した。呼吸器アラームでのコールは良好に作動。	○
ホームコールはスポンジタイプのエアバックで改善した。家電制御リモコンソフトのPCへのインストールは，パソボラ導入を提案。	○
社会性を促す必要があり，外出しやすくする環境整備を提案外出を促進するため，段差昇降機導入を提案した。	○
本人がレッツチャットのままでと。スイッチの変更はフォローする訪問リハがいない在宅では厳しく，様子観察となった。	△
療養者は現状変更に難色。前腕や手部を他動的に動かした後はスムーズに作動したため現状維持としたが，継続的なフォロー出来ず終了。	×
筋力低下により，ポインティングデバイスとして利用していたスタイラスペンを保持できないため，通院先OTにスタイラスペンのホルダー作製を依頼。	○
ホームコールを外部の操作スイッチで作動させることを提案，カスタネット型操作スイッチを送信機に取り付けた。試用評価は訪問OTがフォロー。	○
エアーバッグをスポンジ型からビニール袋型に変更。エアーバッグを丸めて握りこむ形にした。表示文字とスキャンスピードを変更。	○
操作スイッチから送信機までのコードの接触不良が原因。コードを調整し，スペックスイッチの購入で業者を紹介した。	△
頸部の回旋運動でポイントタッチセンサが利用できるか評価。OT協会のレンタル事業でポイントタッチセンサを借り受ける。試用評価は訪問OTに依頼。	○
文字盤やハーティーラダー[*5]を使用の方。訪問OTへ使用方法の説明を行い，その後問題なくフォローできている。	○
天井走行リフト取り付けやBFOの助成制度の情報提供で介護負担の軽減やPC操作の改善を図るための評価実施。	△
ナースコール本体を保持することやボタン部分を押し込むことができないため，オスイッチを利用し，施設ナースコール端末をジェリービーンスイッチで対応。	○
首の動きで作動させる方法を提案。フレキシブルシャフトの先端にマイクロスイッチを固定した手作りのスイッチ固定台を試して貸し出した。	○
二つのモニターを利用しPCの画面操作，文字入力を行っている。スイッチックスの操作など，使用状況の確認と評価。	○
訪問OTが操作指導開始していた。スペックスイッチの利用を推奨。TVリモコン操作の情報提供，電動ベッド操作の適応評価は訪問OTに依頼。	○
指サックに棒状の磁気を取りつけ装着し，磁気ボードに文字を書くことを提案。現方法での手段のままで継続となった。	△
作動動作は問題ない。スイッチを大きめの板に貼り付けたり，セロテープの固定具など重みがあるものに貼り付けることを提案，訪問PTに依頼。	○
廃用性機能低下防止のためのリハ導入と操作スイッチを利用した家庭用コールを提案。顎の動きを作動する手作りスイッチの試用。センサー導入では，情報通信機器利用のための用具として導入できるか調べることを依頼。訪問OT導入を保健師に依頼。	○
医学研で訪問OTに対して，ワイヤレスコードの改造実習を実施。ピエゾセンサーを利用したコール作製につなげた。	○
認知面で問題なく，機器導入への動機づけもなされている。ピエゾセンサーも良好に利用できている。訪問OTに申し送った。	○
ピエゾセンサーを使って，TVのチャンネル操作を実施する方針であったが，入院となり延期。退院後，紹介した訪問リハ（OT）がフォロー。	△
ピエゾスイッチの設定はICT救助隊が対応。タブレット型伝の心を固定するスタンド及びその設定位置を決めた。	○
所有のトーキングエイドfor iPadを利用するため，このキーガードを医学研から貸し出し，試用評価を訪問リハスタッフ（OT或はPT）に依頼した。	△
TVリモコンを改造し差しの下肢を使ったスイッチを作成した。1回は使ったがその後全身状態変化のため，使用せず。	○
福祉電話導入のための情報提供（本人は必要性の認識があまりない）。	×
右母指，示指でのつまみ動作でスイッチ操作。ワイヤレスホームコールの送信機を外部スイッチで操作できるように改造，その試用に関するフォローは，訪問OTに依頼。	○
診療所訪問PTにスプリントスイッチ（手装具にスイッチを固定したもの）の作製方法を指導。地域のリハスタッフ（PT,OT）にスプリント作製の講習会を実施。	○
書字は右手を固定して腕の重みを助け筆談を試す。PCははポイントデバイスをトラックボールに変更して試用評価する。この準備を家族に依頼。	△
モニターの設置位置や安定した座位姿勢保持の調整。PC-eye操作方法の指導，使用環境の把握。一人暮らしのため，障害者センター利用時にセンターのOTにフォローを依頼。	○

成果：○ 達成，△ 一部達成，× 未達成

＊4：Windows操作支援フリーソフト　＊5：重度障害者用意思伝達装置の一種　＊6：Windows®操作用視線入力装置

援者への延べ支援回数は，OT：18回，PT：6回，保健師（PHN）：9回，看護師（Nurs）：4回，配偶者8回であった．

具体的な内容として，重度障害者用意思伝達装置（伝の心，Yes/No判定装置など），携帯用会話補助装置（レッツチャットなど），PCなどのコミュニケーションエイドの適合評価が24名で29件，ワイヤレスホームコール（以下，コール）などの室内コールの適合評価が7名で13件，その他（本のページめくり機，上肢運動支援用具，家族への連絡手段）が3名で3件であった．

相談内容に対する成果を，達成したものは○，一部達成したものは△，達成できなかったものは×で表記した．○は32件，△は10件，×は3件であった[2]．

以下に，訪問OTを導入したことで達成した筋ジス（表2療養者21），訪問PTとの連携で達成したSMA I 型（表2療養者29），達成できなかったALS（表2療養者27）を紹介する．

訪問OT導入を地域保健師に依頼して連携できた事例

NPPV：non-invasive positive pressure ventilation

40歳代男性（24時間居宅介護）．疾患名：筋ジス．ADL全介助．車椅子座位は可能．夜間は非侵襲的陽圧換気（NPPV）使用．依頼内容「操作スイッチでヘルパーを呼ぶ手段の検討」

地域の担当保健師に訪問OTの導入を提案し，導入後に再度訪問することにした．訪問看護ステーションからOTの導入が決まり再度訪問した．訪問OTはピエゾセンサー（以下，センサー）の適合経験があることから，センサーと外部入力端子付きコールを貸し出して試用評価を依頼した（図1）．良好な結果を得たので，助成制度を利用

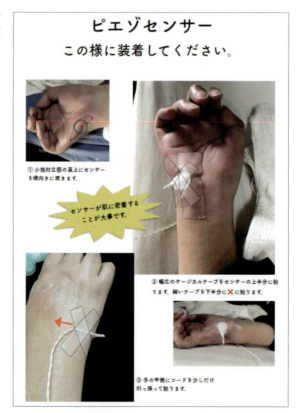

図1 コール用ピエゾスイッチの設置方法

事例のコール用ピエゾスイッチの設置方法をヘルパーにわかりやすく図示した．

しセンサーを入手した。制度利用ができないコールは，量販店で入手できる安価なものにセンサーを接続する方法を指導し，訪問OTがこの工夫を実施しコールをセンサーで利用できるようにした。結果，依頼内容は解決した。

訪問PTに手装具作製講習を実施した事例

学齢期女児。疾患名SMA I 型。ADL全介助。常時臥床状態。気管切開下陽圧換気（TPPV）使用。依頼内容「レッツチャットのスイッチと手関節装具などの調整」。

TPPV：tracheotomy positive pressure ventilation

評価結果から新しい手関節装具の作製とタッチスイッチの導入を訪問PTに提案したが，訪問PTは養成校教育で装具作製の経験がなかったため，その作製方法を担当者だけでなくその同僚も含めて講習する機会をつくり指導した（図2）。この講習で作製した手関節固定装具にタッチスイッチを取り付け，この方法で事例が活用できるか事例に試すよう伝えた。その後，訪問PTからの報告で，活用できていることが確認できた。

図2 手関節固定装具の作製実習場面

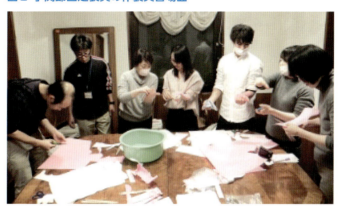

達成できなかった事例

独居50歳代女性（日中居宅介護）。疾患名ALS。ADL全介助。会話可能。車椅子座位可能。座位姿勢でスマートホン（以下，スマホ）操作は可能。車椅子 ⇔ ベッドの移乗は介助。ベッド上臥位から起き上がりは不可。依頼内容「家族に連絡する手段の検討」。

ベッド上臥位状態で別居している家族に連絡を取る方法を求めていた。臥位状態でスマホを保持して画面を見ながら手で操作することは，現状の上肢筋力では困難であった。スマホを固定具に取り付けて立てかけることで，画面を見える位置に固定することはできるが，ログインすることなど画面に触れる動作が行えないことが問題であった。そこでNTTの福祉電話の導入を提案し，後日担当の保健師に福祉電話の資料を渡し届けてもらったが，導入に至らず終了した。

新潟県における支援者支援例

新潟県においても支援者支援の視点から，新潟県・新潟市難病相談支援センターが主催となって難病ITコミュニケーション支援講座を実施している。講座は二部構成となっており，一部は基礎知識の学習と啓発を，二部は実習形式を用いた実践と連携

をテーマに据えている。受講者のスキルアップとネットワーク構築を促すことで地域への還元を図っているが，以下に紹介する事例も，この講座が元となって築かれた連携関係の恩恵を受けた1例である。また，このような活動は全国各地で行われており，筆者（渋谷）の知る範囲では，ながさきコミュニケーションエイド研究会[3]と，大阪難病医療情報センターによるコミュニケーション支援員の育成研修がそれにあたる。

分身ロボットOriHime[4]を活用して挙式に参列した事例

　株式会社オリィ研究所の吉藤健太朗氏が研究・開発している分身型コミュニケーションロボットであり，PCやiPadから遠隔操作ができる（図3）。カメラやマイクを装備しているためOriHimeがいる場所の情景を端末越しに操作者へ伝えることが可能で，操作者の感情を模したさまざまなジェスチャーをOriHimeに表現させることもできる。操作者の存在感を伝えることで，あたかも操作者がそこにいるかのように周りの人と同じ体験ができる。

　動作環境構築のためには，インターネット接続が操作端末側とOriHime側の両方に必要となる。今回，事例は同社が提供しているOriHimeブライダルプランを利用し一定期間にわたるレンタル契約を行った。

図3　分身ロボットOriHime

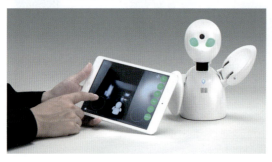

（株式会社オリィ製，許可を得て掲載）

事例概要

　50歳代男性。診断名：ALS。厚生労働省ALS重症度分類 5度。ALSFRS-R 7点。Norris Scale 四肢症状 0点。球症状 28点。四肢MMT 0-1。ADL：FIM 48点。コミュニケーションは口型の読み取りやHeartyLadder（ハーティーラダー）[5]の活用（図4）。

図4　ハーティーラダーを操作する事例

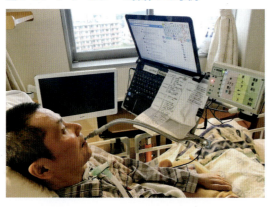

（許諾を得て目隠しをしないで掲載）

NPPV：noninvasive positive pressure ventilation

現病歴

　X＋0年。体重減少と呼吸苦で発症。X＋3年。ALSの診断。非侵襲的陽圧換気療法（NPPV）導入。X＋4年。TPPV導入。X＋5年，訪問STの介入によりハティーラダー　導入。X＋8年レスパイト入院。

経過報告

　入院約1ヵ月前，訪問STからALS患者の紹介を受けた。事例は以前からレスパイト目的で入院した経緯があり，今回も短期間の入院予定であった。入院期間中に事例の娘が海外で挙式をするので，病室にいながらも式に参列できるよう支援してほしいとの要望を受けた。式場はハワイで日本からは約6,000km離れていた。紹介時点でOriHimeを用いて挙式に参列したいとの患者ニーズは固く，すでにレンタル契約をメーカーと締結している状況であった。実現に向けての支援に筆者（渋谷）は取りかかることとなったが，訪問STには事前に来院してもらい説明と紹介の場を設けた。また，事例とも入院前からEメールで連絡を取り合い，可能な限りの情報を集めながら検討を行った。

問題点の詳細と対策

　情報収集時点で次のような問題点が浮上したので，その対策を講じた。

①**安定した通信環境を構築できるか？**

　操作端末側はオプションのモバイルルーターで対応可能であったが，現地にあるOriHimeの通信環境については検討がなされていなかった。そこで，海外用モバイルルーターのレンタルを親族に提案して，現地との通信はこれを基に行うこととした。

②**現地に接続を支援してくれる支援者はいるか？**

　詳細な方法の説明は省くが，操作端末とOriHimeをリンクさせるためにはICTに関する一定の知識を要する。操作者側は筆者（渋谷）の介入により解決されるが，現地OriHime側の支援はICTに精通した支援者が必要であった。この役割を親族に依頼することにして，念のため接続手順について単純明快なマニュアルを作成し現地に持ち込んでもらうことにした。

⑬**接続タイミングと連絡手段はどうするか？**

　日本とハワイの時差は19時間あるため，現地時間が記載された当日のスケジュール表を日本時間に換算して接続タイミングを打ち合わせた。現地との連絡手段は参列する親族にSkypeアカウントの作成を依頼し，当日はこれを利用して連絡を取り合うこととした。

④**iPadの操作方法はどうするか？**

　OriHimeの操作端末であるiPadを事例が病室で操作できる環境を構築する必要があった。事例の四肢機能は全廃であったが頭頸部の運動と顔面筋は良好に残存しているため，ベッド上ギャッジアップ位でiPadを操作できるように導電性をもった軽量のマウススティックを作製してこれを咥えて操作することにした。iPadはスパット[6]とユニバーサルアーム[7]を用いてオーバーテーブルに固定した。当日までの間，同じ環境で操作練習を継続した。

結果

当日の状況を図5, 6に示す。長距離間の通信のためか接続が確立するまでに時間を要したが，無事にOriHimeを動作させることができた。OriHimeは現地の映像と音声を操作端末であるiPadに届けた。その様子を見ながら事例は作成したマウススティックでiPadの画面をタップしジェスチャーを選択，慶びを現地に届けていた。挙式の時間，事例の妻に抱えられたOriHimeは礼拝堂に入り，新婦である娘とともにバージンロードを歩いた。その手はOriHimeの手に添えられており，事例は式場の雰囲気をiPad越しに感じながら新郎に娘を託すことができた。現地の方たちはOriHimeのことを「お父さん」，「パパ」と称して呼び，あたかもその場に事例自身が存在しているかのように振る舞っている様子がとても印象的であった。無事に挙式参列を叶えた事例は家族の帰国を待ち退院した。筆者（渋谷）は紹介元の訪問STへ報告をし，在宅となった後も介入を継続してもらうよう引き継ぎを行った。

図5 マウススティックでiPadを操作する事例

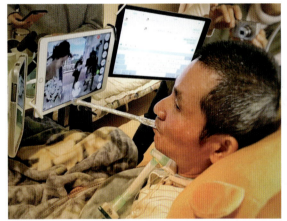

（許諾を得て目隠しをしないで掲載）

図6 OriHimeを手にする新郎新婦

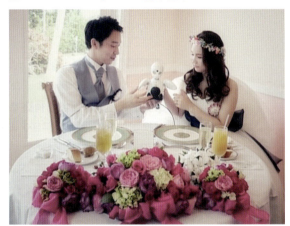

（許諾を得て目隠しをしないで掲載）

考察

事例に対する筆者（渋谷）の役割はOriHime使用環境実現に向けての支援が主体であった。その立場は紹介元に対する後方支援であったが，結果として主体的活動の機会を事例に提供できたことはOTの役割と目的を達成できたのではないかと考える。

分身ロボットOriHimeのような遠隔操作ツールは病床にある神経難病患者などの活動，参加，QOL向上に貢献できる可能性が示唆されるところであるが，実現にあたっては在宅にいる期間から入念に調査と準備を行い，入院先の筆者（渋谷）へ引き継いだ訪問ST，そして多くの支援者の協力が実を結んだ結果といえる。各々が事例に対してできる支援を提供し合ったことが連携となり，最終的に事例の思いを実現するに至った。支援者間の連携が事例の人生に対し効果的に作用しうることを証明できた1例であった。

おわりに

　神経難病患者の在宅リハとして作業療法を考えるうえで，状態に応じた用具・道具の導入が不可欠である．これらを活用して主体的に活動しようと思えるように動機づけることがOTの役割といえる．用具・道具の活用にあたっては各々の状態に応じた工夫が必要になる場合がある．経験の浅い担当者では対応しきれない状況が生じるため，これを支援するための体制が求められる．また，東京都神経難病医療ネットワーク事業における支援者支援の結果から，コールを継続して利用するための相談が少なからずあることがわかった．市販コールの送信機に操作スイッチを取り付けるような工夫を施すことになるが，これを自助具製作の範囲と考えれば，在宅リハを担当するOTの知識・技術向上のための教育の必要性を感じたが，そもそも製品が誰でも利用できるようにアクセシビリティに配慮された設計がなされることが必要と感じた．

　OriHimeを活用した事例で肝要であったことは支援者間の連携であった．そのためには筆者（渋谷）と訪問STは互いの能力や役割を認識し理解していることはもちろんのこと，事例の親族など支援者からなる人的環境やOriHimeを動作させるに足る物的環境を的確に評価することが必要であった．

　筆者（渋谷）は，今回の事例において総括的な役割を担うこととなったが，院内業務においてもOTとして，道具の使用方法を分析し患者の残存機能や環境を評価したうえで活用方法を提案するなど調整役を担っていた．紹介元の訪問STも，在宅ALS患者のコミュニケーション支援に造詣が深く，事例のコミュニケーション環境構築にも貢献していた．

　このように普段の役割の延長線上のことで慣れていたことや，互いに交流があり連携も円滑になされたことなどが，今回の事例の「思い」を実現させる要因になったと思われた．

文献
1) 田中勇次郎，宗近眞理子：神経筋疾患の支援用具・機器の活用　OTジャーナル　43：1292-1297．2009．
2) 田中勇次郎，ほか：神経難病患者に携わる訪問リハスタッフへの支援〜東京都神経難病医療ネットワーク事業におけるコミュニケーション支援の経験から〜．第5回日本難病医療ネットワーク学会学術集会 ポスター発表原稿．2017．
3) 植田友貴，ほか：多職種ボランティア団体によるコミュニケーションエイドの導入支援〜ながさきコミュニケーションエイド研究会の取り組み〜．作業療法佐賀，5(1)：37-41，2014．
4) 株式会社オリィ研究所 HP http://orylab.com/（2018年11月8日 閲覧）
5) HeartyLadder HP http://takaki.la.coocan.jp/hearty/（2018年11月8日 閲覧）
6) 株式会社川端鉄工所 HP http://kw-tk.com/index.html（2018年11月8日 閲覧）
7) パシフィックサプライ株式会社 HP https://www.p-supply.co.jp/（2018年11月8日 閲覧）

IV 神経難病患者の在宅リハビリテーション

4 理学療法士の立場から

笠原良雄

- 当院の在宅診療システムを紹介する。
- 訪問理学療法士の心得について解説する。
- 神経難病在宅療養者への理学療法における留意点を述べる。

はじめに

ALS：amyotrophic lateral sclerosis

　筆者は，筋萎縮性側索硬化症（ALS）をはじめとした神経難病を主に診療する入院専門の病院に勤務する理学療法士である．外来で対応することはほとんどないが，開院以来在宅診療にも参加していて，やや特殊な理学療法に携わってきたといえるかもしれない．開院当初は介護保険制度もなく，在宅診療も国内では珍しい存在であった．開院以来40年近く経とうとして社会情勢は目まぐるしく変化し地域で働く理学療法士も増えてきた．筆者が在宅リハビリテーション（以下，リハ）で経験したことや考えていることが少しでも参考になれば幸いである．

在宅診療の紹介

　当院の在宅診療システムを簡単に紹介すると図1のようになる．主治医などからの要請から始まり地域療養支援検討会議が開催され方針が決まる．当院の在宅診療対象患者になるためには表1，2に示した条件を満たす必要がある．在宅診療対象者に決定されると，次に地域スタッフや患者・家族を交えた実務的な会議が開催され退院日が決定される．この2つの会議のメンバーを表3，4に示した．理学療法を受ける患者では担当者が参加し情報の共有を行っている．退院後は医師と看護師は定期的に訪問し，セラピストは適宜訪問している．

　当院在宅患者の特徴としては，人工呼吸器（67％）や経管栄養（85％）などの医療的ケアを必要とするケースが多く，117名中68名（58％）はALS患者である（平成29年度現在）．なお地域移行とは，当院からの訪問はないが，地域医や訪問看護ステーションなどが主体となっている場合のことである．当院の在宅患者でも療養生活が軌道に乗り，専門病院からの訪問が必要なくなると訪問診療は終了し地域移行することになる．

―――理学療法士の立場から―――

図1 在宅訪問診療開始までの流れ

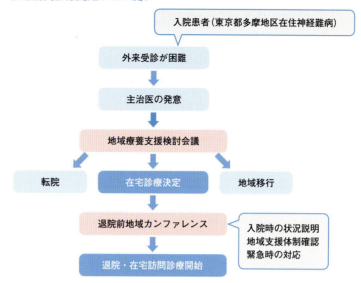

表1 在宅療養に移行するための条件（患者・家族・介護者等など）

a) 病状が安定していること
b) 患者・家族が在宅療養を希望していること
c) 介護のマンパワーが確保できること
d) 家族らが基本的ケア能力を有していること
e) 自宅療養環境が整えられていること

表2 在宅療養に移行するための条件（地域での受け入れの条件）

a) 専門医とかかりつけ医，訪問看護スタッフを確保し，医療提供体制がとれること
b) 地域での訪問看護，保健，福祉，介護などの支援体制が整備でき，連携できること（支援チームが組めること）
c) 緊急時の体制が整備され，入院用病床が確保できること

表3 地域療養支援検討会議メンバー

- 地域連携部長・医長・保健師・看護長・MSW
- 入院主治医・在宅主治医・外来主治医
- プライマリー看護師（病棟）
- 地域療養支援室　担当保健師・看護師
- 医師，セラピスト（PT・OT・ST）

MSW：medical social worker
PT：physical therapist
OT：occupational therapist
ST：speech-language-hearing therapist

表4 退院前地域カンファレンスメンバー

- 患者・家族
- 病院スタッフ
  入院担当主治医，病棟担当看護師，地域担当保健師・看護師，担当セラピスト，担当MSW
- 地域スタッフ
  地域主治医（家庭医），ケアマネージャー，訪問看護ステーション（看護師・セラピストなど），保健所など行政職（保健師・SWなど），ヘルパーステーション（介護福祉士など），福祉用具担当者，その他

SW：social worker

「訪問する」ということ

　神経難病に限ったことではないが，療養者宅に「訪問する」ということについての経験などを述べたい。理学療法士が訪問する前に他のスタッフが訪問していて事前にリハについて説明されていることが多いと思われるが，やはり面識があると訪問しやすい。入院中に担当していればよりスムーズだが，初回訪問時にすでに面識のある訪問スタッフと同行できると嬉しい。

　第一印象は大切なので細かな心配りが必要である。初めて電話で訪問を伝えるときには迷惑電話と間違えられないように所属や訪問目的を明確に伝える（最近は携帯電話が連絡先となっている場合も多く，つながりやすい時間も調べておくとよい）。訪問を受け入れてもらえなければ始まらない。大雨のときにはなるべく濡れないように，暑いときには汗で不快な思いをさせないように注意し，手洗いやマスクを着けて感染に注意する。約束した時間に到着できるように前もって経路を調べ，もちろん必要な情報は叩き込んでおく必要がある。

　単なる調査（評価）に終始せずに療養者や家族に何かプラスとなるようなものが残ることで，「また来てほしい」と思われるようにしたい。そういう意味では理学療法士は徒手療法を併用し，少しでも療養者の「気持ちいいこと」を援助することができるかもしれない。また，マニュアルコンタクトによりコミュニケーションや信頼関係が深まることもある。

　療養生活ではさまざまなサービスを利用していて訪問時に他のサービスやトイレなどと重ならないように，また理学療法が最も効果的となるようなタイミングに訪問できればよいがなかなか厳しいときもある。

介入の実際

　神経難病の理学療法で注意する点について表5に示した。
　在宅での介入としては，評価・練習・指導などがあるが，初回訪問時にはなるべく全体像をつかみ，問題点の整理や今後のプランを練ることになる。身体状況を大まかにつかむが，ADL評価が主体となる。生活環境の評価は，在宅でしか確認できない評価であり「百聞は一見に如かず」である。居室でどのように寝起きしているか，またトイレまでの移動方法や外出方法などを確認する。一日や一週間の生活スケジュールを聴き，どのようなサービスを受けているかを把握する。

　各疾患特有の理学療法のポイントは他項で紹介してされているので割愛したいが，徒手療法としては，関節可動域練習や筋力維持トレーニング，呼吸理学療法などを，また起き上がりや歩行など実際のADL練習を行うこともあるが，指導が中心となる。指導内容としては，安定した生活の継続のために，身体的には四肢の可動性や筋力の維持また呼吸機能維持の練習，ADLに関しては移動方法やその介助法，また車椅子の選定など環境整備についても指導する。家族への指導は，負担増とならないような配慮が必要で，希望されたことのみを指導するにとどめ，他のスタッフの協力を仰ぐ

ADL：activities of daily living

表5 神経難病療養者の理学療法で留意すること

1. 全身性で慢性に進行する，進行スピードには個人差が大きい
2. 運動障害だけに留まらずに自律神経や精神心理的問題など多彩な症状
3. 呼吸障害や嚥下障害により急変することがある
4. 疾患の理解度はさまざま，どのように説明されたかを確認する
5. 疲労しやすい場合が多い，栄養障害に注意
6. 会話が困難となると意思疎通が不十分になる
7. 廃用性と過用性低下に注意，廃用性低下を可及的予防する
8. 少し先を見越した対応が必要
9. メンタルサポート(寄り添う気持ちが大切)

こともある。

　ALSでは筋力低下の進行が早い場合もあり，先を見越した指導が必要である。車椅子など福祉用具の導入では，身体状況にあわせて変更できるようにレンタルで対応するほうがよい場合が多い。パーキンソン病(PD)では，投薬や時間による体調の変動があるのでいつ調子がよいかを確認しなくてはならない。脊髄小脳変性症(SCD)では，起立性低血圧などへの注意が必要である。

　一般に居室の環境整備では，電動の介護ベッドと車椅子を導入することで介助量の軽減が図られことが多いが，SCDで歩行が厳しくなってきた段階では，四つ這いで移動することもあり，畳上の布団で寝起きし和式トイレを使用するなど和式の環境で生活している人もいる。また，立つことはできるが立位バランスがわるく動揺しているときには，トイレ内では手すりを支持するよりも壁などに寄りかかる，またヘッドギアをつけた頭部で柱を支えにすることで安定した立位で排尿していたSCD療養者もいた。

　脊髄性筋萎縮症(SMA)の小児に，幼児期より気管切開下陽圧換気(TPPV)下で機械的排痰補助(MI-E)装置を使用するための指導を母親に行ったケースがある。小学校入学後は学校内でも使用するためにもう一台同じ装置を購入していた。ALS療養者で緩和ケアを選択された方では，マッサージや楽器演奏に専念することもあった。

　地域におけるさまざまな訪問サービスの向上により，自宅での生活は快適になった。多くの療養者は，訪問看護・リハビリテーションや介護などを受けながら在宅生活をエンジョイしている。介護ヘルパーがその療養者の意を汲む介護を献身的に行っている姿をよく拝見する。家族・ヘルパー・訪問看護師やリハスタッフが協力して，呼吸器装着ALS療養者の方を毎週のように車椅子に移乗し外出している。一方，入院生活は制約も多く，胃瘻交換などで仕方なく入院する場合でも入院期間を最小限にして早く退院したいという患者は多い。入院での理学療法は，在宅でのサービスを超えられないこともある。なるべく生活レベルを低下させないようにして在宅に戻れるように努力している。

PD：Parkinson's disease

SCD：spinocerebellar degeneration

SMA：spinal muscular atrophy

TPPV：tracheostomy positive pressure ventilation

MI-E：mechanically in-exsufflation

リスク管理

　療養者宅へは一人で訪問することが多く，かなりの緊張を強いられる。その現場での判断が重要である。まず何より大切なのは事故を起こさないことである。何かいつもと違った様子があったらすぐに相談できるように携帯電話で関係する医師や看護師に相談できるようにしておく。非侵襲的陽圧換気(NPPV)管理下のALS療養者宅を訪問したときに，家族から「朝食べたうどんが喉に残っているようで苦しがっていて酸素飽和度も低いようだ」と相談があった。すぐに在宅療養支援室に連絡し医師の判断を仰ぎ，救急車を要請し一緒に病院のICUまで付き添ったことがあった。

　呼吸に関しては命に直結する。呼吸筋麻痺から発症したTPPV管理下のALS療養者で，まだ身体の筋力がある程度保たれ，体動ができていたが，家族が買い物に出かけ一人になったときに動いてしまい，呼吸器がはずれて元に戻せなくなり，亡くなられた方を2人経験した。

　PDやALS療養者で，歩行が厳しくなり始めたころに転倒による大腿骨頸部骨折が多い。またSCD療養者では，移動時に頭からガラス戸に飛び込んでしまい顔面や頭部に切り傷や打撲傷を受けたケースもあった。上肢発症のALSでは上肢のコントロールが困難で腕がブラブラになった状態で椅子に腰掛けたときに，座面に手が挟まり上腕骨を骨折してしまったケースや階段昇降の継続に固執し階段から転落し頸髄を損傷してしまったケースもあった。ALS療養者において特に注意していることは，現在できていることができなくなっていく喪失感は本人には耐え難く，限界まで今の生活レベルを維持したいという気持ちを理解し，事故・使い過ぎ・廃用の各リスクを天秤にかけ療養者・家族と話し合い後悔しないよう援助することが大切と思う。

　また，ALSで寝たきりに近い状態になると，介助者や理学療法士による骨折を起こしてしまうこともある。無理に上着を着替えさせようとして上腕骨を骨折させてしまった，下肢の関節可動域練習で大腿骨頸部骨折を起こしてしまったケースがあった。特に高齢者，寝たきりで廃用が強い，閉経後の女性で拘縮が強いケースでは慎重に対応してほしい。事故や災害時など何か起きたときでもすべてを一人で対処しようとせず，自分の所属に連絡し対応を相談するように，また前もって緊急連絡網を確認しておく必要がある。

スタッフ連携

　顔のみえる連携がベストと思われる。書面による連携も重要であるが，報告書の相手がわかっていると気持ちがこもる。退院前の地域連携会議で地域のスタッフと顔を合わせることも多くなったが，できれば療養者宅，その実際の現場で生活状況を確認しながら情報交換ができることに越したことはない。保険請求の関係から毎週訪問している担当理学療法士と面会する機会は少なく，訪問看護師と会って情報交換し指導することが多かった。ときには訪問マッサージ師や訪問介護士に指導することがあった。その場で会うことができないときには，療養者宅に置いてある連絡ノートを利用

NPPV：non-invasive positive pressure ventilation

ICU：intensive care unit

したり，小児の場合には，訪問学級の教員と接することもあった。

当院では，地域スタッフとの交流を兼ねた研修会を年2回実施している。そこで同じ療養者の情報交換ができる場合があった。

おわりに

数年前から当院での訪問リハは保険請求できていない。療養支援者への技術支援という形で出張している。現状では保険請求にはハードルが高く，従って訪問件数も激減してきている。在宅診療はリハも含めたチームアプローチと考えていたが，リハの存在が薄れていくようで残念に感じている。神経難病患者の在宅療養において，リハはなくてはならないソースと思っている。以前には請求できていた退院後訪問指導料の復活。医師や看護師と同じように在宅での医療保険と介護保険の移行がスムーズに行えるような同行訪問が保険請求できるとよいのだが。

入院中に対応させていただいた患者のお宅に訪問すると，より元気になり表情も明るく笑顔で生活されている方を多く経験する。入院でしかかかわっていない療法士の方は是非実際の生活場面を観てほしいと思う。

文献 1) 内山　靖ほか編：理学療法フィールドノート 4. 地域・在宅，p114-125，南江堂，2009.
2) 内山　靖ほか編：臨床判断学入門，p158-163，協同医書出版社，2006.

索引

あ

アイスマッサージ……………………87
アクアポリン4抗体……………………264
アストログリア……………………267
穴開き文字盤……………………254
アパシー……………………121
アヒル歩行……………………65
アマンタジン……………………273
アミノ酸スコア……………………332
アルブミン値……………………331
アンダーソン・土肥の基準……………299
安定性限界……………………64

い

息こらえ嚥下……………………288
いざり……………………193
意思伝達装置……………43, 247, 253
意思伝達装置給付……………………78
移乗動作……………………172, 218
異常リン酸化タウ蛋白……………………159
胃食道逆流……………………174, 322
一次性進行型MS……………………266
一次的運動機能障害……………………62
一般企業……………………47
一般雇用……………………46
遺伝性SCD……………………192
易反応性……………………159
易疲労性……………88, 270, 276
医療処置……………………18
医療ソーシャルワーカー……………………21
医療的ケア……………………358
医療費助成制度……………………29
医療保険……………………19
胃瘻………22, 91, 224, 234, 259, 342
インターフェロンβ……………………273
咽頭期……………………82
咽頭筋麻痺……………………287
咽頭残留感……………………86
咽頭収縮……………………82
咽頭内圧……………………259
インフォームドコンセント……91, 124

う

ウートホフ現象……………267, 276
齲蝕……………………147
うつ……………121, 123, 155, 165, 217
運動学習……………………60
運動学習機能低下……………………193
運動過少……………………59
運動過多……………………59
運動軌跡……………………210
運動時痛……………………210

運動失調……………………193
運動障害……………………268
運動症状……………………154
運動耐容能……………………65
運動負荷試験……………………65
運動分解……………………196, 210
運動麻痺……………………210
運動療法……………………197

え

栄養サポートチーム……………100, 146
栄養素……………………324
液性免疫……………………267
エダラボン……………………234
遠位筋筋力低下……………………62
鉛管様……………………164
嚥下後誤嚥……………………287
嚥下時無呼吸……………………82
嚥下障害……………174, 159, 256, 359
嚥下前誤嚥……………………287
嚥下造影検査 85, 174, 287, 304, 318
嚥下調整食学会分類 2013（食事）早見表
……………………89
嚥下内視鏡検査……………85, 287
嚥下反射……………82, 87, 91, 259
嚥下反射誘発法……………………287
炎症所見……………………316
炎症性ミオパチー……………………311
延髄呼吸中枢……………………96

お

横断性脊髄炎……………………266
応用環境整備……………………74
オーラルディスキネジア……………148
オーラルフレイル……………………137
斧様顔貌……………………303
オリーブ橋小脳萎縮症……………192
オリゴデンドロクローナルバンド……264
オリゴデンドロサイト……………267
温度感受性亢進……………………267
音読課題……………………221

か

カーテン徴候……………………287
下位運動ニューロン障害……………233
外眼筋麻痺……………………239
開口制限……………………139
開口練習……………………260
介護指導……………………218
介護負担感……………………194
介護保険……………………20
介護保険法……………………34

介護予防ケアプラン……………34	眼球運動障害………………159	ギランバレー症候群……………61
介護予防事業………………34	環境調整………………209, 216	起立性低血圧……………155, 218
介助………………………6	間欠性中枢神経性疼痛………269	近位筋優位筋力低下…………298
介助者負担…………………125	間欠的導尿…………………273	筋萎縮…………………234
介助誘導……………………198	眼瞼下垂……………………303	筋萎縮性側索硬化症
咳嗽介助………………110, 305	緩徐進行性筋萎縮……………301	…………16, 42, 95, 140, 233, 353
下衣操作……………………215	緩徐進行性神経変性疾患……154	筋逸脱酵素……………………311
咳嗽障害……………………174	眼振………………………60	筋強直……………………301
咳嗽トレーニング……………87	関節可動域………………166, 235	筋強直性ジストロフィー……290, 301
咳嗽の遅れ……………………97	関節可動域制限………………292	筋緊張亢進………………63
咳嗽力……………………223	間接的嚥下練習………………260	筋ジストロフィー……52, 292, 352
階段昇降……………………173	間接トレーニング……………87	緊張性迷路反射………………60
改訂El Escorial 基準…………234	完全な閉じ込め状態……70, 107, 234	筋電図……………………234
改定McDonald基準……………265	カンファレンス……………26, 338	筋力低下……………62, 65, 234
改訂長谷川式簡易知能評価スケール	顔面頬部筋萎縮………………306	
…………………225	顔面筋麻痺…………………239	**く**
改定水飲みテスト……………287	顔面肩甲上腕型筋ジストロフィー…306	
開鼻声………258, 260, 304, 317	顔面神経……………………286	空間的多発性…………………264
外部刺激……………………14	緩和ケア……………………231	空気嚥下症……………………104
買い物依存症…………………121		口文字盤……………………255
外乱刺激……………………196	**き**	首下がり……………171, 234, 302
外乱負荷応答…………………170		グラスプ……………………210
家屋改造……………………246	記憶障害……………………228	グリオーシス…………………268
家屋調査……………………197	器械的咳介助…………………95	クリックスイッチ……………248
加温加湿……………………101	機械的排痰補助法……………244	グリップ包丁…………………310
下顎挙上運動…………………82	気管切開…………………22, 238	クリニカルパス………………75
過加湿………………………101	気管切開下陽圧換気	車椅子移乗自立期……………295
顎関節拘縮…………………260	…………70, 142, 234, 353, 360	車椅子移乗全介助期…………295
顎関節脱臼…………………149	起居動作……………………172	車椅子駆動……………………173
喀出困難……………………97	キサンタンガム系増粘剤……330	クレアチンキナーゼ……282, 311
核上性注視麻痺………………158	希少難治性疾患………………2	クレード法……………………273
核上性膀胱…………………270	気息性嗄声………………221, 304	クロイツフェルト・ヤコブ病…33
拡大代替コミュニケーション……222	基礎代謝亢進…………………259	クローヌス……………………269
確定診断……………………18	基礎代謝量……………………326	クロス文字盤…………………255
家事動作………………209, 310	拮抗筋………………………63, 193	
下唇の突出…………………309	気道確保……………………104	**け**
下垂足………………302, 307, 310	気道クリアランス………93, 244	
仮性球麻痺…………………256	気道閉塞障害…………………174	ケアプラン……………………34
肩関節亜脱臼…………………236	企図振戦………………………63, 270	ケアマネジャー………………26
活動性低下……………………65	基盤環境整備…………………73	経管栄養……………88, 151, 234, 358
寡動………………………156	吸引………………………102, 259	経口摂取………………………91, 259
カナダ作業遂行測定……………210	吸気喘鳴………………………96, 194	計算課題……………………200
痂皮………………………151	球麻痺…95, 158, 234, 236, 256, 304	痙縮………………63, 233, 270
下方視………………………159	胸郭可動域練習………………305	痙性………………………210
過用・誤用症候群……………210	胸郭可動性低下………………308	経腸栄養………………………91
カルバマゼピン………………273	強剛………………………63	頸椎カラー………………245, 302
ガワーズ徴候…………………291	強制換気……………………104	軽度認知症……………………158
簡易栄養状態評価表……………323	強制泣き……………………262	経鼻胃管………………………104, 259
簡易電動車椅子………………309	強制笑い……………………262	経鼻胃管栄養…………………91
簡易流量計……………………98	協調運動障害…………………193	経鼻管………………………224
感覚過敏……………………64	共同運動障害…………………270	経皮内視鏡的胃瘻造設術………91
感覚再重み付け………………199	興味・関心チェックシート……210, 281	頸部筋力低下…………………305
感覚障害………………268, 285	居宅サービス…………………34	頸部屈曲……………………287
感覚情報の探索………………211	居宅支援事業…………………38	頸部呼吸補助筋ストレッチ……108
感覚鈍麻……………………64	去痰薬………………………101	頸部伸筋群筋力低下…………302

劇症肝炎……………………………33
健康関連QOL………………………274
肩甲上腕リズム……………………211
肩甲帯上腕筋筋力低下……………306
肩甲帯モビライゼーション………244
言語聴覚療法…………………162, 258
腱反射亢進……………………233, 269

こ

抗AQP4抗体…………………………268
更衣動作………………………214, 215
高温環境……………………………276
構音障害………………………159, 173, 258
構音トレーニング…………………87
口渇…………………………………339
口腔乾燥………………………140, 151
口腔期……………………………82, 258
口腔準備期…………………………258
口腔清掃………………………137, 147, 150
口腔不随意運動……………………149
口腔保湿剤…………………………151
口腔リハビリテーション…………144
咬合力低下…………………………303
抗コリン薬………………91, 101, 157, 159
高次脳機能障害………………192, 224, 288
抗重力筋……………………………167
構成障害……………………………228
向精神薬………………………88, 123, 140
拘束性換気障害………65, 93, 106, 174
巧緻運動障害………………………194
巧緻動作………………………173, 251
喉頭蓋谷………………………287, 318
喉頭気管分離術……………………238
喉頭挙上……………………………82
喉頭挙上トレーニング……………87
喉頭軟化症…………………………96
喉頭閉鎖不全………………………174
高二酸化炭素血症…………………93
抗パーキンソン病薬………………140
咬耗…………………………………149
後輪状披裂筋麻痺…………………96
声の翻転………………………194, 218
誤嚥………………116, 159, 194, 238
誤嚥性肺炎……97, 101, 151, 194, 258
誤嚥防止術……………194, 238, 259
語音分離不良………………………260
呼気コントロール…………………220
小刻み歩行…………………………65
呼気持続時間低下…………………86
呼気終末陽圧………………………103
呼気鼻漏出…………………………317
呼吸介助………………110, 244, 305
呼吸器感染症………………………302
呼吸機能障害……………………65, 229

呼吸困難………………………92, 238
呼吸サポートチーム………………146
呼吸性アシドーシス……………93, 106
呼吸不全………………………93, 233, 302
呼吸理学療法………………………238
黒質緻密部…………………………59
黒質網様部…………………………59
告知…………………………………124
誤差修正機能………………………193
固縮………………63, 154, 164, 174
語想起課題…………………………200
コミュニケーション………………68
コミュニケーションエイド
　　　　　　　……………73, 127, 352
コミュニケーション障害……194, 234
コミュニケーションボード………222
固有受容感覚………………………211
雇用保険……………………………21
コルチコイド………………………273

さ

サービス提供担当者会議…………342
再学習………………………………198
最大強制吸気量……………………95
最大筋力……………………………166
在宅医療体制………………………20
在宅雇用……………………………47
在宅就労支援………………………49
在宅人工呼吸器……………………22
在宅リハビリテーション…………10
在宅療養支援チーム………………20
最長発声持続時間…………………218
再発寛解型MS……………………266
再発と寛解…………………………264
再ミエリン化制限…………………267
作業療法……………………………162
錯書…………………………………261
作動記憶障害………………………288
酸塩基平衡…………………………93
三叉神経……………………………286
三叉神経痛……………………269, 273
酸素療法……………………………103
サンディング………………………249

し

支援付き雇用………………………48
視蓋脊髄路…………………………61
視覚障害……………………………268
弛緩性構音障害………………304, 317
時間的多発性………………………264
視空間認知検査……………………289
視空間認知障害………………155, 227
思考緩慢……………………………158

自己決定……………………………124
自己評価抑うつ尺度………………225
自己負担額…………………………32
自己免疫……………………………311
自己免疫反応………………………264
自殺念慮……………………………217
四肢異常感覚性疼痛………………269
支持基底面…………………………64
歯周病………………………………147
歯周病原細菌………………………137
自主練習……………………………11
自主練習プログラム………………209
歯状核赤核淡蒼球ルイ体萎縮症…192
自助具………………………………215
視神経脊髄炎………………………264
ジスキネジア…………………158, 167
ジストニア……………………63, 158
姿勢制御……………………………170
姿勢制御能力低下…………………198
姿勢調節障害………………………193
姿勢反射障害…………………165, 170
姿勢不安定性………………………158
視線検出式入力装置………………78
持続性注意…………………………227
肢体型筋ジストロフィー症………62
自宅用コール………………………254
室温調整……………………………339
疾患修飾療法………………………273
湿性嗄声………………86, 223, 258
失調性構音障害………………194, 221
失調性歩行……………193, 207, 229
失敗体験……………………………212
失明…………………………………266
指定医療機関………………………32
指定難病……………………………29
指定難病医療受給者証……………31
嗜眠…………………………………273
シャイ・ドレガー症候群…………192
社会的行動障害………………121, 225
シャルコー・マリー・トゥース病…62
習慣性顎関節脱臼…………………149
重症急性膵炎………………………33
重症筋無力症………………………61
重心移動……………………………170
重心線………………………………64
住宅改修……………………………197
重度障害者用意思伝達装置………352
就労…………………………………21
就労継続支援A型…………………48
就労継続支援B型…………………48
就労支援……………………………44
就労阻害要因………………………47
主観的包括的アセスメント………323
主治医意見書………………………34
出張判定……………………………78

主動作筋	193
準備期	82
上位運動ニューロン障害	233
上位運動ニューロン症候群	269
上衣着脱困難	301
障害者医療費助成制度	20
障害者自立支援法	35
障害者総合支援法	20, 35, 48
障害者年金	21
障害福祉課	78
障害福祉サービス	38
上気道狭窄	305
上気道閉塞	96
上肢近位筋力低下	234
小字症	70, 173
症状日記	166
脂溶性ビタミン	325
情動障害	268
衝動制御障害	121
情動制止困難	262
小脳歯状核	159
小脳性運動失調	60, 270
小脳性構音障害	60
小脳性認知・情動症候群	71, 224
小脳中間部	59
傷病手当	21
踵部挙上	314
情報処理速度低下	71, 288
食塊形成・移送障害	258
食塊形成困難	303
食形態調整	87, 256
食事	215
食事性低血圧	218, 228
食事動作	251
食事用自助具	251
食道期	82
食道入口部開大	82
職場環境整備	301
食物残渣	223
書字障害	261
除脂肪体重	326
書字練習	213
書類判定	78
自立支援給付	38
自律神経障害	192, 218, 229
自律神経症状	155
歯列咬合面	82
人格障害	262
心機能障害	298
神経可塑性	66
神経筋接合部	61
神経心理学的簡易検査法	288
神経性難聴	306
人工呼吸器	358
人工呼吸器装着者	32
進行性核上性麻痺	121, 158
人工鼻	101
深指屈筋の萎縮	302
振戦	163
心臓交感神経系	156
身体イメージ	65
身体活動量	327
身体障害者手帳	21, 38
身体図式	58
心理的負担感	125
診療情報提供書	20

す

随意運動	56
遂行機能障害	159, 165, 288
髄鞘破壊	267
スイッチ	78, 254
水分摂取	258
睡眠障害	95, 338
水溶性ビタミン	325
スクイージング	244
すくみ足	59, 65, 167, 169, 337
スコポラミン軟膏	91
ステップ反応	196
ステロイドパルス療法	285
ステロイドミオパチー	317
スモン	2, 33
スラードスピーチ	221
スラー様	71
スリーステップ栄養アセスメント	323
ずり這い	217
スワンネック変形	302

せ

生活関連動作	209
生活行為申し送り表	284
生活保護受給者	32
性行動亢進	121
静止時振戦	63, 155, 163, 337
精神発達遅滞	298
声帯外転障害	194
声帯外転不全	229
声帯外転麻痺	96
整容動作	216
生理的死腔	106
赤核	159
脊髄小脳	200
脊髄小脳変性症	4, 50, 60, 192, 361
脊髄性筋萎縮症	353, 361
脊柱起立筋	211
舌萎縮	258
舌咽神経	286
舌下神経	286

舌骨下筋群筋力低下	84
舌骨上筋群筋力低下	84
舌根後退	174
舌根沈下	116, 305
摂食嚥下障害	303, 330
摂食方法	87
舌肥大	140
セラプラスト	212
セルフケア	210
セロトニン再取り込み阻害薬	273
線維束性収縮	233, 258
前鋸筋萎縮	307
前屈姿勢	65, 171, 173
前傾姿勢	156
先行期	82
線条体黒質変性症	192
全身持久力	167
全身性障害者介助派遣事業	43
尖足	236
選択性注意	227
選択想起検査	289
前庭感覚	200
前庭小脳	60, 200
前庭神経核	60
前庭脊髄路	61
蠕動運動	82
蠕動運動低下	174
前頭側頭型認知症	72
前頭葉機能	72
全般性注意障害	225

そ

総合障害度評価尺度	270
操作スイッチ	133
増粘剤	87
足圧中心	193
足関節底背屈運動	218
足関節背屈可動域制限	298
足関節背屈ストレッチ	299
足趾挙上	314
測定障害	196, 210, 270
側方不安定性	167
側彎	298
咀嚼	82, 174
咀嚼力低下	303
粗大運動	60
側屈姿勢	171

た

第1号被保険者	34
退院調整看護師	21
体幹筋ジストニア	171
体軸性固縮	158

対称性緊張性頸反射⋯⋯⋯⋯⋯⋯⋯60
帯状皮質運動野⋯⋯⋯⋯⋯⋯⋯⋯58
代替栄養法⋯⋯⋯⋯⋯⋯⋯⋯⋯⋯91
大腿骨頸部骨折⋯⋯⋯⋯⋯⋯⋯362
大腿四頭筋筋力低下⋯⋯⋯298, 311
第2号被保険者⋯⋯⋯⋯⋯⋯⋯⋯34
大脳基底核⋯⋯⋯⋯59, 63, 154, 159
大脳皮質－基底核ループ⋯⋯⋯154
タイミング障害⋯⋯⋯⋯⋯⋯⋯⋯71
唾液貯留⋯⋯⋯⋯⋯⋯⋯⋯⋯⋯287
唾液分泌促進⋯⋯⋯⋯⋯⋯⋯⋯151
多系統萎縮症⋯⋯⋯⋯4, 96, 152, 192
立ち直り反応⋯⋯⋯⋯⋯⋯⋯⋯196
脱字⋯⋯⋯⋯⋯⋯⋯⋯⋯⋯⋯⋯261
脱髄⋯⋯⋯⋯⋯⋯⋯⋯⋯⋯⋯⋯264
脱髄軸索⋯⋯⋯⋯⋯⋯⋯⋯⋯⋯267
脱髄巣⋯⋯⋯⋯⋯⋯⋯⋯⋯⋯⋯267
タッチスイッチ⋯⋯⋯⋯⋯⋯⋯353
タッチセンサースイッチ⋯⋯⋯248
脱抑制⋯⋯⋯⋯⋯⋯⋯⋯⋯⋯⋯121
脱抑制行動⋯⋯⋯⋯⋯⋯⋯⋯⋯262
多発性筋炎⋯⋯⋯⋯⋯⋯⋯⋯⋯311
多発性硬化症⋯⋯⋯⋯⋯44, 51, 264
単語文字盤⋯⋯⋯⋯⋯⋯⋯⋯⋯255
単語リスト生成検査⋯⋯⋯⋯⋯289
弾性ストッキング⋯⋯⋯⋯⋯⋯218
弾性包帯⋯⋯⋯⋯⋯⋯⋯⋯⋯⋯218
断綴性⋯⋯⋯⋯⋯⋯⋯⋯⋯⋯⋯71
断綴性言語⋯⋯⋯⋯⋯⋯⋯⋯⋯270

ち

地域支援事業⋯⋯⋯⋯⋯⋯⋯⋯34
地域生活支援事業⋯⋯⋯⋯⋯⋯38
地域包括ケアシステム⋯⋯⋯⋯27
地域リハビリテーション⋯⋯⋯75
知覚探索⋯⋯⋯⋯⋯⋯⋯⋯⋯⋯211
蓄尿障害⋯⋯⋯⋯⋯⋯⋯⋯⋯⋯270
窒息⋯⋯⋯⋯⋯⋯⋯⋯⋯⋯⋯⋯88
窒息リスク⋯⋯⋯⋯⋯⋯⋯⋯⋯318
窒素死⋯⋯⋯⋯⋯⋯⋯⋯⋯⋯⋯326
注意機能障害⋯⋯⋯⋯⋯⋯⋯⋯155
中鎖脂肪酸⋯⋯⋯⋯⋯⋯⋯325, 332
中心暗転⋯⋯⋯⋯⋯⋯⋯⋯⋯⋯269
中枢性パターン発生器⋯⋯⋯⋯61
中脳黒質緻密部⋯⋯⋯⋯⋯⋯⋯154
虫部⋯⋯⋯⋯⋯⋯⋯⋯⋯⋯⋯⋯59
腸瘻⋯⋯⋯⋯⋯⋯⋯⋯⋯⋯91, 224
直接的嚥下練習⋯⋯⋯⋯⋯⋯⋯260
直接トレーニング⋯⋯⋯⋯⋯⋯87

つ　て

通勤手段⋯⋯⋯⋯⋯⋯⋯⋯⋯⋯279
通所リハビリテーション⋯⋯⋯⋯7
つまみ動作⋯⋯⋯⋯⋯⋯⋯⋯⋯212
低圧持続吸引⋯⋯⋯⋯⋯⋯⋯⋯102
低栄養⋯⋯⋯⋯⋯⋯⋯⋯⋯⋯⋯331
ティルトリクライニング車椅子図⋯246
手装具作製⋯⋯⋯⋯⋯⋯⋯⋯⋯353
デュシェンヌ型筋ジストロフィー⋯290
殿筋歩行⋯⋯⋯⋯⋯⋯⋯⋯⋯⋯65
天井走行式リフト⋯⋯⋯⋯⋯⋯253
転倒
　⋯⋯⋯6, 65, 155, 159, 193, 215, 229
転導性注意⋯⋯⋯⋯⋯⋯⋯⋯⋯227

と

動筋⋯⋯⋯⋯⋯⋯⋯⋯⋯⋯⋯⋯63
頭頸部屈曲位⋯⋯⋯⋯⋯⋯⋯⋯287
統合失調様症状⋯⋯⋯⋯⋯⋯⋯122
動作緩慢⋯⋯⋯⋯⋯⋯⋯⋯⋯⋯59
糖質⋯⋯⋯⋯⋯⋯⋯⋯⋯⋯⋯⋯324
東大式エゴグラム⋯⋯⋯⋯⋯⋯225
頭頂連合野⋯⋯⋯⋯⋯⋯⋯⋯⋯58
疼痛⋯⋯⋯⋯⋯⋯⋯⋯⋯⋯⋯⋯64
登攀性起立⋯⋯⋯⋯⋯⋯⋯65, 291
頭部回旋⋯⋯⋯⋯⋯⋯⋯⋯⋯⋯200
頭部挙上練習⋯⋯⋯⋯⋯⋯⋯⋯287
動脈血二酸化炭素分圧⋯⋯⋯⋯93
透明文字盤⋯⋯⋯⋯⋯⋯⋯43, 255
動揺性歩行⋯⋯⋯⋯⋯⋯⋯⋯⋯300
特定疾患医療給付制度⋯⋯⋯⋯33
特例子会社⋯⋯⋯⋯⋯⋯⋯47, 48
徒手筋力検査⋯⋯⋯⋯⋯⋯62, 235
徒手の排痰補助法⋯⋯⋯⋯⋯⋯244
徒手の免荷⋯⋯⋯⋯⋯⋯⋯⋯⋯198
突進⋯⋯⋯⋯⋯⋯⋯⋯⋯⋯156, 167
ドパミンアゴニスト⋯⋯⋯⋯⋯157
ドパミン受容体作動剤⋯⋯⋯⋯157
ドパミン調整異常症候群⋯⋯⋯121
ドパミンニューロン⋯⋯⋯⋯⋯154
ドパミン補充療⋯⋯⋯⋯⋯⋯⋯121
努力嚥下⋯⋯⋯⋯⋯⋯⋯⋯⋯⋯288
努力性嗄声⋯⋯⋯⋯⋯⋯⋯⋯⋯221
とろみ⋯⋯⋯⋯⋯⋯⋯⋯⋯⋯⋯258
とろみ剤⋯⋯⋯⋯⋯⋯⋯⋯⋯⋯87
呑気症⋯⋯⋯⋯⋯⋯⋯⋯⋯⋯⋯104

な

ナースコール⋯⋯⋯⋯⋯⋯⋯⋯248
内観⋯⋯⋯⋯⋯⋯⋯⋯⋯⋯⋯⋯198
内乱刺激⋯⋯⋯⋯⋯⋯⋯⋯⋯⋯196
軟口蓋麻痺⋯⋯⋯⋯⋯⋯⋯⋯⋯287
難病医療費助成⋯⋯⋯⋯⋯⋯⋯18
難病相談・支援センター⋯⋯⋯52
難病相談事業⋯⋯⋯⋯⋯⋯⋯⋯18
難病対策⋯⋯⋯⋯⋯⋯⋯⋯⋯⋯20
難病対策地域協議会⋯⋯⋯⋯⋯27
難病対策要綱⋯⋯⋯⋯⋯⋯⋯⋯2
難病の患者に対する医療等に関する
　法律⋯⋯⋯⋯⋯⋯⋯⋯⋯⋯4, 29

に　の

二次性進行型MS⋯⋯⋯⋯⋯⋯266
二次的の運動機能障害⋯⋯⋯⋯62
二重課題⋯⋯⋯⋯⋯⋯⋯⋯169, 200
日常生活関連動作⋯⋯⋯⋯⋯⋯215
日常生活用具給付⋯⋯⋯⋯⋯⋯77
日常生活用具給付等事業⋯⋯⋯42
日内変動⋯⋯⋯⋯⋯88, 158, 165, 337
日差変動⋯⋯⋯⋯⋯⋯⋯166, 337
日中活動事業⋯⋯⋯⋯⋯⋯⋯⋯38
日本語版嚥下障害質問票⋯⋯⋯86
尿意⋯⋯⋯⋯⋯⋯⋯⋯⋯⋯⋯⋯339
認知機能障害⋯⋯⋯⋯⋯⋯⋯⋯288
認知機能症状⋯⋯⋯⋯⋯⋯⋯⋯155
認知機能低下⋯⋯⋯⋯⋯⋯262, 268
認知行動療法⋯⋯⋯⋯⋯⋯123, 273
濃厚流動食⋯⋯⋯⋯⋯⋯⋯91, 259
脳深部刺激療法⋯⋯⋯⋯⋯⋯⋯158
脳脊髄液⋯⋯⋯⋯⋯⋯⋯⋯⋯⋯264
ノーズクリップ⋯⋯⋯⋯⋯⋯⋯317

は

パーキンソニズム⋯⋯⋯⋯⋯⋯192
パーキンソン病⋯⋯4, 44, 51, 65, 97,
　　　　　　　　　154, 220, 335
把握ミオトニア⋯⋯⋯⋯⋯301, 302
ハーフスタンディング⋯⋯⋯⋯172
排痰機器⋯⋯⋯⋯⋯⋯⋯⋯⋯⋯117
排尿⋯⋯⋯⋯⋯⋯⋯⋯⋯⋯⋯⋯218
排便⋯⋯⋯⋯⋯⋯⋯⋯⋯⋯⋯⋯218
ハイムリッヒ法⋯⋯⋯⋯⋯⋯⋯318
廃用性筋萎縮⋯⋯⋯⋯⋯⋯⋯⋯316
歯ぎしり⋯⋯⋯⋯⋯⋯⋯⋯⋯⋯148
爆発性⋯⋯⋯⋯⋯⋯⋯⋯⋯⋯⋯71
爆発性言語⋯⋯⋯⋯⋯⋯⋯⋯⋯194
爆発性発声⋯⋯⋯⋯⋯⋯⋯218, 220
バクロフェンポンプ⋯⋯⋯⋯⋯273
長谷川式簡易知能評価スケール⋯225
バックバルブマスク⋯⋯⋯⋯⋯98
発声トレーニング⋯⋯⋯⋯⋯⋯87
発話開始⋯⋯⋯⋯⋯⋯⋯⋯⋯⋯221
発話障害⋯⋯⋯⋯⋯⋯⋯⋯⋯⋯260
ハミルトンうつ病スコア⋯⋯⋯217
早口言葉⋯⋯⋯⋯⋯⋯⋯⋯⋯⋯221
バランス障害⋯⋯⋯⋯⋯⋯64, 170
バリズム⋯⋯⋯⋯⋯⋯⋯⋯⋯⋯63
ハロースケール⋯⋯⋯⋯⋯⋯⋯98
瘢痕化⋯⋯⋯⋯⋯⋯⋯⋯⋯⋯⋯268

半消化態栄養剤……………………91
反張膝………………………………302
ハンチントン病……………………123
ハンドヘルドダイナモメーター……166
ハンドリング………………………198
反応性うつ…………………………165
反復唾液嚥下テスト
　　　　　　……174, 223, 257, 287

ひ

ピアカウンセリング………………123
ピエゾセンサー……………………352
被蓋…………………………………159
膝踵試験……………………………196
皮質性小脳萎縮症…………………192
非侵襲的人工呼吸器………………103
非侵襲的陽圧換気………238, 352, 362
非対称性緊張性頸反射……………60
必須アミノ酸………………………325
必須脂肪酸…………………………325
被動抵抗……………………………164
ヒト由来乾燥硬膜移植……………33
皮膚筋炎……………………………311
腓腹筋仮性肥大……………………298
病的賭博……………………………121
病的反射陽性………………………269
病名告知……………………………18
疲労…………………………………216
疲労度………………………………65
ピンセット箸………………………251
ピンチ………………………………210

ふ

フィードバック制御………………193
フィードフォワード制御……71, 193
フードテスト………………………287
封入体筋炎…………………………311
フェイシャルバンド………………149
腹臥位療法…………………………116
副腎皮質ステロイドホルモン
　　　　　　……………………138, 273
腹部前方突出………………………300
腹部突出……………………………307
不顕性誤嚥……………………84, 174
符号数字モダリティー検査………289
藤島の摂食嚥下グレード…………223
不随意運動…………………………63
不整脈………………………………301
物品操作……………………………211
不動の苦痛…………………………239
プラーク……………………………137
ブラキシズム………………………148
フリーランス………………………49

プリオン病…………………………33
フリック文字盤……………………255
ブレーシング…………………202, 211
プロソディー………………………260
分身型コミュニケーションロボット
　　　　　　……………………………353
分配性注意…………………………227

へ

平衡機能障害………………………60
平衡反応……………………………195
閉口不全……………………………309
閉塞性睡眠時無呼吸………………304
ペグつまみ…………………………212
ベッカー型筋ジストロフィー
　　　　　　……………………290, 298
ヘモグロビンA1c…………………325
便意…………………………………339
便秘…………………………………155
片葉小節葉…………………………60

ほ

防御反応……………………………159
膀胱直腸障害………………………228
方向転換……………………………168
包丁操作……………………………216
訪問栄養食事指導…………………333
訪問看護………………………19, 343
訪問看護指示書……………………20
訪問リハビリテーション…7, 234, 283
ボードゲーム………………………213
ホームエクササイズ………………11
ボール握り…………………………249
保健師……………………………20, 27
保健所………………………………27
歩行期………………………………294
歩行・車椅子併用期………………295
歩行障害………………155, 167, 168
補高便座……………………………301
ポジショニング……………………115
補助栄養……………………………90
捕食…………………………………82
ポストリフト………………………244
補装具給付…………………………78
補装具費支給………………………39
補足運動野…………………………58
ボタン操作…………………………213
ボツリヌストキシン………………273
ボツリヌス毒素治療………………91
ポリソムノグラフィ………………96

まみ

マーカスガン瞳孔…………………269
マクロファージ……………………267
末梢神経伝導検査…………………234
ミエリン……………………………267
ミオグロビン値……………………311
ミオトニア……………………301, 306
ミオパチー……………………171, 290
水飲みテスト………………………174
看取り………………………………344
ミネラル……………………………325
身の置き所のなさ…………………239

むめも

無関心………………………………121
無気肺予防…………………………106
むせ……………………………84, 256
ムチン………………………………136
無動…………………………………164
無力性嗄声…………………………220
迷走神経……………………………286
酩酊歩行……………………………65
めまい………………………………270
メラチューブ………………………259
免疫グロブリン……………………136
免疫療法……………………………285
メンタルサポート…………………237
網膜症………………………………306
網様体脊髄路………………………61
文字盤…………………………222, 261
モノアミン酸化酵素B……………157
モルヒネ……………………………101
問題行動……………………………194

やゆよ

夜間多尿……………………………270
有酸素運動能力……………………315
有痛性強直性痙攣…………………269
指鼻試験……………………………196
陽圧換気……………………………103
要介護………………………………34
要支援………………………………34
余暇活動……………………………210
抑うつ………………………………270
翼状肩甲………………………307, 310
予測的姿勢制御…………………58, 170
四つ這い………………………193, 217

らり

ライトタッチ………………………198

ライフステージ	209
ラクトフェリン	136
リーチング	210, 211
リーチ動作	310
理学療法	13, 161, 276
リクライニング姿勢	259
梨状陥凹	287, 318
リバーシ	213
リハビリテーション	7, 125, 158, 338
リフト	245, 253
流涎	91, 141, 174, 259
留置カテーテル	273
両眼性視覚障害	266
療養環境整備	16
療養通所介護	337
リラクセーション	108
リリース	210
リルゾール	234
輪状咽頭筋弛緩	82
輪状咽頭筋弛緩不全	174
臨床調査個人票	31

れ・ろ

冷圧刺激法	287
冷水の飲水	270
レスパイト	33, 218
レビー小体	154
レビー小体型認知症	121
レム睡眠行動障害	155
レルミッテ徴候	269
連合野	58
連続聞き取り加算検査	289
漏斗胸	307
漏尿	270
呂律	260
ロンベルグ徴候	195
ワーキングメモリ	155
ワーキングチェア	252
輪移動	249

A

AAC	222, 261
AACVPR	94
abdominal thrust	104
ACCP	94
ADL（身辺処理動作）検査表	295
ADOC	210
AFO	303
ALS	16, 95, 140, 233, 353, 361
ALS 機能障害尺度嚥下部分	85, 360
ALS 機能評価スケール改訂版	234
ALSリハビリテーション情報提供書	24
ALS-D	72
ALSFRS-R	234
ALS FRSsw	85
ANN ガイドライン	273
APDL	209
AQP4抗体	264
ATS	94
Awaji 基準	234
αシヌクレイン	154

B

BBWT	275
BDI	165
BEE	326
black hole	268
BMD	290, 298
BMI	326
Borg指数	65
BRB-N	289
BTS	94
Bushbyらによる自然歴調査	298

C

CBT	273
CCA	192
CCAS	71, 224
CDC	94
Cheyne-Stokes呼吸	96
chin down	287
CIS	273
clinically definite MS	266
clinical probable MS	266
CO_2 ナルコーシス	93
COP	108, 193
COPM	210
CPG	61
CSAS	96
CSF	264

D

DAT-SPECT	156
DBS	158
decomposition	196
DIR法	268
DIS	264
DIT	264
DLB	121
DMD	95, 290
DMT	273
Dowson's finger	268
dysmetria	196

E

EDSS	270, 274, 286
effortful swallow	288
ENMC	95
$ETCO_2$	97
Exner中枢	261
explosive	71
external cueing	14

F

FAB	165
FACT	198
fasciculation	233
FOQG	167
FRSsw	360
FSHD	306
FTD	72
Functional Index 2	312

G

GCS	225
GOLD	94
Gowers徴候	65, 291
GPB	98

H

hachet face	303
HAM-D	165
Harris-Benedictの式	326
HbA1c	325
HDS-R	72, 225
Hoehn & Yahr分類	15, 155
HRQOL	274
H-Y分類	15, 163
hyperkinesia	59
hypokinesia	59

I J K

ICARS ································ 195
ICF ··································· 210
ICT ··································· 355
ICU ··································· 362
IMACS ······························· 312
JCS ··································· 225
K-point 刺激 ·························· 287
Kurtzkeの機能障害評価 ············· 270

L

L-ドパ ··························· 157, 159
laboratory supported definite MS ··· 266
laboratory supported probable MS
 ······································· 266
LBM ································· 326
Lhermitte徴候 ······················· 269
LIC ··································· 112
LSVT ································· 162

M

MADRS ······························· 165
MAOB 阻害薬 ························ 157
Marcus Gunn瞳孔 ··················· 269
McDonald基準 ······················· 265
MCS ·································· 234
MCT ···························· 325, 332
MDACS ······························ 312
MDS-UPDRS ························ 160
Mendelsohn手技 ····················· 288
MIC ······························ 95, 113
MI-E ····························· 95, 361
micrographia ························· 70
MMSE ··························· 72, 225
MMT ···························· 62, 235
MoCA-J ······························ 225
MPT ·································· 218
MS ···································· 264
MSA ························· 4, 96, 192
MSA-A ······························· 192
MSA-P ······························· 192
MSW ································· 21
MTDLP ······························· 210
multi-disciplinary care team ·········· 99
MWST ······························· 287
MyD ·································· 301
myopathy ···························· 290

N

NA123 ································ 323

NFOGQ ······························ 167
nitrogen death ······················· 326
NMO ································· 264
NPPV ············ 101, 141, 238, 352, 362
NST ····························· 100, 146

O

off期 ······························ 165, 174
on期 ······························· 165, 169
on-off現象 ····························· 88
on-off障害 ···························· 158
OPCA ································ 192
OSAS ·································· 95

P

painful tonic spasm ················· 269
PASAT ······························· 289
PD ······································ 4
PDD ·································· 121
PEEP ································· 103
PEG ······························ 91, 104
PEM ·································· 331
PPMS ································· 266
primary progressive MS ············ 266
progressive relapsing MS ··········· 266
PSG ··································· 96
PSP ······························ 121, 158
PSPRS ································ 161

R

RCPM ································ 225
relapsing remitting MS ············· 266
REM 期睡眠行動異常症 ············· 122
rigidity ································· 63
ROM ····························· 235, 292
RRMS ································· 266
RSST ·························· 223, 257, 287
RST ··································· 146

S

SARA ································· 195
scanning ······························ 71
SCD ······························ 4, 192, 361
SDMT ································ 289
SDS ······························ 192, 225
secondary progressive MS ········· 266
sensory re-weighting ··············· 199
sequence effect ····················· 169
SGA ·································· 323
shaker運動 ··························· 287
silent aspiration ······················ 84

SLTA ································· 261
slurred ··························· 71, 221
SMA ······························ 353, 361
SND ·································· 192
SPART ································ 289
SPART-D ···························· 289
spasticity ······························ 63
SPIKES ······························· 124
SPMS ································· 266
squeezing ···························· 108
SRT ·································· 289
SRT-D ······························· 289
SSRI ·································· 273
Step Test ···························· 314
supraglottic swallow ················ 288

T U

tcpCO$_2$ ································· 97
TLS ··························· 70, 107, 234
TPPV ·············· 25, 105, 142, 234, 238,
                               259, 353, 361
tufted astrocyte ····················· 159
TUG test ····························· 167
Uhthoff現象 ·························· 267
UK-PDSBB ·························· 156
UMSARA ···························· 195
UPDRS ······························· 160

V W

VE ····································· 85
VF ····························· 85, 174, 304
waddling gait ···················· 65, 300
WCST ································ 165
wearing-off 現象 ····················· 158
wide base ···················· 65, 193, 207
WLG ································· 289

^{123}I-MIBG ····························· 156
50音文字盤 ··························· 255
8-min submaximal treadmill test 315

改訂第2版
神経難病領域のリハビリテーション実践アプローチ

2015年 12月 30日	第1版第1刷発行
2018年 3月 20日	第3刷発行
2019年 2月 10日	第2版第1刷発行
2019年 9月 20日	第2刷発行
2020年 8月 10日	第3刷発行
2021年 8月 10日	第4刷発行
2022年 7月 20日	第5刷発行
2023年 8月 30日	第6刷発行
2025年 2月 10日	第7刷発行

■監　修　小森哲夫　こもり　てつお

■編　集　田中勇次郎　たなか　ゆうじろう
　　　　　南雲浩隆　　なぐも　ひろたか
　　　　　望月　久　　もちづき　ひさし

■発行者　吉田富生

■発行所　株式会社メジカルビュー社
　　　　　〒162-0845 東京都新宿区市谷本村町2-30
　　　　　電話　03(5228)2050(代表)
　　　　　ホームページ　https://www.medicalview.co.jp

　　　　　営業部　FAX　03(5228)2059
　　　　　　　　　E-mail　eigyo@medicalview.co.jp

　　　　　編集部　FAX　03(5228)2062
　　　　　　　　　E-mail　ed@medicalview.co.jp

■印刷所　シナノ印刷　株式会社

ISBN 978-4-7583-1938-6　C3047

©MEDICAL VIEW, 2019. Printed in Japan

・本書に掲載された著作物の複写・複製・転載・翻訳・データベースへの取り込みおよび送信（送信可能化権を含む）・上映・譲渡に関する許諾権は，(株)メジカルビュー社が保有しています．

・ JCOPY〈出版者著作権管理機構 委託出版物〉
本書の無断複製は著作権法上での例外を除き禁じられています．複製される場合は，そのつど事前に，出版者著作権管理機構（電話 03-5244-5088，FAX 03-5244-5089，e-mail：info@jcopy.or.jp）の許諾を得てください．

・本書をコピー，スキャン，デジタルデータ化するなどの複製を無許諾で行う行為は，著作権法上での限られた例外（「私的使用のための複製」など）を除き禁じられています．大学，病院，企業などにおいて，研究活動，診察を含み業務上使用する目的で上記の行為を行うことは私的使用には該当せず違法です．また私的使用のためであっても，代行業者等の第三者に依頼して上記の行為を行うことは違法となります．